Gross · Grosser · Sieberth
Der internistische Notfall

Der internistische Notfall

Pathophysiologie – Diagnostische Hinweise – Sofortmaßnahmen – Intensivtherapie – Überwachung – Häufige Fehler

Von

Rudolf GROSS

Klaus-Dieter GROSSER

Heinz-Günter SIEBERTH

Mit 13 Abbildungen und 89 Tabellen

1973 · F. K. SCHATTAUER VERLAG
STUTTGART - NEW YORK

Anschrift der Verfasser:

Prof. Dr. R. Gross
Priv. Doz. Dr. K.-D. Grosser
Prof. Dr. H.-G. Sieberth
sämtlich: Medizinische Universitätsklinik
5 Köln 41, Joseph-Stelzmann-Str. 9

In diesem Buch sind die Stichwörter, die zugleich eingetragene Warenzeichen sind, als solche nicht besonders kenntlich gemacht. Es kann also aus der Bezeichnung der Ware mit dem für diese eingetragenen Warenzeichen nicht geschlossen werden, daß die Bezeichnung ein freier Warenname ist.

Alle Rechte, insbesondere das Recht der Vervielfältigung und Verbreitung sowie der Übersetzung in fremde Sprachen, vorbehalten. Kein Teil dieses Werkes darf in irgendeiner Form (Fotokopie, Mikrofilm oder ein anderes Verfahren) ohne schriftliche Genehmigung des Verlages reproduziert werden.

© 1973 by F. K. Schattauer Verlag GmbH, Stuttgart, Germany.

Printed in Germany.

Satz und Druck: Allgäuer Zeitungsverlag GmbH, Kempten/Allgäu

ISBN 3 7945 0339 2

Vorwort

Mit diesem Buch wollen wir den Kollegen in Klinik und Praxis einen ganz auf die praktischen Bedürfnisse zugeschnittenen Leitfaden für die Behandlung von Notsituationen und akuten Ereignissen im Bereich der inneren Medizin in die Hand geben. Wo immer es möglich war, haben wir versucht, zwischen den überall durchführbaren und durchzuführenden *Sofortmaßnahmen* und der an entsprechende Einrichtungen gebundenen *Intensivtherapie* zu unterscheiden. Selbstverständlich sind die Übergänge fließend. Gerade dem Grenzbereich, d. h. der Ausdehnung einer Intensivtherapie auch in die ambulante Praxis und in kleinere Krankenhäuser hinein, sollte unsere Zusammenstellung dienen. Die hier ausgesprochenen Empfehlungen für die Intensivtherapie mögen mehr an den Voraussetzungen einer großen Klinik orientiert erscheinen. Sie den eigenen oder besonderen örtlichen Voraussetzungen anzupassen, dürfte nicht schwer sein.

Die optimale Behandlung kann, wie immer, nur aus dem Verständnis der pathophysiologischen Zusammenhänge und aus entsprechenden pharmakologischen Kenntnissen heraus entwickelt werden. Deshalb haben wir allen Abschnitten einen relativ kurzen Überblick der *Pathophysiologie* vorangestellt. Noch kürzer, sozusagen kursorisch, sind die *diagnostischen Hinweise* gemeint. Wir dürfen dazu auf die Lehrbücher der inneren Medizin, der Pathophysiologie und der Differentialdiagnostik verweisen. Gerade die Notfälle in der Inneren Medizin erfordern häufig in erster Annäherung keine ausführliche Diagnostik, ja schließen sie aus Zeitgründen zunächst aus. Ganz im Vordergrund steht die *Wiederherstellung* der normalen mechanischen, elektrischen und chemischen Reaktionen des Organismus, der *Homoiostase* im Sinne von CANNON.

Dieses Buch spiegelt unsere Meinungen und Erfahrungen an der Medizinischen Universitätsklinik Köln wider. Selbstverständlich wird man über diese oder jene Behandlungsmethode, besonders bei erst seit kurzem entwickelten oder noch im Fluß befindlichen Verfahren, verschiedener Meinung sein können. Für Kritik sowie für die Übermittlung persönlicher Ergebnisse anderer oder ergänzender Art wären wir besonders dankbar. Auch Umfang und Auswahl der „Notfälle" sind eine Ermessensfrage. Die hier besprochenen Situationen betreffen über 90% der Aufnahmen auf unserer Intensivstation. Abbildungen hätten in der erforderlichen größeren Zahl den Charakter unseres „Manuals für die Praxis" gesprengt. Umgekehrt haben wir den Text bis in die Einzelheiten des technischen Vorgehens geführt, auch aus Gründen der Systematik und der Geschlossenheit der Darstellung der einzelnen Notfälle Wiederholungen in Kauf genommen. Die Tabellen sollen einer raschen Orientierung dienen.

Hinsichtlich der Medikamente haben wir fast ausschließlich Präparate aufgeführt, die sich uns bewährt haben. Die Auswahl besagt in keiner Weise, daß nicht andere Spezialitäten Gleiches, vielleicht auch einmal Besseres, leisten würden. Eine Vollständigkeit auch nur der wichtigsten Spezialitäten war von uns nicht zu erwarten und wurde von uns nicht angestrebt. Im übrigen orientieren die nach Präparate-Gruppen ausgerichteten Spezialitäten-Verzeichnisse über gleiche oder ähnliche Präparate sowie über deren Besonderheiten. Da die meisten Wirkstoffe unter den Handelsnamen bekannter sind, haben wir diese zusätzlich oder ausschließlich genannt.

Wir haben den folgenden Kollegen zu danken, die als Wissenschaftliche Assistenten der Medizinischen Universitätsklinik Köln auf der Intensivstation und in der Dialyseabteilung gearbeitet und dabei die hier niedergelegten Erfahrungen mit erbracht haben:

Intensivpflegestation:

Dr. ASBECK, Dr. BIERSTEDT, Dr. CHRISKE, Dr. DECK, Dr. ETZRODT, Dr. GERHARD, Dr. HABICHT, Dr. HELLER, Dr. HIRSCHMANN, Dr. JEHN, Dr. DU MESNIL DE ROCHEMONT, Dr. REDLICH, Dr. SCHULTEN, Dr. V. SMEKAL, Dr. STEINBRÜCK, Dr. VLAHO, Dr. WESTERHAGEN.

Dialyseabteilung:

Dr. V. BAEYER, Dr. BORBERG, Dr. BULLA, Dr. FREIBERG, Dr. FROTZ, Dr. HELLRIEGEL, Dr. HÜBNER, Dr. KLEIN, Dr. OERKERMANN, Dr. SCHÜTTE, Dr. SIEDEK, Dr. SIEMON.

Unseren Schwestern, die in vorbildlicher Weise aufopfernde Arbeit bei der Betreuung der Kranken geleistet haben, möchten wir an dieser Stelle besonders danken!

Daneben hatten wir zahlreiche Gäste, die für uns nicht nur Nehmende, sondern auch Anregungen Gebende waren. Die Station für Intensivtherapie der Medizinischen Universitätsklinik Köln wurde nach rund einjähriger Vorbereitung 1966 in Betrieb genommen. In der Zeit vom 1. 1. 1966 bis zum 31. 12. 1972 wurden 2670 Kranke in 13350 Behandlungstagen betreut. Im gleichen Zeitraum wurden 15100 Dialysen an über 900 Patienten durchgeführt. Diese Erfahrungen, eine sorgfältige Durchsicht der Literatur, Gespräche mit Fachkollegen sowie Kongresse, darunter die Arbeitstagungen der Deutschen Arbeitsgemeinschaft für Innere Intensivmedizin, liegen unseren Ausführungen zugrunde.

Köln, im Januar 1973

R. Gross K.-D. Grosser H.-G. Sieberth

Inhaltsverzeichnis

I. Störungen des Herz-Kreislauf-Systems ... 1
I.1 Tachykarde Herzrhythmusstörungen 1
I.1.1 Die Sinustachykardie 1
I.1.2 Das Vorhofflimmern mit absoluter Kammerarrhythmie (schnelle Form) 4
I.1.3 Das Vorhofflattern 12
I.1.4 Die supraventrikuläre paroxysmale Tachykardie . 15
I.1.5 Die supraventrikuläre paroxysmale Tachykardie mit Block 24
I.1.6 Die ventrikuläre paroxysmale Tachykardie ... 26
I.1.7 Das Kammerflattern 35
I.1.8 Das Kammerflimmern 36

I.2 Bradykarde Herzrhythmusstörungen 38
I.2.1 Die Sinusbradykardie 38
I.2.2 Das Vorhofflimmern mit absoluter Kammerarrhythmie (langsame Form) 39
I.2.3 Die sinuatrialen Leitungsstörungen 44
I.2.4 Die atrioventrikulären Leitungsstörungen ... 45

I.3 Die Schrittmacherbehandlung 64
I.3.1 Die temporäre Stimulation 64
I.3.2 Die Dauerstimulation 72
I.3.3 Störungen bei Schrittmacherbehandlung 76
I.3.4 Die Doppelstimulation 80

I.4 Der Herzstillstand 81

I.5 Die Defibrillation des Herzens 93
I.5.1 Die Kardioversion 94
I.5.2 Der Elektroschock 102

I.6 Der Myokardinfarkt 105
Das Schocksyndrom bei Herzinfarkt 133

I.7 Die akute Herzinsuffizienz 151
I.7.1 Die akute Linksinsuffizienz 151

I.7.2	Das Lungenödem	157
I.7.3	Die akute Rechtsinsuffizienz	166
I.7.4	Die Lungenembolie	171
I.8	Die Perikarditis	187
I.9	Der akute arterielle Verschluß	195
I.10	Die Thrombophlebitis (Phlebothrombose)	203
II.	**Der Schlaganfall**	208
III.	**Der Schock**	222
IV.	**Erkrankungen der Atemwege und der Lunge**	240
IV.1	Verlegung der großen Atemwege	240
IV.2	Pleuraerkrankungen	242
IV.2.1	Die Pleuritis exsudativa	242
IV.2.2	Der Pneumothorax	245
IV.3	Die respiratorische Insuffizienz bei obstruktiver Emphysembronchitis	252
IV.4	Der Asthma-bronchiale-Anfall	272
IV.5	Die Respiratorbehandlung	281
IV.5.1	Formen der Respiratorbehandlung	285
IV.5.2	Praktische Durchführung	290
IV.6	Hinweise auf einige spezielle Beatmungsbedingungen	302
IV.6.1	Poliomyelitis	302
IV.6.2	Akute Polyneuritis	303
IV.6.3	Myasthenia gravis	304
IV.6.4	Tetanus	305
IV.6.5	Aspiration	308
IV.6.6	Respiratorbehandlung des Lungenödems	310
IV.6.7	Respiratorbehandlung bei Pneumonie	312
V.	**Akute exogene Vergiftung**	314
V.1	Einleitung	314
V.2	Sofortmaßnahmen bei Vergiftungen	315

V.3	Hinweise zur Intensivtherapie der akuten Vergiftung in der Klinik	321
V.4	Hinweise zu häufigen akuten Vergiftungen	345
V.4.1	Schlafmittelvergiftungen	345
V.4.2	Kohlenmonoxydvergiftung	350
V.4.3	Vergiftungen durch Phosphorsäureester	357
V.4.4	Akute Äthanolvergiftung	361

VI. Akute endogene Vergiftungen (Stoffwechselkrisen) ... 364

VI.1	Das Coma diabeticum	364
VI.2	Das hyperosmolare Koma	378
VI.3	Die Milchsäureazidose	379
VI.4	Der hypoglykämische Schock	381
VI.5	Das Coma hepaticum	387
VI.5.1	Das endogene Leberkoma	389
VI.5.2	Das exogene Leberkoma	398
VI.6	Die hyperthyreotische Krise	403
VI.7	Das hypothyreotische Koma	413
VI.8	Die Addison-Krise	417
VI.9	Das Koma bei Hypophyseninsuffizienz	424

VII. Akute Pankreatitis ... 427

VIII. Störungen des Wasser-, Elektrolyt- und Säure-Basen-Haushalts ... 438

	Normalwerte	439
VIII.1	Flüssigkeits- und Natriumhaushalt	443
	Dehydratation	445
	Natriummangel	448
	Hyperhydratation	449
	Hypernatriämie	449
	Chlor	451
VIII.2	Störungen des Säure-Basen-Haushalts	451
	Azidose	454
	Alkalose	456
VIII.3	Störungen des Kalium-Haushalts	456
VIII.4	Störungen des Kalzium-Haushalts	461

Volumenersatz 465
Elektrolytsubstitution 468
Parenterale Ernährung 473
Dehydratationsmaßnahmen 475
Bilanzierung 476

IX.   Akutes Nierenversagen 479

Pulmonale Veränderungen 487
Kreislauf 488
Kardiale Veränderungen 489
Gastrointestinale Veränderungen 490
Zentralnervöse und neuromuskuläre Veränderungen 491
Hämatologische Veränderungen 492
Peritonealdialyse 506
Hämodialyse 506
Pharmakokinetik beim akuten Nierenversagen . 511

X.   Blutungen 517

X.1   Allgemeine (ubiquitäre) Blutungen 517
X.2   Akute Magen-Darmblutungen 545
X.3   Die Ösophagusvarizenblutung 565
X.4   Die Hämoptoe 576

Giftinformationsstellen 581

Literaturverzeichnis 583

Sachverzeichnis 635

I. Störungen des Herz-Kreislauf-Systems*

Der Begriff der Herzarrhythmie umfaßt im weitesten Sinne alle Störungen der natürlichen Herzschlagfolge, wobei die *Reizbildung* oder die *Reizleitung* betroffen sein kann. Im Hinblick auf Diagnostik und Therapie läßt sich eine sinnvolle Unterteilung in tachykarde und bradykarde Rhythmusstörungen vornehmen, wobei zusätzlich eine unregelmäßige oder dissoziierte Schlagfolge der Vorhöfe und der Kammern vorliegen kann.

Häufig gelingt es, durch sorgfältige Anamnese und klinische Untersuchung unter besonderer Berücksichtigung der peripheren Pulstastung und Herzauskultation, schon eine *wahrscheinliche* Diagnose zu stellen. Eine *sichere* Diagnose erfordert immer eine elektrokardiographische Registrierung.

I.1. Tachykarde Herzrhythmusstörungen

I.1.1. Sinustachykardie

A. Pathophysiologie

Eine Steigerung der normalen Herztätigkeit über 100 Schläge/min wird als Sinustachykardie bezeichnet. Die Automatie des Sinusknotens wird durch Sympathikus und Vagus beeinflußt. Alle Zustände und pharmakologischen Substanzen, die zu einer Verminderung des Vagotonus oder zu einer Steigerung des Symphathikotonus führen, können eine Beschleunigung der Sinusfrequenz bewirken. Der Übergang von physiologischer in pathologische Tachykardie ist nach Ursache und Wirkung fließend. In der Regel ist die Sinustachykardie als Begleitsymptom extrakardialer oder – seltener – kardialer Funktionsstörungen zu beobachten (Tab. 1).

---

* Bearbeitet von K.-D. Grosser

Tab. 1. Ursachen der Sinustachykardie.

extrakardial	kardial

a) *Physiol.* Erregung, Schreck
   Reaktion Anstrengung,
   orthostatische
   Reaktionen	

b) *Pathol.* Fieber
   Reaktion Hypotension
   (Hypovolämie)
   Thyreotoxikose
   Anämie
   Hypoxie
   Phäochromozytom
	Myokarditis
	Herzklappenfehler
	Stauungsinsuffizienz
	Rechtsherzbelastung
	(Cor pulmonale)
	Perikarditis
	Herzbeuteltamponade

Eine Frequenzzunahme geht immer auf Kosten der Diastole. Eine nachteilige Beeinflussung der Hämodynamik ist dann zu erwarten, wenn eine ausreichende Füllung nicht mehr gewährleistet ist. Bei gesundem, leistungsfähigem Myokard finden sich auch bei hohen Frequenzen keine hämodynamischen Funktionsstörungen. Dagegen muß bei gleichzeitig vorliegender Myokardschädigung (toxisch, entzündlich, degenerativ) oder bei anderen kardialen Funktionsstörungen entsprechend dem Grad der Schädigung schon bei Frequenzen unter 150/min mit pathologischen hämodynamischen Reaktionen gerechnet werden. Klinisch zeigt sich eine Verschlechterung in einer Erniedrigung des Blutdrucks, in einer Verkleinerung der Blutdruckamplitude und evtl. in einer Linksinsuffizienz.

B. Diagnostische Hinweise

Die Sinustachykardie unterscheidet sich von anderen Tachykardien dadurch,

1. daß sie bei regelmäßigem Rhythmus allmählich ansteigt und auch langsam wieder zur Normalfrequenz zurückkehrt;
2. daß Lagewechsel oder Anstrengung die Frequenz beeinflussen. (Druck auf den Karotissinus senkt die Frequenz nur gering und immer nur vorübergehend.)

Subjektiv: Meist spürbares Herzklopfen, rasche Ermüdbarkeit, Kurzatmigkeit, verbunden mit Unruhe, Angstzuständen, Schwindel, Schlaflosigkeit und Schweißausbrüchen.
Klinisch wird eine regelmäßige, schnelle, pulssynchrone Herztätigkeit festgestellt.
Seltener verläuft eine hochgradige Sinustachykardie unbemerkt.

Ekg: Häufig überhöhte P-Zacke, gleichmäßige PQ-Intervalle, verkürzte QT-Zeiten.
Ab Frequenzen über 150/min zunehmende Verschmelzung der P-Zacke mit der vorausgehenden T-Welle. Manchmal diagnostische Schwierigkeiten im Ekg bei der Abgrenzung gegen paroxysmale Vorhoftachykardie oder Vorhofflattern mit 2:1-Blockierung (zur Objektivierung: Karotissinusdruck).

C. Sofortmaßnahmen

1. *Die Therapie der Sinustachykardie besteht in der Diagnostik und Behandlung des Grundleidens!*

   Zusätzlich können folgende Therapiemaßnahmen erforderlich sein:

2. *Sedierende Maßnahmen:*
   z. B. Valium 5–10 mg oral oder i.v.

3. *Digitalisierung:*

   Bei länger bestehender hoher Sinusfrequenz und den Zeichen der Herzinsuffizienz:
   z. B. Digoxin, Lanatosid oder Digitoxin (Initialbehandlung: intravenös).

4. *Beta-Rezeptorenblocker:*

a) bei hypersympathikotonen Herz-Kreislauf-Störungen („funktionelle Herzanfälle");
b) bei hyperkinetischem Herzsyndrom (Klinische Symptomatik: Sinustachykardie, Hypertonie, vermehrtes Herzzeitvolumen in Ruhe, überhöhter Anstieg der Frequenz und des systolischen Blutdrucks bei Belastung usw.);
c) bei hormonell bedingten Herzrhythmusstörungen im Klimakterium (Klinische Symptomatik: Sinustachykardie, Extrasystolie, Hitzewallungen, Schweißausbrüche, hypertone Krisen);
d) evtl. bei Phäochromozytom (präoperativ).

Zur Anwendung kommen: z.B. Pindolol (Visken) 1–2 mg i.v. oder tgl. 3×5 mg oral; oder Practolol (Dalcic), 5–10 mg i.v. oder 3×100 mg oral.

D. Intensivtherapie
Siehe unter C. (Sofortmaßnahmen und Intensivtherapie sind in diesem Fall identisch.)

E. Eine **Überwachung** ist in den meisten Fällen nicht erforderlich.

F. Häufige Fehler
1. Antiarrhythmische Behandlung der Sinustachykardie ohne konsequente Therapie des Grundleidens.
2. Durchführung einer Kardioversion bei Sinustachykardie.

I.1.2. Vorhofflimmern mit absoluter Kammerarrhythmie (schnelle Form)

A. Pathophysiologie
Über die häufigsten Ursachen bzw. Begleiterkrankungen des Vorhofflimmerns informiert Tab. 2.

Tab. 2. Die häufigsten Ursachen bzw. Begleiterkrankungen des Vorhofflimmerns.

bis 40 Jahre		über 40 Jahre	
Rheumatische Herzerkrankung		Kardiosklerose	rd. 55%
a) Myokarditische Veränderungen	rd. 60%	Hypertonie	rd. 10%
b) Klappenfehler		Rheumatische Erkrankungen	rd. 10%
Thyreotoxikose	rd. 20%	Myokardinfarkt	rd. 10%
Infektionskrankheiten		Thyreotoxikose	rd. 10%
Elektrische Unfälle		Stumpfes Herztrauma	rd. 5%
Stumpfes Herztrauma	rd. 10%		
Kardiosklerose			
Hypertonie			
Aufregung, körperl. Überanstrengung	rd. 10%		
Idiopathisches Vorhofflimmern			

Ohne Behandlung besteht meist eine hohe Kammerfrequenz. Diese Rhythmusstörung kann entweder paroxysmal (selten) oder chronisch auftreten.

Die hämodynamischen Auswirkungen sind auf folgende Ursachen zurückzuführen:

An die Stelle der regelrechten und kammersynchronisierten Vorhofkontraktion sind regellose Flimmerbewegungen getreten. Die aktive Blutförderung von den Vorhöfen in die Kammern ist aufgehoben; besonders die enddiastolische Ventrikelfüllung ist herabgesetzt, so daß eine Minderung des Kammerschlagvolumens um 20–40% die Folge ist.

Besteht eine mittlere Frequenz von 70–80/min, so ist die diastolische Phase genügend lang, um eine noch ausreichende Füllung der Kammer zu ermöglichen. Bei steigender Kammerfrequenz und damit eintretender Verkürzung der Diastole gewinnt die Ventrikelfüllung durch synchrone Vorhofkontraktion zunehmend an Bedeutung, d. h. bei steigender Kammerfrequenz wird die Füllung der Kammern durch Vorhofflimmern noch zusätzlich ungünstig beeinflußt.

Durch die in unregelmäßiger Folge auftretenden Kammeraktionen wechseln ausreichende Füllungsvolumina mit ungenügenden Füllungszuständen der Kammern ab. Daraus resultiert ein von Kontraktion zu Kontraktion unterschiedliches Schlagvolumen, das den Pulscharakter bestimmt: „Pulsus pseudoalternans" im Unterschied zum echten mechanischen oder elektrischen Alternans, der nur bei regelmäßigem Rhythmus angenommen werden kann. So werden schnell aufeinanderfolgende Ventrikelkontraktionen in der Peripherie, z. B. am Radialispuls, nicht mehr wahrgenommen, und es findet sich bei der peripheren Pulszählung ein langsamerer Pulsschlag als bei der herznahen Auszählung der Ventrikelaktionen („Pulsdefizit"). Dieses Pulsdefizit vergrößert sich mit zunehmendem Anstieg der Kammerfrequenz. Ohne Behandlung steigt die Kammerfrequenz gewöhnlich weiter an, da die ungenügende Herzauswurfleistung zu einer schlechten Koronardurchblutung führt, die ihrerseits das Myokard und das Reizleitungssystem ungünstig beeinflußt.

Neben der Herzinsuffizienz ist als Komplikation die durch Vorhofflimmern begünstigte Vorhofthrombose zu nennen. Bei rd. 20% der Kranken ist im Verlauf der Erkrankung mit Embolien zu rechnen (1).

Die *paroxysmale Form* beginnt in der Regel mit hoher Kammerfrequenz und führt rasch zu starken subjektiven Störungen – Schwindelerscheinungen, hypotonen Kreislaufzuständen –, mitunter zu Insuffizienzerscheinungen (Lungenödem!).
Kammerfrequenzen über 170/min sind nicht ungewöhnlich.
Die *chronische Form* zeigt unbehandelt häufig eine Frequenz zwischen 130 und 160/min. Die hämodynamischen Auswirkungen sind neben den oben geschilderten Ursachen entscheidend von dem Funktionszustand des Myokards abhängig.

B. Diagnostische Hinweise

Subjektiv: Gefühl der Schwäche und Mattigkeit, schlechte Belastbarkeit (bedingt durch unzureichende Frequenzanpassung);
Atemnot (infolge Lungenstauung);
später Erbrechen, Schmerzen im rechten Oberbauch (als Auswirkung der Rechtsinsuffizienz). – Bei Auftreten der letztgenannten Symptome bessert sich häufig die Atemnot.
Bei anfallsartigem Auftreten oder Andauern von hohen Frequenzen können anginöse Schmerzen auftreten, bei Kranken mit gleichzeitiger zerebraler Gefäßsklerose: Schwindel bzw. Ohnmachtsanfälle (753).
Schwierige *Differentialdiagnosen*: Hirnembolie bei Vorhofflimmern – primär zerebrale Durchblutungsstörungen.
Klinische Befunde: Pulsdefizit, starke Schwankungen des systolischen Blutdruckes (um 30 mm Hg) – Hypotonie; fehlende Vorhofwelle im Venenpuls; Zeichen der Links- und Rechtsinsuffizienz; gelegentlich Lungenödem.

Ekg: In keiner Ableitung finden sich normal konfigurierte P-Zacken. Die Vorhofflimmerwellen können in grobe und feine Wellen unterteilt werden. (Für grobe Wellen ist der Ausdruck „Flimmer-Flatterwellen" gebräuchlich.) Flimmerwellen sind am besten in den Ableitungen V_1 und V_2 nachweisbar. Unregelmäßige R-R-Intervalle, die allerdings bei Frequenzen über 160/min eine Regelmäßigkeit vortäuschen können, sind für die Diagnose unerläßlich (langer Streifen, V_1-Registrierung!).
Nach Untersuchungen von Aberg (1) läßt sich aus der Größe der Flimmerwellen bei den üblichen elektrokardiographischen Ableitungen kein für die klinische Bedeutung des Herzleidens verwertbarer Schluß ziehen.

Differentialdiagnose:
1. Sinustachykardie mit gehäuften supraventrikulären Extrasystolen (häufig Vorboten des Vorhofflimmerns). Untersuchungs-

hilfe: Bei Belastung oder Inhalation von Amylnitrit verschwinden meist die Extrasystolen.
2. Paroxysmale, supraventrikuläre Tachykardie. Durch Schreiben eines langen Streifens führt die Unregelmäßigkeit der R-R-Intervalle zur Diagnose.
3. Paroxysmale Kammertachykardie (wenn zusätzlich zum Vorhofflimmern ein Schenkelblock besteht).

Merke: Bei unregelmäßiger Tachykardie mit einer Frequenz über 130/min handelt es sich meist um Vorhofflimmern.

C. Sofortmaßnahmen

1. Wenn möglich, Diagnose durch Ekg sichern.
2. Blutdruck messen, Puls zählen, Herz auskultieren (Pulsdefizit mindestens 1 min auszählen).
3. Digitalisglykoside i.v.
   z. B. Cedilanid 0,8 mg
   oder Digimerck 0,5 mg
   oder Lanitop, Novodigal u. a. Herzglykoside in äquivalenter Dosierung.

   Wichtig: Vor Digitalisinjektion Information über den Medikamentenverbrauch der letzten 5 Tage einholen!
   (*Cave:* Calcium, A. T. 10, hohe Digitalisierung!)
4. Verapamil (Isoptin) 5–10 mg (innerhalb von 10 min i.v.) (bei Hypotonie kontraindiziert!),
   oder Practolol 5–10 mg innerhalb von 5 min i.v. (bei Hypotonie etwas langsamer, innerhalb von 10–15 min injizieren),
   oder Pindolol (Visken) 1–2 mg langsam i.v. (bei Hypotonie langsam injizieren).
5. Sedierung: z. B. Luminal-Natrium 0,2 g i.m. bzw. i.v.
   oder Valium 5–10 mg i.v.
6. Bei Linksinsuffizienz (Atemnot – Lungenstauung)
   oder Rechtsinsuffizienz:
   Furosemid (Lasix) 20 mg (= 1 Amp.) i.v.
   oder Etacrynsäure (Hydromedin) 50 mg i.v.
   (s. auch: Behandlung der Herzinsuffizienz, S. 151).

Falls *keine Klinikeinweisung* erfolgt, Kontrolle der Therapie nach einer Stunde. Bei Frequenzsenkung (zentrale Frequenz):

7. Digitalisglykoside i.v.
   (die Hälfte der ersten verabreichten Dosis).
8. Verapamil (Isoptin) 5–10 mg i.v.
   oder Practolol (Dalcic) 5 mg i.v.
   Pindolol (Visken) 1 mg i.v.

In den nächsten Tagen: Volldigitalisierung (immer intravenöse Applikation in den ersten Tagen) und orale Therapie mit Verapamil (Isoptin) 240–360 mg, oder Chinidin-Duriles 3×2 Tbl., oder Galactoquin 3×2 Tbl./die. Später Vorstellung in einer kardiologischen Abteilung zur Frage der Kardioversion, falls nicht die medikamentöse Regularisierung gelingt. Ursache feststellen!

Bei Fortbestehen oder nur vorübergehender Besserung der Tachyarrhythmie: Klinikeinweisung (besonders zum Ausschluß eines Herzinfarktes).

D. Intensivtherapie

Untersuchungsmaßnahmen vor der Behandlung:

1. Venöser Zugang (wenn möglich zentraler Venendruck).
2. Ekg (vollständig).
3. Blutdruck, Auskultation des Herzens und der Lunge. *Achten* auf Zeichen der Links- und Rechtsinsuffizienz.

Therapieschema:

1. Lagerung
2. Sedierung (z. B. Valium oder Morphinderivate, z. B. Scophedal schwach 0,5–1,0 ml s.c. oder Dilaudid-Atropin (0,002 + 0,0003) i.m.*)
3. Digitalisierung
   (*Merke:* Vor jeder Digitalisierung Untersuchung des Serumkalium-Gehaltes!)
4. Isoptin (intravenös, evtl. Dauertropfinfusion)
   oder Practolol (Dalcic) (intravenös, evtl. Dauertropfinfusion)
   oder Visken (intravenös); später Übergang auf Chinidin
5. Kardioversion (evtl. als erste Maßnahme!)
6. Evtl. Schrittmacherbehandlung (Vorhofstimulation)

---

*) Morphium allein führt bei 10–20% aller Kranken zu Brechreiz oder Übelkeit.

7. Evtl. gekoppelte Stimulation
8. Dauerbehandlung
z. B. Digitalis+Chinidin (z. B. Chinidin-Duriles, Galactoquin), oder+Practolol, oder+Isoptin, oder+Visken
9. Antikoagulantientherapie

Zu 1. Bei Hypotonie nach Möglichkeit flache *Lagerung*. Bei Lungenstauung und Atemnot Oberkörper aufrecht – halbsitzend („Arm-chair treatment").

Zu 2. Eine *Sedierung* sollte in jedem Fall erfolgen. Stets muß geprüft werden, ob die Unruhe Hypoxie-bedingt ist (Sauerstoffapplikation!).

Zu 3. *Digitalisierung:* An erster Stelle der Behandlung steht die Herabsetzung der Kammerfrequenz. Falls noch keine Applikation durchgeführt:
z. B. Cedilanid 0,8 mg oder Digimerck 0,5 mg i.v. (entsprechende Dosis von Lanitop, Lanicor, Novodigal u. a. i.v.).
Patienten befragen über Medikamenteneinnahme der letzten 5 Tage.
Dann: nach 1–2 Stunden nochmals Herzglykosidverabreichung (Hälfte der ersten Dosis).
Vollsättigung innerhalb von 48 Stunden.

Komplikationen der Digitalistherapie (toxische Wirkung besonders bei Hypokaliämie, Hyperkalzämie oder Hypoxämie):
1. Auftreten eines totalen AV-Blockes (regelmäßige Kammerfrequenz zwischen 30/min u. 40/min)
2. Auftreten eines AV-Knotenrhythmus:
   a) Kammerfrequenz regelmäßig 50–60/min
   b) Toxische Knotentachykardie
3. Wiederansteigen der Tachyarrhythmie
   (*Cave:* Keine weitere Digitalisierung!)

Ineffektivität der Digitalistherapie:
bei Hyperkaliämie, Hyperthyreose, Lungenembolie, hochgradiger Anämie (z. B. Perniciosa).

Zu 4. Ebenfalls zur Herabsetzung der Kammer-Frequenz: Verapamil (Isoptin) 10 mg (innerhalb von 10 min i.v.). Bei nur kurzfristig anhaltender Kammerfrequenz-Verlangsamung nach der Einzelinjektion Isoptin-Dauerinfusion, z. B. Glukose 5% 500 ml

+Isoptin 6 Amp. (= 30 mg). Steuerung der Zufuhr (wenn möglich über Perfusor) nach dem Effekt auf die Frequenz.
Kürzeste Einlaufzeit: 3 Stunden!

Zur Beachtung: Bei Hypotonie keine Isoptinverabreichung! Oft bessert sich der Blutdruck nach der Digitalisinjektion. Deshalb danach nochmalige Blutdruckmessung und erneutes Abwägen einer Isoptintherapie.
Anstelle von Isoptin kann auch Practolol 5 mg i.v. (innerhalb von 5 min zu injizieren) verabreicht werden.
Auch dieses Präparat kann in einer Dauertropfinfusion appliziert werden: z. B. Glukose 5% 500 ml+Practolol 100 mg innerhalb von 12–24 Stunden einlaufen lassen. Practolol kann auch bei Hypotonie in geringerer Dosis, z. B. 2,5 mg, intravenös verabreicht werden (Infusion entsprechend langsamer einlaufen lassen).

Zu 5. Die *Kardioversion* muß u. U. als erste Maßnahme, als sogenannte „Notkardioversion", sofort durchgeführt werden – oder sie wird als reguläre Kardioversion zum Zeitpunkt der Wahl erfolgen. Einzelheiten s. S. 94.
Eine absolute Indikation für die Sofortkardioversion ist eine bedrohliche Hypotonie (mit Zeichen des beginnenden oder manifesten Schockzustandes).

Zu 6. Bei rezidivierendem, anfallsweisem Vorhofflimmern und damit wechselnden sinuatrialen Leitungsstörungen ist eine *elektrische Stimulation* der Vorhöfe zu empfehlen, durch die tachykarde Zustände verhütet werden können.

Zu 7. Handelt es sich um *therapieresistente* Tachyarrhythmien mit eingetretenen schwerwiegenden hämodynamischen Funktionsstörungen, so steht mit der *gekoppelten Stimulation* ein wirksames Behandlungsverfahren zur Verfügung (Einzelheiten s. S. 80).

Zu 8. Bei der *Dauerbehandlung* muß unterschieden werden, ob es sich

a) um die Therapie nach erfolgreicher Kardioversion oder
b) um die Behandlung ohne Wiederherstellung des Sinusrhythmus handelt.

Zu 8a) Nach Wiederherstellung des Sinusrhythmus durch Kardioversion (aber auch nach medikamentöser Rhythmisierung) muß zur Dauerbehandlung Chinidin-Duriles (mittlere Richtdosis 3×2 Drg./die) verordnet werden. Außerdem wird die Digitalisbehandlung fortgesetzt.

Bei Chinidin-Unverträglichkeit oral:

Practolol (3×100 mg/die) oder Visken oder Isoptin.

Zu 8b) Konnte keine bleibende Überführung in den Sinusrhythmus erreicht werden oder bestanden Kontraindikationen gegen eine Kardioversion (s. S. 98), so genügt es, die Behandlung mit Digitalis fortzusetzen. Dabei sollte das Glykosid so dosiert werden, daß eine mittlere Frequenz zwischen 70 und 80/min erreicht wird und bestehen bleibt.

Zu 9. Richtlinien zur Behandlung mit Antikoagulantien s. S. 131.

E. Überwachung

Tab. 3. Überwachung bei Vorhofflimmern.

Überwachung	Kontrollen (zeitl. Abstand)
Ekg, peripherer Puls (wenn möglich Blutdruck)	fortlaufend (Monitor)
Arterieller Blutdruck	30 Minuten
Zentr. Venendruck, O_2-Sättigung	1 Stunde
Blutgasanalyse, Urinausscheidung	8 Stunden
Enzyme, Elektrolyte, Harnstoff, Röntgenbild	24 Stunden

F. Häufige Fehler

1. Unzureichende Digitalisierung.
2. Unzureichende Abklärung der Ursache.
3. Unterlassung der Kontrolle des Serumkalium- und Serumkalziumwertes.

I.1.3. Vorhofflattern

A. Pathophysiologie

Die Ursachen, die dieser ektopischen Vorhofarrhythmie zugrunde liegen, sind die gleichen, die für das Vorhofflimmern angegeben wurden (s. Tab. 1). Häufiger wird es bei älteren Patienten angetroffen. Ein idiopathisches Vorhofflattern ist selten.

Vorhofflattern ist charakterisiert durch rhythmische Vorhofaktionen mit Frequenzen zwischen 250 und 300/min. Die Überleitung auf die Kammern erfolgt meist regelmäßig, am häufigsten mit einem Blockierungsverhältnis 2:1, so daß dabei eine regelmäßige Kammerfrequenz zwischen 125 und 150/min vorliegt. Wird jede Vorhoferregung auf die Kammern übergeleitet, so spricht man von der deblockierten Form mit Ausbildung eines Kammervollrhythmus. Diese 1:1-Überleitung stellt in jedem Fall eine erhebliche Gefährdung dar, da derartig hohe Kammerfrequenzen zu einer starken Verminderung der Auswurffraktion und damit zu einer kritischen Erniedrigung des Herzzeitvolumens führen.

Auch das Vorhofflattern kann anfallsartig auftreten. Häufig stellt es ein Zwischenstadium beim Übergang von einem Sinusrhythmus zu Vorhofflimmern dar. Mitunter wird eine unregelmäßige Überleitung angetroffen; allerdings liegt dann meist eine stärkere Blockierung vor.

B. Diagnostische Hinweise

Schwierigkeiten bereitet die diagnostische Abgrenzung der 2:1-Blockierung gegen die paroxysmale supraventrikuläre Tachykardie. Die Unterscheidung ist wichtig, da es sich bei dieser Tachykardie häufig um nicht organisch bedingte Funktionsstörungen handelt, während das Vorhofflattern (ebenso wie das Vorhofflimmern) vorwiegend bei Herzmuskelerkrankungen vorkommt.

Differentialdiagnose:

1. Bei der deblockierten Form ist die Kammerfrequenz (250–300/min) weit höher als bei der paroxysmalen supraventrikulären Tachykardie.
2. Bei 2:1-Blockierung liegt die Kammerfrequenz mit 125–150/min niedriger als bei der paroxysmalen supraventrikulären Tachykardie (meist 160–190/min).

3. Sprunghaftes Ansteigen der Kammerfrequenz, z. B. 70/min (4:1-Blockierung) zu 140/min (2:1-Blockierung) zu 280/min (1:1-Überleitung) spricht für Vorhofflattern.
4. Durch Karotissinusdruck (der niemals beidseitig durchgeführt werden darf!) läßt sich kurzfristig eine höhergradige Blockierung erreichen.

Subjektiv: Gefühl des Herzrasens, evtl. Angina pectoris, Atemnot usw.
Klinische Zeichen: Bei 1:1-Überleitung stets Insuffizienzerscheinungen, evtl. Schock.

Ekg: Vorhofflatterwellen – sägezahnförmig – mit Frequenzen zwischen 250 und 300/min. Es besteht eine feste zeitliche Beziehung zur nächstfolgenden QRS-Gruppe. Beim deblockierten Vorhofflattern folgt auf jede Vorhoferregung eine QRS-Gruppe, häufiger sind höhergradige Blockierungen.

C. Sofortmaßnahmen

1. Ziel der ersten Behandlung ist die Überführung in eine höhergradige Blockierung (41):
    a) Verapamil (Isoptin) 5–10 mg (10 min Injektionsdauer) i.v.
    b) Digitalis (z. B. Digimerck 0,5 mg, Cedilanid 0,8 mg, Lanitop, Novodigal) oder andere Herzglykoside in äquivalenter Dosis.
    (Bei Hypotonie zuerst Digitalis – dann Antiarrhythmika!).
3. Sedierung: z. B. Luminal-Natrium, Valium i.v.
4. Einweisung als Notfall in eine Klinik (auch wenn eine Frequenzverlangsamung erreicht wurde!).
   Begleitung in die Klinik bei längeren Anfahrten ist erforderlich, da eine Deblockierung jederzeit möglich ist!

D. Intensivtherapie

Ziel der Klinikbehandlung ist die Beseitigung des Vorhofflatterns, da immer die Möglichkeit besteht, daß es neuerlich zu einer hochgradigen Tachykardie kommt.

Voraussetzungen für die Therapie:
a) Ekg-Monitor
b) Venöser Zugang (evtl. zentraler Venendruck)
c) Kontrolle des Elektrolythaushaltes

d) Einleitung erster diagnostischer Maßnahmen zur Ermittlung der auslösenden Ursache (z. B. Herzinfarkt, Myokarditis, Thyreotoxikose usw.)

Therapieschema:

I. Bei akut aufgetretenem Vorhofflattern mit den Zeichen der Herzinsuffizienz oder der Schocksymptomatik:
1. Als erste Maßnahme Kardioversion.
2. Wenn Kardioversion nicht möglich ist oder wenn kein lebensbedrohlicher Zustand vorliegt:
Verapamil (Isoptin) 5–10 mg (5–10 min) i.v.
und Digitalis (z. B. Digimerck 0,5 mg i.v.
oder Cedilanid 0,8 mg i.v.) oder andere Herzglykoside in entsprechender Dosis.
3. Wenn 1. und 2. ohne Erfolg:
nach 15–20 min intravenöse Digitalisierung fortsetzen, nochmals Isoptininjektion (5–10 mg) i.v.
und anschließend Tropfinfusion mit Isoptin.
4. Weitere Behandlung siehe unten.

II. Bei chronischem Vorhofflattern und wechselnder Blockierung:
1. Lagerung
2. Sedierung
3. Digitalisierung
4. Chinidin
5. Evtl. Kardioversion
6. Weitere Behandlung (Prophylaxe)

Zu II/1 u. 2. Siehe bei: Vorhofflimmern (S. 9 u. 10).

Zu II/3. Durch die kombinierte Digitalis-Chinidin-Behandlung gelingt es in den meisten Fällen, das Blockierungsverhältnis zu erhöhen und somit eine niedrigere Kammerfrequenz zu erreichen. In 30–50% der Fälle gelingt die Wiederherstellung des Sinusrhythmus.

Zu II/4. Erforderlich für diese Behandlung sind hohe Glykosiddosierung und hohe Chinidingaben, d. h. Digitalis-Vollsättigung innerhalb von 2–3 Tagen und Chinidinverabreichung in einer Dosis von z. B. Chinidin-Duriles 3×2 Tabl./die.

Wichtig: Chinidin ohne gleichzeitige Digitalisierung darf bei einem Blockierungsverhältnis 3:1 und 2:1 nicht verabreicht werden; Gefahr der Deblockierung!

Zu II/5. Bleibt trotz der unter 3. und 4. genannten Maßnahmen Vorhofflattern oder Vorhofflimmern bestehen, so sollte frühestens nach 10 Tagen die Kardioversion (unter strenger Beachtung der Kontraindikationen, s. S. 98) vorgenommen werden.

Zu II/6. Konnte eine Regularisierung erreicht werden: weitere Behandlung mit Digitalis+Chinidin (z. B. 4–6×1 Tbl. Chinidin-Duriles tgl.).
Ist ein Übergang zum Vorhofflimmern erreicht und bestehen Kontraindikationen für eine Kardioversion: allein mit Digitalis weiterbehandeln.
Besteht weiter Vorhofflattern mit höherem Blockierungsverhältnis: auch bei bestehenden Kontraindikationen Kardioversion, mit dem Ziel, wenn auch keinen Sinusrhythmus, so doch Vorhofflimmern zu erreichen!

E. Überwachung

Siehe bei: Vorhofflimmern (S. 11).

F. Häufige Fehler

1. Zu vorsichtige Digitalis- und Chinidinbehandlung bei Dauertherapie.
2. Übersehen oder ungenügende Beachtung der die Rhythmusstörungen auslösenden Ursachen.

I.1.4. Die supraventrikuläre paroxysmale Tachykardie

A. Pathophysiologie

Unter paroxysmaler Tachykardie wird das anfallsweise Auftreten von schneller Herztätigkeit – auch als „Herzjagen" bezeichnet – verstanden. Am häufigsten handelt es sich um ektope Reizbildungen im Vorhof bzw. AV-Knoten (supraventrikuläre paroxysmale Tachykardie). Davon abzugrenzen sind Tachykardien, die im Kammerbereich ihren Reizursprung haben (ventrikuläre paroxysmale Tachykardien). Nach der Art des Auftretens wird die essentielle Form (Typ Bouveret–Hoffmann) von der extrasystolischen Form (Typ Gallavardin) unterschieden:

a) Die *essentielle paroxysmale Tachykardie* ist charakterisiert durch plötzlichen Beginn und ebenso abrupte Beendigung. Die Dauer der Tachykardie (Minuten – Stunden – Tage – Wochen) ist unterschiedlich, ebenso die Häufigkeit der einzelnen Anfälle (fast täglich bis zum Abstand von Jahren). In den Zwischenzeiten besteht ein normaler Sinusrhythmus. Die Frequenz liegt im Anfall meistens zwischen 160 und 220/min. Abweichungen in höhere oder tiefere Frequenzen kommen vor, sind jedoch selten.

b) Bei der *extrasystolischen paroxysmalen Tachykardie* sind in der Regel vor Beginn des Anfalles Extrasystolen zu beobachten, die zunächst vereinzelt, dann salvenartig auftreten, um schließlich in eine Tachykardie überzugehen. Auch nach einem Anfall von Herzjagen können häufig noch extrasystolische Rhythmusstörungen beobachtet werden. Meist liegt hier die Frequenz etwas niedriger (140–180/min) als bei der essentiellen Form.

Ursachen:

Tab. 4. Ursachen der paroxysmalen Tachykardie.

Klin. Diagnose	Supraventrikuläre p.T.	Ventrikuläre p.T.
Keine nachweisbare anderweitige Erkrankung	34%	12 %
Rheumatisches Herzleiden	34%	8,3%
Arteriosklerotisches Herzleiden	14%	74 %
Thyreotoxikose	3%	–
Hypertonie	5%	–
Andere Befunde	10%	5,7%

Aus einer Sammelstatistik von je 200 Fällen.

Eine Gegenüberstellung der Herzerkrankungen oder anderer ursächlich in Zusammenhang stehender Erkrankungen bei supraventrikulärer und ventrikulärer Tachykardie zeigt, daß bei der supraventrikulären paroxysmalen Tachykardie bei einem Drittel der Fälle keine anderweitigen pathologischen Befunde zu erheben sind – bei anderen Autoren bis zu 50% (254, 774). Selbstverständlich dürfen erst nach Ausschluß einer organischen Schädigung neurovegetative Störungen als Ursache angenommen werden. Daneben besteht die Möglichkeit, daß bei bestehenden organischen Herzschäden neurovegetative Funktionsstörungen hinzukommen, die zur Auslösung von Tachykardien führen (Lit. u. a. bei 188).

Häufiger als andere tachykarde Rhythmusstörungen ist die supraventrikuläre paroxysmale Tachykardie schon im jüngeren Lebensalter anzutreffen. Eine vegetative Beeinflussung bzw. Auslösung zeigt das Auftreten von Anfällen, z. B. bei seelischen Belastungen, Ermüdung und Anstrengung, Zyklusstörungen oder Gravidität, Gallenkoliken, akuten Erkrankungen der Abdominalorgane und Hiatushernien.

Eine besondere Beachtung erfordern Patienten mit WPW-Syndrom, da bei 80% dieser Personen mit tachykarden Anfällen zu rechnen ist.

Bei Herzgesunden kommt es auch bei länger anhaltenden Tachykardien (über 200/min) nicht zu nennenswerten hämodynamischen Störungen und entsprechenden klinischen Auswirkungen. Im Vordergrund stehen subjektive Beschwerden, wie z. B. fühlbares Herzrasen, Pulsationen am Hals, Augenflimmern, Schweißausbrüche und Angstzustände. Dagegen werden sich in Anwesenheit organischer Herzschädigungen – wie bei allen Tachykardien – in Abhängigkeit von der Dauer des Anfalles und von der Herzfrequenz *hämodynamisch bedingte Funktionsstörungen* einstellen:

Absinken des arteriellen Mitteldruckes und daraus resultierende Zeichen der Mangeldurchblutung. Bei Verringerung des Herzzeitvolumens (bis zu 50% und mehr) – Mangelversorgung:

a) des Gehirns: Unruhe, Schwindel, Bewußtseinsstörungen – Bewußtseinsverlust;
b) des Herzens: Angina pectoris, Herzinsuffizienz;
c) der Peripherie: Blässe, feucht-kalte Haut, Akrozyanose;
d) der Nieren: Oligurie, Anurie.

B. Diagnostische Hinweise

Die exakte Differenzierung der paroxysmalen supraventrikulären Tachykardie und ihre Abgrenzung gegen die ventrikuläre Tachykardie wird anhand der elektrokardiographischen Registrierung vorgenommen. Folgende Formen werden unterschieden:

1. Vorhoftachykardie
2. AV-Knotentachykardie
3. Tachykardie bei WPW-Syndrom
4. Vorhoftachykardie mit Block (s. S. 24)

Zu 1–3. Häufig ergeben sich aus den P-Zacken Hinweise auf den Reizursprungsort:

z. B. positive P-Zacken vor der QRS-Gruppe (oft in der vorangehenden T-Welle), negativ vor oder nach der QRS-Gruppe oder schwer erkennbar innerhalb der QRS-Gruppe.

Mitunter ist der Ursprungsort nicht festzustellen. Sind die QRS-Gruppen während der tachykarden Phase nicht oder nur unwesentlich verbreitert gegenüber den normalen QRS-Gruppen des Sinusrhythmus, so handelt es sich um einen supraventrikulären Ursprung.

Ausnahmen (QRS-Verbreiterung bei supraventrikulärem Ursprung):

a) „Ermüdung" während der Tachykardie kann zur Deformierung führen.
b) Schon bestehender oder während des Anfalls auftretender Schenkelblock.
c) Schon bestehende oder während des Anfalls sich verstärkende WPW-artige Deformierung.

Zeigen sich vor oder nach dem Anfall supraventrikuläre Extrasystolen, so handelt es sich wahrscheinlich um eine supraventrikuläre Tachykardie. Wichtige Hinweise können sich aus der Registrierung vor Beginn oder am Ende des Anfalles ergeben.

Zu 3. An das WPW-Syndrom sollte gedacht werden, um nicht die falsche Diagnose einer ventrikulären Tachykardie zu stellen.

Spezielle Registrierung (Ösophagus-Ekg, intraatriales Ekg) führen zu einer besseren Darstellung der P-Zacken und erleichtern in Zweifelsfällen die Diagnose.

Weitere diagnostische Hinweise für eine supraventrikuläre Tachykardie sind:

a) *Anamnestische Hinweise auf frühere Anfälle von Herzjagen!*
b) Keine Schwankung der Geräuschintensität des 1. Herztons.
c) Pulssynchrone Venenpulsation an der Vena jugularis.

Zur Differentialdiagnose:

Mitunter ist die Abgrenzung gegen eine Sinustachykardie oder gegen ein deblockiertes Vorhofflattern oder Vorhofflimmern mit hoher Kammerfrequenz schwierig oder nicht möglich.
[Der Karotissinusdruck oder der Valsalva'sche Preßversuch können eine supraventrikuläre Tachykardie unterbrechen, sind jedoch nicht selten wirkungslos. Da auch bei der Sinustachykardie kein Effekt zu erzielen ist, kann damit nichts oder nur wenig für die Differentialdiagnose erbracht werden. Anders ist es dagegen bei der Abgrenzung des Vorhofflatterns (s. S. 13).] Zu den Schwierigkeiten bei der Unterscheidung von einer ventrikulären Tachykardie s. S. 28. (Literatur u. a. bei 254, 482, 699 und 871.)

Subjektiv: Der Beginn der paroxysmalen Tachykardie ist gewöhnlich durch unangenehmes plötzliches schnelles Herzklopfen gekennzeichnet. Es wird über ein Engegefühl im Thorax, Pulsationen im Hals und bei längerer Dauer über Schmerzen in der linken Thoraxhälfte mit Ausstrahlung zu Sternum, Hals, Schulter und in die Arme geklagt. Seltener sind die Angaben über Atemnot (Linksinsuffizienz) oder Übelkeit, Erbrechen, Schmerzen in der Lebergegend (Rechtsinsuffizienz). Häufig werden Angstgefühl, Schwäche, Erschöpfung und Schwindelzustände angegeben. Das Ende des Anfalls wird genau vermerkt.

Befunde: Auskultation, schnelle rhythmische Herztätigkeit, keine Schwankungen in der Geräuschintensität des 1. Herztones, beide Herztöne von gleichmäßiger Lautstärke. Der Radialispuls ist weich, leicht unterdrückbar. An der Vena jugularis ist bei einer Frequenz über 180/min immer eine Vorhofwelle zu beobachten. Der Blutdruck liegt im Normbereich oder zeigt hypotone Werte. Besonders bei älteren Menschen können Zeichen der Herzinsuffizienz oder des kardiogenen Schocks zur Beobachtung kommen.

C. Sofortmaßnahmen

1. Vor dem Behandlungsbeginn ist es notwendig, eine Ekg-Registrierung durchzuführen. Eine Ausnahme bilden Patienten, die schon des längeren wegen paroxysmaler Tachykardie betreut werden und von denen frühere Ekg-Registrierungen vorliegen.
2. Bei Zeichen der *Herzinsuffizienz* oder bei Schockzuständen sofort Klinikeinweisung. (Ausnahme: Ist der Anfahrtsweg zur Klinik weit, d. h. länger als 30 Minuten, so sollten vor der Fahrt ein Herzglykosid (z. B. Cedilanid 0,8 mg i.v.) und Isoptin 5–10 mg langsam intravenös verabreicht werden.
3. Häufig ist der Zustand nicht akut lebensbedrohlich, so daß zunächst durch *Vagusreizung* oder – bei Erfolglosigkeit – durch

medikamentöse Maßnahmen die Behandlung zu Hause oder in der Arztpraxis durchgeführt werden kann.

a) Eine **Sedierung** sollte stets durchgeführt werden, z. B. Luminalnatrium 0,2 g i.v. oder Valium 5–10 mg i.v.

b) **Vagusreizung**

Karotissinusreizung: Bei gestrecktem Hals, Kopf leicht zur Seite gedreht. (Unter den Nacken des Patienten wird ein Polster gelegt, dann der Hals gestreckt und der Kopf leicht zur Seite gedreht.)
In Höhe des Schildknorpels unmittelbar unter dem Kieferwinkel wird die Arteria carotis palpiert (der Karotissinusnerv befindet sich oberhalb der Bifurkation der Arteria carotis communis). Mit 2 Fingern wird für 10–20 Sekunden ein Druck oder eine Massage an dieser Stelle ausgeführt. Die Karotissinusreizung ist stets einseitig bei gleichzeitiger Auskultation oder Ekg-Registrierung vorzunehmen.

Valsalva'scher Preßversuch: 2- bis 3mal ein- und ausatmen lassen, dann nach tiefer Inspiration Atem anhalten und pressen lassen, anschließend tief durchatmen lassen.

Der *Augenbulbusdruck* sollte *nicht mehr empfohlen* werden, da dieser schmerzhaft ist und kaum je zum gewünschten Erfolg führt.

Beliebt und bei manchen Patienten bewährt, dabei völlig harmlos, ist das rasche Trinken eines kohlesäurereichen Mineralwassers mit nachfolgendem starkem Aufstoßen.

Erzeugung von *Würgen* oder *Erbrechen* (z. B. durch pharyngeale Reizung). Andere Arten von Vagusreizung, die individuell unterschiedlich sind und auch von den Patienten selbst häufiger schon mit Erfolg versucht wurden.

4. Bei guten Kreislaufverhältnissen (systolischer Blutdruck über 100 mm Hg): Verapamil (Isoptin) 5–10 mg (10 min) i.v., evtl. nach 10 Minuten wiederholen.
5. Bei hypotonen Kreislaufzuständen:
Vor der Isoptin-Injektion Herzglykosidbehandlung: z. B. Digitoxin (z. B. Digimerck) 0,5 mg i.v. oder Digoxin (z. B. Lanicor 0,5 mg) i.v. oder Lanatosid (z. B. Cedilanid 0,8 mg) i.v.; auch Strophanthin (z. B. 0,25 mg) i.v. kann mit Erfolg verabreicht werden.
Die Digitalisinjektionen sind bei Erfolglosigkeit in der halben Dosierung nach 30 Minuten zu wiederholen. Etwa 10 Minuten nach jeder Applikation sollte dann jeweils nochmals eine Art der Vagusreizung, z. B. der Valsalva'sche Preßversuch, durchgeführt werden.
Wichtig: Niemals herzwirksame Glykoside verabreichen, wenn auch nur der Verdacht einer Vordigitalisierung besteht!

6. Anstelle von Isoptin kann als gleichwertiges Präparat Practolol (Dalcic) 5–10 mg (2–3 min) i.v. verabreicht werden.

Zur Beachtung:

a) Nach jeder intravenösen Verabreichung des Antiarrhythmikums sollte der Valsalva'sche Preßversuch wiederholt werden.
b) Auf keinen Fall sollten verschiedene antiarrhythmische Substanzen kurz nacheinander verabfolgt werden, da das Zussammenwirken dieser Substanzen zu Komplikationen führen kann.
c) Haben die wiederholt angewandten Injektionen *eines* Antiarrhythmikums nicht den gewünschten Erfolg, muß Klinikeinweisung erfolgen.

D. Intensivtherapie

Voraussetzungen für die Therapie:
1. Ekg (Monitor).
2. Venöser Zugang.
3. Bereitstellung der Elektrokardiotherapie (Kardioverter, Schrittmacher).
4. Folgende Fragen müssen vor Behandlung geprüft werden:
   a) Sind bereits antiarrhythmische Substanzen verabreicht worden?
   b) War die Dosierung ausreichend?
   c) Kann die Tachykardie digitalisbedingt sein?
   d) Liegen Elektrolytstörungen vor?
   e) Bestehen Hinweise auf eine organische Herzerkrankung?

Therapieschema:
1. Sedierung
2. Vagusreizung
3. Antiarrhythmische Therapie:
   a) Isoptin oder
   b) Practolol oder
   c) Gilurytmal oder
   d) evtl. Xylocain (bei nachgewiesener AV-Knotentachykardie)
4. Evtl. Digitalisierung
5. Evtl. Kardioversion
6. Prophylaktische Behandlung

Zu 1. Zur *Sedierung* genügt Luminal-Natrium oder Valium (auf Morphium oder andere Opiate kann meist verzichtet werden).

Zu 2. Siehe bei Sofortmaßnahmen (S. 20).

Zu 3. Bei Anwendung der *Antiarrhythmika* sollte zunächst nur *ein* Präparat in ausreichender Dosierung angewendet werden. Bei Erfolglosigkeit empfiehlt es sich, mindestens 1–2 Stunden zu warten, ehe mit einem anderen Medikament begonnen wird.
Vor und nach jeder Injektion ist der Blutdruck zu messen!

Zu a) Verapamil (Isoptin) 5–10 mg (10 min) i.v., bei Erfolglosigkeit im Abstand von 10 min weitere intravenöse Applikation von 10 mg (Gesamtdosis 30 mg).

Zu b) Practolol (Dalcic) 5–10 mg (3–5 min) langsam i.v. im Abstand von 10 min je 5 mg bis zu einer Gesamtdosis von 25 mg.

Zu c) Ajmalin (Gilurytmal) 50 mg sehr langsam (5–10 min) i.v., nach 15 min nochmals 50 mg bei gleicher Injektionsdauer i.v.
Bei Gilurytmal empfiehlt sich die Kombination mit Digitalis (siehe unten), da es eine negativ-inotrope Wirkung besitzt. Die Injektionsdauer sollte mindestens 5 min betragen, während dieser Zeit Ekg- und Blutdruckkontrolle. Bei Verbreiterung der QRS-Gruppen (maximal 20%) muß die Injektion abgebrochen werden, ebenfalls bei starker Blutdruckerniedrigung.
Von manchen Autoren wird diesem Medikament eine gute Wirkung bei WPW-Syndrom zugeschrieben.

Zu d) Hat sich durch die Ekg-Registrierung ergeben, daß es sich um eine Knotentachykardie handelt, so kann als erstes Präparat Xylocain verwendet werden:
Lidocain (Xylocain) 100 mg (5 min) langsam i.v., nach 20–30 min kann diese Dosis nochmals verabreicht werden.

Zu 4. Eine gleichzeitige *Digitalisierung* hat sich nach unserer Erfahrung als günstig erwiesen, wenn Zeichen der Herzinsuffizienz oder niedrige Blutdruckwerte (systolisch unter 100 mm Hg) vorliegen. In vielen Fällen konnte dadurch die hämodynamische Situation und die Voraussetzung für die Behandlung mit Antiarrhythmika verbessert werden. Zuweilen gelingt es auch, allein

durch die Applikation von Herzglykosiden eine Regularisierung zu erreichen.
Zur Anwendung kommen die gleichen Präparate wie unter *Sofortmaßnahmen*, Punkt 3.

Zu 5. Eine *Kardioversion* ist bei diesen Rhythmusstörungen nur selten erforderlich.
Eine Indikation liegt vor:
a) wenn die medikamentöse Therapie wirkungslos blieb;
b) wenn bei gleichzeitig bestehender manifester Herzinsuffizienz oder ausgeprägter Schocksymptomatik ein kurzer medikamentöser Therapieversuch, z. B. Cedilanid 0,8 mg langsam i.v.+Practolol (Dalcic) 5 mg langsam i.v., ohne Erfolg blieb.

Bei der chronischen nicht paroxysmalen Form der supraventrikulären Tachykardie, deren Frequenz meist zwischen 110 und 140 liegt, ist eine kombinierte Dauertherapie mit herzwirksamen Glykosiden und dem Beta-Rezeptorenblocker Practolol durchzuführen. Ein Kardioversionsversuch ist meist ohne Erfolg.

Zu 6. Als Prophylaxe paroxysmaler supraventrikulärer Tachykardien, die in relativ kurzen Abständen auftreten, ist eine Dauermedikation von *Beta-Rezeptorenblockern* einzuleiten, z. B. Propranolol (Dociton) 3×40 mg (oral/die) oder Practolol (Dalcic) 3×100 mg (oral/die) oder Pindolol (Visken) 3×5 mg oral/die.

Merke: Bei den geringsten Zeichen der Herzinsuffizienz ist eine Kombination dieser Präparate mit einem Herzglykosid vorzunehmen.)

E. Überwachung

Erfolgte die Behandlung mit Elektrokardioversion, so sollte sich noch eine 12–24 stündige Überwachung mit Ekg- und Blutdruckkontrollen anschließen. Patienten, bei denen ein medikamentöser Therapieversuch erfolgreich war und bei denen sonst keine Zeichen einer Herzschädigung vorliegen, können nach 2–3 stündiger Beobachtung nach der Regularisierung in die ambulante Weiterbehandlung entlassen werden.

F. Häufige Fehler

1. Nicht ausreichende Dosierung des antiarrhythmischen Medikamentes.

2. Kurzfristige und unzureichende Anwendung verschiedener Substanzen.
3. Ungenügende Diagnostik und die daraus sich ergebende nicht sinnvolle Therapie.

I.1.5. Die supraventrikuläre paroxysmale Tachykardie mit Block

A. Pathophysiologie

Aus therapeutischen und prognostischen Gründen muß die Vorhoftachykardie mit AV-Block gesondert abgehandelt werden. Die AV-Leitungsstörung tritt gewöhnlich als 2:1-Blockierung auf. Daneben werden auch Leitungsverzögerungen im Sinne der Wenckebach'schen Periodik oder eine totale AV-Blockierung beobachtet. *Bei der Mehrzahl der Kranken ist diese Rhythmusstörung durch eine Digitalisintoxikation verursacht* (367, 714, 806).

Häufig liegt zusätzlich eine Hypokaliämie vor, die einen verstärkenden Einfluß auf die toxische Digitaliswirkung ausübt oder sogar erst zu einer toxischen Wirkung führt. Mit zunehmender Anwendung von Saluretika kommt diese Rhythmusstörung in den letzten Jahren häufiger zur Beobachtung. Auch andere Funktionsstörungen, die zu einer Hypokaliämie führen, z. B. Erbrechen, Durchfall, Nierenerkrankungen oder Steroidtherapie, müssen in Betracht gezogen werden.

Bei den wenigen nicht digitalis- bzw. hypokaliämisch bedingten paroxysmalen Vorhoftachykardien mit Block liegen in der Mehrzahl der Fälle organische Herzerkrankungen vor.

B. Diagnostische Hinweise

An eine digitalisbedingte paroxysmale Vorhoftachykardie mit Block muß gedacht werden (255):
1. wenn die Tachykardie mit anderen Zeichen der toxischen Digitaliswirkung auftritt;
2. wenn eine Vorhoftachykardie unter Digitalisbehandlung auftritt;
3. wenn bei Herzinsuffizienz (ohne Vorhofflimmern, ohne Hyperthyreose und ohne WPW-Syndrom) unter Digitalisbehandlung die Kammerfrequenz nicht abnimmt oder sogar ansteigt;
4. wenn eine Tachykardie auftritt bei Zuständen, die zu einer Hypokaliämie führen können.

Differentialdiagnostisch müssen das Vorhofflattern, die Sinustachykardie und die paroxysmale Tachykardie ohne Block abgegrenzt werden. Außerdem kann es notwendig sein herauszufinden, ob es sich um eine digitalisbedingte Störung handelt:

1. Karotissinusdruck:

Ist die Störung nicht digitalisbedingt, besteht die Möglichkeit, die Tachykardie zu unterbrechen.
Ist die Störung digitalisbedingt, kann die AV-Blockierung verstärkt werden bei gleichbleibender Vorhoffrequenz.

2. Atropinversuch:

Durch Atropin wird gewöhnlich die AV-Leitungsstörung gebessert. Die Vorhoffrequenz bleibt bei digitalisbedingter Vorhoftachykardie gleich, während die Vorhoffrequenz durch Atropin gesteigert wird, wenn Digitalis *nicht* die Ursache der Tachykardie ist.

C. Sofortmaßnahmen

1. Überprüfung der Digitalistherapie (u. U. absetzen).
2. Diphenylhydantoin (Phenhydan) $^1/_2$ Amp. (125 mg) langsam (5 min) i.v.
3. Einweisung in die Klinik.

D. Intensivtherapie

Voraussetzungen für die Therapie:
Siehe bei: Supraventrikuläre paroxysmale Tachykardie (S. 21).

Therapieschema:
1. Absetzen von Digitalis
2. Phenhydan $^1/_2$ Amp. (= 125 mg) langsam i.v.,
   evtl. wiederholen und oral 3×100 mg Phenhydan,
   evtl. Tropfinfusion mit Phenhydan 750 mg in 500 ml phys. NaCl-Lösung (max. 100 mg/h)
3. Bei Hypokaliämie: Infusion mit Kalium
4. Keine Kardioversion!

Zu 1. Da es sich in der Regel um digitalisbedingte Störungen handelt, muß als erstes die *Digitalisbehandlung unterbrochen* werden.

Zu 2. Das Mittel der Wahl ist bei digitalisinduzierter Rhythmusstörung *Diphenylhydantoin (Phenhydan)*.

Zunächst wird eine Probeinjektion von $^1/_2$ Amp. Phenhydan = 125 mg langsam intravenös appliziert.

Da die Wirkung nur kurz anhält (20–30 Minuten), müssen bei bedrohlichen Fällen weitere Injektionen erfolgen (z. B. im Abstand von 30 Minuten je 50 mg). Besser ist, nach erster erfolgreicher Injektion eine Tropfinfusion mit Phenhydan (= NaCl-Lösung 500 ml + 1 Spezialampulle „pro inf." Phenhydan 750 mg) vorzunehmen.

Gleichzeitig sollte die orale Therapie einsetzen:
tgl. Phenhydan 3×1 oder 4×1 Tbl. zu 100 mg.

Zu 3. Nach Bestimmung des Serumkaliumwertes erfolgt je nach dem erhaltenen Wert die *Kaliumzufuhr*. Auch wenn der Serumkaliumwert noch an der unteren Grenze der Norm liegt, sollten 60–80 mval Kalium, z. B. Kaliumbicarbonat, infundiert werden (20 mval/Stunde), z. B. Sterofundin 500 ml + 60 mval $KHCO_3$, oder KCl, Einlaufzeit 3 Stunden.

Wichtig: Zusätzliche Sicherung am zuführenden Schlauchsystem anbringen oder mit einer Infusionspumpe infundieren.

Zu 4. *Mit der Kardioversion kann in diesen Fällen keine Regularisierung erzielt werden.* Außerdem besteht die Gefahr, daß durch den Elektroschock bedrohliche Rhythmusstörungen ausgelöst werden.

E. Überwachung
Siehe bei: Vorhofflimmern (S. 11).

F. Häufige Fehler
1. Fehlerhafte Diagnostik, besonders Übersehen eines Kaliummangels.
2. Weitere Behandlung mit Digitalis.

I.1.6. Die ventrikuläre paroxysmale Tachykardie

Zu den **Ursachen** siehe Tab. 4 (S. 16).

A. Pathophysiologie

Bei der ventrikulären Tachykardie handelt es sich fast immer um eine organisch bedingte Rhythmusstörung, so daß sie von vornherein prognostisch ernster zu beurteilen ist als supraventrikuläre Tachykardien. In Abhängigkeit von der jeweiligen Herzerkrankung und von der Frequenz wird es zu einer starken Erniedrigung der Auswurfmenge kommen. Aber auch bei gleichen Bedingungen sind die hämodynamischen Auswirkungen stärker als bei supraventrikulären Tachykardien, da durch die fehlende zeitgerechte Vorhofkontraktion der Füllungszustand der Kammern ungenügend ist. Außerdem kann durch intermittierend auftretende Mitral- bzw. Trikuspidalregurgitation das Auswurfvolumen noch zusätzlich eine Verminderung erfahren.

Daneben wird der Kontraktionsablauf durch den pathologischen Erregungsablauf (Schenkelblock) ungünstig beeinflußt. Eine besonders bedrohliche Entwicklung ist zu erwarten, wenn ventrikuläre Tachykardien bei Kranken mit schweren koronarsklerotischen Veränderungen, mit frischem Herzinfarkt oder mit Myokarditis auftreten. Nicht selten stellt sich bald eine hochgradige Herzinsuffizienz oder ein kardiogener Schock ein. Eine weitere Gefahr besteht in dem jederzeit möglichen Übergang zum akut lebensbedrohlichen Kammerflimmern.

Häufig gehen der ventrikulären paroxysmalen Tachykardie monotope oder polytope ventrikuläre Extrasystolen voraus. Besonders wichtig ist der zeitliche Abstand der Extrasystole von dem vorangehenden Normalschlag. Je näher die Extrasystole an die vorangehende T-Welle heranrückt, desto größer ist die Gefahr, daß sie in die sog. vulnerable Phase einfällt, d. h. in die Periode des Erregungsablaufes, in der die Reizschwelle stark herabgesetzt ist, so daß dort einfallende Impulse Kammertachykardien bzw. Kammerflimmern auszulösen vermögen.

Von Büchner und Effert (100) wurde eine Berechnung empfohlen, die gute Hinweise zur Beurteilung der vorliegenden Extrasystole bietet. Dabei wird der sog. Vorzeitigkeitsindex aus der Formel

$$\text{Index}_{\text{VeES}} = \frac{Q_N - Q_{ES}}{Q_N - T_N} \text{ berechnet.}$$

Hierbei handelt es sich um den Quotienten aus dem Kupplungsintervall und der QT-Dauer des präextrasystolischen Schlages.

$Q_N - Q_{ES}$ bedeutet die Zeit von der Q-Zacke des der Extrasystole vorangehenden Normalschlages bis zur Q-Zacke der Extrasystole.

$Q_N - T_N$ bedeutet die Zeit von der Q-Zacke bis zum Ende der T-Welle einer vorausgehenden Normalerregung.

Der Index ist größer als 1, wenn die Extrasystole nach der T-Welle einfällt, und kleiner als 1, wenn die Extrasystole in die T-Welle hineinreicht. Daraus folgt, daß die Extrasystole, bei der der errechnete Index kleiner als 1 ist, bedrohlicher ist und zu verstärkten prophylaktischen Maßnahmen zwingt.

Ein Index unter 1 kann vorliegen, wenn bei normaler QT-Dauer das Kupplungsintervall sehr kurz ist oder wenn die QT-Dauer abnorm verlängert ist.

Der Einfall einer Extrasystole in die T-Welle bei pathologisch verlängerter QT-Zeit ist häufig anzutreffen, z. B. bei Hypokaliämie, bei Herzinfarkt oder Bradykardie. Besonders ungünstig für den Verlauf ist die Tatsache, daß gerade unter diesen Bedingungen (Hypokaliämie, Hypoxie, Azidose) eine erhöhte Irritabilität in der vulnerablen Phase besteht, d. h. es genügen bereits sehr schwache Impulse zur Auslösung von Kammertachykardien bzw. Kammerflimmern. Von Bedeutung ist dieses sogenannte „R- auf T-Phänomen" außerdem bei polytopen Extrasystolen mit wechselndem Kupplungsintervall, da unter diesen Umständen eher die Möglichkeit besteht, daß eine Extrasystole in die T-Welle der vorangehenden Kammergruppe einfällt.

Aus therapeutischen Gründen muß auf die in letzter Zeit häufigere Beobachtung hingewiesen werden, daß mit stärkerer Bradykardie die Häufigkeit der Extrasystolie ebenfalls zunimmt und damit die Gefahr einer sich daraus entwickelnden Kammertachykardie erhöht. Die Behandlung der Extrasystolie besteht daher in diesen Fällen in einer Anhebung der Grundfrequenz (158, 934, 936).

B. Diagnostische Hinweise

Folgende *anamnestische Hinweise* und *klinische Befunde* sprechen eher für eine ventrikuläre als für eine supraventrikuläre Tachykardie:

1. In der Regel keine Angaben über früher aufgetretene Anfälle von Herzjagen.
2. Fast immer Hinweise auf eine Herzerkrankung (evtl. Digitalisintoxikation!).
3. Gewöhnlich liegt die Kammerfrequenz zwischen 140 und 200/min. Der Rhythmus ist vorwiegend regelmäßig, doch kann auch eine leichte Unregelmäßigkeit beobachtet werden.
4. Karotissinusdruck ist wirkungslos.

5. An den Jugularvenen sind periodisch hohe Wellen (Rückflußwellen bei Vorhofpfropfung) festzustellen.
6. Der erste Herzton ist von unterschiedlicher Lautstärke.

Ekg-Hinweise:

1. QRS-Gruppe breiter als 0,12 Sekunden (Ausnahme: septaler Ursprung).
2. Bei längeren Streifen: leichte Unregelmäßigkeit bei den R-R-Abständen.
3. Als wichtigstes Zeichen: positive P-Zacken unabhängig von den QRS-Gruppen in langsamer Frequenz. (Ausnahme: retrograde Erregung der Vorhöfe: negative P-Zacken in relativ weitem Abstand, entsprechend der PQ-Zeit, nach der QRS-Gruppe.)
4. Vor oder nach der Tachykardie auftretende Extrasystolen, die das gleiche Bild zeigen wie die QRS-Gruppe während der Tachykardien.

Warnsymptome:

Atemnot
Angina pectoris
Schwindelzustände
Epigastrische Schmerzen (besonders rechts)
Hypotonie
Deutliche Halsvenenstauung (bei erhöhtem Zentralvenendruck)
Radialispuls nicht tastbar
Pulmonale Stauung (Lungenödem)
Schocksymptomatik
Bewußtseinsstörungen

C. Sofortmaßnahmen

1. Prüfung, ob Digitalisüberdosierung vorliegt (oder Hinweise auf eine Hypokaliämie).
2. Ekg-Registrierung.
3. Lidocain (Xylocain) 100 mg (langsame Injektion: 5 min!) intravenös. Bei Erfolglosigkeit nach 15 Minuten nochmals 100 mg langsam i.v. oder Practolol 5–10 mg (langsam innerhalb von 5 min) i.v. Bei Erfolglosigkeit in Abständen von 10 Minuten 5 mg i.v. bis zu einer Gesamtdosis von 25 mg;

oder bei digitalisbedingter Tachykardie, aber auch bei nicht digitalisbedingter Tachykardie und guten Kreislaufverhältnissen: Phenhydan (½ Amp. 125 mg) langsam i.v., bei Erfolglosigkeit nach 15 Minuten nochmals die gleiche Dosis intravenös.
Wichtig: Bei Erfolglosigkeit mit *einem* Präparat kein weiteres Medikament verwenden, sondern Klinikeinweisung!!

Nach Möglichkeit sollte jeder Kranke mit ventrikulärer Tachykardie, besonders wenn zusätzliche kardiale Komplikationen den Allgemeinzustand verschlechtern, in Begleitung des Arztes in ein Krankenhaus gebracht werden. Dies gilt auch, wenn es gelang, die Tachykardie zu beseitigen (Ausschluß eines Herzinfarktes!).

D. Intensivtherapie

Voraussetzungen für die Therapie:

1. Fragen zur Anamnese (siehe auch bei Intensivtherapie der supraventrikulären Tachykardie).
2. Ekg (evtl. Ösophagus-Ekg).
3. Venöser Zugang (zentraler Venendruck).
4. Einsatzbereiter Kardioverter.

Therapieschema:

1. Lagerung
2. Sedierung
3. O_2-Zufuhr
4. Kardioversion
5. Evtl. medikamentöse Therapie:
   a) Xylocain
   b) Practolol
   c) Phenhydan
   d) Gilurytmal
   e) Antistin
6. Evtl. Digitalisierung
7. Vorbeugende Therapie:
   a) bei frequenzabhängigen Extrasystolen
   b) bei nicht frequenzabhängigen Extrasystolen
8. Evtl. gekoppelte Stimulation
9. Behandlung der zugrunde liegenden Herzerkrankung

Zu 1. Für eine situationsgerechte *Lagerung* muß Sorge getragen werden: Flachlagerung bei Hypotonie oder Schock. Oberkörper anheben bei Linksinsuffizienz (Atemnot – Lungenödem).

Zu 2. Zur *Sedierung:* z.B. Valium 5–10 mg i.v. in Abständen von 4–5 Std. Luminal-Natrium 0,2 g i.v. in Abständen von 3–4 Std.

Zu 3. Besonders bei älteren Kranken O_2-*Nasensonde* – 2–3 l/min.

Zu 4. *Kardioversion:* Im Behandlungsplan der ventrikulären Tachykardie steht die Kardioversion an erster Stelle, besonders wenn die tachykarde Rhythmusstörung als Komplikation eines akuten Myokardinfarktes oder einer Myokarditis auftritt, oder wenn Zeichen der Herzinsuffizienz oder ein kardiogener Schock vorliegen. Eine medikamentöse Behandlung muß erfolgen, wenn die Rhythmusstörung digitalisbedingt ist oder wenn keine Möglichkeit der Elektrokardiotherapie besteht.
Besteht eine Notsituation bei einem digitalisierten Kranken, sollte vor der Kardioversion eine Injektion von Phenhydan 125 mg i.v. erfolgen.
Wichtig: Hat sich eine ventrikuläre Tachykardie bei SA- oder AV-Leitungsstörungen entwickelt, so muß *vor* der Kardioversion eine intrakardiale Schrittmacherelektrode gelegt werden!

Zu 5. Unter Berücksichtigung der Nebenwirkungen und der vorliegenden Berichte über erfolgreiche Anwendung wurde folgende Reihenfolge der in Frage kommenden *antiarrhythmischen Substanzen* empfohlen (51, 125, 146, 299, 367, 383, 449, 464, 481, 561, 610, 845, 853, 857).
Zur Beachtung vor der medikamentösen Behandlung: Es muß vor der Behandlung festgestellt werden, ob der Kranke bereits ein Antiarrhythmikum erhalten hat, in welcher Dosierung und wann diese Behandlung erfolgte! Frühestens 2 Stunden nach der letzten Injektion darf auf ein anderes Medikament übergegangen werden!

a) Xylocain 100 mg (langsam intravenös). Bei Erfolglosigkeit nach 20 Minuten nochmals 100 mg (langsam i.v.); diese Substanz darf auch bei Hypotonie verabreicht werden (226, 259, 541, 804).
Bei erfolgreicher Therapie zur Rezidivverhütung:
Glukose 5% 500 ml + Xylocain 1,2 g bei einer Einlaufzeit von 5 Stunden = Xylocain rd. 4 mg/min.

Die Tropfgeschwindigkeit richtet sich nach den noch bestehenden Rhythmusstörungen (Extrasystolen). Nach Möglichkeit sollte die obere Grenze von 5 mg/min nicht überschritten werden.

Auch wenn keine Extrasystolen registriert werden, muß eine Infusionsbehandlung mindestens 24 h lang durchgeführt werden (Lit. bei 225, 479, 859).

b) Practolol (Dalcic) 5 mg (langsam intravenös). Bei Erfolglosigkeit im Abstand von 10 min jeweils 5 mg bis zu einer Gesamtdosis von 25 mg. (Auch bei Hypotonie ist die Applikation möglich.)
Nach erfolgreicher Unterbrechung: 500 ml Glukose 5% + 100 mg Practolol (Richtdosis 10 mg/Std.!).
Außerdem Beginn der oralen Therapie: Practolol 3×100 mg/die.
Wichtig: Practolol hat eine „Halbwertzeit" von etwa 12 Stunden!

c) Phenhydan 125 mg (langsam intravenös). Bei Erfolglosigkeit nochmals 125 mg (langsam i.v.); *nicht bei Herzinsuffizienz oder Hypotonie!*
Nach erfolgreicher Unterbrechung: 500 ml 0,9%ige NaCl-Lösung + 750 mg Phenhydan (Laufzeit ungefähr 10 Stunden) (Phenhydan-Amp. pro inf.).

Gleichzeitig Beginn der oralen Therapie:

Phenhydan 3×1 oder 4×1 Tbl. (1 Tbl. = 100 mg).
Handelt es sich um eine digitalisbedingte Tachykardie, so ist Phenhydan das *Mittel der ersten Wahl*.

d) Die Therapie mit Ajmalin (Gilurytmal) sollte nicht erfolgen bei manifester Herzinsuffizienz oder Hypotonie. Liegen keine hämodynamisch bedingten Funktionsstörungen vor: Gilurytmal 50 mg (innerhalb von 5–10 Minuten intravenös). (Ekg-Kontrolle: Bei Verbreitung der QRS-Gruppen muß die Injektion abgebrochen werden.)

Blutdruckkontrolle!

Bei Erfolglosigkeit nach 30 Minuten nochmals Gilurytmal 50 mg (langsam i.v.) oder Glukose 5% 500 ml + 400 mg Gilurytmal (kürzeste Einlaufzeit 5 Stunden, Kontrolle siehe oben). Diese Infusion wird auch zur Rezidivverhütung angewendet.
Gleichzeitig zur Verhütung von Rezidiven orale Therapie: Neo-Gilurytmal 3×1 Tbl. (1 Tbl. = 20 mg); maximal 4×1 Tbl.!

Zu 6. Bei normalem Serumkaliumwert und Ausschluß einer digitalisbedingten Tachykardie bzw. Extrasystolie wird nach Regularisierung bei fortbestehender Insuffizienzerscheinung eine *Herzglykosidbehandlung* einzuleiten sein. Während der ersten intravenösen Injektionen ist eine kontinuierliche Ekg-Kontrolle notwendig, um frühzeitig eine Zunahme oder ein erneutes Auftreten von Extrasystolen zu erfassen. Empfehlenswert erscheint uns, im halbstündigen Abstand einen langen Ekg-Streifen (mit kleinem Papiervorschub) zu registrieren.

Die Injektionen erfolgen zunächst stündlich: z. B. Cedilanid 0,4 mg (insgesamt 3×1 Injektion von je 1 Ampulle im Abstand von 1 Stunde) oder Lanitop (3×1 Amp.) oder ein anderes Herzglykosid in äquivalenter Dosis.

Zu 7. Eine *antiarrhythmische Therapie* ist angezeigt, wenn nach der Regularisierung auch weiterhin ventrikuläre Extrasystolen erscheinen, aber auch wenn bei akuten Herzerkrankungen ventrikuläre Extrasystolen registriert werden können, ohne daß es bisher zur Tachykardie gekommen ist.

Bei folgenden Extrasystolen ist die Behandlung notwendig:
1. bei ventrikulären Extrasystolen mit einem Vorzeitigkeitsindex unter 1;
2. bei Auftreten von 2 oder mehr aufeinanderfolgenden ventrikulären Extrasystolen;
3. bei polytopen ventrikulären Extrasystolen;
4. bei Auftreten von mehr als 5 ventrikulären Extrasystolen/min.

Die Behandlung erfolgt zunächst in Form der Dauertropfinfusion (siehe bei 5 a, b, c) mit späterem Übergang auf orale Therapie.
Eine andere Form ist die *Extrasystolie bei Bradykardie*.

Folgende Behandlung kommt in Betracht:

a) Bei Sinusbradykardie oder SA-Leitungsstörung und ventrikulärer Extrasystolie:
z. B. Atropin sulf. 0,5 mg i.v. oder 0,5–1,0 mg s.c. im Abstand von 2–3 Stunden.

b) Bei AV-Leitungsstörung und ventrikulärer Extrasystolie:
z. B. Orciprenalin (Alupent) als Infusion (Glukose 5% 500 ml + 10 mg Alupent, Tropfgeschwindigkeit nach Effekt), evtl. Übergang auf

orale Therapie – Alupent 10–20 mg im Abstand von 4 Stunden. (Bei der Einleitung der Alupent-Tropfinfusion muß darauf geachtet werden, ob evtl. die Extrasystolen zunehmen. Ist dies der Fall, so kommen kombinierte Schrittmacherstimulation und antiarrhythmische Behandlung in Betracht.)
Bei Ineffektivität der unter a) und b) genannten Maßnahmen muß die Schrittmacherstimulation erwogen werden und eine intravenöse Tropfinfusion einer der obengenannten antiarrhythmischen Substanzen zum Einsatz kommen.
Wichtig: Bei SA- und AV-Leitungsstörungen darf keines der unter (3) erwähnten Medikamente *ohne Schrittmacherschutz* verabreicht werden.

Zu 8. Bei therapieresistenten oder häufig rezidivierenden ventrikulären Tachykardien muß die gekoppelte Stimulation zur Anwendung kommen. (Ausführliches s. S. 80.)

E. Überwachung

Tab. 5. Überwachung der ventrikulären paroxysmalen Tachykardie.

Überwachung	Kontrollen (zeitl. Abstand)
Ekg, Blutdruck, Puls	fortlaufend (Monitor)
Zentraler Venendruck	30 Minuten
Urinausscheidung, O_2-Sättigung	1 Stunde
Blutgasanalyse d. art. Blutes	4 Stunden
Enzyme, Harnstoff, Kalium	8 Stunden
Elektrolyte, Blutzucker, Blutstatus Urinuntersuchung	24 Stunden
Blutgruppen, Rheumafaktoren, Gesamteiweiß, Elektrophorese, Hämatokrit, Rö-Thorax	einmal bzw. in größeren Abständen

F. Häufige Fehler

1. Hinauszögern der Kardioversion.
   (Die Kardioversion ist – bei Beherrschung der Technik – ungefährlicher als die medikamentöse Therapie!)
2. Mangelhafte Rezidivprophylaxe.
3. Ungenügende Vorbereitung bei gleichzeitig bestehender AV-

Leitungsstörung (Gefahr der Asystolie – sowohl bei elektrischer als auch bei medikamentöser Behandlung).
4. Verwechslung mit Kammerflattern (dies ist besonders leicht auf dem Kardioskop am Monitor möglich) und daraus resultierende Behandlung mit ungesteuertem Elektroschock (Gefahr des Auslösens von Kammerflimmern!).

I.1.7. Das Kammerflattern

A. Pathophysiologie

Als Ursachen kommen die gleichen Faktoren in Betracht, die bei der paroxysmalen Tachykardie angeführt wurden (s. Tab. 4, S. 16).
Beim Kammerflattern handelt es sich um schnelle, regelmäßige, jedoch weitgehend frustrane Kammerkontraktionen. Durch die schnelle Kammertätigkeit und die zusätzliche Funktionsstörung des Myokards sinkt das Herzzeitvolumen auf ein Minimum ab. Dadurch verschlechtert sich die Koronardurchblutung und führt in kurzer Zeit zu weiterer myokardialer Funktionsstörung. Das Ergebnis ist in den meisten Fällen der Übergang zu Kammerflimmern. Bereits beim Kammerflattern tritt Bewußtlosigkeit ein.

B. Diagnostische Hinweise

Von besonderer Bedeutung ist die Abgrenzung gegen die Kammertachykardie:
Ekg: Bei Kammerflattern ist eine Differenzierung von Kammeranfangsschwankung und -endschwankung nicht möglich. Es liegt das Bild einer „Haarnadelkurve" vor. Dagegen lassen sich bei Kammertachykardie immer in einigen Ableitungen (meist in den Standard-Ableitungen) QRS-Gruppe, ST-Strecke und T-Welle deutlich voneinander abgrenzen.
Bei Kammerflattern kommt es immer zu Bewußtseinsverlust, bei Kammertachykardie nur selten. D. h.: Bei bewußtseinsklaren Kranken kann kein Kammerflattern vorliegen!

C. Sofortmaßnahmen

Eine Behandlung des Kammerflatterns ist nur möglich, wenn bei Eintritt dieser Rhythmusstörung das Ekg beobachtet wird (Intensivstation, Herzkatheter).

Zunächst: Schlag auf die Brust; bei Erfolglosigkeit: Elektroschockbehandlung.
Weitere Behandlung siehe bei: Herzstillstand (S. 81).

I.1.8. Das Kammerflimmern

A. Pathophysiologie

Kammerflimmern ist charakterisiert durch unregelmäßige, ineffektive Kammertätigkeit, wobei es nicht mehr zu geordneten Kontraktionen kommt, sondern lediglich unkoordiniert partielle Aktionen verschieden großer Bezirke der Ventrikelmuskulatur ablaufen.

Zu Kammerflimmern kann es kommen, wenn die Flimmerschwelle (der vulnerablen Phase) so stark erniedrigt ist, daß schon schwache Impulse (in Form von Extrasystolen oder elektrischen Impulsen) Flimmern auslösen können, oder wenn die Impulse so stark sind, daß sie auch bei normaler Flimmerschwelle eine solche Rhythmusstörung herbeiführen können. In den meisten Fällen liegt dem Kammerflimmern eine Erniedrigung der Flimmerschwelle zugrunde. An erster Stelle ist die Hypoxie zu nennen, die besonders bei organischen Myokarderkrankungen (z. B. Herzinfarkt, Myokarditis) als Ursache anzunehmen ist. Zu einer Erniedrigung der Flimmerschwelle führen auch exogene oder endogene toxische Schädigungen, wobei auch in diesen Fällen ein hypoxischer Einfluß eine Rolle spielt. Ferner ist bekannt, daß Medikamente, die zur Behandlung des Herzens verwendet werden, z. B. Digitalis oder antiarrhythmische Substanzen, bei Überdosierung, aber auch bei Anwendung therapeutischer Dosen Kammerflimmern verursachen können. Wesentliche Teilfaktoren sind Störungen im Elektrolyt- und Säure-Basen-Haushalt (z. B. Hypokaliämie, Hyperkalzämie oder Azidose). Als seltene Entstehungsursache seien der Elektrounfall sowie das stumpfe mechanische Herztrauma genannt.

Besonders günstige Bedingungen zur Beherrschung und zur Beseitigung des Kammerflimmerns bestehen bei diagnostischen oder chirurgisch-therapeutischen Maßnahmen am Herzen, da durch das stets angeschlossene Ekg die Rhythmusstörung sofort erkannt und schnell behandelt werden kann.

Extrasystolen mit einem Vorzeitigkeitsindex unter 1 (bzw. 0,8–0,6) sind am häufigsten als auslösende Ursache anzusehen. Seltener entsteht ein Kammerflimmern im Anschluß an eine Extrasystole, die außerhalb der vulnerablen Phase einfällt. Häufig geht dem Kammerflimmern eine meist kürzere Phase von Kammertachykardie bzw. Kammerflattern voraus, tachysystolische Zustände, die durch die oben beschriebenen Extrasystolen ausgelöst wurden. Im Gegensatz zum asystolischen Herzstillstand kann deshalb der Kreislaufstillstand etwas langsamer eintreten. In jedem Fall führt Kammerflimmern zu einer abrupten Unterbrechung der Blutversorgung sämtlicher Organe. Führend in der Symptomatik der Ausfallserscheinungen sind die zerebralen Funktionsstörungen. Bereits nach 5–10 Sekunden kommt es zu zunehmendem Schwindel, dem Blutwallungen und Hitzegefühl im Kopf vorausgehen können. Nach 10–15 Sekunden tritt Bewußtlosigkeit ein, die nach 15–20 Sekunden häufig von Krämpfen begleitet wird. Nach spätestens 20 Sekunden ist der Kranke tief bewußtlos. Nach einer Minute kommt es zum Atemstillstand, dem tiefe, unregelmäßige Atemzüge vorausgehen. In Abhängigkeit von vorbestehenden Schäden der Hirngefäße, z. B. zerebraler Gefäßsklerose, können diese Abläufe schon frühzeitiger auftreten. Wird die bedrohliche Rhythmusstörung nicht durch Reanimationsmaßnahmen beeinflußt, so ist nach 3–5 Minuten mit irreversiblen Hirnschäden zu rechnen. (Lit. u. a. bei 253, 288, 954.)

B. Diagnostische Hinweise

Die wichtigsten Befunde bei tachysystolischem Herzstillstand – ebenso wie bei dem asystolischen Herzstillstand – sind:

1. Pulslosigkeit, getastet an der Arteria carotis – A. femoralis
2. Blaßgraue Verfärbung der Haut
3. Bewußtlosigkeit
4. Lichtstarre Pupillen (meist weit, manchmal auch mittelweit)
5. Atemstillstand

Zu Beginn des Kammerflimmerns beobachtet man am Kranken evtl. eine kurzfristige Rötung des Gesichtes, Augenrollen, manchmal Nystagmus, dann Blickrichtung geradeaus oder nach oben seitlich, krampfartige Zuckungen der Arme und tiefe, unregelmäßige, zuweilen schnarchende Atmung.

Im *Ekg* ist das Kammerflimmern zu erkennen durch unregelmäßige Oszillationen, die in Form, Amplitude und Frequenz wechseln. Mit zunehmender Dauer oder bei schlechter myokardialer Ausgangssituation werden die Amplituden kleiner. Final zeigen sich nur noch Undulationen.

Behandlung und **Überwachung** siehe bei: Herzstillstand (S. 81).

I.2. Bradykarde Herzrhythmusstörungen

I.2.1. Die Sinusbradykardie

A. Pathophysiologie

Vom Sinusknoten gesteuerte langsame, regelmäßige Herztätigkeit (Frequenz unter 50/min) wird als Sinusbradykardie bezeichnet. Dieser Frequenzverlangsamung liegt eine Steigerung des Vagotonus oder eine Herabsetzung des Sympathikotonus zugrunde.

Die Sinusbradykardie ist anzutreffen bei Sportlern, als Begleitsymptom bei zerebralen Prozessen mit intrakraniellen Drucksteigerungen, bei Myxödem und bei Ikterus. Nicht selten wird diese Bradykardie beim akuten Herzinfarkt beobachtet.

Hämodynamisch führt die Sinusbradykardie nur dann zu Funktionsstörungen, wenn gleichzeitig eine myokardiale Schädigung vorliegt. Dann besteht die Gefahr, daß das Herzzeitvolumen so stark erniedrigt ist, daß es zu einer Mangelversorgung der Peripherie kommt. Außerdem können sich bei einer ausgeprägten Sinusbradykardie Ersatzrhythmen, Ersatzsystolen oder Extrasystolen einstellen.

B. Diagnostische Hinweise

Bei Auskultation: Regelmäßige Herzaktionen bei betontem 1. Herzton. Am Jugularvenenpuls zeigen sich während der Diastole keine Vorhofpulsationen.

Differentialdiagnostische Zeichen, z.B. bei totalem AV-Block: Paukenschlagphänomen, Vorhofpulsation in der Diastole!

Ekg: bradykarder Sinusrhythmus. *Differentialdiagnostisch* sind abzugrenzen: 1. Sinuatriale 2:1-Blockierung, Knotenrhythmus, AV-Leitungsstörungen.

Eine **Behandlung** ist meist nicht erforderlich. Bei extremer Sinusbradykardie (klinisch: Schwindelzustände oder Leistungsabfall) sind Atropin sulf. 0,5 mg subkutan im Abstand von 1–2 Stunden oder Alupent 20 mg oral im Abstand von 6 Stunden zu empfehlen.

Anmerkung

Im Rahmen eines akuten Herzinfarktes, zumeist beim Hinterwandinfarkt, tritt bei 40% der Fälle eine Sinusbradykardie auf (792, 895).
Bei Fehlen der peripheren Vasokonstriktion kann sich dadurch bei zunächst ausreichend großem Herzzeitvolumen eine Hypotension entwickeln. Da eine ausreichende kompensatorische Erhöhung des Schlagvolumens infolge des frischen Infarktes nicht möglich ist, wird bei weiterer Pulsverlangsamung eine ungenügende periphere Durchblutung daraus resultieren.
Bei Auftreten dieser Zustände wird Atropin sulf. 0,5 mg i.v. oder 1 mg i.m. oder subkutan im Abstand von 2–3 Stunden verabreicht. Erfolgt darauf keine Erhöhung der Herzfrequenz, so wird eine Therapie mit Alupent 0,5 mg intramuskulär oder intravenös im Abstand von 2–4 Stunden oder Dauertropfinfusion mit Alupent 10–20 Mikrogramm (µg)/min eingeleitet. In der Regel lassen sich durch diese Maßnahmen die durch Bradykardie bedingten Zustände gut beherrschen. Die Prognose ist – abgesehen vom Grundleiden – günstig.

I.2.2. Das Vorhofflimmern mit absoluter Kammerarrhythmie (langsame Form: Bradyarrhythmie)

A. Pathophysiologie

Diese Rhythmusstörung wird vorwiegend bei älteren Patienten angetroffen. Als Ursachen kommen die in Tab. 2, S. 4 angeführten Begleiterkrankungen in Frage. Häufig beruht die Bradyarrhythmie auf einer zu hohen Digitalismedikation oder auf einer Digitalisüberempfindlichkeit.
Bei Frequenzen unter 50/min kann es durch Erniedrigung des Herzminutenvolumens zu Zirkulationsstörungen kommen. Besonders bei Vorliegen einer organischen Herzerkrankung, meist auf koronarsklerotischer Basis, ist das Herz nicht in der Lage, ein entsprechendes Schlagvolumen zu fördern. Insuffizienzerscheinungen sind die unausweichlichen Folgen. Intermittierend auf-

tretende längere asystolische Perioden ohne das Einfallen von Ersatzschlägen oder Ersatzrhythmen werden zu Schwindelerscheinungen oder sogar zu Adams-Stokes-Anfällen führen. Nicht selten werden asystolische Perioden durch intravenöse Injektionen von Herzglykosiden ausgelöst.

B. Diagnostische Hinweise

Auskultatorisch: Langsame, arrhythmische Herztätigkeit. Die Blutdruckamplitude ist in der Regel groß, eine kleine Amplitude deutet auf myokardiale Insuffizienz hin. Häufig wird durch die körperliche Belastung Atemnot ausgelöst. Stauungszeichen im großen und kleinen Kreislauf sind oft festzustellen.

Im *Ekg* sind häufig die Vorhofflimmerwellen von kleiner Amplitude; mitunter sind sie im Standard-Ekg überhaupt nicht nachweisbar. Durch Ausmessung der R-R-Intervalle wird die Diagnose gesichert. Eine Regelmäßigkeit kann vorgetäuscht sein. Andererseits ist ein Übergang zum AV-Knotenrhythmus oder zum Kammereigenrhythmus möglich.

Differentialdiagnostisch muß eine wechselnde partielle oder totale sinuatriale Leitungsstörung von einer Sinusbradykardie mit supraventrikulären Extrasystolen abgegrenzt werden. Zum anderen muß berücksichtigt werden, daß es bei der Bradyarrhythmie zum Auftreten von Ersatzsystolen kommen kann. Bei Digitalisüberdosierung treten häufig ventrikuläre Extrasystolen als Bigeminus, Trigeminus oder als polytope ventrikuläre Extrasystolen auf. Daneben können lange asystolische Perioden beobachtet werden, die im Zusammenhang mit einer intravenösen Digitalisinjektion auftreten können.

C. Sofortmaßnahmen

1. Feststellung, ob es sich um eine digitalisbedingte Bradykardie handelt, evtl. Absetzen oder Reduzierung der Herzglykosid-Behandlung.
2. Bei Herzinsuffizienz oder bei Auftreten längerer Asystolien (Schwindel, Adams-Stokes-Anfall) sofort Klinikeinweisung!
3. Bei Adams-Stokes-Anfällen s. S. 53.

Wichtig: Bei Auftreten von Schwindelzuständen oder Anfällen von Bewußtlosigkeit vor Einweisung Alupent 1 Amp. (0,5 mg) i.v. oder i.m.

D. Intensivtherapie

Vor Behandlungsbeginn muß geprüft werden:

a) Liegt eine Digitalisüberdosierung (evtl. Überempfindlichkeit) vor? Besteht eine Hypokaliämie?
b) Besteht eine Herzinsuffizienz?
c) Kommt es zu längeren asystolischen Perioden bzw. sind bereits Adams-Stokes-Anfälle aufgetreten?

Voraussetzungen für die Therapie:

1. Venöser Zugang (Cava-Katheter)
2. Kontrolle der Serumelektrolyte
3. Evtl. arterielle Punktionen – Blutgasanalyse
4. Vorbereitung der Schrittmacherbehandlung

Therapieschema:

I. Bei digitalisbedingter Bradyarrhythmie:
1. Berechnung der aktuellen Wirkdosis
2. Prüfung des Serumkaliumwertes
3. Absetzen des Herzglykosids und Beobachtung der Frequenz
4. Digitalistest
5. Evtl. erneute Digitalisierung
6. Evtl. Schrittmacherbehandlung

II. Bei Bradyarrhythmie und Herzinsuffizienz:
1. Serumkaliumwert-Kontrolle
2. Digitalistest
3. Evtl. weitere Digitalisierung
4. Evtl. Schrittmacherbehandlung

III. Bei Bradiarrhythmie und Adams-Stokes-Syndrom:
1. Schrittmacherbehandlung – evtl. permanenter Schrittmacher
2. Digitalisierung

Zu I/3. Während des „Auslaßversuches" ist es notwendig, häufig das Ekg zu kontrollieren, um zu prüfen, ob die Frequenz zunimmt, abnimmt oder gleichbleibt, und ob Extrasystolen auftreten (Zunahme der Extrasystolie spricht bei Abklingen der Digitaliswirkung für zunehmende myokardiale Insuffizienz!).
Bei extremer Bradyarrhythmie sollte Alupent (oral) in kleinen Einzeldosen, z. B. 10 mg im Abstand von 2 Stunden bei Ekg-Kontrollen, verabreicht werden. Kommt es zum Auftreten oder

zu einer deutlichen Zunahme von Extrasystolen, muß Alupent abgesetzt werden.

Alupent erhöht die Frequenz durch Verbesserung der AV-Überleitung, Gleichzeitig wird jedoch auch die Reizschwelle gesenkt, so daß die Bereitschaft zur ektopen Reizbildung, die durch die Glykoside bereits gesteigert ist, noch weiter zunimmt. Aus diesem Grund kann es eher zu einer Zunahme der Extrasystolen als zu einer Frequenzsteigerung kommen (446, 792).

Zur Unterdrückung der Extrasystolen bei digitalisbedingter Bradyarrhythmie eignet sich Phenhydan ret. 3×1 Tbl. oral (eine Frequenzsteigerung wird damit jedoch nicht erreicht).

Zu I/4. Nach Abklingen der Digitaliswirkung (je nach Medikament 4 Tage bis 10 Tage) sollte durch eine intravenöse Injektion geprüft werden, ob bereits eine geringere Dosis zu einer erheblichen Frequenzverlangsamung führt *("Digitalistest")*, z. B.:

a) Ekg vor Injektion
b) Cedilanid 0,4 mg i.v.
c) Ekg-Registrierung im Abstand von 30 min (langer Streifen, geringer Papiervorschub).

Während dieser Zeit Überwachung des Patienten, besonders in den ersten 30 Minuten.
Tritt keine Frequenzverlangsamung ein, weitere Digitalisierung bis zur mittleren Vollwirkdosis des Präparates.
Bei Frequenzverlangsamung und Herzglykosidbedürftigkeit sicherste Behandlung: Schrittmacherstimulation und weitere Digitalisierung (in den meisten Fällen permanente Stimulation mit Demand-Schrittmacher).
Bestehen Kontraindikationen zu einer Schrittmacherbehandlung oder ist diese technisch nicht möglich: Gleichzeitig mit Fortsetzen der Herzglykosidbehandlung orale Alupent-Medikation (unter Berücksichtigung der obengenannten Vorsichtsmaßnahmen).

Zu II/3. u. 4. Kam es nach dem Digitalistest nicht zu einer Abnahme der Frequenz, wird die *Digitalisierung* fortgesetzt. (Weitere Ekg-Kontrollen sind erforderlich, um festzustellen, ob während der Behandlung Extrasystolen oder spätere Bradykardien auftreten).

Bei Frequenzverlangamung muß eine – zunächst temporäre – Schrittmacherbehandlung durchgeführt werden.

Eine *Indikation* zur Implantation eines *Schrittmachers* ist gegeben:

1. wenn die Digitalisierung (mittlere Vollwirkdosis) zu einer Bradyarrhythmie mit einer mittleren Frequenz zwischen 40 und 50/min führt;
2. wenn es unter der Digitalisdauertherapie zu Rezidiven der Insuffizienz kommt und eine Bradykardie bei Erhöhung der Digitalisdosis noch verstärkt wird;
3. wenn bereits beim Digitalistest eine deutliche Verlangsamung der Frequenz zu beobachten ist.

Zur Beachtung: Vor der endgültigen Implantation des Schrittmachersystems sollte unter externer Stimulation eine Vollsättigung durchgeführt werden. In manchen Fällen stellt sich nach Rekompensation eine mittlere Frequenz zwischen 70 und 80/min ein, so daß dann auf eine permanente Elektrostimulation verzichtet werden kann.

Zu III. Adams-Stokes-Anfälle bedeuten eine absolute Indikation zur permanenten Schrittmacherbehandlung. Unter Schrittmacherschutz kann dann je nach dem Zustand des Patienten eine intravenöse oder orale Digitalisierung weitgehend komplikationslos durchgeführt werden.

E. Überwachung

Siehe bei: Totaler AV-Block (S. 63).

F. Häufige Fehler

1. Ungenügende Überwachung bei intravenöser Injektion von Herzglykosiden (Asystolie – Extrasystolie – Kammertachykardie).
2. Vorzeitige endgültige Schrittmacherimplantation (nach Rekompensation stellt sich nicht selten eine ausreichende Kammerfrequenz wieder ein).
3. Übersehen einer Hypokaliämie.

Die sinuatrialen Leitungsstörungen

A. Pathophysiologie

Bei den sinuatrialen Leitungsstörungen liegt eine Verzögerung oder Blockierung der Erregungsleitung vom Sinusknoten zum rechten Vorhof vor, die zu unregelmäßiger Schlagfolge und evtl. zur Bradykardie (bzw. Asystolie) führen kann.
Zu SA-Leitungsstörungen kann es durch hyperaktiven Karotissinus-Reflex (247), bei Myokardfibrose, bei Myokarditis, bei degenerativen Herzmuskelerkrankungen und durch pharmakologische Substanzen – vorwiegend durch Digitalis – kommen.
Bei Verzögerung der Erregungsleitung tritt lediglich ein unregelmäßiger Herzrhythmus ohne nennenswerte hämodynamische Störungen auf.
Die Blockierung der Erregungsleitung hat einen Ausfall der Vorhof- und der Kammererregung zur Folge. Falls keine Ersatzsystolen oder ein Ersatzrhythmus einspringen, entstehen längere pankardiale asystolische Perioden mit den entsprechenden Auswirkungen bis zum Adams-Stokes-Syndrom. Mitunter tritt eine SA-Leitungsstörung im Wechsel mit Vorhofflimmern bzw. Vorhofflattern auf.

B. Diagnostische Hinweise

Nur bei totaler SA-Leitungsblockierung wird eine wesentliche Bradykardie in Erscheinung treten. Schwindel- und Ohnmachtszustände sind selten. [3–5% von bradykarden Herzrhythmusstörungen, die eine elektrische Schrittmacherbehandlung benötigen, sind SA-Leitungsstörungen (751).]
Ekg: Das Ekg zeigt entweder eine zunehmende Verlängerung bis zum Ausfall der P-P-Intervalle (Typ Wenckebach), oder die P-P-Intervalle betragen das Doppelte oder das Vielfache des vorher registrierten kürzesten P-P-Intervalles. Schwierigkeiten der Differenzierung ergeben sich bei unvollständigen SA-Leitungsstörungen, die lediglich in P-P- und entsprechenden R-R-Unregelmäßigkeiten zur Darstellung kommen. Weitere Einzelheiten siehe bei Spang (854) und Holzmann (423).
Bei längeren Asystolien, bei denen das Fehlen der P-Zacken für die Diagnose entscheidend ist, kann es zu Ersatzsystolen bzw. zu Ersatzrhythmen kommen.

C. Sofortmaßnahmen

Eine Behandlung ist erforderlich bei Bradykardien und entsprechenden hämodynamischen Auswirkungen, vorwiegend bei vorgeschädigtem Myokard (z. B. bei Herzinfarkt) oder bei asystolischen Perioden:

1. Atropin sulf. 0,5 mg i.v. oder 1,0 mg i.m. im Abstand von 2 Stunden. Bei Wirkungslosigkeit Alupent 0,5 mg = 1 Amp. (1 ml) i.m. oder i.v.
2. Auf jeden Fall Klinikeinweisung zur Abklärung der Rhythmusstörung und zur Prüfung weiterer Behandlungsmaßnahmen.

D. Intensivtherapie

Eine **Schrittmacherimplantation** ist indiziert:

1. bei Adams-Stokes-Syndrom,
2. bei Bradykardie und Herzinsuffizienz.

Eine Dauerstimulation des rechten Vorhofes ist in Betracht zu ziehen, wenn ein Wechsel zwischen sinuatrialer Leitungsstörung und anfallsweisem Vorhofflimmern mit schneller Kammerfrequenz vorliegt (207).

Vor der Schrittmacherapplikation und besonders vor der permanenten Schrittmacherbehandlung wird zu prüfen sein, ob eine medikamentöse Behandlung erfolgreich ist (Atropin oder Alupent) und ob es sich um eine Rhythmusstörung handelt, die nur vorübergehend in Erscheinung getreten ist und mit entsprechenden medikamentösen Maßnahmen zu behandeln ist.

E. Überwachung

Siehe bei: Totaler AV-Block (S. 63).

F. Häufige Fehler

1. Übersehen einer sogenannten Atropinpsychose bei medikamentöser Behandlung.
2. Unnötige Schrittmacherimplantation – bei nur vorübergehend bestehenden SA-Leitungsstörungen (zu kurze vorausgehende Beobachtungszeit).

I.2.4. Die atrioventrikulären Leitungsstörungen

AV-Leitungsstörungen sind charakterisiert durch intermittierende oder vollständige Blockierungen der Erregungsleitung zwischen Vorhöfen und Kammern.

Folgende *Einteilung* ist üblich:

1. AV-Block I. Grades (verzögerte AV-Leitung)
2. AV-Block II. Grades (partieller AV-Block)
   a) Wenckebach'sche Periodik (Mobitz Typ I)
   b) partielle Blockierung (2:1, 3:1, ..., n:1) (Mobitz Typ II)
3. AV-Block III. Grades (Totaler AV-Block)

Die partiellen Leitungsstörungen

A. Pathophysiologie

Während bei den partiellen AV-Leitungsstörungen in Form der Wenckebach'schen Periodik (Typ I) nur selten mit schwerwiegenden Komplikationen (z. B. Insuffizienzerscheinungen, Asystolie) zu rechnen ist, ist die partielle AV-Leitungsstörung mit Kammersystolenausfall ohne zunehmende PQ-Verlängerung (Typ II) ernster zu bewerten, da durch eine jederzeit mögliche Zunahme des Blockierungsverhältnisses eine Verlangsamung der Kammerfrequenz mit entsprechender hämodynamischer Auswirkung erfolgen kann. Außerdem ist jederzeit ein Übergang zur totalen AV-Blockierung möglich. Mit asystolischen Perioden im Moment der totalen Blockierung muß gerechnet werden.

Selbstverständlich bedarf auch der Typ I der partiellen AV-Leitungsstörung besonderer Beobachtung, da sich aus dieser Störung auch eine partielle AV-Leitungsstörung vom Typ II oder eine totale Blockierung entwickeln kann.

Wichtig: Bei partiellen AV-Leitungsstörungen ist der Patient gefährdet:

a) durch plötzlichen Übergang in eine Bradykardie,
b) durch plötzlichen Übergang in eine totale Blockierung mit langer präautomatischer Pause (Adams-Stokes-Anfall).

Bei der wohl häufigsten Ursache für partielle AV-Leitungsstörungen, der Digitalisintoxikation, kommt es sehr selten zur Asystolie. Dies erklärt sich aus der Eigenschaft der herzwirksamen Glykoside, die zwar die Erregungsleitung hemmen, aber auch gleichzeitig die Irritabilität des Herzmuskels erhöhen und die Reizbildung in den Kammern fördern (972).

B. Diagnostische Hinweise

Handelt es sich um Typ I (Wenckebach'sche Periodik), so wird bei der Pulstastung eine Unregelmäßigkeit festgestellt, die wie ein Bigeminus imponieren kann. Bei Typ II wird eine Bradykardie zu beobachten sein, wobei am Jugularispuls eine bis mehrere Vorhofwellen in der Diastole in Erscheinung treten.

Das *Ekg* zeigt bei Typ I eine zunehmende Verlängerung des PQ-Intervalles. Mit zunehmender Verlängerung reicht die P-Zacke an die vorausgehende T-Welle heran. Nach mindestens 2 übergeleiteten Kammererregungen folgt ein Ausfall der Kammeraktion.

Die AV-Überleitungszeiten bieten folgende Bilder: Vor der Blockierung ist die PQ-Zeit am längsten, nach dem Kammerausfall ist sie am kürzesten. Die Zunahme der PQ-Zeit ist bei der zweiten Vorhofüberleitung nach dem Ausfall am größten. Danach sind die Zunahmen nur noch gering. Der R-R-Abstand bei Kammerausfall ist stets kleiner als zwei Sinusperioden. (Entspricht dieser R-R-Abstand zwei normalen Sinusperioden oder ist er sogar größer, so muß an eine zusätzliche SA-Leitungsstörung gedacht werden.

Dagegen besteht in der Regel bei Typ II eine normale PQ-Zeit. Kammerausfälle können sich regelmäßig einstellen (2:1, 3:1, ..., n:1), aber auch in unregelmäßigen Abständen auftreten (Einzelheiten u. a. Lit. 116, 117).

Subjektiv wird der Ausfall einer Kammeraktion vom Patienten entweder gar nicht registriert oder als Herzstolpern wahrgenommen. Bei längeren Asystolien oder bei zunehmender Bradykardie wird über Schwindel oder Bewußtseinsstörungen geklagt.

Atropin-Test:

Nach Gilchrist (288) können die beiden Typen von partiellem AV-Block durch einen Atropin-Test (0,1 mg i.v.) unterschieden werden. Nach seinen Untersuchungen kommt er bei Typ I zu einer Besserung der AV-Überleitung, bei Typ II zu einer Verschlechterung bis zum Übergang in totalen AV-Block.

Experimentelle Studien von Watanabe und Dreifus (935) lassen die Annahme zu, daß bei Typ I die Ursache der Leitungsstörung vorwiegend in der N-Region des AV-Knotens lokalisiert ist, während sich bei Typ II die Leitungsstörung unterhalb des AV-Knotens befindet. Da bei Typ II häufiger ein Adams-Stokes-Syndrom beobachtet wird, vermuten Langendorf und Mitarbeiter, daß diese Zustände Ausdruck eines intermittierenden bilateralen Schenkelblocks sind (520, 521).

C. Sofortmaßnahmen

Eine Behandlung durch den Hausarzt ist erforderlich bei Auftreten von Schwindelzuständen oder Adams-Stokes-Anfällen, desgleichen, wenn sich bei Bradykardie eine Herzinsuffizienz entwickelt. Vor Behandlung sollte eine Ekg-Registrierung vorgenommen werden.

1. Bei Schwindelzuständen Atropin 0,5–1,0 mg i.v. oder s.c. (Vorsicht bei Mobitz Typ II!) *oder:* Orciprenalin (Alupent) 20 mg oral, im Abstand von 4 Stunden je 1 Tabl.
2. Bei Adams-Stokes-Anfällen
   a) wenn notwendig, Reanimationsmaßnahmen,
   b) Alupent 0,5 mg i.v. oder i.m., im Abstand von einer Std. zu wiederholen.
3. In jedem Fall Klinikeinweisung.
   Ärztliche Begleitung des Kranken muß von dem klinischen Zustand abhängig gemacht werden.

Wichtig: Bei partiellen AV-Leitungsstörungen sollte zunächst auf eine orale oder intravenöse Herzglykosidbehandlung verzichtet werden (Auslösung von Adams-Stokes-Anfällen!).

D. Intensivtherapie

Voraussetzungen für die Therapie:

1. Wenn möglich, Ekg-Bandspeicher
2. Venöser Zugang
3. Geräte und Erfahrung für Schrittmacherbehandlung und Defibrillation

Eine Behandlung ist nicht notwendig:

a) bei partiellem AV-Block Typ I (Ausnahme s.u.),
b) bei partiellem AV-Block Typ II ohne Komplikationen.

Von Wichtigkeit ist die Klärung der Ursache dieser Störungen während des Klinikaufenthaltes.
Empfehlenswert ist eine regelmäßige Kontrolluntersuchung im Abstand von 3–6 Monaten.

Eine *Behandlung* muß erfolgen bei Typ II:

a) bei langsamem Kammerrhythmus (Frequenz unter 50/min) und Herzinsuffizienz,

b) bei Schwindelzuständen oder Adams-Stokes-Syndrom,
c) bei digitalisbedingten Leitungsstörungen (dann auch bei Typ I).

Therapieschema:

I. Bei Kammerbradykardie und Herzinsuffizienz:

1. Versorgung mit intrakardialer Schrittmacherelektrode
2. Bei fehlender Möglichkeit einer Schrittmacherbehandlung: Alupent
3. Digitalisierung
4. Evtl. Schrittmacherimplantation

II. Bei Schwindelzuständen oder Adams-Stokes-Syndrom:

1. Schrittmacherimplantation
2. Evtl. Digitalisierung

III. Digitalisbedingte Leitungsstörungen

Zu I/1. Eine (zunächst temporäre) *Schrittmacherbehandlung* ist indiziert, da durch Anheben der Kammerfrequenz die hämodynamischen Funktionsstörungen gebessert bzw. behoben werden und zum anderen eine mögliche Verstärkung der Blockierung durch die Herzglykosidbehandlung verhindert wird. Liegt eine behandlungsbedürftige Extrasystolie vor, so darf mit der antiarrhythmischen Therapie erst nach Applikation des Schrittmachers begonnen werden.

Zu I/2. Besteht *nicht* die Möglichkeit einer Schrittmacherbehandlung, so kann die – allerdings nicht ungefährliche – Behandlung mit Alupent erfolgen.

Besteht eine *Extrasystolie*, so sollte vor der oralen Therapie stets ein intravenöser *Alupent-Test* durchgeführt werden z.B. Laevulose 5% (500 ml) + 10 mg (= 2 Amp.) Alupent.

Während dieser Zeit Monitorkontrolle – besser Ekg-Registrierung mit sehr langsamem Papiervorschub. Einlaufzeit: Beginnend mit einer Tropfenzahl von 10 Tropfen/min, im Abstand von 10 min steigern um je 5 Tropfen bis zu einer Tropfenzahl von 30/min. Kommt es darunter zu einer Zunahme der Extrasystolen, so darf die Alupent-Behandlung nicht durchgeführt werden, der Kranke muß zu einem Schrittmacherbehandlungszentrum verlegt werden.

Tritt *keine Extrasystolie* auf: orale Alupentbehandlung, z.B. Alupent 10–20 mg (½–1 Tbl.) im Abstand von 4–6 Stunden.

(Bedingung: In den ersten Tagen der Behandlung häufige Ekg-Kontrollen, wenn möglich Monitor!)

Zu I/3. Mit der *Digitalisierung* wird begonnen *nach* Schrittmacherapplikation bzw. nach Alupentmedikation. Zur Anwendung kommen Herzglykoside mit mittlerer Abklingquote, so daß eine gute Steuerung möglich ist. (z. B. Cedilanid, Lanicor, Lanitop, Novodigal o. ä.).
Zuweilen ist eine Behandlung mit Saluretika, z. B. Furosemid (Lasix) 1 Amp. i.v., indiziert. Für längere Behandlung ist Aldactone vorzuziehen (Kaliumverlust!).

Zu I/4. Nach Besserung der Herzinsuffizienz muß die *Schrittmacherimplantation* erwogen werden (Einzelheiten s. S. 72).
Ist es in der letzten Zeit häufiger zu Dekompensationserscheinungen gekommen, so wird man sich eher zur permanenten Elektrostimulation entscheiden.

Zu II/1. Bestehen Schwindelzustände, so sollte durch Bandspeicher oder telemetrische Überwachung geklärt werden, ob diesen Zuständen kurze asystolische Phasen zugrunde liegen. Ist dies der Fall, so sollte eine Schrittmacherimplantation durchgeführt werden, da zukünftig Adams-Stokes-Anfälle zu befürchten sind.
Geht aus der Anamnese eindeutig hervor, daß ein Adams-Stokes-Anfall bereits einmal aufgetreten war, oder konnte in der Klinik ein solcher Zustand beobachtet werden, so ist die Schrittmacherimplantation absolut indiziert.

Zu III. Bei *digitalisbedingten* partiellen AV-Leitungsstörungen mit Kammerfrequenzen unter 40/min (z. B. 4:1–5:1-Blockierung) sollte eine *temporäre Schrittmacherbehandlung* erwogen werden.

Weitere Maßnahmen:

a) Absetzen des Herzglykosids
b) Kontrolle des Serumkaliumwertes
c) Evtl. Kaliumsubstitution
[auch bei Werten an der unteren Normgrenze als Infusion, z. B. Sterofundin 250 ml+60 mval Kaliumchlorid, Einlaufzeit 2–3 Stunden (sichern mit spezieller Schraubklemme oder Perfusorinfusion!):
Weitere Substitution erfolgt in Abhängigkeit von dem kontrollierten Serumkaliumwert.

d) Diphenylhydantoin, z. B. Phenhydan (125 mg) innerhalb von 5 min (langsam i.v.), nach 30 min evtl. zu wiederholen. Gleichzeitig mit der ersten Injektion oral tgl. 3 × 1 oder 4 × 1 Tbl. Phenhydan (1 Tbl. = 100 mg).

Wichtiger Hinweis: Unter Umständen müssen kleinere Dosen von Phenhydan, etwa 100 mg, öfters nachinjiziert werden, da die Phenhydan-Wirkung maximal 40 Minuten andauert, dagegen der Digitaliseinfluß über weit längere Zeit bestehen bleibt.

Merke: Von einer Alupent-Medikation ist dringend abzuraten, da die ektope Reizbildung durch dieses Medikament stärker gefördert wird als die AV-Überleitung (446).

E. Überwachung

Siehe bei: Totaler AV-Block (S. 63).

AV-Block III. Grades (Totaler AV-Block)

A. Pathophysiologie

Degenerative Herzerkrankungen kommen am häufigsten als Ursache für diese Leitungsstörungen in Betracht (60–70%). Besonders bei Kranken über 40 Jahre ist diese Ursache wahrscheinlich. Bei jüngeren Kranken steht die entzündliche Genese im Vordergrund (20–30%). Seltener kommen kongenitale, traumatische oder toxische Schädigungen als Ursache in Frage (10–20%). Schließlich sind in seltenen Fällen Tumoren, Aneurysmen des Herzens oder Myxödem als Ursachen zu nennen.

Zur Aufrechterhaltung eines ausreichenden Herzzeitvolumens nimmt bei bradykarden Herzrhythmusstörungen das Schlagvolumen zu. Häufig geht dies mit einer Erhöhung des systolischen Blutdrucks und großer Blutdruckamplitude (Volumenhochdruck) einher.

Eine zusätzliche Beeinträchtigung der Hämodynamik entsteht durch die asynchrone Vorhof-Kammertätigkeit. Die kritische Herzfrequenz liegt bei gesundem Myokard bei 25–30/min. Unterhalb dieser Frequenz reicht das Schlagvolumen nicht aus, um ein ausreichendes Herzzeitvolumen aufrechtzuerhalten.

Unzureichende Organperfusion, vor allem eine zerebrale Mangeldurchblutung (besonders bei Kranken mit zerebraler Gefäßsklerose) und periphere Zyanose infolge stärkerer peripherer

Sauerstoffausschöpfung, sind die Folgen. Besteht gleichzeitig eine myokardiale Schädigung, so wird sich entsprechend dem Schweregrad die kritische Frequenz in einen höheren Bereich verlagern. Neben der bereits erwähnten peripheren Mangeldurchblutung („Foreward-Failure") treten jetzt deutlich die Zeichen der Links- und Rechtsinsuffizienz des Herzens („Backward-Failure") hinzu. Die Leistungsfähigkeit dieser Kranken geht zurück, da eine Steigerung des Herzzeitvolumens bei Belastung nicht über eine Frequenzbeschleunigung, sondern nur über eine sehr begrenzte Steigerung des Auswurfvolumens erreicht werden kann (207, 423, 751, 854, 972).

Als weitere Komplikation droht diesen Kranken eine ventrikuläre Asystolie, die sich klinisch in Schwindelzuständen bzw. Adams-Stokes-Anfällen als Folge der plötzlichen Unterbrechung der zerebralen Durchblutung zeigt (siehe unten).

Besonders betroffen sind Kranke mit intermittierenden AV-Leitungsstörungen, bei denen bei Sinusrhythmus plötzlich eine totale AV-Leitungsblockierung auftritt. Dabei vergeht häufig eine längere Zeit („präautomatische Pause") bis zum Einsetzen der Kammerautomatie. Durch diese asystolische Phase kommt es zur abrupten Unterbrechung der Blutzirkulation, die sich klinisch innerhalb weniger Sekunden durch zerebrale Ausfallserscheinungen bemerkbar macht. Je nach Dauer der Asystolie wird es zu Schwarzsehen vor den Augen, Schwindelerscheinungen, Bewußtlosigkeit oder irreversibler Hirnschädigung kommen.

Auch bei Kranken mit permanentem totalem AV-Block können Phasen von asystolischen Perioden auftreten, die entsprechend ihrer Dauer ebenfalls zu den oben beschriebenen zerebralen Ausfallserscheinungen führen werden.

Eine besondere Bedeutung hat das Auftreten eines totalen AV-Blockes im Verlaufe eines akuten Myokardinfarktes, da dadurch die Prognose wesentlich beeinflußt wird. Häufig wird durch diese Rhythmusstörung ein kardiogener Schock ausgelöst. Tritt bei einem Herzinfarkt eine AV-Leitungsstörung auf, so liegt in 60% dieser Fälle ein Hinterwandinfarkt vor. Bei Hinterwandinfarkt kommt es zum Verschluß eines Astes der rechten Koronararterie, der lediglich zur Ischämie des AV-Knotens führt, die oft nur vorübergehend zu AV-Leitungsstörungen Anlaß gibt. Prognostisch ungünstiger ist die seltenere Kombination mit Vorderwandinfarkt, da hierbei der Infarkt meist auf das Septum übergegangen ist und die Tawara-Schenkel beteiligt sind („trifaszikulärer Block"). (Literatur bei 59, 109, 972). Weitere Einzelheiten siehe bei Myokardinfarkt (S. 105).

Der Adams-Stokes-Anfall

Die erste und zugleich gefährlichste Reaktion bei einem Kreislaufstillstand sind zerebrale Funktionsstörungen in Form von Schwindelzuständen und daran sich anschließende Bewußtlosigkeit. Diese auf einer Ischämie des Gehirns beruhenden, anfallsartig auftretenden Erscheinungen werden als Adams-Stokes-Anfälle bezeichnet. Die klinischen Symptome sind abhängig von der Dauer des Kreislaufstillstandes:

5–7 Sekunden: Fahle Blässe, Patient klagt über Hitzegefühl im Kopf und Schwindel.

8–15 Sekunden: Das Bewußtsein schwindet (sitzende oder stehende Patienten stürzen ohne Abwehrreflexe zu Boden), der Blick wird starr, manchmal Augenrollen, die Atmung vertieft sich, mitunter röchelnde Atmung.

12–20 Sekunden: Der Patient ist tief bewußtlos, häufig kommt es zu krampfartigen Zuckungen des Kopfes und der Arme, Harn- und Stuhlabgang.

Nach 30 Sekunden: Atemstillstand, evtl. noch Schnappatmung, die Pupillen werden weit, die Haut wird zyanotisch.

Dauert der Anfall länger als 3 Minuten, so muß mit irreversiblen Hirnschädigungen gerechnet werden.

Charakteristisch ist die Hautverfärbung: Zu Beginn des Anfalles fahle Blässe, die nach 15–20 Sekunden in Zyanose übergeht. Bei Wiedereinsetzen der Blutzirkulation infolge starker Durchblutung der weitgestellten Hautgefäße flushartige Rötung (besonders des Gesichtes). Bei arteriosklerotisch veränderten Zerebralgefäßen sind die oben angegebenen Zeitintervalle kürzer.

Folgende Rhythmusstörungen können zu Adams-Stokes-Anfällen führen:
1. Asystolie bei AV-Leitungsstörungen
2. Asystolie bei SA-Leitungsstörungen
3. Asystolie nach abrupter Unterbrechung von tachykarden Rhythmusstörungen
4. Asystolie bei Vorhofflimmern mit langsamer Kammerarrhythmie
5. Tachysystolie bei:
   a) supraventrikulärer Tachykardie,
   b) ventrikulärer Tachykardie,
   c) Kammerflattern,
   d) Kammerflimmern.

Zu 1. In den meisten Fällen liegt dem Adams-Stokes-Anfall eine *Asystolie bei AV-Leitungsstörungen* zugrunde. Besonders betroffen sind Kranke mit intermittierend auftretenden AV-Leitungsstörungen, bei denen plötzlich aus einem Sinusrhythmus oder partiellen Leitungsstörungen eine AV-Leitungsblockierung oder eine Blockierung beider Schenkel (bilateraler Schenkelblock) auftritt. Dabei vergeht manchmal eine längere Zeit (präautomatische Pause) bis zum Einsetzen der Kammerautomatie. Auch bei Kranken mit totalem AV-Block werden asystolische Perioden beobachtet. Dabei handelt es sich bei extremer Bradykardie um zusätzliche Austrittsblockierung („Exitblock") oder um kurzfristige Frequenzbeschleunigung mit nachfolgender Asystolie. Außerdem können sich bei totalem AV-Block intermittierend tachystolische Phasen (Kammertachykardie, Kammerflattern, Kammerflimmern) einstellen, so daß bei bestehender Bradykardie ein tachysystolisch bedingter Kreislaufstillstand für die Bewußtlosigkeit verantwortlich gemacht werden muß.

Zu 2. Selten, aber durchaus möglich, ist die pankardiale Asystolie bei *sinuatrialen Leitungsstörungen* im Zusammenhang mit einer verzögerten Automatiebereitschaft tieferer Zentren.

Zu 3. Bei Kammertachykardien kann es durch 2 Mechanismen zum Adams-Stokes-Anfall kommen:
a) Nach Beendigung einer anfallsartig aufgetretenen Kammertachykardie entwickelt sich bei abrupter Unterbrechung (elektrische Unterbrechung, medikamentöse Unterbrechung, spontane Unterbrechung) eine asystolische Periode.
b) Bei hoher Kammerfrequenz (und gleichzeitig bestehender myokardialer Schädigung) sinkt das Herzminutenvolumen abrupt ab, es kommt zur akuten Hirnischämie.

In seltenen Fällen ist dies auch bei supraventrikulärer Tachykardie und bei Tachyarrhythmie auf der Basis eines Vorhofflimmerns möglich.

Zu 5 c) u. 5 d) Während bei den oben geschilderten Tachykardien nur selten eine akute Unterbrechung der Zirkulation auftritt, kommt es bei Kammerflattern und Kammerflimmern immer zu einem Kreislaufstillstand.

Differentialdiagnostisch sind abzugrenzen:

1. Vorübergehend nachlassende Auswurfleistung (die zu Ohnmachtsanfällen führt) bei Myokarditis, degenerativer chronischer Myokardschädigung und akuter Dekompensation, bei Herzinfarkt, bei Lungenembolie, bei Perikarderguß;
2. Synkopen bei Aortenstenose;
3. Orthostatische Kollapsneigung;
4. Karotissinus-Syndrom;
5. Hirnorganische Anfälle;
6. Tetanische Anfälle;
7. Schwindelanfälle oder Anfälle von Bewußtlosigkeit bei zerebralen Durchblutungsstörungen. (Da Adams-Stokes-Anfälle häufig bei Kranken über 60 Jahren auftreten, ist mitunter die Abgrenzung sehr schwierig.)

Während sich bei der Mehrzahl der Kranken durch Ekg-Registrierung die Diagnose sichern läßt, bleibt bei einer kleinen Anzahl von Fällen mit transitorisch auftretenden AV-Leitungsstörungen bei sonst unauffälligem Sinusrhythmus die Diagnose ungeklärt. Langzeitüberwachung durch Monitor-Alarmgeräte oder Telemetrie kann zur weiteren Abklärung dienen.

B. Diagnostische Hinweise

Subjektiv wird die hochgradige Bradykardie oft als präkordiale Palpitation empfunden. Die Kranken klagen über Benommenheit, Schwindelzustände und allgemeine Unsicherheit. 60–70% der Kranken berichten über frühere Adams-Stokes-Anfälle. 30–40% leiden an einer Herzinsuffizienz. Seltener wird über Asthma cardiale und Angina pectoris geklagt (373).

Ein Teil der Kranken – meist im jüngeren Lebensalter mit weitgehend funktionstüchtigem Myokard – hat subjektiv keine Beschwerden.

Bei der *Auskultation* wird – bei Sinuserregung der Vorhöfe – in wechselnden Abständen eine Betonung des 1. Herztones (Kanonenschlag) festgestellt. Der Jugularvenenpuls läßt zwischen den Kammeraktionen Vorhofwellen erkennen mit eingestreuten Vorhofpfropfungswellen. Diese Phänomene fehlen bei Vorhofflimmern mit totalem Block.

Ekg: Als Kriterien des totalen AV-Blockes sind die unabhängig voneinander einfallenden, jedoch in ihrem Rhythmus regelmäßigen Vorhof- und Kammeraktionen zu bewerten (Ausnahme siehe unten). Die ständig wechselnde PQ-Zeit ist als sicheres Kriterium für einen totalen AV-Block anzusehen. Die Vorhöfe werden vom Sinusknoten erregt und haben in der Regel eine schnellere Frequenz als die Kammern, sodaß sie durch die Kammergruppen „durchwandern".

Die QRS-Gruppen werden nach ihrem Reizursprung unterteilt.

Nach Wyss u.a. (972) ist der Automatiesitz von 63% der Fälle suprabifurkal; davon sind 13% schenkelblockartig verändert. 32% haben ein ventrikuläres Reizbildungszentrum und sind aus diesem Grund immer schenkelblockartig deformiert. Bei 5% wechselt das Automatiezentrum. Bei hochgradigen Bradykardien oder zusätzlicher Herzinsuffizienz treten monotope oder polytope ventrikuläre Extrasystolen auf, die zu einer Kammertachykardie führen können.

Nach Adams-Stokes-Anfällen zeigt sich das sog. postsynkopale Bradykardie-Stoffwechsel-Syndrom mit einer ausgeprägten TU-Verschmelzungswelle, die eine Verlängerung der Q-T-Zeit vortäuscht.

Ein unregelmäßiger Kammerrhythmus wird – allerdings selten – beobachtet:

a) wenn Kammerextrasystolen auftreten, die den Kammerrhythmus beeinflussen,
b) durch die wechselnde Tätigkeit zweier Reizbildungszentren,
c) durch Auftreten eines partiellen Austrittsblocks, so daß die R-R-Intervalle sich verdoppeln oder vervielfachen.

Wichtige Hinweise im Ekg:

Vor Auftreten einer totalen atrioventrikulären Blockierung gibt es in einigen Fällen im Elektrokardiogramm typische Veränderungen, die besonders in Zusammenhang mit klinischen Symptomen (z.B. Schwindelanfällen) auf eine solche Entwicklung hinweisen.

Durch neuere Untersuchungen (990–995) konnte nachgewiesen werden, daß die atrioventrikuläre Leitung nach Durchlaufen des Atrioventrikularknotens und des His'schen Bündels über einen rechten Schenkel, einen links-posterioren und einen links-anterioren Schenkel erfolgt.

Die Fasern des links-posterioren Schenkels gehen schon frühzeitig vom His'schen Bündel ab und ziehen zur hinteren Wand des linken Ventrikels. Etwas weiter peripher zweigt der links-anteriore Schenkel nach kurzem gemeinsamem Verlauf mit dem rechten Schenkel ab und fächert sich sehr bald im Septum und in der antero-lateralen linken Ventrikelwand auf.

Zu einer Blockierung kann es in einem Schenkel (unifaszikulärer Block) in zwei Schenkeln (bifaszikulärer Block) und in allen drei Schenkeln (trifaszikulärer Block) kommen.

Untersuchungen von Rosenbaum und Mitarbeitern führten zu dem Ergebnis, daß im Ekg typische Bilder auftreten bei Blockierung des links-anterioren oder links-posterioren Schenkels. Man spricht dann von einem *Hemiblock*.

1. Ekg bei links-anteriorem Hemiblock:

    Überdrehter Linkstyp (R_I, S_{II}, S_{III}-Typ).
    (Es handelt sich nach diesen Untersuchungen hierbei nicht um eine veränderte Herzachse, sondern um eine intraventrikuläre Erregungsausbreitungsstörung).

2. Ekg bei links-posteriorem Hemiblock:

    Rechtstyp bis überdrehter Rechtstyp.
    Bei diesem Typ müssen jedoch andere Ursachen für die Vektor-

drehung, wie z. B. akute oder chronische Rechtsherzbelastung, ausgeschlossen werden.
Bei dem bifaszikulären Block kann es sich um folgende – besonders für die Praxis wichtige – Kombinationen handeln:

a) Rechtsschenkelblock+links-anteriorer Hemiblock = überdrehter Linkstyp und Rechtsschenkelblock.
b) Rechtsschenkelblock+links-posteriorer Hemiblock = Rechtstyp und Rechtsschenkelblock.
(Da häufig bei Rechtsschenkelblock diese Kombination besteht, ist nur durch den Verlauf, z. B. Umspringen in einen anderen Vektor, die Diagnose möglich.)
c) Links-anteriorer und links-posteriorer Hemiblock: Hierbei entsteht das Bild des kompletten Linksschenkelblocks.

Die Erkennung und Deutung dieser beschriebenen Ekg-Veränderungen, die auf einen bifaszikulären Block hinweisen, sind deshalb von Bedeutung, weil jederzeit auch der dritte Schenkel blokkiert werden kann und es dann abrupt zum „totalen Herzblock" kommen kann.
Partielle AV-Leitungsstörungen sind bei diesem Typ nicht ungewöhnlich. Liegt ein Rechtsschenkelblock vor, muß eine Rechtshypertrophie ausgeschlossen werden. Nach neueren Untersuchungen entwickelt sich bei der Kombination – Hemiblock und Rechtsschenkelblock – in etwa 30 bis 40% später eine totale Blockierung.
Besondere Aufmerksamkeit sollte man diesen meist intermittierend auftretenden Ekg-Veränderungen bei akutem Herzinfarkt schenken, da sich hier häufiger als bei anderen Kranken plötzlich eine totale Blockierung entwickeln kann.

C. Sofortmaßnahmen

1. Kranke mit totalem AV-Block ohne zusätzliche Funktionsstörungen bedürfen keiner Behandlung. Regelmäßige Kontrolluntersuchungen sind zu empfehlen.
2. Kranke mit totalem AV-Block und Herzinsuffizienz sollen zur klinischen Behandlung, möglichst auf eine Intensivstation, eingewiesen werden.
3. Kranke mit Adams-Stokes-Syndrom:

a) Wenn sich ein Anfall in Gegenwart des Arztes ereignet:
α) Kräftige rhythmische Schläge auf den Thorax.
β) Wenn ohne Erfolg:
Externe Herzmassage (harte Unterlage!) und Beatmung (z. B. Mund zu Mund, Ambubeutel. Weiteres siehe bei: Herzstillstand, S. 81).
γ) Wenn die bisher durchgeführten Maßnahmen ohne Erfolg geblieben sind:
Reanimationsmaßnahmen fortsetzen bis zur Krankenhausaufnahme.
δ) Wenn die Maßnahmen erfolgreich waren, d. h. der Patient zu Bewußtsein kommt, der Puls palpabel ist, der Blutdruck meßbar:
Alupent (0,5 mg = 1 Amp.) i.v. und *sofort* Transport zum Krankenhaus mit ärztlicher Begleitung. Nach 20 min muß die Alupent-Injektion (0,5 mg = 1 Amp.) i.v. oder i.m. wiederholt werden. Ständige Kontrolle der Pulsfrequenz ist erforderlich!

b) Wenn der Arzt kurz nach dem Adams-Stokes-Anfall zum Patienten kommt:
α) Alupent 0,5 mg = 1 Amp. i.m. oder Alupent 20 mg oral.
ß) Sofort Transport zum Krankenhaus mit ärztlicher Begleitung!

c) Wenn die Anfälle länger zurückliegen:
Alupent oral 10–20 mg im Abstand von 4 Stunden und Einweisung als dringlicher Fall in eine Klinik mit Intensivstation.

Wichtig: Häufig kommt es zu kurzfristig auftretenden Rezidiven!

D. Intensivtherapie

Voraussetzungen für die Therapie:

1. Fachkundige personelle und ausreichende apparative Überwachung
2. Schaffung eines venösen Zugangs
3. Ständige Bereitschaft zur Schrittmachertherapie
4. Beherrschung der Reanimationsmaßnahmen
5. Evtl. Blasenkatheter

6. Evtl. Intubation
7. Evtl. arterielle Blutgasanalyse
8. Bestimmung des Serumkaliumwertes

Therapieschema:

I. Notfallbehandlung bei rezidivierenden Adams-Stokes-Anfällen (siehe auch bei: Herzstillstand, S. 81):

1. Reanimationsmaßnahmen
2. Alupent-Injektion: besser intrakardial als intravenös
3. Natriumbikarbonat mittels Infusion (evtl. intrakardial – intravenös)
4. Notschrittmacher
5. Weitere Schrittmacherversorgung

II. Behandlung bei Herzinsuffizienz:

1. Intrakardialer Schrittmacher und externe Stimulation
2. Bei fehlender Möglichkeit von 1:
   Alupent a) als Infusion
   b) als orale Therapie
3. Digitalisierung
4. Diuretika
5. Evtl. antiarrhythmische Therapie
6. Schrittmacherimplantation

III. Behandlung bei anamnestisch gesicherten Adams-Stokes-Anfällen:

1. Vorbereitung zur Schrittmacherimplantation
2. Schrittmacherimplantation

IV. Behandlung bei digitalisbedingtem totalem AV-Block:

1. Digitalis absetzen, Serumkaliumwert bestimmen, Nierenfunktion überprüfen
2. Temporäre Schrittmacherbehandlung:
   a) bei Adams-Stokes-Anfällen
   b) bei Bradykardie unter 40/min
   c) bei zusätzlicher Extrasystolie
3. Diphenylhydantoin (Phenhydan):
   a) als Injektion 125 mg langsam i.v.,
   b) als Infusion 500 ml Glukose 5% + 750 mg Phenhydan (pro inf.) außerdem Phenhydan-Tbl. tgl. 3×1 oder 4×1 Tbl. Phenhydan (Tbl. à 100 mg).

4. Evtl. Kaliuminfusion (bei erniedrigtem Serumkaliumwert in einer gesonderten Infusion, z. B. Lävulose 5% +60–80 ml = 60–80 mval Kaliumbikarbonat in einer Einlaufgeschwindigkeit, die einer Zufuhr von 20–30 mval Kalium/Std. entspricht.

Zu I/1. *Reanimation:*

a) Aufgrund der klinischen Zeichen kann man abschätzen, wie lange die Asystolie schon besteht.
b) Kräftiger Schlag auf die linke Thoraxseite oder das Sternum.
c) Externe Herzmassage mit O_2-Beatmung (siehe auch bei: Herzstillstand, S. 81).

Wichtig: Keine spezifische Therapie (z. B. Defibrillation, interne Herzmassage) ohne vorherige Ekg-Registrierung!

Zu I/2. Nach Klärung der Diagnose durch Ekg und bei Feststellung einer Asystolie:

a) Alupent 2 mg (= 4 ml) intrakardial,
b) $NaHCO_3$ 10 ml (= 10 mval) wenn möglich: intrakardial,
c) wenn kein Schrittmacher verfügbar, Infusion: z. B. Glukose 5% 500 ml + 20 mg Alupent (Tropfgeschwindigkeit nach Wirkung!)

Zur Beachtung: Es besteht eine ungewöhnlich hohe individuelle Variationsbreite in der Wirkung von Alupent während der Notfallsituation bei Asystolie. Die erforderliche Dosis kann schwanken zwischen 0,5 mg/h und 20 mg/h bei einer Richtfrequenz von 60 Schlägen/min. Eine langsame Einlaufgeschwindigkeit ermöglicht bessere Frequenzbeeinflussung. Frequenzen über 60/min sollten vermieden werden, da es dann leicht zu Kammertachykardien und Kammerflimmern kommen kann. Treten trotzdem Kammertachykardien auf, sollte eine Minimaldosis Alupent, z. B. 5 µg/min, weiter verabreicht werden, da bei Abbruch der Alupentapplikation aus der Kammertachykardie sich plötzlich wiederum eine Asystolie entwickeln kann. Eine Azidose vermindert die Wirksamkeit von Alupent, d. h. eine gleichzeitige Alkalisierung wird zur Verringerung der Alupentdosis führen müssen.

Zu I/3. Da sich bei Kreislaufstillstand sehr rasch eine *Azidose* ausbildet, sollte immer eine Alkalisierung (siehe auch zu 2.) erfolgen:

z. B. NaHCO$_3$ 200 ml = 200 mval intravenös oder einer Infusion zusetzen. Weitere Applikation nach Blutgasanalyse.

Zu I/4. Zur Anwendung kommen:
a) Transthorakal einzubringende flexible intrakardiale Elektroden Einzelheiten siehe unter: Schrittmacherbehandlung (S. 64).
b) Perikard-Stichelektroden
c) Myokard-Stichelektroden

Zu I/5. Unter dem Schutz des Notschrittmachers wird eine transvenöse Schrittmachersonde appliziert (Einzelheiten s. S. 64).

Zu II/1. Kranke, bei denen eine *Herzinsuffizienz* besteht, werden nach Möglichkeit mit einer intrakardialen Elektrode versorgt und durch einen externen Schrittmacher stimuliert. Diese Stimulation erfolgt entweder über eine transvenös eingelegte *temporäre* Sonde oder über die sofort eingebrachte *permanente* Elektrosonde. Die initiale Elektrostimulation mittels eines externen Schrittmachergerätes wird aus folgenden Gründen durchgeführt (208, 313, 720, 964):

a) Steuerung der Frequenz nach individuellen Bedürfnissen (z. B. bei hochgradiger Bradykardie und massiver Herzinsuffizienz), langsame Frequenzsteigerung (z. B. 1. Tag 50/min, 2. Tag 60/min, 3. Tag 70/min). Abrupte Frequenzanhebung von 30/min Eigenrhythmus auf 70/min kann bei schon bestehender hochgradiger myokardialer Insuffizienz eine akute Dekompensation zur Folge haben. (Eigene Beobachtung!)
b) Bei rekompensierten Kranken bestehen bessere Voraussetzungen für Narkose und Operation zur Schrittmacherimplantation.
c) Größere Sicherheit während der Implantationsoperation durch die liegende Sonde.
d) Bessere Beherrschung von Rhythmusstörungen, z. B. Unterdrückung von Extrasystolen oder Tachykardie durch „Overdriving".

Zu II/2. Bei *fehlender Möglichkeit* der *Schrittmacherbehandlung:*
a) Alupent mittels Infusion, z. B. Glukose 5% 500 ml+20 mg Alupent. Tropfgeschwindigkeit nach Frequenz. Zunächst nicht höher als 50 Schläge/min bis maximal 60 Schläge/min (Lit. 187, 209, 314).

Wichtig: Bei Auftreten von Extrasystolen oder Zunahme einer schon bestehenden Extrasystolie Reduzierung der Alupentdosis. (In diesen Fällen sollte die Verlegung in ein Schrittmacherzentrum unbedingt durchgeführt werden.)

b) Alupent oral, z. B. 20 mg im Abstand von 4 Stunden. (Stets vorher eine intravenöse Alupentinfusion als „Test" verabreichen, da auch nach oraler Therapie Extrasystolen mit den Folgen der Kammertachykardie auftreten können!)

Merke: Die Behandlung mit Alupent sollte nur als Vorbehandlung bis zur elektrischen Stimulation angesehen werden. Als permanente Therapie ist sie zu unsicher! (66, 208, 751.)

Zu II/3. Die Behandlung mit *Herzglykosiden* sollte in der Regel *nach* Versorgung durch einen transvenösen Schrittmacher vorgenommen werden.
Besteht keine Möglichkeit der Elektrostimulation, kann bei gleichzeitiger Alupentapplikation die Digitalis-Behandlung vorgenommen werden.

Einschränkung: Ohne Schrittmacherschutz sollte eine Digitalisierung *nicht* erfolgen:
a) bei Adams-Stokes-Syndrom
b) bei rezidivierenden hochgradigen Insuffizienzerscheinungen,
c) bei unregelmäßiger Bradykardie (Wechsel der AV-Leitungsstörungen, z. B. Sinusrhythmus – partieller – totaler AV-Block),
d) bei transitorischen AV-Leitungsstörungen,
e) bei monotopen oder polytopen Extrasystolen.

Wichtig: Bei Digitalisierung ohne Schrittmacher muß eine lückenlose Überwachung gewährleistet sein, da asystolische Phasen oder Kammertachykardien auftreten können!

Behandlungsvorschlag:
Es empfiehlt sich die Anwendung eines gut steuerbaren Herzglykosids, d. h., mit einer mittleren Abklingquote, z. B. Cedilanid, Lanitop, Novodigal.

Zu II/4. Bei manifester Herzinsuffizienz zusätzlich *diuretische Therapie*, z. B. Furosemid (Lasix) oder Etacrynsäure (Hydromedin) für die akute Phase – für die Dauerbehandlung Aldactone.

Zu II/5. Häufig kommt es nach Applikation der intrakardialen Elektrode zum Auftreten von *Extrasystolen*.

Die *Behandlung* kann erfolgen mit:
Xylocain (als Infusion) oder mit Phenhydan (als Injektion) oder mit Tabletten.

Zu II/6. Erst nach Rekompensation sollte der Operationstermin zur Schrittmacherimplantation festgesetzt werden.

Zu III/1. Patienten mit Adams-Stokes-Syndrom ohne Herzinsuffizienz bedürfen keiner langen Vorbereitung.

Zu III/2. Die Implantations-Operation erfolgt entweder unter dem Schutz einer temporären Sonde und externer Stimulation oder unter Alupent-Infusion.

E. Überwachung

Tab. 5a. Überwachung bei totalem AV-Block.

Überwachung	Kontrollen (zeitl. Abstand)
Ekg, peripherer Puls, Atmung, Temperatur, arterieller Blutdruck (wenn möglich blutig)	fortlaufend (Monitor)
Zentraler Venendruck (blutig), Blutdruck, Puls, Atmung, Auskultation Herz und Lunge	1 Stunde (später 4 Stunden)
Urinausscheidung, evtl. Pulmonalisdruck	12 Stunden
Blutgaswerte, Serumelektrolyte, Transaminasen, Serumharnstoff, Kreatinin, rotes Blutbild, Reizschwellenbestimmung, Röntgenthoraxaufnahme, Elektrolyt- und Wasserhaushaltsbilanz, Kalorienbilanz, Körpergewicht	24 Stunden, später nach Verlauf neue Kontrollen anordnen

I.3. Die Schrittmacherbehandlung

Grundlagen

Die Behandlung mit einem elektrischen Schrittmacher beruht auf der Tatsache, daß der Herzmuskel – wie alle anderen Muskeln – durch direkte elektrische Reize zur Kontraktion gebracht werden kann, sofern seine Kontraktilität erhalten ist. Die Elektrostimulation des Herzens erfolgt heute über direkt an das Ventrikelmyokard herangeführte Elektroden durch Impulsgeneratoren, die in variabler oder fixer Frequenz elektrische Impulse abgeben. Auf diese Weise gelingt es, dem Herzen künstlich jede gewünschte Frequenz aufzuzwingen und Herzrhythmusstörungen zu korrigieren. Je nach Art der Störung kommt die Behandlungsmethode *temporär* oder *permanent* zur Anwendung.

I.3.1. Die temporäre Stimulation

Für die *temporäre Elektrostimulation* steht ein externer netz- oder batteriegetriebener Impulsgenerator zur Verfügung, der eine variable Frequenzeinstellung und eine regulierbare Stromimpulsstärke besitzt. Außerdem kann dieses Gerät mit fixer Frequenz oder mit Demand-Einstellung betrieben werden.

Für die temporäre Stimulation stehen folgende Möglichkeiten zur Verfügung:

1. *Stimulation mit transthorakal flexiblen bipolaren Elektroden:*
   Einstich einer 10 cm langen Kanüle im 5. oder 6. ICR innerhalb der Medioklavikularlinie (oder im 4. oder 5. ICR links parasternal). Anschließend Einführung einer etwa 14 cm langen flexiblen Elektrode. Die Kanüle wird entfernt und an dem äußeren Ende der Elektrode an den markierten Stellen die positive und negative Elektrode des Schrittmachers angeschlossen. Unter Ekg-Kontrolle wird die Stimulationselektrode langsam nach außen gezogen, bis eine Impulsbeantwortung erfolgt. Diese Elektrode kann auch bei erneut notwendiger Herzmassage, z.B. bei Kammerflimmern, belassen werden.

2. *Externe Stimulation mit Plattenelektroden:*
   Hierzu werden zwei Elektroden auf den Thorax entsprechend den Ekg-Brustwandableitungen V_1 und V_5 aufgesetzt. Bedingt durch die hohen Spannungen bis zu 150 Volt, die wegen des Gewebewiderstandes notwendig

sind, um eine effektive Stimulation zu erreichen, kommt es häufig bei dieser Methode zu schmerzhaften Muskelzuckungen und oberflächlichen Verbrennungen (986). Da die Stimulation nicht immer zuverlässig ist, kann sie, neben den obengenannten Gründen, nur mit Einschränkung empfohlen werden.

3. Stimulation mit Perikardelektroden (177, 205, 722):

Ein kleiner Troicart mit Mandrin wird in den 4. ICR parasternal eingestochen und eine Elektrode bis an das Perikard herangeführt. Als indifferente Elektrode dient eine subkutan eingestochene Nadel, etwa 4 cm vom Troicart entfernt. Diese Methode ist für den Notfall brauchbar. Als Komplikation können Verletzungen von Arterien, Blutungen und Infektionen auftreten. Von Nachteil ist die Methode, wenn erneut eine externe Herzmassage notwendig wird. Länger als 24 Stunden sollte diese Elektrode auf keinen Fall zur Impulsgebung benutzt werden.

4. Myokardiale Stimulation:

Hierbei handelt es sich um eine bipolare Stichelektrode, die im 4. ICR eingestochen und bis zum Ventrikelmyokard vorgeschoben wird. Da während des Vorführens der Elektrode die Stimulation eingeschaltet ist, läßt das Ekg die richtige Lage erkennen. Hinsichtlich der Komplikationen und Nachteile gilt das gleiche wie bei der Perikardelektrode (720, 892).

5. Intrakardiale Stimulation:

Diese gebräuchlichste Form der Impulsführung gelingt über eine Schrittmachersonde, die transvenös in den rechten Ventrikel eingeführt wird (59, 208, 261, 271, 720). Eine Einführung kann erfolgen:

a) über die Vena jugularis
b) über die Vena subclavia
c) über die Vena basilica

Zu 5a) u. 5b) Bei Einführung in die Vena jugularis wird die Vene entweder freigelegt und eröffnet oder nach der Seldinger-Methode punktiert. Sehr rasch gelingt die Sondeneinführung in die Vena subclavia: Punktion der Vena subclavia mit einer entsprechenden Nadel und darüberliegender Plastikkanüle. Nach Punktion der Vene wird die Nadel entfernt und durch die Plastikkanüle die Sonde unter Röntgenkontrolle vorgeschoben. (Literatur u.a. bei 223.)

Der Vorteil der genannten Methoden liegt in der raschen Durchführung und der für den Patienten angenehmen Lokalisation, da er in seinen Bewegungen nicht eingeschränkt ist. Thrombophlebitiden werden nicht oder nur selten beobachtet.

Zu 5c) Die Sondeneinführung durch die Vena basilica wird entweder durch Venae sectio oder durch Punktion nach der Seldinger-Methode erfolgen. Nachteile dieser Methode sind häufig auftretende Thrombophlebitiden. Außerdem muß der Arm fixiert werden, da bei Armbewegung durch Hebelwirkung die Katheterspitze bewegt werden kann und dadurch Extrasystolen ausgelöst werden können; zudem besteht eine erhöhte Gefahr der Penetration und Perforation. Aus diesen Gründen sollte man diese Methode nur dann wählen, wenn eine Kontraindikation gegen die oben angegebenen Verfahren vorliegt, z.B. hämorrhagische Diathese, mangelhafte Technik oder ungenügende Erfahrung.

Die Sondierung des rechten Ventrikels muß unter Röntgenkontrolle erfolgen. An Komplikationen sind neben den schon genannten durch den mechanischen Reiz ausgelösten Rhythmusstörungen (Extrasystolen, Tachykardie, Kammerflimmern) eine durch Dislokation hervorgerufene Asystolie zu nennen. Außerdem kann es zur Penetration oder Perforation der Ventrikelwand kommen. Die Impulsstärke liegt zwischen 0,5 und 1,5 Volt und wird von externen netz- oder batteriegetriebenen Schrittmachergeräten geliefert, wobei den batteriegetriebenen Geräten der Vorzug gegeben werden sollte, da diese mit Sicherheit eine echte Demand-Einstellung besitzen (Steuerung über intrakardiales Ekg!).

Eine weitere Möglichkeit der intrakardialen Stimulation ist durch den Mikroelektrodenkatheter gegeben. Auch hier kann das oben angegebene Verfahren der venösen Applikation zur Anwendung kommen. Der Vorteil dieser Methode ist die bettseitige Anwendung ohne Röntgenkontrolle. Die Lokalisation wird bestimmt durch das intrakardiale Ekg oder durch die intrakardiale Druckkurve (58, 59). Der Katheter ist leicht zu handhaben und wird mit dem Blutstrom in den rechten Ventrikel eingeschwemmt. In etwa 10% der Fälle gelingt die Plazierung im rechten Ventrikel nicht. Nachteil der Methode ist eine relativ häufige Dislokation (innerhalb der ersten 4–5 Tage etwa 30–40%).

Vorgehen bei Sondeneinführung für die temporäre Stimulation:

a) Schaffung eines venösen Zuganges
b) Vorbereitung zur Sondeneinführung

1) Venae-sectio-Besteck und Besteck zur Punktion der Vena subclavia bzw. V. anonyma.
2) Mehrere sterile Schrittmachersonden verschiedener Größen
3) Intubationsbesteck und Ambubeutel
4) Batterieschrittmachergeräte und Anschlußkabel
5) Defibrillator und Elektrodenpaste
6) Elektroden zur transthorakalen Notfallbehandlung
7) Reizschwellenanalysator
8) Sterile Spritzen und Kanülen einschließlich intrakardialer Punktionskanülen
9) Notthorakotomiebesteck
10) Sauerstoffbombe

11) Notfallmedikamente: Alupent (Amp. zu 0,5 mg und 5,0 mg), Natriumbikarbonat, Kaliumbikarbonat, Solu-Decortin, Xylocain (2%), Valium, Kalziumchlorid, Phenhydan, Epontol, Succinyl, Rheomacrodex-Infusion, Röntgen-Kontrastmittel
12) Sterile Handschuhe, sterile Kittel
13) Verbandsmaterial und Scheren
14) Elastische Binden

c) Vorbereitung des Patienten:
1) Einwilligungserklärung unterschreiben lassen
2) Nüchtern lassen, künstliches Gebiß entfernen, Blase entleeren
3) Valium 10 mg i.m. oder 10 mg oral
4) Ekg-Kontrolle
5) Oberkörper entkleiden
6) Kontrolle des intravenösen Zugangs
7) Desinfektion der Körperregion, die für die Sondeneinführung gewählt wurde

Ausführung:
Unter Röntgenkontrolle wird die Schrittmachersonde wie bei einer Rechtsherzkatheterisierung in den apikalen Teil des rechten Ventrikels vorgeschoben. Dabei ist eine ständige Ekg-Kontrolle erforderlich. Anschließend muß die Prüfung der Reizschwelle erfolgen. (Bei Werten über 2 Volt oder 1,5 mA muß die Sondenspitze neu plaziert werden.)

Nach der Elektrodenapplikation sind folgende Maßnahmen durchzuführen:
1) Ekg-Registrierung zur Dokumentation der effektiven Stimulation
2) Röntgenaufnahme (a. p. und seitlich)
3) Schrittmachersonde gut fixieren
4) Nochmalige Ekg-Kontrolle, nachdem der Patient im Bett gelagert ist.

Auf Station:
5) Prüfung der präautomatischen Pause:

Bei etwa 40% der Kranken mit totalem AV-Block kommt es nach plötzlicher Unterbrechung der Schrittmacher-Stimulation (bei Frequenzen zwischen 40/min und 80/min) zum Auftreten einer längeren asystolischen Phase bis zum

Einsetzen der Kammerautomatie (präautomatische Pause). Treten bereits nach niedrigen Stimulationsfrequenzen lange Pausen auf, so muß damit gerechnet werden, daß bei höheren Frequenzen die asystolischen Perioden bei plötzlicher Unterbrechung des Kontaktes so lange dauern, daß es zu Adams-Stokes-Anfällen kommen kann.

Zur Prüfung hat sich folgendes Vorgehen bewährt:

Zunächst wird eine Stimulationsfrequenz von 50/min eingestellt und die Stimulation 30 min lang durchgeführt. Dann wird der Schrittmacher ausgestellt und die Länge der asystolischen Periode geprüft. Wiederholung dieser Untersuchung bei Frequenzen von 70/min und 80/min. Vergeht eine längere asystolische Phase als 5 Sekunden, so wird die Elektrostimulation wieder aufgenommen.

Durch diese Untersuchung erhält man klare Hinweise, welche Patienten bei Unterbrechung der Stimulation (z. B. Sondendislokation, Gerätefehler, Kontaktunterbrechung an den zuleitenden Elektroden) besonders gefährdet sind. Auch bei der Implantationsoperation wird man besondere Vorsichtsmaßnahmen bei den Patienten vornehmen, die schon nach niedrigen Frequenzen lange asystolische Perioden aufweisen. Außerdem muß bei diesen Kranken bei Wechseln des Impulsgenerators zunächst eine Frequenzverlangsamung erfolgen, ehe man den Schrittmacher abstellt.

Bei Kranken, bei denen die präautomatische Pause nach sehr niedrigen Frequenzen sehr lang ist, so daß ein Abschalten nur schwer gelingt, kann durch Alupent-Injektion (z. B. 0,5 mg i. v.) die Kammeraktivität erhöht und damit die präautomatische Pause abgekürzt werden. (Literatur u. a. bei 316, 317, 318.)

Komplikationen bei Sondeneinführung und in den ersten 48 Stunden danach:

a) Gehäuft auftretende ventrikuläre Extrasystolen
b) Kammerflimmern
c) Asystolischer Herzstillstand
   (durch Dislokation, durch Kontaktunterbrechung an den Anschlußstellen, durch Gerätefehler)
d) Penetration bzw. Perforation durch die Schrittmachersonde
e) Infektion

Zu a) *Extrasystolen:* Häufiges Ereignis bei der Einführung der Sonde. Werden auch nach Plazieren der Sonde noch gehäuft Extrasystolen beobachtet (wobei diese häufig die Form der Elektrosystolen haben), so empfiehlt sich, eine andere Elektrodenlokalisation zu suchen.

Auch in den ersten 24–48 Stunden nach Sondenapplikation sind in 20–50% der Fälle ventrikuläre Extrasystolen zu beobachten.

Behandlungsversuch mit Xylocain (intravenös, z. B. 100 mg, anschließend

Tropfinfusion) oder Phenhydan (z. B. 125 mg i.v., anschließend Tropfinfusion). Zusätzlich evtl. Infusion mit Kaliumchlorid (z. B. 40–60 mval innerhalb von 2–3 Stunden mit einer Infusion).
Bei Kaliumzufuhr muß der Stimulation besondere Beachtung geschenkt werden, da durch Kalium die Reizschwelle erhöht wird!

Zu b) *Kammerflimmern:* Mitunter während der Sondenapplikation (besonders bei akutem Myokardinfarkt!). Behandlung: Selten genügt ein kräftiger Schlag auf die Brust, um das Kammerflimmern zu unterbrechen. Bleibt dieser Versuch erfolglos, so hat sofort die Defibrillation zu erfolgen, die meist gleich zur Regularisierung führt (s. auch Herzstillstand, S. 81).

Wichtig ist die *Rezidivverhütung:*
Möglichst schnell die Elektrode gut im rechten Ventrikel plazieren und nachdem dies gelungen ist, für mindestens 24 Stunden (!) Xylocain-Infusion: z. B. Glukose 5% 500 ml + Xylocain 2 g (Tropfgeschwindigkeit so einstellen, daß Extrasystolen unterdrückt werden).
Evtl. initial Xylocain 100 mg i.v. oder Phenhydan-Tropfinfusion mit vorangehender Phenhydan-Applikation von 125 mg i.v. Zusätzlich sollte nach Kammerflimmern und Wiederauftreten von Extrasystolen eine Kaliuminfusion erfolgen mit insgesamt 60–80 mval Kaliumbikarbonat, Einlaufzeit 2–3 Stunden (Reizschwelle kontrollieren!).
Bei Hypotonie: Beine hochlagern. Rheomacrodex 10% 500 ml 2–3 Std. Einlaufzeit.
Kontrolle des Venendrucks ist sehr zu empfehlen.
Merke: In den ersten 24–48 Stunden nach Sondenapplikation muß mit dem Auftreten von Kammerflimmern gerechnet werden!

Zu c) *Asystolie:* Während der Elektrodenplazierung *Herzmassage* (eingeleitet durch kräftige rhythmische Schläge auf den Thorax). Wenn dies nicht zu nachfolgender Herzaktion und stabilem Rhythmus führt, müssen die Maßnahmen der Reanimation zur Anwendung kommen und die transthorakale Stimulation vorbereitet und durchgeführt werden.
Dann möglichst *schnelle* Elektrodenplazierung im rechten Ventrikel und Stimulation.
Während der nachfolgenden Schrittmacherbehandlung muß der Gefährdungsgrad festgestellt werden (Prüfung der präautomatischen Pause). Außerdem müssen regelmäßig Kontrollen der Kontaktstellen vorgenommen werden. Tägliche Reizschwellenkontrollen sind unerläßlich.

Zu d) Bei *Perforation* und *Penetration* werden meist große Reizschwellenamplituden gemessen, d. h. weites Auseinanderliegen der ersten Reizbeantwortung und der Vollbeantwortung. In den meisten Fällen ist bei Perforation keine Reizbeantwortung mehr zu beobachten.
Bei Perforation häufig plötzlich auftretende Zwerchfellkontraktionen!

Wichtiger Hinweis: Während der Elektrostimulation muß der Patient auf einer Intensivpflegestation ständig unter Kontrolle sein. Außerdem muß während der Behandlungsphase stets ein venöser Zugang zur Verfügung stehen!

Zu e) Nach *Schrittmacherapplikation* ist eine prophylaktische Antibiotikatherapie indiziert, z.B. Binotal 2×5 g i.v. in den ersten beiden Tagen, dann orale Therapie, 3–5 g täglich.

Indikationen:

Für die temporäre Stimulation bestehen folgende Indikationen:

1. Die Notfallbehandlung bei plötzlich auftretenden asystolischen Zuständen.
2. Vorbereitende Behandlung für 1 oder 2 Wochen vor Implantation des permanenten Schrittmachers (bei Herzinsuffizienz).
3. Während Anästhesie oder Operation zur Implantation eines permanenten Schrittmachersystems.
4. Bei Batteriewechsel oder Auswechseln der Schrittmachersonde.
5. Als prophylaktische Maßnahme bei anderen operativen Eingriffen und Verdacht auf bradykarde Rhythmusstörungen.
6. Zur Behandlung bradykarder Rhythmusstörungen bei:
   a) akutem Myokardinfarkt
   b) Digitalisintoxikation
   c) medikamentös nicht zu beherrschender Herzinsuffizienz und Bradykardie
   d) Myokarditis
   e) dekompensiertem Herzen mit Klappenfehlern
   f) Elektrolytstörungen
7. Bei therapieresistenten – rezidivierenden – heterotopen Tachykardien oder Extrasystolie.

In diesen Fällen kann durch Elektrostimulation mit hoher Frequenz die ektope Reizbildung unterdrückt werden („Overdriving"). Nicht selten sind hierbei Frequenzen bis zu 120/min und auch kurzfristig höhere Frequenzen erforderlich (130, 270, 540, 944, 967).

8. Prophylaktische Einführung der Schrittmachersonde bei rezidivierenden Kammertachykardien oder Kammerflimmern, die häufig defibrilliert werden müssen. Durch temporäre Stimulation können sowohl die mitunter längeren asystolischen Pausen

nach Elektroschock überbrückt als auch tachykardie- oder flimmerauslösende Extrasystolen unterdrückt werden. Außerdem gestaltet sich die antiarrhythmische Therapie gefahrloser (985).
9. Doppelstimulation (s. S. 80).

Richtlinien zur Behandlung

1. Bei wechselnden AV-Leitungsstörungen oder bei Extrasystolie: Demand-Einstellung. Die zu empfehlende Stimulationsfrequenz liegt zwischen 65 und 75/min.
2. Liegt zusätzlich zur Bradykardie eine Herzinsuffizienz vor, so sollte eine stufenweise Erhöhung der Stimulationsfrequenz vorgenommen werden, ausgehend von einer Frequenz, die 10 Schläge über der ursprünglichen Kammerfrequenz liegt.

Überwachung

Tab. 6. Überwachung bei temporärer Stimulation.

Überwachung	Kontrollen (zeitl. Abstand)
Ekg, periphere Pulswelle, Blutdruck	fortlaufend (Monitor)
Blutdruck, Puls, Atmung	1 Stunde
Zentraler Venendruck, O_2-Sättigung	8 Stunden
Elektrolyte, Blutgaswerte, Einfuhr-Ausfuhr-Bilanz, Rö-Thorax, Reizschwellenuntersuchung	24 Stunden
Blutzucker, Cholesterin, Neutralfette, Blutbild, präautomatische Pause	einmalige Untersuchung

Häufige Fehler

1. Unvollständige Ausrüstung bei Schrittmacherapplikation (einschließlich Reanimationsteam!).
2. Mangelhafte Überwachung der Schrittmacher-stimulierten Kranken.
3. Inkonsequente Behandlung der Extrasystolen.

I.3.2. Die Dauerstimulation

Zur permanenten Elektrostimulation des Herzens wird ein komplettes Schrittmachersystem im Körper implantiert (123, 810, 822, 948 u. a.).

Die **Indikation** zur Dauerstimulation ist bei folgenden Störungen gegeben (76, 313, 270, 514, 967):

1. Bei ein- oder mehrmaligem Auftreten von Adams-Stokes-Anfällen infolge einer Asystolie oder hochgradigen Bradykardie. Da jeder erneute Anfall die Gefahr des tödlichen Ausganges in sich birgt, soll bereits nach dem ersten Anfall eine Elektrostimulation eingeleitet werden.
2. Bei medikamentös nicht oder nur unzureichend zu beherrschender Bradykardie, bei AV- oder SA-Leitungsstörungen oder bei Vorhofflimmern mit extrem langsamer Kammerfrequenz.
3. Bei Herzinsuffizienz und Bradykardie, die medikamentös nicht zu bessern ist, wobei die Elektrostimulation in den meisten Fällen erst die Grundlage für eine ausreichende medikamentöse Therapie schafft.

Das zu implantierende Schrittmachersystem besteht aus Elektroden, die unmittelbaren Kontakt zum Kammermyokard haben, kleinen Batteriegeräten und einem Verbindungskabel zwischen Elektroden und Batterie. Die Impulszufuhr kann über epi- bzw. myokardiale Elektroden oder über transvenöse intrakardiale Elektroden erfolgen. Bei der *myokardialen* (123, 179) und bei der *epikardialen Elektrodenimplantation* (215) muß der linke Ventrikel freigelegt werden. Zur Vermeidung der Thorakotomie ist auch das Operationsverfahren der *inferioren longitudinalen Perikardiotomie* (740) empfohlen worden.

Als Methode der Wahl hat sich jedoch die *transvenöse intrakardiale* Elektrodenapplikation durchgesetzt.

Durch eine Jugularvene oder durch die Vena cephalica wird eine Elektrodensonde entweder mit einem Schienungskatheter oder durch einen vorübergehend intern eingeführten Verstärkungsdraht in die Spitze des rechten Ventrikels vorgeführt. Die richtige Position der Elektrode ist dann erreicht, wenn sie im Trabekelwerk plaziert werden konnte und die Reizschwellenmessung einen niedrigen Wert ergab (0,5–1,5 Volt bzw. 0,5–1,0 mA).

Von der Austrittsstelle der Vene wird das Kabel subkutan bis zu der Stelle geführt, an der die Batterie implantiert wird.

Bei dieser transvenösen Methode wird das *einzeitige* und *zweizeitige Vorgehen* unterschieden. Bei dem einzeitigen Verfahren wird das gesamte System – Elektrode und Batterie – in einer Sitzung implantiert. Für dieses Verfahren eignen sich:

1. Patienten mit Bradykardie
   (mit oder ohne Adams-Stokes-Syndrom), bei denen keine Vorbehandlung wegen einer Herzinsuffizienz durchgeführt werden muß.
2. Patienten, bei denen mit einer temporären Sonde eine Vorbehandlung erfolgt ist.

Dagegen wird bei dem zweizeitigen Verfahren in einer Sitzung die permanente Elektrode implantiert, das Elektrodenende nach außen geführt und mit einem externen Schrittmacher verbunden. Nach einiger Zeit (3–5 Tage) wird dann in einer zweiten Sitzung die Batterie implantiert und mit dem Elektrodenkabel verbunden.

Für diese Methode kommen alle Patienten in Frage, besonders jedoch Kranke mit Herzinsuffizienz oder mit zusätzlichen Herzrhythmusstörungen.

Folgende Vorteile gegenüber der einzeitigen Methode sind zu nennen:

1. Die mitunter länger dauernde Sondierung des rechten Ventrikels wird in Lokalanästhesie durchgeführt und ist – bei den oft älteren Kranken – weniger belastend als die Vollnarkose bei der einzeitigen Methode. (Dabei geht die Dauer der Narkose zu 90% zu Lasten der Elektrodenplazierung.)
2. Eine für die permanente Implantation notwendige „vorbereitende" Vorbehandlung mittels temporärer Stimulation, z.B. bei Herzinsuffizienz, kann sofort mit der permanenten Sonde begonnen werden. Daraus ergibt sich der Vorteil, Reizschwelle und Sondenlage täglich kontrollieren zu können und gegebenenfalls eine Korrektur durchzuführen (z.B. bei hoher Reizschwelle, Dislokation, Perforation oder Penetration). Eine solche Korrektur gestaltet sich wesentlich leichter bei nach außen geführter Sonde als nach bereits durchgeführter Implantation des gesamten Systems.
3. Durch die Vorbehandlung mit der permanenten Sonde gelingt in einigen Fällen (z.B. bei hoher Reizschwelle) eine gezieltere Auswahl der geeigneten Impulsgeneratoren.
4. Wenn eine temporäre Stimulation als Vorbehandlung notwendig ist, wird bei sofortiger Applikation der permanenten Sonde dem Patienten eine zweite Sondenapplikation mit ihren Gefahren erspart. (Dabei ist zu bemerken, daß

die starre temporäre Sonde häufiger zu Komplikationen führt als die wesentlich flexiblere permanente Sonde.)

Die Liegedauer bleibt unbeeinflußt oder wird unter Umständen durch das sofortige Einlegen der permanenten Sonde verkürzt.

Vorteil der einzeitigen Methode bei Kranken ohne notwendige Vorbehandlung ist die kürzere Liegezeit der Kranken.

Die Dislokation der permanenten Sonde wird in 5–15% der Kranken als Frühdislokation beobachtet. Das Ergebnis wird günstiger, wenn ein in der Technik versierter Arzt die Sonde einlegt und die Reizschwelle sorgfältig bestimmt (744, 752, 882).

Als *implantierbare Impulsgeneratoren* stehen zur Zeit folgende Modelle zur Verfügung:

1. Impulsgeber mit fester Frequenz (515, 578, 744, 882)
2. Kammergesteuerter Impulsgeber (117, 120, 287, 720)
3. Vorhofgesteuerter Impulsgeber (93, 157, 262).

Zu 1. Die elektrische Stimulation des Herzens erfolgt ständig mit einer starren Frequenz von 60–80 Schlägen in der Minute. Bei einigen Modellen kann auch nach Implantation eine zweite Frequenz eingestellt werden. Diese Stimulationsart hat folgende Nachteile:

a) Eine Frequenzanpassung im Sinne einer natürlichen Frequenzregulation ist nicht möglich; besonders nachteilig bei körperlicher Belastung.
b) Eine koordinierte Vorhof-Kammer-Tätigkeit ist aufgehoben.
c) Durch auftretende herzeigene Aktionen kann es zu einer Schrittmacher-induzierten Parasystolie kommen, die eine schnelle und unregelmäßige Kammerfrequenz zur Folge hat. Außerdem können dann elektrische Impulse in die vulnerable Phase der Eigensystolen einfallen und zu Kammertachykardie oder Kammerflimmern führen.

Aus diesen eben genannten Gründen werden die Impulsgeneratoren mit fester Frequenz nur noch selten verwendet.

Zu 2. Bei dem „Schrittmacher auf Abruf" handelt es sich um ein Gerät, das bei intermittierend auftretenden AV-Leitungsstörungen eingesetzt wird, aber auch bei totalem Block Anwendung findet, da jederzeit ein totaler Block wieder in einen partiellen Block übergehen kann. Durch die gleichzeitig als Detektorelektrode wirkende Reizelektrode wird das QRS-Potential dem Impulsgeber zugeleitet. Dieses Potential unterdrückt den Schrittmacherimpuls.

Erst wenn eine QRS-Gruppe ausfällt, erfolgt eine Impulsgebung. Dabei hängt die Zeit, die von der letzten Eigenaktion bis zur ersten Elektrosystole vergeht, von der Frequenz des Batterieschrittmachers ab.

Während bei dieser *„on demand"-Stimulation* bei Eigenfrequenzen über der Schrittmacherfrequenz keine elektrischen Impulse abgegeben werden, werden beim zweiten Typ der kammergesteuerten *„stand by"-Stimulation* die elektrischen Impulse durch die QRS-Gruppe ausgelöst und fallen 0,04 Sekunden hinter der R-Zacke ein. Zur effektiven Stimulation führt auch bei diesem Modell erst ein Absinken der herzeigenen Frequenz unter die des Batterieschrittmachers.

Wesentlicher *Vorteil* gegenüber dem Generatortyp mit starrer Frequenz ist bei diesen Geräten die Vermeidung der Parasystolie. Es kann daher auch kein elektrischer Impuls in die vulnerable Phase einfallen und zu bedrohlichen tachykarden Zuständen führen.

Diese Batterietypen sollten bei allen Kranken implantiert werden, bei denen nicht mit Sicherheit eine permanente totale AV-Blockierung vorliegt, bei denen intermittierend Extrasystolen auftreten oder bei denen zu erwarten ist, daß sich die AV-Leitungsstörung erholt und ein Übergang zu einer partiellen AV-Blockierung möglich ist.

Zu 3. Bei dieser Art der Elektrostimulation dient das Potential der Vorhofzacke zur Auslösung des Schrittmacherimpulses mit einer Verzögerung von 0,16 Sekunden. Voraussetzung ist die Applikation einer Empfängerelektrode am Vorhof. Allerdings ist zur dauerhaften Fixierung die Freilegung des Vorhofes erforderlich, die eine Thorakotomie notwendig macht. Nach dem von Rodewald (720) angegebenen Verfahren ist auch die transvenöse endokardiale Potentialabnahme der Vorhofimpulse möglich. Außerdem gelingt es durch eine neue Methode (bifurkaler Schrittmacher), eine Elektrode im Vorhof zu plazieren, die relativ fest haften soll und dadurch eine gute Vorhof-Kammer-Koordination ermöglicht.

Voraussetzung für diesen Generatortyp ist eine normale Vorhoftätigkeit. Auf diese Weise ist eine koordinierte Vorhof-Kammer-Tätigkeit und eine physiologische Frequenzregulierung erreicht. Auch das Auftreten von Parasystolie wird vermieden.

Nachteile dieses Schrittmachertyps sind eine relativ kurze Lebensdauer und eine erhöhte Störanfälligkeit gegen äußere elektromagnetische Einflüsse.

I.3.3. Störungen bei Schrittmacherbehandlung

Während der Nachbehandlung nach der Implantation im Krankenhaus oder während der weiteren Betreuung durch den Hausarzt kann es zu folgenden Störungen der Elektrostimulation und zu folgenden pathologischen Reaktionen des Herzens kommen:

I. Störungen von seiten des Schrittmachersystems

1. Batteriestörungen:

Nachlassen der Batteriespannung (Frequenzabfall, Frequenzanstieg, „Schrittmacherrasen", Frequenzschwankung, Funktionsausfall).

2. Elektrodenbedingte Störungen:

Elektrodenbruch, Elektrodendislokation, Ventrikelperforation, Reizschwellenanstieg.

3. Umgebung:

Infektion des Batteriebettes, Verlagerung der Batterie, Zwerchfellstimulation.

Zu 1. Die Lebensdauer der Batterien wird mit 3–5 Jahren angegeben. Durchschnittliche Lebensdauer nach Implantation ist erfahrungsgemäß 18–24 Monate. Vorzeitiges Nachlassen der Funktion ist jedoch jederzeit möglich, jedoch in den ersten 12 Monaten selten. Die effektive Impulsgebung kann in diesen Fällen entweder plötzlich sistieren oder der Funktionsausfall macht sich durch langsames Absinken der Frequenz bemerkbar. In seltenen Fällen kann auch ein Anstieg der Frequenz beobachtet werden.
(Die Lebensdauer der jetzt neuerdings implantierten sogenannten „Atomschrittmacher" wird mit 10 Jahren angegeben. Da die Beobachtungsdauer z. Z. an Kranken längstens 1 Jahr beträgt, kann noch keine definitive Aussage über diesen neuen Schrittmachertyp gemacht werden.)

Symptome:

Bei plötzlicher Unterbrechung bemerkt der Patient Schwindelanfälle oder es treten Adams-Stokes-Anfälle auf. Zuweilen wird der Ausfall ohne auffällige Symptomatik vor sich gehen. Der Patient wird dann bei der täglichen Pulszählung den Frequenzabfall feststellen. Eine langsam steigende Frequenz wird bei der Pulszählung nicht eindeutig festzustellen sein, da auch Arrhythmien, z. B. Parasystolien, zu Frequenzbeschleunigungen führen (313a).

Im Ekg finden sich folgende Hinweise:

a) Regelmäßige, aber langsame Impulsbeantwortung (Vergleich mit angegebener Frequenz auf dem Schrittmacherpaß).

b) Regelmäßige, aber schnelle Impulsbeantwortung, die über der im Paß angegebenen Frequenz liegt.

c) Regelmäßige, normalfrequente Impulszeichen (im Ekg als senkrechter Strich ohne Reizbeantwortung = dauernd ineffektive Stimulation).

d) Keine elektrischen Impulse im Ekg und Bradykardie (Differentialdiagnose: Demand-Schrittmacher und Eigenfrequenz oberhalb der Schrittmacherfrequenz; aus dem Schrittmacherpaß zu ersehen).

e) Ein Batterieversagen beim R-Wellen-gesteuerten Schrittmacher kündigt sich häufig durch Aussetzen der Demand-Einstellung an. Wichtiger Hinweis: Schrittmachertätigkeit wie bei fix-frequentem Impulsgeber.

f) Sehr schnelle effektive Schrittmachertätigkeit: Schrittmacherrasen. Bild wie bei ventrikulärer Kammertachykardie, allerdings mit elektrischem Impuls vor jeder QRS-Gruppe.

Anmerkung: Vorübergehende oder bleibende Schrittmacherstörungen können ausgelöst werden durch elektrische Geräte (z.B. Haushaltsgeräte, Therapiegeräte), wenn sie in die Nähe der Elektrodenspitze oder der Batterie gebracht werden.

Behandlung:

Alle Kranken mit klinischen oder elektrokardiographischen Hinweisen auf Störungen der Schrittmacherfunktion müssen sofort zur Kontrolluntersuchung in das Schrittmacherzentrum eingewiesen werden. Für den Transport 2- bis 4stündlich 1 Tabl. Alupent 20 mg. Bei Schrittmacherrasen ist ärztliche Begleitung erforderlich, da innerhalb kurzer Zeit die Frequenz so weit steigen kann, daß es zur Schocksymptomatik oder zum tachysystolischen Herzstillstand kommen kann. Bei den letztgenannten Zuständen hilft nur die schnelle Durchtrennung der zuführenden Kabel zur Batterie! Danach Alupent-Infusion.

Zu 2. Elektrodenbedingte Störungen führen meistens zur Unterbrechung der effektiven Elektrostimulation. Im Ekg sind in der Regel noch die ineffektiven Schrittmacherimpulse als senkrechte Striche erkennbar.
Bei der Ventrikelperforation kann in seltenen Fällen die effektive Stimulation erhalten bleiben.
Behandlung wie bei 1.

Zu 3. Infektionen im Bereich der implantierten Batterie erfordern in jedem Fall stationäre Behandlung.

II. Pathologische Reaktion des Herzens

a) Parasystolie, Extrasystolie.
b) Herzinsuffizienz.

Zu a) Bei *elektrisch induzierter Parasystolie* kann es neben der elektrischen Stimulation der Kammern infolge Verbesserung der AV-Leitungsstörungen zur übergeleiteten Erregung von Sinusknoten, Vorhöfen und Kammern kommen. Dabei kann die Führung des natürlichen und des elektrischen Schrittmachers wechseln. Außerdem werden in der nichtrefraktären Phase der Elektrosystolen Erregungen auf die Kammern übergeleitet, so daß eine arrhythmische Herztätigkeit die Folge ist. Davon zu unterscheiden sind ventrikuläre monotope oder polytope Extrasystolen, die ebenfalls eine Kammerarrhythmie verursachen können. Bei Auftreten von ventrikulären Extrasystolen ist zu prüfen, ob es sich um Arrhythmien im Verlaufe einer zunehmenden Herzinsuffizienz oder um Extrasystolien als Folge einer Überdigitalisierung bzw. Hypokaliämie handelt. Die Behandlung dieser Extrasystolen wird von dem Untersuchungsergebnis bestimmt. Bei Ausschluß dieser Möglichkeiten muß eine antiarrhythmische orale Therapie (z. B. Phenhydan, Neo-Gilurytmal oder Dalcic) erfolgen (21).

Zu b) Mitunter reicht die in der Klinik unter geringen Belastungen eingeleitete Digitalisierung nicht aus, um die Leistungsfähigkeit für die ambulant auftretenden Anstrengungen zu gewährleisten. Unter sorgfältiger Kontrolle muß in diesen Fällen die Digitalisdosis erhöht werden. Dagegen ist bei deutlichen Zeichen der Herzinsuffizienz Klinikbehandlung notwendig, da häufig im Zuge der Verschlechterung vermehrt Extrasystolen auftreten, zum anderen bei Insuffizienz die Flimmerschwelle erniedrigt ist, so daß Elektroimpulse, die in die vulnerable Phase von Extrasystolen einfallen, Kammerflimmern auslösen können (92, 445, 968).

Richtlinien zur ambulanten Behandlung:
1. 2- bis 4wöchentliche Kontrolle von Puls (evtl. Ekg), Blutdruck und Gewicht.
2. Nach Implantation für 4 bis 8 Wochen Antibiotika-Therapie (meist als Fortsetzung der klinischen Therapie), z. B. Ledermycin 300, 2×tgl. 1 Kapsel, oder Vibramycin, tgl. 1 Kapsel.
3. Digitalisierung: Entsprechend der klinischen Therapie. Änderung bei zunehmender Herzinsuffizienz oder bei Auftreten von Extrasystolen. In schweren Fällen Klinikeinweisung.
4. Bei Patienten mit Schrittmacher und fixer Frequenz, aber auch bei Patienten mit Demand-Schrittmachern: Alupent 3×10 mg oral täglich, wenn bei den Kontrolluntersuchungen ein Leistungsabfall der Batterie festgestellt worden ist oder bei der täglichen Pulskontrolle ein Frequenzabfall unter die in den Schrittmacherpaß eingestellte Frequenz beobachtet wird. Dies dient zur Verhütung langer präautomatischer Pausen bei plötzlichem Batterieausfall.

Kontrolluntersuchung durch Schrittmacherzentrum:
Im Hinblick darauf, daß die durchschnittliche Lebensdauer der Schrittmacherbatterie 18–24 Monate beträgt, werden die Termine für die Kontrolluntersuchungen so eingeteilt, daß zunächst große Abstände bestehen und dann mit zunehmendem Batteriealter die Kontrollabstände kürzer werden. Folgendes Kontrollschema wird von uns angewandt:

Implantation:
1. Kontrolle direkt nach Operation
2. Kontrolle nach 6 Monaten
3. Kontrolle nach 6 Monaten
4. Kontrolle nach 3 Monaten
5. Kontrolle nach 2 Monaten
6. und weitere Kontrollen nach je 1 Monat

Dabei ist Röntgenkontrolle nicht obligatorisch.
Mit Oszillographie und einem Periodendauerzähler sind folgende Messungen durchzuführen (444):
a) Spannung an der Körperoberfläche, die etwa dem Schrittmacherstrom proportional ist,
b) Periodendauer,
c) Impulsbreite,

d) Periodenkonstanz,
e) Impulsbreitenkonstanz,
f) Effektivität,
g) Batteriefrequenz.

Aufgrund dieser Messungen sind bei Kenntnis der verschiedenen Batterietypen Aussagen über die Batterieleistung möglich.

I.3.4. Die Doppelstimulation

Die Doppelstimulation ist indiziert, wenn therapieresistente tachykarde Rhythmusstörungen mit bedrohlichen Dekompensationserscheinungen vorliegen (87, 88, 122, 186, 550, 750, 919).

Die Stimulation erfolgt über transvenös intrakardial eingeführte bipolare Schrittmachersonden oder über myokardiale oder epikardiale, am Herzen fixierte Elektroden. Als Impulsgenerator steht ein handelsübliches Doppelstimulationsgerät[1] zur Verfügung, mit dem gekoppelte oder gepaarte Impulszufuhr möglich ist.

Bei der *gekoppelten Stimulation* wird von der R-Zacke einer herzeigenen Systole ein elektrischer Impuls ausgelöst, der so dicht nach Beendigung der Refraktärzeit einfällt, daß zwar eine Depolarisation der Kammern erfolgt, aber keine hämodynamisch effektive Ventrikelkontraktion stattfindet. Dadurch verlängert sich die absolute Refraktärzeit der Kammern und verhindert die Aktivität des nächstfolgenden herzeigenen Reizes. Die Folge ist eine Frequenzverlangsamung. Zur Durchführung dieser Behandlung ist es unumgänglich, ständig das Ekg und eine arterielle Druckkurve zu kontrollieren. Noch besser ist es, die Ventrikeldruckkurve zu registrieren, da nur an dieser genau festzustellen ist, ob der zweite Impuls noch zu einer Ventrikelkontraktion führt oder nicht. Der durch die R-Zacke getriggerte, manuell regulierbare elektrische Impuls wird zunächst so eingestellt, daß er hinter die T-Welle einfällt. Unter Beobachtung der Druckkurve wird der Impuls dann so weit der T-Welle genähert, bis eine Fusion der beiden Ventrikelkontraktionen erreicht ist. Dabei ist eine Impulsstärke einzustellen, die gerade noch zu einer effektiven Stimulation ausreicht (Gefahr des Kammerflimmerns!).

Neben der gekoppelten Stimulation wurde zur Behandlung von Tachykardien auch die *gepaarte Stimulation* angegeben. Bei dieser

[1] Fa. Medtronic, Inc., Minneapolis, Minn., USA.

Methode werden die herzeigenen Aktionen ausgeschaltet durch zwei aufeinanderfolgende Elektroimpulse, wobei der zweite so dicht auf den ersten folgt, daß keine mechanische Kontraktion, sondern nur eine zweite Kammerdepolarisation zustande kommt. Neben der Justierung des zweiten Impulses, die unter Beobachtung von Ekg und Druckkurve vorgenommen wird, muß jetzt zusätzlich die Frequenz der Elektrostimulation eingestellt werden. Man geht dabei von einer Stimulationsfrequenz aus, die etwa der Eigenfrequenz entspricht. Bei der anschließenden Erniedrigung der Stimulationsfrequenz muß der Abstand des zweiten Impulses sorgfältig kontrolliert werden, da sich bei Frequenzsenkung die absolute Refraktärzeit verlängert (210). Der zweite Impuls kann demzufolge ineffektiv werden oder in die vulnerable Phase hineinwandern und Kammerflimmern auslösen.

Im Gegensatz zur gekoppelten Stimulation ist die *Gefahr, Kammerflimmern auszulösen*, bei der gepaarten Stimulation höher (319, 750). Wahrscheinlich beruht dies auf der Tatsache, daß die Repolarisationsphase einer Elektrosystole pathologisch verändert und dadurch die Irritabilität in der vulnerablen Phase erheblich gesteigert ist.

Aus diesem Grund empfiehlt es sich, nicht nur bei regelmäßiger Tachykardie, sondern auch bei arrhythmischen tachykarden Phasen die gekoppelte Stimulation einzusetzen (319).

Indikationen:

Die Doppelstimulation in Form der *gekoppelten Stimulation* sollte erfolgen bei therapieresistenten oder häufig rezidivierenden tachykarden Rhythmusstörungen: z. B. ektope Vorhoftachykardie (selten), absolute Kammerarrhythmie (schnelle Form) bei Vorhofflimmern, ventrikuläre Tachykardie.

Die *Überwachung* erfolgt nach den Richtlinien der Überwachung bei Schrittmacher-Behandlung. Eine direkte Messung und Registrierung des arteriellen Druckes und, wenn möglich, des rechts- oder linksventrikulären Druckes ist empfehlenswert.

I.4. Der Herzstillstand

Der Herzstillstand ist charakterisiert durch plötzliches Aussetzen der geordneten Herztätigkeit mit völliger Funktionseinbuße und dadurch bedingter Unfähigkeit, ein Auswurfvolumen zu fördern.

Dabei können die *asystolische (hypodynamische) Form* und die *tachysystolische (hyperdynamische) Form* unterschieden werden.

Die wichtigsten *Ursachen* sind (6, 494, 614, 862):

a) Direkt oder indirekt myokardial:
Myokardinfarkt
Myokarditis
Myokardfibrose
Stumpfes Thoraxtrauma
Lungenembolie
Luftembolie
Elektrischer Unfall
Allergischer Schock
Coma diabeticum
Coma uraemicum
Ateminsuffizienz zentraler oder pulmonaler Genese

b) Medikamentös:
Narkotika
Herzwirksame Medikamente
Röntgenkontrastmittel bei Arzneimittelvergiftung
Gewerbliche Vergiftungen
u.a.

c) Reflektorisch:
1. bei operativen Eingriffen an den oberen Luftwegen,
2. durch Dehnungsreiz bei Ösophagoskopie,
3. bei hypersensitivem Karotissinus-Syndrom.

d) Endstadien inkurabler Erkrankungen
   (keine Indikation zur Reanimation!)

A. Pathophysiologie

Die plötzliche Unterbrechung der Blutzirkulation hat eine unmittelbare Mangelversorgung aller Organe mit oxygeniertem Blut zur Folge. Am empfindlichsten reagiert das Gehirn, da es hier bereits nach 3–5 Minuten zu irreversiblen Schädigungen kommt (855). Aber auch bei der Wiederherstellung einer normalen Herzfunktion spielt die Dauer des Herzstillstandes eine entscheidende Rolle. Durch Hypoxie und durch eine sich sehr rasch entwickelnde metabolische Azidose verschlechtert sich die Aussicht auf eine Regularisierung (870).

B. Kurze diagnostische Hinweise

Der rasche Funktionsverlust der Organe Gehirn und Herz führt zu den kardinalen Hinweisen auf die Diagnose:

1. *Kardial:* Pulslosigkeit, Fehlen der Herztöne (soweit Zeit zur Prüfung! s. u.), fahle Blässe der Haut.
2. *Zerebral:* Schwindel, Bewußtlosigkeit, Krämpfe, Atemstillstand, weite Pupillen.

Die *weitere* Differenzierung (s. a. unten), ob es sich um einen asystolischen oder tachysystolischen Herzstillstand handelt, wird durch die Ekg-Registrierung vorgenommen.

Bei der sogenannten „*weak action*" zeigen sich im Ekg normale Herzaktionen und gleichzeitig die oben beschriebene zerebrale und kardiale Symptomatik (mechanischer, aber nicht elektrischer Herzstillstand).

C. Sofortmaßnahmen

1. Feststellung des Herzstillstandes (s. oben).
2. Einleitung der Reanimationsmaßnahmen mit mehreren kräftigen Schlägen auf den Thorax des Patienten und sofort:
3. Beine hochlagern, Atemwege inspizieren, evtl. reinigen, Unterkiefer nach vorn und 5 kräftige Ateminsufflationen (Mund zu Mund oder Mund zu Nase oder Maskenbeatmung).
   Danach Pulstastung:
   Bei palpablem Puls: Fortsetzung der Atemspende.
4. Wenn kein Puls tastbar, keine Pupillenreaktion:
   Sofort anschließend externe Herzmassage (auf harter Unterlage – am besten Fußboden!) im Wechsel mit Beatmung:
   a) Ein-Mann-Reanimation:
      Herzmassage: Beatmung = 10:3
   b) Zwei-oder-mehr-Helfer-Reanimation:
      Herzmassage: Beatmung = 4:1
   (Angaben in Zeitintervallen, die bei 3–5 Sekunden liegen.)
5. Auftrag geben zur Benachrichtigung des Notfallwagens und des Krankenhauses.
6. Prüfung der Effektivität der Reanimationsmaßnahmen:
   a) Tastbarer Karotispuls
   b) Veränderung der Pupillengröße
   c) Wechsel der blaßgrauen Hautfarbe in Rötung (oder Zyanose)
   d) Atemwiderstand bei Atemspende (Gegenatmung)

(auch an Glottisödem denken, evtl. durch Laryngoskop Inspektion des Kehlkopfeinganges und Intubationsversuch – evtl. Nottracheotomie!)

Merke:

Vor der Reanimation:

a) Feststellung der Uhrzeit zu Beginn der Reanimation!
b) Keine Zeit verlieren durch Auskultation des Herzens oder Blutdruckmessung!
c) Nicht auf einen Reanimationsspezialisten warten!
d) Keine Ekg-Registrierung vornehmen!
e) Keine medikamentösen Maßnahmen!

Während der Reanimation:

a) Keine intrakardialen Injektionen vornehmen (Zeitverlust!).
b) Keine Unterbrechung der Beatmung oder Herzmassage bis zum Eintreffen des Notarztwagens und Fortsetzung der Weiterbehandlung in der Klinik.

D. Intensivtherapie

Voraussetzungen für eine erfolgreiche Reanimation:

1. Stets einsatzbereites Reanimationsteam
2. Stets einsatzbereite Geräte und griffbereite Medikamente (Notfallbesteck)
3. Beherrschung folgender technischer Methoden:
   a) Punktion der Vena subclavia
   b) Intrakardiale Punktion
   c) Defibrillation
   d) Elektrostimulation
   e) Intubation

Therapieschema:

1. Diagnose des Herzstillstandes.
2. Kräftige Schläge auf den Thorax und 5–10malige Herzmassage (Beine hochlagern).
3a. Beatmung mit Ambubeutel (vorangehende Mundreinigung, Entfernung künstlicher Zähne) und Herzmassage.
3b. Visikard-Diagnostik.
   Weiteres Vorgehen nach Diagnose:

A. Asystolie

4. Alupent 5 mg, intrakardial oder in eine zentrale Vene.
5. Danach Reanimation
6. Nach 1–2 Minuten: Visikard-Kontrolle.
7. Wenn Alupent-Therapie ineffektiv: Transthorakale Elektrodenapplikation (flexible Sonde) und externe Schrittmacherstimulation (Demand-Einstellung Frequ. 70/min).
8. Dabei Kontrolle mit Visikard (Zurückziehen der Sonde, bis effektive Reizbeantwortung). – Blutdruckkontrolle.
9. Bei jetzt noch fehlender Atmung: Intubation.
10. Anlegen eines venösen Zuganges (Punktion der Vena anonyma oder Punktion der Vena subclavia).
11. Bei schlechten, d. h. hypotonen Kreislaufverhältnissen: Natriumbikarbonat 200 ml (= 200 mval) i.v. Macrodex 500–1000 ml i.v. unter Venendruckkontrolle.
12. Bei effektiver elektrischer Stimulation im Ekg ohne peripheren Puls:

B. Kammerflimmern

4. sofort Defibrillation mit höchster Energie.
5. Visikard-Kontrolle.
6. Bei Erfolglosigkeit nach 2–3 min: Reanimation, diesmal Verhältnis Herzmassage zu Beatmung = 2:1. Wiederholung der Defibrillation. Nach jedem Elektroschock Visikard-Kontrolle.
7. Bei Erfolglosigkeit: Intubation und Beatmung mit 5 l Sauerstoff über einen endotrachealen Tubus und Herzmassage.
8. Nach 2–5 min Alupent 5 mg = 10 ml + Natriumbikarb. 10 ml = 10 mval intrakardial; anschließend wieder Reanimation (damit die verabreichten Medikamente an ihren Wirkungsort gelangen können).
9. Erneute Defibrillation (evtl. intrakardial Xylocain oder Phenhydan).
10. Venöser Zugang.
11. Bei rezidivierendem Kammerflimmern: Schrittmacher (Demand-Einstellung) mit 80–90/min (bei Extrasystolen evtl. höhere Frequenz) u. medikamentös, z. B.

A. Asystolie

Kalziumchlorid 10 ml (= 10 mval) i.v. im Abstand von 10 min., insgesamt 30 mval.

13. Bei zunehmender Verbreiterung der Elektrosystolen und späterer Ineffektivität der elektrischen Impulse dürfen die Reanimationsversuche eingestellt werden, ebenso wenn keine Reizbeantwortung bei richtiger Elektrodenlage zustande kommt.

B. Kammerflimmern

Xylocain, Phenhydan, Kaliumbikarbonat 10 ml = 10 mval i.v.

12. Die Defibrillationen sind solange fortzusetzen, wie Flimmerwellen nachweisbar sind. Sofort nach der elektr. Behandlung sind jeweils wieder die Wiederbelebungsmaßnahmen aufzunehmen (evtl. nochmals Alupent, Xylocain oder Phenhydan i.v. oder intrakardial).

Die Reanimation darf durch die jeweiligen Maßnahmen nicht länger als 30 Sekunden unterbrochen werden!

Bei *Hyposystolie* (weak action):

a) Fortsetzung der Reanimation mit 100% O_2-Beatmung.

b) Intrakardiale Injektion von Kalziumchlorid-Konzentrat (10 ml = 10 mval) und Natriumbikarbonat (10 ml = 10 mval).

c) Fortsetzungder Reanimation und Schaffung eines venösen Zuganges:

Intravenös: Natriumbikarbonat 200–300 ml;

Infusion: Plasmaersatzmittel (Haemaccel, Rheomacrodex) 500 ml in 30 Minuten, evtl. Wiederholung unter Venendruckkontrolle.

d) Beendigung der Reanimationsversuche, wenn nach 2–3 Stunden (individuell unterschiedlich) kein Erfolg, d. h. kein Blutdruck bei blutiger arterieller Druckmessung meßbar ist.

Anmerkungen zur Behandlung:

1. Herzmassage
2. Beatmung
3. Ausführung der Reanimationsmaßnahmen
4. Nachbehandlung

Zu 1. *Externe Herzmassage* (Lit. 5, 251, 252, 453, 491, 652a): Durch einen kräftigen, pressenden, nicht stoßförmigen Druck wird das Herz gegen die Wirbelsäule gedrückt. Ein laterales Ausweichen wird durch das Perikard verhindert. Bei genügender Kompression zwischen Sternum und Wirbelsäule wird das Blut aus den Ventrikeln in die Aorta bzw. in die Arteria pulmonalis entweichen. Während der nachfolgenden Druckentlastung dehnt sich der Thorax aus und kehrt in seine Ausgangslage zurück. In den Herzkammern tritt eine Druckerniedrigung ein und ermöglicht eine erneute Füllung. Druck und Entlastung werden in einem zeitlichen Verhältnis von 1:2 durchgeführt.

Der Kranke wird flach gelagert, die Beine etwa 40 Grad gestreckt angehoben, unter dem Rücken muß eine feste Unterlage sein, da sonst der aufgewendete Druck nicht das Herz komprimiert, sondern den ganzen Körper nach unten drückt. Der Druck wird mit dem Handballen der rechten Hand auf das untere Drittel des Sternums ausgeübt. Die linke Hand legt man quer über den Handrücken der rechten Hand, um den Druck zu verstärken. Es ist notwendig, daß der Arzt mit gestreckten Armen und seinem Oberkörper die Kraft für den Druck intensiviert, da der Kompressionsdruck 50 kg betragen soll.

Bei elastischem Thorax muß das Sternum 3–5 cm gegen die Wirbelsäule bewegt werden.

Durch kurzes Abheben der Hände wird der Thorax entlastet und kehrt in seine Normallage zurück. Bei älteren Kranken mit starrem Thorax muß ein erheblich stärkerer Massagedruck ausgeübt werden, um den Thorax zu komprimieren. Dabei sind Rippenfrakturen häufig nicht zu vermeiden. Bei Erwachsenen wird die Massage etwa 60 mal/min ausgeführt. Durch Palpation des Karotispulses wird die Effektivität der Maßnahmen kontrolliert.

Weitere Hinweise auf Effektivität:
Bei gleichzeitiger effektiver Beatmung:
Rötung der Hautfarbe, Abnahme der Zyanose,
Veränderung der Pupillenreaktion auf Licht,
mitunter Abwehrbewegungen oder In-Gang-kommen einer Spontanatmung.

Komplikationen (414, 614, 652a):
Rippenfrakturen und Sternumfrakturen (dadurch Verletzung der Lunge oder des Herzens, Leber oder Milzverletzung, Aortenruptur, Herzruptur, Perikarderguß).

Deshalb:
Sofort nach erfolgreicher Reanimation sorgfältige Untersuchung einschließlich einer Röntgenuntersuchung der Thoraxorgane.

Zu 2. *Beatmung* (360, 652a, 697, 731): Die Voraussetzung für jede Art der Beatmung sind freie Luftwege:

a) Da die Schutzreflexe – Husten und Würgen – ausgefallen sind, kann sich in Mund und Speiseröhre Mageninhalt, Schleim oder Blut angesammelt haben. Darum geht der Beatmung eine Inspektion der Atemwege und, wenn notwendig, eine Reinigung voraus.

b) Durch angewinkelte Kopfhaltung nach vorn und erschlaffte Muskulatur und die nach hinten verlagerte Zunge wird der Atemweg verlegt. Deshalb: Überstrecken des Halses, Kopf nach hinten überstrecken und Anheben des Unterkiefers – sog. Esmarch-Heidberg'scher Handgriff.

Durchführung der Beatmung

1. Mund-zu-Mund-Beatmung:

Ein Taschentuch wird über den Mund des Kranken gelegt. Der Kopf wird nach hinten überstreckt und der Nacken durch eine Unterlage angehoben. Während der Luftzufuhr wird die Nase des Kranken mit zwei Fingern zugehalten und mit dem Mund die Atemluft eingeblasen, indem der Mund des Spenders den Mund des Empfängers fest umschließt. Anschließend wird Mund und Nase des Empfängers geöffnet.
Die Effektivität kann an der Thoraxexkursion beobachtet werden. Außerdem spürt man Widerstand während des Insufflierens, wenn die Atemwege nicht frei sind. Die Atemspende soll 20–30 mal pro Minute durchgeführt werden. Eine geringe Hyperventilation ist unschädlich.

2. Mund-zu-Nase-Beatmung:

Der Mund des Kranken wird mit der linken Hand zugepreßt. Die rechte Hand liegt an der Stirn und überstreckt den Kopf nach hinten. Die Luftzufuhr erfolgt durch die Nase, indem der Spender mit dem Mund nach Überdecken der Nase mit einem Tuch die Nase fest umschließt. Zur Ausatmung werden Mund und Nase des Empfängers geöffnet.

3. Beatmung durch Safar-Tubus:

Nach Einführen des Tubus mit der rechten Hand tritt der Atemspender an den Kopf des Kranken, umfaßt mit beiden Händen den Unterkiefer, zieht den Unterkiefer nach vorn und überstreckt den Kopf. Dabei wird mit den Fingern der Abdeckungsring des Tubus angepreßt und mit dem Daumen die Nase zugedrückt.

4. Beatmung durch Maske und Atembeutel:

Kopfhaltung wie bei 1–3.

Die Schwierigkeit besteht bei dieser Beatmung darin, mit einer Hand den Kopf in der richtigen Stellung zu halten und gleichzeitig die Maske gut abdichtend über Mund und Nase zu pressen, da die andere Hand den Atembeutel halten muß und die Belüftung vornimmt. Effektiver ist diese Form der Beatmung, wenn sie von 2 Helfern ausgeführt wird, wobei eine Person den Kopf des Patienten und die Maske hält und der zweite Helfer den Atembeutel hält und auspreßt. In diesen Atembeutel kann Sauerstoff geleitet werden, so daß stark Sauerstoff-angereicherte Luft zugeführt werden kann.

5. Beatmung über einen endotrachealen Tubus:

Voraussetzung ist die Beherrschung der Intubation. Die Beatmung geschieht mit einem an den Tubus angeschlossenen Atembeutel. Der Atembeutel wird nach Möglichkeit an eine Sauerstoffleitung angeschlossen.

Zu 3. *Ausführung der Reanimationsmaßnahmen:*

1. Ein-Mann-Methode:

Muß die Wiederbelebung von einer Person durchgeführt werden, so muß zunächst 10mal die Herzmassage erfolgen, dann erfolgt 2–3mal nach Überstrecken des Kopfes die Mund-zu-Mund- oder die Mund-zu-Nase-Beatmung. Sofort anschließend wieder Herzmassage im Verhältnis 10:3 zur Beatmung. Kommt ein zweiter, nicht eingearbeiteter Helfer dazu, soll dieser zunächst die Beatmung übernehmen.

2. Zwei-Mann-Methode:

Bei zwei mit den Reanimationsmethoden vertrauten Personen wird die eine die externe Herzmassage und die andere die Beatmung übernehmen. Bei der Beatmung werden nach Bedarf und Auswahl die verschiedenen Methoden zur Anwendung kommen. Nach 4 Thoraxkompressionen wird eine Lungenbelüftung erfolgen. Während der Beatmung muß eine kurze Pause bei der externen Herzmassage eintreten.

3. Drei-Mann-Methode:

Steht ein dritter Helfer zur Verfügung, so soll die Beatmung durch zwei Personen erfolgen. Während der eine Helfer sich um die Kopfhaltung des Kranken bemüht und die Atemmaske fest aufsetzt, betätigt der andere Helfer den Atembeutel. Die andere wichtige Funktion des dritten Helfers besteht darin, eine Ekg-Registrierung vorzunehmen, ferner die erforderlichen Instrumente und Medikamente einsatzbereit zu machen und damit die nächsten notwendigen Maßnahmen durchzuführen.

4. Gerät zur automatischen Reanimation:

Wenn Reanimationsmaßnahmen über längere Zeit erforderlich sind oder wenn der Kranke transportiert werden muß, kann ein automatisches Wiederbelebungsgerät angeschlossen werden. Es besteht aus einem pneumatisch betriebenen Kompressor, der in Form eines Stempels die externe Herzmassage übernimmt, und einem Beatmungssystem mit Beatmungsschlauch, das an eine Maske oder einen orotrachealen Tubus angeschlossen werden kann. Ein in dieser Einheit fixiertes Schulterbrett und Schulterstützen sowie Nackenstützen sorgen für die korrekte Lage des Oberkörpers und des Kopfes. Der Rhythmus Beatmung : Herzkompression wird im Verhältnis 1:5 durchgeführt. Eine Sauerstoffflasche vervollständigt die Einrichtung. Die Überwachung geschieht durch eine Person, deren wichtigste Aufgaben die Kontrolle der korrekten Kompression und Beatmung sowie die Beobachtung des klinischen Zustandes sind.

Zu 4. *Nachbehandlung:*

Die Nachbehandlung nach erfolgreicher Reanimation muß unter den strengsten Kautelen der Überwachung durchgeführt werden:

a) Ateminsuffizienz:

Durch Kontrolle der Blutgaswerte, des Röntgenbildes und des Venendruckes und unter Berücksichtigung des klinischen Bildes muß entschieden werden, ob eine assistierte oder kontrollierte Beatmung eingeleitet bzw. fortgesetzt werden muß.

b) Bewußtlosigkeit:

In den meisten Fällen tritt rasch eine zerebrale Erholung ein. Seltener hält eine Bewußtlosigkeit noch 4–8 Stunden an. Allerdings kann auch dieser Zustand bis zu 2 Tagen weiterbestehen. Ein *Durchgangssyndrom* schließt sich nicht selten an eine tiefe, länger bestehende Bewußtlosigkeit an.

c) Niereninsuffizienz:

Zur Kontrolle der Nierenfunktion ist ein Blasenkatheter einzulegen und die stündliche Urinausscheidung zu messen. Harnstoffkontrollen sind von großer Wichtigkeit.

d) Kardiale Störungen:

Besondere Aufmerksamkeit ist dem kardialen Befund zu widmen. Eine *Herzinsuffizienz* ist nach dem üblichen Schema mit herzwirksamen Glykosiden und evtl. mit Diuretika zu behandeln. Der Serum-Kaliumwert bedarf einer häufigen Kontrolle. Bradykarde Rhythmusstörungen sind nach Möglichkeit mit elektrischer Stimulation unter Kontrolle zu halten. Kommt es zusätzlich zu Arrhythmien in Form von ventrikulären Extrasystolen oder anfallsweisen Kammertachykardien, ist Xylocain das Mittel der Wahl. Rezidivierende Kammertachykardien oder Kammerflimmern sind durch Ausgleich des Serum-

Kaliumspiegels und durch Korrektur metabolischer Störungen zu behandeln. Auch in diesen Fällen wird zur prophylaktischen Therapie Xylocain empfohlen. Ein prophylaktisch eingelegter intrakardialer Elektrodenkatheter (Schwemmkatheter) gewährleistet in diesen Fällen eine risikoärmere Anwendung medikamentöser Maßnahmen, z.B. intravenöse Kaliumsubstitution oder antiarrhythmische Therapie. Hypotone Zustände bedürfen der Abklärung und müssen je nach dem klinischen Befund (Venendruckkontrolle) durch Volumensubstitution oder durch vasokonstriktorisch wirksame Medikamente behandelt werden. Weiterhin muß in dieser Behandlungsphase eine gezielte kausale Therapie der Grundkrankheit eingeleitet werden, die als auslösende Ursache des vorangegangenen Herzstillstandes festgestellt wurde.

E. Überwachung

Tab. 7. Überwachung bei Nachbehandlung nach Reanimation.

Überwachung	Kontrollen (zeitl. Abstand)
Ekg, peripherer Puls, Temperatur, Atmung, art. Blutdruck (wenn möglich blutig), zentraler Venendruck (blutig)	fortlaufend (Monitor)
Blutdruck, Puls, Atmung, Auskultation Herz und Lunge; Urinausscheidung, Reflexstatus	1 Stunde
Blutgaswerte, Serumelektrolyte	4 Stunden
Transaminasen, Serumharnstoff, Serumkreatinin, rotes Blutbild	12 Stunden
Röntgenthoraxaufnahme, Elektrolyt- und Wasserhaushaltsbilanz, Kalorienbilanz, Körpergewicht	24 Stunden

F. Häufige Fehler

1. *Verzögerung* beim Beginn der Herzmassage (z. B. Ekg-Gerät zum Patienten holen, Arzt holen).
2. *Fehlende harte Unterlage* (Brett) oder Reanimation im Bett ohne Unterlage. Alternative: Fußboden.
3. *Fehlendes Instrumentarium* (tägliche Kontrolle des Notfallbestecks!).
4. *Mangelhafte Mundreinigung* von Fremdkörpern (dadurch ineffektive Beatmung).

5. Schlechter Sitz der *Atemmaske*.
6. Mangelhafte oder fehlende Überstreckung des Kopfes und Nichtanheben des Unterkiefers.
7. *Falsche Herzmassage:* Druck auf den Seitenrand des Sternums (Rippenbrüche). Zwischen den jeweiligen Druckstößen zu kleine Pausen, so daß sich die Ventrikel nicht wieder füllen können – zu langsames Auspressen, so daß das Blut nicht durch die Aorta bzw. Pulmonalklappe strömt, sondern zum großen Teil durch die insuffizienten Mitral- und Trikuspidalklappen zurückströmt.
8. *Falscher Rhythmus Herzmassage/Beatmung:* Zu Beginn 2:1, da eine anfängliche Hyperventilation von Vorteil ist und auch in keinem Fall das gesamte Atemvolumen des Ambubeutels bei Maskenbeatmung in die Lunge gelangt.
9. *Mangelhafte Abstimmung* zwischen Herzmassage und Beatmung (so kann während der Insufflation gerade der Massagedruck erfolgen, so daß diese unwirksam wird).
10. *Zu frühes Intubieren:* Die Intubation erfordert Zeit! Bevor man diese Maßnahme ergreift, sollten die schnell durchzuführenden Therapie-Möglichkeiten (Schrittmachereinstich, erste Defibrillation) erfolgen.
11. *Mangelhafte intrakardiale Injektion:* Es muß in jedem Fall, bevor das Medikament intrakardial injiziert wird, Blut aspiriert werden. Der rechte Ventrikel ist einfach zu punktieren. Dabei muß allerdings berücksichtigt werden, daß das Medikament dann erst die Lunge passieren muß, um in den linken Ventrikel und dann in die Koronararterien zu gelangen. Die Punktion des linken Ventrikels gestaltet sich schwieriger. Außerdem ist die Gefahr, einen Pneumothorax zu erzeugen, wesentlich größer als bei rechtsventrikulärer Punktion. Um sicher zu gehen, daß das Medikament an seinen Wirkungsort gelangt ist, muß nach der rechtsventrikulären Injektion mindestens 1–2 Minuten lang Herzmassage und Beatmung durchgeführt werden.
12. *Ineffektive Herzmassage:* Wenn der Druck nicht ausreichend stark ist, wird zuwenig Blut aus dem Herzen hinausgepreßt und keine oder nur eine insuffiziente Durchblutung der lebens-

wichtigen Organe erreicht. Aus diesem Grund muß ständig eine Kontrolle des Femoralispulses oder Karotispulses erfolgen, um sicher zu sein, daß eine ausreichende Durchblutung durch die Herzmassage gewährleistet ist.

13. Unsicherheit oder sichtbare *Aufregung des Arztes* wirkt sich auf die Mitarbeiter ungünstig aus. Stets sollten die Reanimationsmaßnahmen von *einem* Arzt geleitet werden.

14. Offene Herzmassage.

I.5. Die Defibrillation des Herzens

Die elektrische Behandlung mit starken Impulsströmen wird sowohl bei Formen der frequenten ektopen Reizbildung, z. B. supraventrikuläre Tachykardie und ventrikuläre Tachykardie, als auch bei vorwiegenden Störungen der Erregungsausbreitung, z. B. Vorhofflimmern, Kammerflimmern, angewandt. Nach den heutigen Vorstellungen beruht die Wirkung der elektrischen Defibrillation auf einer anhaltenden Depolarisation der Fasermembranen (13, 197). Das Membranpotential nimmt ab. Dabei werden die Muskelelemente des Arbeitsmyokards, die Schrittmachereigenschaften angenommen haben, stärker gehemmt als die spezifischen Muskelfasern. In der Phase der Depolarisation sind daher die Bildung von ektopischen Schrittmachern oder eine Flimmeraktivität nicht möglich. In der sich anschließenden Phase der Repolarisation besteht für den normalen Schrittmacher die Möglichkeit, die Führung wieder zu übernehmen und damit den Normalrhythmus wieder herzustellen.

Für einen Teil der Rhythmusstörungen, bei denen als Ursache eine Störung der Erregungsausbreitung anzunehmen ist, wird die Defibrillation als synchrone Reizung aller nicht refraktären Herzmuskelelemente aufgefaßt. Im Anschluß daran erfolgt ein synchroner Refraktärzustand, der zu einer Unterbrechung der unkoordinierten Erregungsausbreitung führen kann (14, 258).

Zur Zeit wird am häufigsten zur Defibrillation das *Gleichstrom-Verfahren* angewandt (963).

Man unterscheidet den herzphasengesteuerten Elektroschock [die Kardioversion (552)] und den ungesteuerten Elektroschock.

I.5.1. Die Kardioversion

Bei der Kardioversion wird die Auslösung des Stromstoßes von der R-Zacke des Ekg's gesteuert. Durch diese Triggerung wird der Einfall des elektrischen Impulses in die sog. vulnerable Phase vermieden (258, 553, 713).
Wie bereits erwähnt, können elektrische Impulse, die in die vulnerable Phase fallen, Kammertachykardien, Kammerflattern oder Kammerflimmern auslösen (953).
Bei der synchronisiert automatischen Einstellung fällt der Schockimpuls 20 m sec nach der Spitze der R-Zacke ein. Eine variable Einstellung ermöglicht die synchronisiert manuelle Triggerung, bei der sich die Einstellung des Schockimpulses hinter die T-Welle am besten bewährt hat. So liegt bei der synchronisiert automatischen Triggerung der Stromstoß mit Sicherheit vor der vulnerablen Phase und bei der synchronisierten manuellen gefahrlos dahinter (720).

Als **Indikationen** der Kardioversion kommen folgende Rhythmusstörungen in Frage (59, 178):

a) Supraventrikuläre Tachykardie
b) Ventrikuläre Tachykardie
c) Vorhofflattern
d) Vorhofflimmern

Zu a) Bei der *supraventrikulären Tachykardie* wird die Kardioversion nur selten zur Anwendung kommen, da in den meisten Fällen die auf S. 21 genannten Maßnahmen erfolgreich sind. Tritt diese Tachykardie allerdings im Verlauf eines Myokardinfarktes auf, so sollte man mit der elektrischen Behandlung nicht zu lange zögern, da sie die sicherste Behandlung mit den geringsten Nebenwirkungen darstellt (628, 793). Außerdem sollten Kranke, bei denen eine Koronarinsuffizienz eine bedrohliche Situation hervorgerufen hat oder bei denen die medikamentöse Therapie ohne Erfolg war, der Kardioversion zugeführt werden (189, 203, 258, 377, 538, 965, 973).

Zu b) Bei der Behandlung der *Kammertachykardie* nimmt die Kardioversion eine hervorragende Stellung ein. In vielen Fällen entwickelt sich eine Notsituation, die zu schnellem Handeln zwingt. Der ungünstige Verlauf erklärt sich aus den fast in allen Fällen vorliegenden organischen Vorschädigungen des Myokards. Besonders hervorzuheben ist in diesem Zusammenhang der akute Myokardinfarkt; aber auch toxische, entzündliche oder degenerative Myokardveränderungen können die Prognose ungünstig gestalten (78, 793, 964, 965, 973).

Im Gegensatz zur supraventrikulären Tachykardie sind bei gleicher Frequenz die hämodynamischen Bedingungen durch die dissoziierte Vorhof-Kammer-Tätigkeit, durch die Mitral- und Trikuspidalregurgitation und durch den pathologisch veränderten Erregungsablauf wesentlich ungünstiger. Außerdem ist der Übergang zum Kammerflimmern eine ständige Gefahr (109). Für die Anwendung der Kardioversion bei Kammertachykardie gelten folgende Indikationen:

1. Zeichen der Herzinsuffizienz
2. Schocksymptomatik
3. Starke anginöse Beschwerden
4. Unverträglichkeit antiarrhythmischer Substanzen
5. Unwirksamkeit antiarrhythmischer Substanzen (oder: wenn die Anwendung antiarrhythmischer Substanzen wegen schwerer myokardialer Insuffizienz, Schockzustand oder Idiosynkrasie kontraindiziert ist)

Bei stark vorgeschädigtem Herzen kann es nach der Kardioversion zur Asystolie oder zu bradykarden Herzrhythmusstörungen kommen. Durch eine vor der Behandlung intrakardial eingeführte Schrittmacherelektrode kann dieser Gefahr begegnet werden (58, 538). Zu diesem Zweck eignet sich besonders der von Effert (58, 204) entwickelte Mikroelektrodenkatheter. Bei rezidivierenden Kammertachykardien kann diese Schrittmachersonde zur gepaarten oder gekoppelten Stimulation verwendet werden.

Zu c) und d) *Vorhofflattern und Vorhofflimmern:*
Bei diesen Rhythmusstörungen ist zu unterscheiden, ob es sich bei der Kardioversion um eine *Notmaßnahme* oder um eine *Maßnahme zum Zeitpunkt der Wahl* handelt. Während sich bei der Notmaßnahme die Indikation aus der akut bedrohlichen Situation ergibt, wird die Indikation zum Regularisierungsversuch von dem Funktionszustand des Myokards abhängen, da dieser entscheidend ist für einen bleibenden Erfolg.

Daraus ergeben sich unterschiedliche Indikationen:

1. Indikation für die Notkardioversion (50, 963)

a) Schnell zunehmende Zeichen der Herzinsuffizienz
b) Entwicklung eines Schocksyndroms
c) Ineffektivität der medikamentösen Therapie

Die häufigsten Ursachen, die zu diesen bedrohlichen Zuständen führen, sind:

a) Akuter Myokardinfarkt
b) Angeborene oder erworbene Herzfehler
c) Fortgeschrittene Koronarsklerose
d) Myokarditis

Obwohl bei diesen Zuständen mit einer hohen Rezidivhäufigkeit gerechnet werden muß (793), da die Ursache weiter bestehen bleibt, sollte der Therapieversuch unternommen werden. Selbst kurzfristige Erfolge können den Funktionszustand des Myokards verbessern und einen Zeitgewinn bringen, der die Einleitung einer medikamentösen Therapie erlaubt (109).

Bei Vorliegen einer Myokarditis oder einer toxischen Schädigung ist der Regularisierungsversuch meist erfolglos. Für diese Fälle empfehlen wir die Doppelstimulation in Form der gekoppelten Stimulation (s. S. 80).

Wichtiger Hinweis: Ist die Notkardioversion bei Patienten durchzuführen, die einer Glykosidbehandlung unterzogen werden, so sollte vor der Kardioversion ½ Amp. Phenhydan (125 mg) intravenös verabreicht werden.

2. Kardioversion zum Zeitpunkt der Wahl

Durch die Wiederherstellung des Sinusrhythmus werden neben einer besseren Anpassung an Belastung (38) eine verbesserte Hämodynamik und eine Senkung der Emboliehäufigkeit erreicht (292, 362, 478, 625, 864, 963, 965).

Bei der *Auswahl der Kranken* zur Kardioversion muß besonders geprüft werden, ob nach der elektrischen Behandlung der Sinusrhythmus voraussichtlich bestehen bleiben wird. Voraussetzung für eine Stabilisierung ist eine medikamentöse oder operative Vorbehandlung (50, 864, 963, 965). Somit entfallen alle Regularisierungsversuche bei chronisch-irreversiblen Vorhofalterationen.

Auch Kranke mit rezidivierenden Flimmerphasen, bei denen trotz medikamentöser Therapie keine Stabilisierung des Sinusrhythmus zu erreichen war, kommen für eine Kardioversion nicht in Betracht.

Dagegen sollte bei den nachstehenden Erkrankungen die elektrische Behandlung erfolgen (44, 50, 258, 554–556, 609, 965).

Vorhofflimmern (evtl. Vorhofflattern):

a) bei operativ gut korrigiertem Herzfehler oder Vorhofseptumdefekt;
b) bei Zustand nach Perikardiotomie;
c) bei Postkardiotomiesyndrom;
d) nach Myokardinfarkt;
e) nach behandelter Grundkrankheit:
   Myokarditis
   Hyperthyreose
   Urämie
f) bei idiopathisch oder mechanisch ausgelöstem Vorhofflimmern;
g) nach stumpfen Herztraumen;
h) nach Elektrounfall;
i) bei hämodynamisch leichten Herzfehlern ohne Vorhofüberdehnung (Stadium I und II).

Dazu kommen als relative Indikationen:

k) Vorhofflimmern bei Koronarinsuffizienz und therapieresistenter Angina pectoris;
l) Vorhofflimmern bei Koronarinsuffizienz und körperlich noch aktiven Kranken.

Für eine Rhythmisierung bei (k und l) sprechen:

körperliche Aktivität,
therapierefraktäre Herzinsuffizienz,
starke subjektive Beschwerden,
rezidivierende Embolien.

Gegen eine Rhythmisierung bei k) und l) sprechen:

kardiale Kompensation und mittlere Frequenz,
höheres Lebensalter und/oder geringe körperliche Aktivität, stark vergrößertes Herz,
Chinidin-Unverträglichkeit.

Kontraindikationen:

1. Digitalisintoxikation;
2. entzündliche oder toxische Myokardirritationen;
3. starke Dilatation des linken Vorhofes oder des linken Ventrikels (bes. nicht operierte Herzklappenfehler);
4. ausgeprägte Zeichen einer Linkshypertrophie im Elektrokardiogramm;
5. fortgeschrittene Koronarsklerose;
6. rezidivierendes Vorhofflimmern, Anfälle mit intermittierend auftretendem Sinusrhythmus.

Vorbehandlung (22, 43, 44, 356, 485, 493, 729)

1. Digitalisierung: In jedem Fall wird vor der Kardioversion eine kombinierte Digitalis-Chinidin-Behandlung durchgeführt, wobei nicht selten schon unter dieser Therapie eine Regularisierung erreicht werden kann.
Eine Digitalispause von mindestens 3 Tagen vor der Kardioversion ist empfehlenswert. (Die Dauer der Digitalispause hängt von der Abklingquote des Präparates ab.) Außerdem muß darauf geachtet werden, daß der Serum-Kaliumspiegel normal ist, da Rhythmusstörungen unmittelbar nach der elektrischen Behandlung vorwiegend durch eine Hypokaliämie bedingt sind.

Köhler empfiehlt aus diesem Grund vor der Elektroschockbehandlung eine Infusion von Glukose 10% (500 ml) + Alt-Insulin 8–10 Einh. und 4–6 Ampullen Tromcardin (493).

Nach Kleiger und Lown (485) führt jeder Elektroschock zu einer flüchtigen, Sekunden bis Minuten anhaltenden Zellmembranstörung mit einem Kaliumreflux. Dieser zelluläre Kaliumverlust bewirkt eine Abnahme des Ruhepotentials, eine Verminderung der Leitfähigkeit und eine Erhöhung der Irritabilität. Eine bereits bestehende zelluläre Kaliumverarmung wird diesen Effekt erhöhen. Dadurch kann ein kurzfristiger toxischer Digitaliseffekt in Form von Rhythmusstörungen auftreten.

2. Chinidin-Behandlung: 3–4 Tage vor der Kardioversion, nach einer Probedosis von 1 Drg. Chinidin-Duriles, 3×2 Chinidin-Duriles. Nach Bender (42) wird durch diese Dosierung ein wirksamer Chinidin-Blutspiegel von 4 mg/l erreicht.

Die Chinidin-Behandlung wird aus folgenden Gründen durchgeführt:

a) Durch einen ausreichenden Blutspiegel soll verhindert werden, daß die Arrhythmie kurzfristig nach der Kardioversion wieder in Erscheinung tritt.

b) Um zu entscheiden, ob der Patient Chinidin toleriert.

c) Um eine medikamentöse Kardioversion zu erreichen (gelingt etwa in 10% der Fälle).

d) Um andere Arrhythmien, die unmittelbar nach Kardioversion auftreten können, zu unterdrücken.

Chinidin-bedingte, allerdings sehr seltene Intoxikationserscheinungen in Form von synkopalen Anfällen können 30 Minuten bis 24 Stunden nach der Kardioversion auftreten (22, 42, 116, 485). Eine allergische Unverträglichkeit (siehe oben) wird durch die Testdosis erfaßt. Da Chinidin zur Stabilisierung des Sinusrhythmus notwendig ist (356), macht eine allergische Reaktion die Indikation einer Kardioversion überhaupt fraglich.

3. *Antikoagulantientherapie:* In folgenden Fällen sollte eine Antikoagulantientherapie durchgeführt werden:

a) Bei Mitralfehlern mit einer nur kurz bestehenden Flimmerarrhythmie (556);

b) bei Kranken, bei denen schon einmal eine Embolie aufgetreten ist;

c) als Fortsetzung der Therapie, wenn sie bereits eingeleitet war;

d) bei Kranken, bei denen eine Antikoagulantientherapie relativ oder absolut indiziert ist (z. B. Zustand nach Herzinfarkt, Koronarsklerose, Angina pectoris).

Die Therapie sollte mindestens 2–3 Wochen vor der Kardioversion eingeleitet werden. Ohne dringliche Indikation der Kardioversion wird man 6–8 Wochen gerinnungshemmend vorbehandeln (257, 806, 963).

Nachbehandlung

Die Digitalis- und Chinidin-Behandlung soll mindestens 9–12 Monate lang nach der Kardioversion durchgeführt werden. Zeigen sich im Elektrokardiogramm glykosidbedingte Rhythmusstörungen, z. B. AV-Blockierungen oder Bigeminus, so wird die

Digitalismedikation etwas reduziert. Die Chinidintherapie muß in gleicher Höhe wie vorher weitergeführt werden. Für Rezidive ist häufig die Reduzierung der Chinidindosis verantwortlich!

Komplikationen

Wie bereits besprochen, kommen in mindestens 1–2% der Fälle nach Kardioversion *Embolien* in dem großen Kreislauf vor. Auch bedrohliche *Rhythmusstörungen*, bedingt durch zellulären Kaliummangel bzw. Digitalisintoxikation, werden beobachtet. In 1% der Fälle kann sich im Anschluß an die Kardioversion ein *Lungenödem* ausbilden.

Der *Anstieg der Serumenzyme* ist wahrscheinlich nicht auf das Myokard zu beziehen, sondern durch einen Austritt aus der Skelettmuskulatur bedingt. Mitunter vorkommende plateauförmige *ST-Anhebungen* sind nicht als Zeichen einer Ischämiereaktion zu werten. Wolter (963) war der Meinung, daß eine elektrodengerichtete, unterschiedlich starke Membrandepolarisation als Ursache für das Bestehenbleiben einer Dauerspannung im Abschnitt der Vollerregung in Frage kommt. Schließlich ist zu erwähnen, daß es neben der Sofortreduktion auch zu einer *Intervallreduktion* kommen kann, d. h., nach der Kardioversion läßt sich eine Übergangsphase beobachten, bis der Sinusrhythmus einsetzt. Während dieser Zeit kann entweder das ursprüngliche Vorhofflimmern noch anhalten oder andere Schrittmacher können aktiv werden (966).

Eine sehr seltene Komplikation, auf die man jedoch vorbereitet sein sollte, ist das Auftreten einer *Asystolie* nach Kardioversion (361, 683).

Technische Ausführung der Kardioversion

a) Voraussetzungen:

1. Intubationsbesteck und Beatmungsmöglichkeit.
2. Narkosegerät.
3. Bereitstellung von Notfallmedikamenten (Alupent, Xylocain, Tromcardin, Natriumbikarbonat, Phenhydan, Kaliumchlorid, THAM, Novadral, Arterenol, Hypertensin).
4. Bereitstellung von Notfallinstrumenten (intrakardiale Punktionskanülen, Venae-sectio-Besteck, Mikroelektrodenkatheter und Elektroden zur transthorakalen Stimulation).
5. Harte Unterlage (Brett) für Patienten.
6. Venöser Zugang, Entfernung eines künstlichen Gebisses.

b) Gerätekontrolle:

1. Prüfung des Sichtgerätes des Kardioverters.
2. Triggerung korrekt einstellen.
3. Prüfung der Ekg-Registrierung.
4. Prüfung der Elektroden auf Sauberkeit.

c) Medizinische Kontrolle:

1. Röntgenbild (Thoraxaufnahme, Herzhinterraum).
2. Elektrokardiogramm (unmittelbar vor Kardioversion und Vergleich mit allen verfügbaren Ekg-Registrierungen).
3. Serumkaliumwert (unmittelbar vor Kardioversion!).
4. Transaminasen.
5. Rheumafaktoren.
6. Blutkörperchensenkungsgeschwindigkeit.
7. PBI, T_3-Test oder andere Schilddrüsenfunktionsprüfungen.
8. Blutdruck.
9. Venendruck (fakultativ).
10. Körpertemperatur.
11. Information über durchgeführte Therapie (Digitalis, Chinidin, andere Medikamente).

d) Ausführung:

1. Narkose:

Nach Möglichkeit sollte die Narkose von einem Anästhesisten oder von einem in der Ausführung von Narkosen geübten Arzt durchgeführt werden. Als Anästhetikum wird Epontol (bis 500 mg) mit einer Injektionsgeschwindigkeit von 10–20 mg/sec injiziert (218). Die Überwachung während und nach der Narkose wird streng nach anästhesiologischen Richtlinien durchgeführt.

2. Kardioversion:

Die beiden großflächigen Elektrodenplatten werden mit Elektrodenpaste bestrichen. Diese Kontaktpaste und ein Druck von mindestens 5 kg verringern den Übergangswiderstand zwischen *Elektroden* und der Haut und verhindern die Gefahr eines großen thermischen Effektes, der zu Hautverbrennungen führen kann. Als Lokalisation der Elektroden wird der 2. ICR rechts parasternal und der 5. ICR links in der Medioklavikularlinie angegeben. Eine andere *Plazierung*, die etwas geringere Stromenergie erfordert, ist die anterioposteriore Lokalisation, bei der eine Elektrode präkordial im 3. oder 4. ICR links parasternal, die andere Elektrode zwischen den Scapulae oder direkt unterhalb der linken Scapula plaziert wird. Die Behandlung wird begonnen mit einem Stromimpuls von 60 Ws. Bei Unwirksamkeit wird eine Steigerung bis 350 Ws vorgenommen. Insgesamt sollten höchstens 5 Elektroschocks appliziert werden. Wenn nach 3 Versuchen der Sinusrhythmus noch nicht wiederhergestellt ist, kann vor dem nächsten Stromimpuls 1 Amp. Isoptin (5 mg) i.v. verabreicht werden. Auf diese Weise gelingt häufig die Überführung in den Sinusrhythmus durch den nächsten Kardioversionsversuch (43). Nach jeder Applikation sollte etwa eine Minute gewartet werden, damit die Intervallreduktion beobachtet werden kann.

Nachbeobachtung:

Ekg-Monitorkontrolle, Puls und Blutdruck halbstündlich.
Dauer der Kontrollen: vom Krankheitszustand abhängig, mindestens jedoch 6 Stunden.

Wichtige medikamentöse Hinweise:

Bei Leitungsstörungen: Alupent, z. B. 0,5 mg i.m.
Bei Extrasystolie: Xylocain, z. B. 50 mg i.v., oder
Phenhydan, z. B. 125 mg i.v.

I.5.2. Der Elektroschock

Der „ungesteuerte" Elektroschock fällt zum Zeitpunkt der manuellen Auslösung ein, ohne daß er durch die R-Zacke in eine bestimmte Herzphase dirigiert wird (964). Er wird ausschließlich beim *Kammerflattern* und *Kammerflimmern* angewendet, da hier die Berücksichtigung der vulnerablen Phase entfällt.
Die Defibrillationsbehandlung kommt erst dann zum Einsatz, wenn durch das Ekg eindeutig geklärt ist, daß es sich um Kammerflattern bzw. Kammerflimmern handelt. Da die erfolgreiche Defibrillation in erster Linie von einer ausreichenden Sauerstoffversorgung des Myokards abhängt (205, 552, 963), muß bis zur Diagnostik eine effektive externe Herzmassage und künstliche Beatmung durchgeführt werden.

Ausführung: Die Elektroden werden im 2. ICR rechts parasternal und im 5. ICR links in der Medioclavicularlinie aufgesetzt und ein Stromstoß von 400–450 Ws appliziert. Wenn es die Zeit erlaubt, kann auch die anterioposteriore Elektrodenplazierung gewählt werden.

Trotz der Absicherung der neuen Geräte ist darauf zu achten, daß keiner der Helfer das Bett berührt, da der Defibrillator auch fibrillieren kann!

Für den ersten Elektroschock sollte man eine hohe Energie (400–450 Ws) einstellen, da erfahrungsgemäß Elektroimpulse mit geringerer Energie nicht zum Erfolg führen (Zeitverlust!).

Nach jeder Defibrillation wird der Effekt geprüft und bei Erfolglosigkeit ein weiterer Versuch unternommen. Von Serienschocks muß abgeraten werden, da die erste Defibrillation bereits erfolgreich gewesen sein kann und dann die Gefahr besteht, daß der zweite Stromstoß in die vulnerable Phase einer Spontanaktion einfällt und erneut Flimmern auslöst.

Kurzfristige Asystolie oder Bradykardien durch SA- oder AV-Leitungsstörungen im Anschluß an die Defibrillation machen es oft erforderlich, die externe Herzmassage fortzusetzen, bis im Ekg ein ausreichender Eigenrhythmus erkennbar ist.

Nach 3 erfolglosen Defibrillationen wird bei Fortsetzung der Wiederbelebungsmaßnahmen eine intrakardiale Injektion von 1,0 bis 5,0 mg Alupent verabreicht[1]). Wenn es die Zeit erlaubt, d. h. wenn die erste Punktion sofort den rechten Ventrikel erreichte und dadurch kein Zeitverlust auftrat, kann anschließend noch 10 ml (= 10 mval) Natriumbikarbonat injiziert werden.

(Während der intrakardialen Injektion sollte keine künstliche Beatmung durchgeführt werden!)

Außerdem muß spätestens zu diesem Zeitpunkt über einen bereits liegenden Venenkatheter oder nach Punktion der Vena anonyma 200 ml bis 300 ml Natriumbikarbonat als Infusion (1 mval = 1 ml) verabreicht werden[2]).

---

[1]) Durch die intrakardiale Injektion von Adrenalinabkömmlingen kann eine bis dahin erfolglose Defibrillation erfolgreich werden (206, 308). Es besteht die Vorstellung, daß durch Alupent träge Flimmerwellen in gröbere Flimmerwellen überführt werden. Dieses „gröbere" Kammerflimmern läßt sich besser defibrillieren (863).

[2]) Da bereits 10 Minuten nach Auftreten des Kammerflimmerns ein pH-Wert von 7,0 und ein Base-Excess (BE) von –15 (Standardbikarbonat 16 mval) festgestellt wurde (793, 312) und eine Berechnung – nach der Formel: mval benötigte Base = BE × 0,3 × kg Körpergewicht – eine Menge ergibt, die meistens über 150 mval (benötigter Base) liegt (908), halten wir die angegebene Menge für nicht zu hoch. Dabei ist noch zu bedenken, daß eine Azidose wesentlich schädlicher ist als eine Alkalose, daß ferner während der Wiederbelebungsmaßnahmen die Azidose weiter zunimmt.

Bei rezidivierendem Kammerflimmern ist es ratsam, transvenös einen Mikroelektrodenkatheter in den rechten Ventrikel einzulegen, um jeweils im Anschluß an die Defibrillation bei Asystolien sofort mit der Elektrostimulation beginnen zu können.

Zur Verhütung von Flimmerrezidiven kann bei liegender intrakardialer Schrittmachersonde in einer Infusion, z. B. 250 ml Laevulose 5%, Kaliumbikarbonat 60 ml (= 60 mval) in einem Zeitraum von 1–2 Stunden infundiert werden. Zusätzlich wird in einer Tropfinfusion Xylocain (4 mg/min) verabreicht.

Zusammenfassung:

1. Bei den Zeichen des Herzstillstandes sofort mit externer Herzmassage und Beatmung beginnen.
2. Ekg-Registrierung (Visikardkontrolle, Monitor) zur Klärung der Art des Herzstillstandes.
   Bei Kammerflimmern (-flattern) während dieser Zeit: Reanimation mit O_2-Beatmung.
3. Vorbereitung zur Defibrillation:
   a) Gerät einschalten.
   b) Elektroden mit Elektrodenpaste bestreichen.
   c) Elektroden präkordial oder anterior-posterior ansetzen und einen Druck von mindestens 5 kg ausüben.
   d) Alle Helfer vom Patientenbett zurücktreten lassen.
4. Defibrillation mit 400–450 Ws.
5. Erfolg der Defibrillation prüfen (Ekg-Visikard). Während dieser Zeit Reanimationsmaßnahmen weiter durchführen.
6. Bei Fortbestehen des Kammerflimmerns *zweimal* die Defibrillation in Abständen wiederholen, wenn bisherige Maßnahmen ohne Erfolg:
7. Alupent (2 mg = 4 ml) und Natriumbikarbonat (10 ml = 10 mval) intrakardial injizieren.
8. Wiederaufnahme der externen Herzmassage und Beatmung, damit die injizierten Medikamente an ihren Wirkungsort gelangen.
9. Während dieser Zeit Infusion von Natriumbikarbonat (200 ml = 200 mval) über einen bereits liegenden Venenkatheter oder nach Punktion der Vena anonyma.
10. Wiederholung der Defibrillation (evtl. diesmal Suprarenin 1 Amp. 1:1000 + 9 ml physiologische Kochsalzlösung (End-

verdünnung 1:10000) und Natriumbikarbonat intrakardial. Jedoch sollte die intrakardiale Punktion nicht häufiger als zweimal erfolgen!).

Evtl. Überprüfung der Reanimationstechnik!

11. Die Defibrillationsversuche sind so lange fortzusetzen, wie Flimmerwellen nachweisbar sind.
12. Bei rezidivierendem Kammerflimmern Einführung einer intrakardialen Schrittmachersonde.
13. Flimmerprophylaxe:
    a) Glukose 5% 500 ml + Xylocain 2% 2 g intravenös, Einlaufzeit maximal 4 mg/min.
    b) Bei einsatzbereitem, intrakardial lokalisiertem Schrittmacher Kaliumbikarbonat-Infusion: Glukose 5% 200 ml, Kaliumbikarbonat 60 mval (60 ml) innerhalb 1–2 Stunden infundieren, wenn möglich mit Perfusor.

I.6. Der Myokardinfarkt*

A. Pathophysiologie

Auf der Grundlage einer schweren stenosierenden Koronarsklerose, die zu 90–95% vor dem Infarktereignis besteht (427, 843), entstehen zu 80–85% vollständige Verschlüsse der Koronararterien durch Thromben (695, 969). Sehr viel seltener tritt ein Myokardinfarkt bei akuten Erkrankungen auf, in deren Verlauf eine plötzliche Senkung des arteriellen Druckes und eine Minderung des zirkulierenden Blutvolumens auftreten, z.B. dekompensierte Hypertonie, massive Blutung, Lungenembolie, dekompensierte Herzklappenfehler, Schocksyndrom. Der Schwerezustand der myokardialen Schädigung hängt bei diesen Zuständen wiederum wesentlich von der Beschaffenheit der Koronararterien ab. Außerdem sind als seltene Ursachen die Embolie einer Koronararterie, entzündliche Veränderungen (Coronaritis als Ursache von Herzinfarkten bei Jugendlichen) und traumatische Einwirkungen zu nennen.

---

* In diesem Rahmen wird der Myokardinfarkt nur insoweit behandelt, als daraus Sofortmaßnahmen und Intensivtherapie abzuleiten sind.

Da die Koronarsklerose im überwiegenden Teil der Fälle Voraussetzung für die Entstehung eines Myokardinfarktes ist, sind demzufolge die prädisponierenden Faktoren für Koronarsklerose und Myokardinfarkt weitgehend identisch.

Folgende **Ursachen** sind zu nennen:
1. Hypertension
2. Hypercholesterinämie
3. Nikotin
4. Diabetes mellitus
5. Erbfaktoren

Treffen mehrere dieser „Risiko-Faktoren" zusammen, so erhöht sich die Wahrscheinlichkeit, daß sich eine schwere Koronarsklerose entwickelt. Als auslösende Ursache werden heute neben anderen vor allem körperliche Anstrengungen oder Aufregungen angesehen.

Nach Unterbrechung der Durchblutung kommt es bereits nach wenigen Minuten zur Schädigung der kontraktilen Elemente. Nach einer Funktionsstörung des geschädigten Myokardbezirkes nimmt die Kontraktionsinsuffizienz sehr schnell zu. Als Folge können sich verschiedene Formen des gestörten Kontraktionsablaufes (Asynergie) einstellen (396):

1. Akinesie: Totaler Bewegungsausfall eines Teiles der Ventrikelwand.
2. Asyneresie: Herabgesetzte oder unkoordinierte Bewegung eines Teilbezirkes des linken Ventrikels.
3. Dyskinesie: Paradoxe systolische Ausbuchtung eines Teilbezirkes.
4. Asynchronie: Gestörter zeitlicher Ablauf der Kontraktion.

Je nach Lokalisation und Größe der Myokardschädigung kann man diese paradoxen Kammerbewegungen beobachten und registrieren (159). Nur zu einem kleinen Teil entwickeln sich aus diesen funktionellen Aneurysmen irreversible Wandaneurysmen (371). Als Folge dieser Kontraktionsinsuffizienz stellt sich in den meisten Fällen eine Erniedrigung des Schlagvolumens und des Minutenvolumens ein. Die Entwicklung zu einem bedrohlichen Verlauf hängt neben der Infarktgröße von dem Ausmaß der Regulationsstörungen des Kreislaufs und dem Funktionszustand des nicht betroffenen Myokards ab. Die Ursache des *Herzschmerzes* ist noch nicht sicher geklärt. Es wird angenommen, daß die Hypoxie allein nicht zur Klärung ausreicht, sondern daß wahrscheinlich als Ursache eine Gewebsischämie mit Anhäufung von Metaboliten anzusehen ist.

Im Bereich des geschädigten Myokardbezirkes entwickeln sich am Endokard wandständige Thromben, die nicht selten Ausgangsort *arterieller Embolien* sind.

Befindet sich ein Papillarmuskel im ischämischen Bezirk, so kann dies entweder zu einer leichten bis mittelschweren Mitralinsuffizienz, bei Pappillarmuskelabriß zu einer massiven Mitralinsuffizienz mit akuter Dekompensation führen (467, 791).

Durch Nekrose der Kammerwand kann es zur Herzwandruptur mit akuter Herzbeuteltamponade kommen (477). Eine Nekrose des Kammerseptums, der eine Septumruptur nachfolgt, ist gleichfalls möglich. Wenn auch der Krankheitsverlauf meist nicht so dramatisch ist wie bei der Wandruptur, entwickelt sich doch bei der Septumruptur durch die zusätzliche Belastung durch den Ventrikelseptumdefekt und den dadurch bedingten Links-Rechts-Shunt innerhalb von Stunden ein schweres Krankheitsbild (375). Neben diesen seltener auftretenden Komplikationen kommen folgende Störungen häufig vor:

1. Arrhythmien
2. Herzinsuffizienz
3. Schocksyndrom

1. Arrhythmien

Die Dauerüberwachung von Kranken mit Herzinfarkt hat gezeigt, daß in den ersten Tagen bei rd. 95% Störungen der Herzschlagfolge auftreten (59, 454, 476, 557, 791, 846). 40–60% dieser Arrhythmien sind von bedrohlicher Art und komplizieren die zum Teil schon schweren Infarkte. Für das Auftreten von Rhythmusstörungen im Verlauf eines Herzinfarktes werden verschiedenartige Ursachen angenommen. So ist es möglich, daß Bezirke des reizbildenden oder erregungsleitenden Systems im Infarktbereich liegen und durch Nekrose irreversibel geschädigt werden. Vorübergehende Alterationen werden durch kollaterale Ödeme oder kurzfristige ischämische Reaktionen bewirkt. Elektrische Instabilität und damit erhöhte Irritabilität erklären sich durch infarktbedingte, lokal unterschiedliche Störungen der Erregungsbildung und -ausbreitung.

Besonders in der Randzone des Infarktes bestehen Zustände unterschiedlicher Polarisation, die zu Exzitationen mit Übergreifen auf das ganze Herz, also zu Extrasystolen, führen können. Zudem wird die Irritabilität durch Hypoxie, Azidose und Elektrolytverschiebungen, besonders durch Hypokaliämie, gesteigert. Daneben kann der Herzrhythmus durch Reizzustände des Sympathikus oder des Vagus beeinflußt werden, wobei für den Mechanismus noch keine eindeutige Erklärung gefunden werden konnte (kardiogene Reflexe, allgemeine Unruhe?).

Eine andere Gruppe von Rhythmusstörungen, die vorwiegend bei Herzinsuffizienz oder kardiogenem Schock angetroffen wird, läßt einen Zusammenhang mit pathologischen Veränderungen der Hämodynamik erkennen.

Wegen dieser unterschiedlichen Ursachen, die den Herzrhythmusstörungen zugrunde liegen, geht man heute bei der Einteilung der Arrhythmien nicht mehr ausschließlich von dem anatomischen Ursprungsort aus, sondern nimmt eine Unterteilung nach der wahrscheinlichen pathophysiologischen Ursache vor (56).

Einteilung der Arrhythmien:

1) Elektrische Instabilität	ventrikuläre Extrasystolen ventrikuläre Tachykardien

2) Bradykardie-
Bradyarrhythmie
	Sinusbradykardie
	AV-Knotenrhythmus
	AV-Block I. Grades
	              II. Grades
	              III. Grades

3) Durch myokardiale Insuffizienz bedingte Arrhythmie	Sinustachykardie, gehäuft auftretende Vorhof- oder Knoten- extrasystolen, Vorhof- oder Knotentachykardie, Vorhofflimmern, Vorhofflattern
4) Elektrisches Versagen	Kammerflimmern, Kammerasystolie

Zu 1. *Elektrische Instabilität:*

Als Ausdruck der elektrischen Instabilität ist das Auftreten von *ventrikulären Extrasystolen* zu werten. Diese an sich als harmlos anzusehende Rhythmusstörung hat zunehmende Beachtung gefunden, da sie als potentieller Vorläufer bedrohlicher Rhythmusstörungen betrachtet werden muß (3). So besteht jederzeit die Möglichkeit, daß sich aus ventrikulären Extrasystolen eine Kammertachykardie bzw. Kammerflimmern entwickelt. So kann eine ventrikuläre Extrasystole in die sogenannte vulnerable Phase der Herzaktion einfallen und Kammerflattern oder Kammerflimmern auslösen. Hierbei ist von besonderer Bedeutung, daß im Infarktbezirk durch Hypoxie bzw. Anoxie und Azidose, aber auch durch Elektrolytverschiebungen, vor allem aber durch Hypokaliämie die Flimmerschwelle erheblich herabgesetzt ist, so daß Extrareize besonders leicht tachysystolische Zustände hervorrufen.

Eine prophylaktische Behandlung hat sich an folgenden Kriterien zu orientieren:

a) Wenn mehr als 5 ventrikuläre Extrasystolen pro Minute auftreten.
b) Wenn es sich um polytope Extrasystolen handelt.
c) Wenn 2 oder mehr Extrasystolen salvenartig auftreten.
d) Wenn der Vorzeitigkeitsindex kleiner als 1 ist (s. S. 27).

Neben anderen Herzrhythmusstörungen kommt es während der Akutphase bei etwa 90% der Kranken zum Auftreten ventrikulärer Extrasystolen. Von Bedeutung ist das frühzeitige Auftreten unmittelbar mit Infarktbeginn. Besonders interessant ist dabei die Beobachtung, daß bis zu 60% der Extrasystolen einen Vorzeitigkeitsindex unter 1 aufweisen (848). Nach 72 Stunden sind sie nur noch selten zu beobachten.

Auch die bei Bradykardien häufig zu beobachtende Extrasystolie ist vorwiegend durch erhöhte Irritabilität und durch Störungen der Repolarisation bedingt und bedarf besonderer Aufmerksamkeit und schneller Behandlung.

Zu 2. *Bradyarrhythmien:*

a) In etwa 20–25% der Fälle wird während der klinischen Behandlung eine *Sinusbradykardie* registriert. Bei einer Beobachtung von 400 Patienten in den ersten 4 Stunden nach Infarkt zeigten sich bei 43% Bradykardien, wobei $^2/_3$ bereits während der ersten Überwachungsstunde auftraten. Dabei fiel auf, daß besonders bei diesen Patienten tachykarde Phasen bis zum Kammerflimmern gehäuft vorkamen (894).

Aus der Tatsache, daß Sinusbradykardien und andere bradykarde Störungen, die durch Leitungsverzögerungen im AV-Knoten verursacht werden, meist mit einem Hinterwandinfarkt vergesellschaftet sind, schließt man, daß es sich um eine Vagusreizung handelt, indem vagale Neurorezeptoren, die in enger Nachbarschaft des AV-Knotens liegen, durch kurzfristige Ischämie oder durch ein kollaterales Ödem beeinflußt werden (791). Aus diesen bradykarden Zuständen können sich folgende nachteilige Wirkungen auf den Krankheitsverlauf einstellen:

1. Mangelhafte Anpassung der Herzfrequenz und damit unter Umständen unzureichende Steigerung des Herzzeitvolumens, da das infarktgeschädigte Herz nicht ausreichend das Schlagvolumen erhöhen kann.
2. Auftreten einer Hypotension, da häufig gleichzeitig eine Vasodilatation besteht (456, 790). Bei sehr langsamem Herzrhythmus Entwicklung eines Schocksyndroms.
3. Elektrische Instabilität mit den Zeichen erhöhter Irritabilität. Ventrikuläre Extrasystolen und Kammertachykardien können auftreten (434). (Bei Anheben der Grundfrequenz lassen sich die Zeichen der elektrischen Instabilität nicht mehr nachweisen).

b) *AV-Leitungsstörungen:* Der *AV-Block I. Grades* bewirkt keine Verschlechterung des Krankheitsverlaufes und bedarf keiner Behandlung. Wenn allerdings gleichzeitig ein Rechtsschenkelblock auftritt, so ist erfahrungsgemäß damit zu rechnen, daß es zu einer noch höheren Blockierung kommt. In diesen Fällen sollte eine prophylaktische Schrittmacherapplikation erfolgen (450).
Gleichfalls sollte darauf geachtet werden, ob mit der Entwicklung eines AV-Blocks I. bzw. II. Grades ein Rechtsschenkelblock mit anterolateralem oder posterolateralem Hemiblock auftritt. Auch bei diesen Kranken sollte prophylaktisch eine Schrittmachersonde appliziert werden.
Beim *AV-Block II. Grades* wird die Veränderung der Hämodynamik von der Kammerfrequenz abhängen. Eine Schrittmacherapplikation erscheint in den Fällen indiziert, bei denen es zu einem Frequenzabfall unter 50/min kommt, bei denen außerdem der Kammerrhythmus häufigen Änderungen unterworfen ist, wobei nicht selten ein Übergang zum totalen Block erfolgt (56). Bei 6–10% der Kranken mit akutem Myokardinfarkt muß mit einem *AV-Block III. Grades* (totale Blockierung) gerechnet werden (157, 450, 531, 791, 872, 879). In der Mehrzahl, etwa bei 70–80% dieser Komplikation, liegt ein *Hinterwandinfarkt* vor. Dies erklärt sich aus der vorwiegenden Versorgung des AV-Knotens durch die rechte Koronararterie. In der Regel kommt es nicht zu einer Nekrose des AV-Knotens. Wahrscheinlich ist für die AV-Leitungsstörung ein kollaterales Ödem oder eine vorübergehende Ischämie verantwortlich. In 80–90% dieser Fälle bildet sich die totale AV-Blockierung nach 3–5 Tagen wieder zurück. Auch flüchtige, nur wenige Stunden anhaltende totale Blockierungen kommen vor. Die Bedeutung des totalen Blocks mit plötzlich einsetzender Bradykardie liegt in der stark eingeschränkten Förderleistung, da das infarktgeschädigte Herz nicht in der Lage ist, durch eine Schlagvolumenerhöhung die hämodynamische Verschlechterung zu kompensieren. Die Folge ist eine rasch einsetzende Herzinsuffizienz, die in 40–50% vorgefunden wird. Mit asystolischen Perioden muß gerechnet werden. Andererseits führt elektrische Instabilität ektoper Reizzentren bei bradykarden Zuständen zu Parasystolien und Kammertachykardien mit der Gefahr des Übergangs zu Kam-

merflimmern. Die Letalität bei der Kombination Hinterwandinfarkt und totaler AV-Block liegt bei 20% (558).
Wesentlich seltener, aber auch prognostisch ungünstiger ist der totale Block bei *Vorderwandinfarkt* (558, 872). Hierbei handelt es sich in der Regel um eine ausgedehnte Infarzierung mit Septumbeteiligung und bilateralem Schenkelblock bzw. trifaszikulärem Schenkelblock durch Zerstörung der Reizleitungsschenkel. Solche Blockierungen treten häufig plötzlich und meist ohne Übergang über partielle Leitungsstörungen auf. Wichtige Hinweise und Anlaß zu prophylaktischen therapeutischen Maßnahmen können aus dem Ekg-Verlauf entnommen werden:

(1) Wechselnde Links- und Rechtsschenkelblockierungen als Vorläufer eines bilateralen Schenkelblocks.

(2) Rechtsschenkelblock mit anterolateralem oder posterolateralem Hemiblock als Vorläufer des trifaszikulären Blocks (Einzelheiten s. S. 51).

Meist sind diese Störungen nicht rückbildungsfähig; Adams-Stokes-Anfälle sind bei dieser Form der Erregungsleitungsstörung nicht selten.
Die Letalität der Kombination Vorderwandinfarkt und totaler AV-Block liegt bei 70–80% (409, 872, 879).

Zu 3. *Durch muskuläre Insuffizienz bedingte Arrhythmien:*
Es ist im Einzelfall nicht zu entscheiden, ob die insuffiziente Hämodynamik die Arrhythmien verursacht hat oder ob sich die aus anderen Gründen entstandenen Arrhythmien verschlechternd auf die Hämodynamik ausgewirkt haben. Statistisch fällt eine gehäufte Koinzidenz zwischen Vorhofarrhythmien und Herzinsuffizienz auf (559). Betrachtet man die Herzinsuffizienz als auslösenden Faktor der Arrhythmie, so würde der erhöhte enddiastolische Ventrikeldruck mit konsekutiver Steigerung des Vorhofdruckes als Erklärung genügen. Für diese Annahme spricht auch die Tatsache, daß besonders schwere, d.h. ausgedehnte Infarkte mit diesen „sekundären" Rhythmusstörungen kombiniert sind (56).
Daneben kann eine Stimulierung des Sinusknotens durch einen erhöhten Katecholaminspiegel im Blut eine Rolle spielen. Diese Nebennierenmarkaktivierung erfolgt durch Hypoxie infolge der zunehmenden Hypoxämie bei Herzinsuffizienz – Diffusionsstörungen, Verteilungsstörungen (245) – oder über die hypoxämische Stimulation des Sinusknotens (410). Wesentlich seltener sind dagegen ein Verschluß der Sinusknotenarterie und eine nachfolgende ischämische Schädigung des Sinusknotens. Auch die Ausdehnung eines Infarktes auf die Vorhöfe ist eine Rarität.
Als häufigste Störung im Verlaufe der muskulären Insuffizienz wird die *Sinustachykardie* bei etwa der Hälfte der Kranken registriert. Auch gehäuft auftretende *Vorhofextrasystolen* einschließlich der AV-Knotenextrasystolen werden häufig registriert. *Vorhofflimmern* von oft paroxsysmaler Form ist bei etwa 20–25% der Kranken nachweisbar, *Vorhofflattern* etwas seltener bei rd. 10%. *Supraventrikuläre Tachykardien* und *ventrikuläre Tachykardien* sind selten.

Zu 4. *Elektrisches Versagen:*

a) Kammerflimmern: Unter Berücksichtigung der klinischen Situation kann ein *primäres* von einem *sekundären* Kammerflimmern unterschieden werden (536, 592).

Primäres Kammerflimmern entwickelt sich ohne vorausgehende Herzinsuffizienz oder Hypotension. Als wahrscheinliche Ursache für diese Form des elektrischen Chaos ist die elektrische Instabilität anzusehen (s. S. 109). Fast immer gehen über einen kürzeren Zeitraum ventrikuläre Extrasystolen voraus (848). Eine besondere Gefährdung besteht ferner bei Kranken mit einer Bradyarrhythmie (3). Da die elektrische Instabilität sich sofort bei Auftreten des akuten Ereignisses entwickeln kann, muß mit dem Auftreten der ersten Symptome sofort mit dem Kammerflimmern gerechnet werden. Tatsächlich ist diese Komplikation in den ersten Stunden am häufigsten (267, 536). Wichtig ist dabei die Feststellung, daß diese Störung unabhängig von der Ausdehnung des Infarktes auftreten kann, so daß auch Kranke mit kleineren Infarkten mit diesen möglichen Rhythmusstörungen akut lebensbedrohlich gefährdet sind.

Daher ist von wesentlicher Bedeutung, so früh wie möglich, evtl. im Infarktnotfallwagen, Kranke mit Herzinfarkt ärztlich zu überwachen und bei Auftreten von Warnsymptomen eine „aggressive" Behandlung einzuleiten (558). Das *sekundäre* Kammerflimmern tritt bei schon bestehender Herzinsuffizienz oder Hypotension auf. Außerdem zählt man zu dieser Form das agonale, das medikamentös bedingte und das Schrittmacher-induzierte Kammerflimmern. Auch hier stellen sich als Zeichen der elektrischen Instabilität Warnsymptome ein. Von entscheidender Bedeutung sind die durch die Herzinsuffizienz und ihre Folgen verursachte Erniedrigung der Flimmerschwelle und erhöhte Irritabilität. Vorausgehende, meist polytope Extrasystolen sind als warnende Hinweise besonders zu beachten. Mit einer Häufung oder Verschlechterung der oben erwähnten Komplikationen wird die Gefahr des Kammerflimmerns größer. Daraus ergibt sich, daß Infarktpatienten mit Komplikationen länger und intensiver überwacht werden müssen als Kranke mit komplikationslosem Verlauf.

b) Die *Asystolie* ist ein selteneres Ereignis im Verlauf eines akuten Herzinfarktes. Sie kann sich bei plötzlicher Unterbrechung der sinuatrialen oder atrioventrikulären Leitung einstellen.

2. Herzinsuffizienz

Diese Komplikation kann bei etwa 60% der Kranken in der akuten Phase beobachtet werden (593). Da in der Regel die ischämische Schädigung den linken Ventrikel betrifft, handelt es sich zunächst immer um eine *Linksinsuffizienz*. Mit zunehmender Ausbildung kann sich allerdings dann eine *Globalinsuffizienz* entwickeln. Die Prognose wird durch diese Komplikation erheblich verschlechtert; es wird eine Letalität zwischen 50 und 70% angegeben (559).

Da sich etwa ²/₃ der Herzinsuffizienz nicht in der Frühphase, sondern erst nach den ersten 24 bis 48 Stunden des Infarktes entwickeln, ist es wichtig, auf Frühsymptome zu achten, um nach Möglichkeit einem bedrohlichen Zustand vorzubeugen.

Durch die Kontraktionsinsuffizienz des ischämischen Bezirkes vermindert sich die Förderleistung des linken Ventrikels. Dadurch nimmt die Restblutmenge zu, der enddiastolische Druck im linken Ventrikel steigt an. Zwangsläufig muß in der Folge der Druck im linken Vorhof ebenfalls ansteigen. Durch den erhöhten Druck im linken Vorhof kommt es zu einer beschleunigten frühdiastolischen Kammerfüllung. Diese veränderte Hämodynamik führt zu einem Ventrikeldehnungston, der als frühdiastolischer *3. Herzton* zu auskultieren ist. Zuvor kann sich durch die erhöhte Wandspannung und verstärkte Kontraktion ein Vorhofton *(präsystolischer Galopp)* ausbilden. Zunehmende Erhöhung des Mitteldruckes im linken Vorhof kann zu supraventrikulären *Arrhythmien* führen. Nachfolgend stellt sich im Verlauf der Linksinsuffizienz eine Druckerhöhung auch im kleinen Kreislauf ein. Auskultatorisch und röntgenologisch ergeben sich deutliche Hinweise für eine *pulmonale Stauung*. Durch die Röntgenuntersuchung ist außerdem die Entwicklung der Linksinsuffizienz aufgrund der Größenzunahme des Herzens, bedingt durch die Dilatation des linken Ventrikels, zu verfolgen (86). Eine frühzeitige Diagnose der beginnenden Linksinsuffizienz ist durch die Druckregistrierung im linken Ventrikel (enddiastolische Erhöhung) möglich, die allerdings nur selten durchgeführt wird, oder mit der Druckregistrierung in der Arteria pulmonalis, die allmählich zu einer Routinemethode auf der Herzwachstation ausgebaut werden sollte.

Ausführliche Beschreibung der Herzinsuffizienz s. S. 151.

3. Schocksyndrom

Siehe S. 133.

B. Diagnostische Hinweise

1. Anamnese

Aus der Anamnese lassen sich häufig wertvolle Hinweise für die Diagnose entnehmen:

a) Angaben über frühere Anfälle von Angina pectoris (30–50%)
b) Angaben über Insuffizienzerscheinungen [Belastungsinsuffizienz, Dyspnoe, Tachykardie oder andere Rhythmusstörungen, Nykturie, periphere Ödeme (15–20%)]
c) Angaben über frühere Herzinfarkte
d) Angaben über Blutdruckerhöhung

e) Angaben über Diabetes mellitus
f) Angaben über Gewicht und Eßgewohnheiten
g) Angaben über Nikotinmißbrauch
h) Angaben über periphere Durchblutungsstörungen
i) Angaben über Erbfaktoren
k) Altersangabe

2. Symptome

Bei etwa der Hälfte der Kranken sind als Prodromalsymptome Herzklopfen, Schwäche oder Schwindelgefühl mit oder ohne Schmerz 12–20 Stunden vor dem Infarktereignis anzutreffen. Mit dem akuten Beginn setzt in der Regel ein in Charakter und Lokalisation typischer Schmerz ein.

Schmerzcharakter: Krampfartig, zieht die Brust zusammen, dumpf, von großer Heftigkeit (Vernichtungsgefühl!), zunehmende Intensität, zuweilen anfallsartig, meist jedoch über längere Zeit anhaltend. Damit verbunden oft Todesangst. Hält der Schmerz über Tage an, so kann ein präkordial stechender, bei tiefer Atmung sich verstärkender Schmerz hinzutreten, der durch eine Begleitperikarditis oder Pleuroperikarditis hervorgerufen wird.

Schmerzlokalisation: Meist retrosternal, aufsteigend bis zum Hals, Engegefühl, Ausstrahlung in linke und rechte Schulter und linken, seltener rechten Arm; auch bis zum Unterkiefer, besonders links, ausstrahlend. Seltener als Solitärschmerz im Epigastrium, im rechten Ober- oder Unterbauch (differentialdiagnostisch muß an ein Ulcus duodeni, Cholelithiasis, Pankreatitis, Appendizitis gedacht werden). Schmerzausstrahlung selten in den Rücken im Skapulabereich.

Außerdem werden in 30–40% der Herzinfarkte Dyspnoe oder Schwindelzustände angegeben. Kurzfristige – initiale – Bewußtlosigkeiten sind selten.

Sogenannte „stumme" Infarkte, d.h. akute Herzinfarkte ohne Schmerz, sind selten. Zuweilen wird der Schmerz nicht empfunden, wenn andere gravierende Symptome, z.B. schwere Atemnot, im Vordergrund stehen, oder Infarkt während Narkose.

Vergleich mit den Symptomen bei Angina pectoris: Tab. 8.

2.1. Vom Hausarzt ohne Labor festzustellende Befunde

a) Allgemeinsymptome:

(1) Anhaltende Schmerzzustände (größere Intensität als bei Angina pectoris und typische Lokalisation) (s. Tab. 8).
(2) Unruhe durch Schmerzen zum Unterschied von Unruhe durch zerebrale Mangeldurchblutung bei Schocksyndrom; Atemnot, Schwindel, Übelkeit, fahle Blässe, Schweißausbruch, Zyanose.

I.6. Der Myokardinfarkt

Tab. 8. Symptome bei Myokardinfarkt und bei Angina pectoris.

Myokardinfarkt	Angina pectoris
Schmerzdauer:	
meist länger als 30 Minuten, keine Besserung durch Ruhe	wenige Sekunden bis höchstens 15–20 Minuten, Besserung durch Ruhe
Auslösende Ursache:	
häufig keine Ursache („aus heiterem Himmel") Möglicherweise: Aufregung, außergewöhnliche Belastung	durch typische Belastungen, individuell verschieden: körperliche Belastungen, Verdauung, Kälte, Gemütsbewegung, Tachykardie, Hypoglykämie
Bisweilen Atemnot	Keine Atemnot
Linderung durch Nitrite:	
nein	ja
Schmerzcharakter:	
Vernichtungsschmerz, häufig Todesangstgefühl	wechselnd, selten von höchster Intensität
Mit Schmerz verbunden:	
Übelkeit und Erbrechen	selten Übelkeit
Atemabhängige Schmerzen:	
pleuro-perikardial	nicht vorhanden

b) Kreislauf:

Normale bis erniedrigte Blutdruckwerte (selten bleibt eine Hypertonie bestehen), Pulsbeschleunigung, weicher Puls.
Mindestens 1 Minute Puls auszählen zur Feststellung von Arrhythmien.

c) Auskultation des Herzens:

(1) Herzgröße meist nicht verändert, Herzspitzenstoß an normaler Stelle: innerhalb der MCL; bei Stauungserscheinungen: Dilatation; bei Hypertonie: Hypertrophie.
(2) Herztöne: In 40-50% normal, 1. Ton abgeschwächt. Bei pulmonaler Stauung 2. Herzton über der Pulmonalarterie betont. In den ersten Tagen als wichtiger Hinweis für beginnende Linksinsuffizienz:
Vorhofton: präsystolischer Galopp
Ventrikeldehnungston (3. Herzton): protodiastolischer Galopp.

(3) Perikarditisches Reiben; erlaubt keine Schlußfolgerungen auf Infarktlokalisation, dient jedoch als differentialdiagnostisches Zeichen gegen Angina pectoris.
(4) Systolikum über der Herzspitze, besonders bei Reinfarkt als Zeichen der Mitralinsuffizienz.
(5) Auskultation zur Feststellung von Arrhythmien (z. B. Pulsdefizit).

d) Auskultation der Lunge:
(1) Fein- bis mittelgradige Rasselgeräusche (Stauungsinsuffizienz).
(2) Pleuritisches Reiben, z. B. bei Lungeninfarkt (Differentialdiagnose!).
(3) Giemen und Brummen als Zeichen einer Spastik.

e) Körpertemperatur:
Rektal meist erhöht auf 38°.

f) Wenn Ekg-Apparat vorhanden:
Evtl. typische Ekg-Veränderungen.

g) Beurteilung der Rechtsinsuffizienz:
Einflußstauung, gestaute Halsvenen bei horizontaler Lage.

2.2. In der Klinik zu erhebende Befunde

a) Blutkörperchensenkungsgeschwindigkeit (in 80% pathologisch)
b) Pathologische Fermentwerte: CPK, GOT, GPT, LDH (95%)
c) Blutbild: Leukozytenvermehrung (75%)
         Linksverschiebung   (30%)
d) Ekg (95%)
e) Ekg-Monitor: Herzrhythmusstörungen
f) Röntgenuntersuchung der Thoraxorgane
g) Zentraler Venendruck
h) Blutgaswerte
i) Freie Fettsäuren im Blut
k) Druck in Arteria pulmonalis

2.3. Entscheidend für die Diagnose:

a) Typischer klinischer Verlauf (typischer Schmerz)
b) Typische Ekg-Veränderungen
c) Typische Fermentaktivitäten

Zu a) s. Tab. 8.

Zu b) Der Infarktverlauf im Elektrokardiogramm läßt sich in 4 Stadien einteilen:

(1) *Anfangsstadium:* Überhöhung der T-Wellen, sogenanntes Erstickungs-T.

(2) *Frisches Stadium:* Monophasische Deformierung der Kammerendteile: hoher ST-Abgang und Verschmelzung mit der T-Welle, kuppelförmig oder plateauförmig oder mit einem T-Gipfel (T en dôme).

(3) *Zwischenstadium:* ST-Strecke meist noch angehoben, beginnende T-Negativierung.

(4) *Folgestadium:* ST-Strecke isoelektrisch, gleichschenklige oder terminalnegative T-Welle.

Wichtige Hinweise

1. Die Ausbildung *typischer Infarktzeichen* im Ekg kann mit einer Latenz bis zu 24 Stunden einhergehen. Zum elektrokardiographischen Ausschluß eines Infarktes sind daher wenigstens zwei Schreibungen mit einem Intervall von 24 Stunden erforderlich (falls nicht eine neuerliche Registrierung nach 6–8 Stunden den Infarkt schon erkennen läßt).

2. Die einzelnen *Stadien im Ekg* können schnell oder langsam durchlaufen werden. Sie lassen keinen Schluß auf das Alter des Infarktes zu.

3. *Schwankungen des Infarktablaufes* im Ekg, vor allem zwischen Stadium II und Stadium III, beruhen wahrscheinlich auf Schwankungen der Durchblutung in der Randzone. Es empfehlen sich in diesen Fällen häufigere Fermentkontrollen.

Zur Infarktdiagnostik durch das *Elektrokardiogramm* gehört ein vollständiges Ableitungsprogramm, bestehend aus:

a) Einthoven-Ableitungen,
b) Goldberger-Ableitungen,
c) Wilson-Ableitungen,
d) Nehb-Ableitungen.

Zu c) Folgende *Enzyme im Serum* sollten untersucht werden:

a) CPK = Creatin-Phosphokinase (aktivierte CPK normal 50 IE; positiv in 95%). Anstiegsbeginn 3–5 Stunden nach dem Infarkt, Maximum nach 24–36 Stunden, Normalisierung nach 3 Tagen.

b) GOT = Glutamat-Oxalacetat-Transaminase (normal 12 IE; positiv in 95%), Anstiegsbeginn 6–10 Stunden nach Infarkt. Maximum 24–48 Stunden, Normalisierung nach 5 Tagen.

c) GPT = Glutamat–Pyruvat-Transaminase (normal 12 IE; positiv in 90%), Anstieg 6–10 Stunden nach Infarkt, Maximum nach 24–48 Stunden, Normalisierung nach 5–8 Tagen.

d) LDH-Lactat-Dehydrogenase (normal um 190 IE; positiv in 95%), Anstieg nach 8–15 Stunden, Maximum nach 48–72 Stunden, Normalisierung nach 14 Tagen.

Anmerkungen:

a) Wiederanstieg der Enzymaktivität bedeutet erneute Herzmuskelschädigung (Reinfarkt).
b) Bei Herzinfarkt ist GPT immer weniger erhöht als GOT; ist GPT höher als GOT, kann es sich um eine Lungenembolie oder um eine akute Oberbaucherkrankung handeln.
c) Steigt die GPT im Verlauf des Infarktes über die GOT, muß an eine Leberschädigung, z.B. Stauungs-Leber, gedacht werden.
d) Prognostisch ungünstig sind GOT-Werte über 150 IE und LDH-Werte über 800 IE (CPK-Werte über 500 IE).

2.4. Häufige (wichtige) Differentialdiagnosen

a) Perikarditis
b) Lungenembolie
c) Myokarditis
d) Aneurysma dissecans
e) Angina pectoris

Zu a): CPK und GOT nicht erhöht; im Ekg fehlen QRS-Veränderungen, ST-Strecken angehoben oder zum Teil isoelektrisch, jedoch keine ST-Senkungen. Angehobene ST-Strecken gehen von der S-Zacke und nicht, wie beim Infarkt, von der R-Zacke ab. (Weitere Unterscheidungen s. S. 188).

Zu b): CPK nicht erhöht, GPT höher als GOT. Meist Dyspnoe, schlagartig einsetzend, Atmung durch Pleuraschmerzen behindert, Rö-Thoraxaufnahme gibt in 30–50% Hinweise auf eine Lungenembolie. (Weitere Unterscheidungen s. S. 173).

Zu c): Herzschmerz sehr selten als Vernichtungsschmerz auftretend. Im Ekg sehr selten Zeichen eines frischen Infarktes, häufig ST-Senkung und T-Negativierung; jüngere Altersgruppe (unter 40 Jahre), hohe BSG (letzteres schließt aber einen Infarkt nicht aus!); CPK erhöht.

Zu d): Kein infarkttypisches Ekg. Schmerz häufiger zum Rücken ausstrahlend. Rasch zunehmende Anämie. Meist Hypertension. Röntgenologisch zeigt sich eine umschriebene Erweiterung der Aorta. Blutdruckdifferenz zwischen Arm und Bein.

Zu e): Unterschiedlicher Schmerzcharakter (siehe S. 115). Unterschiede finden sich im Ekg (keine QRS-Alteration) und in den Enzymen. Übergang zum Innenschichtinfarkt ist fließend.

2.5. Seltene Differentialdiagnosen

Bei Lokalisation des Schmerzes im Thoraxbereich:

a) Pleuropneumonie
b) Pleuritis
c) Spontanpneumothorax
d) Mediastinitis
e) Hiatushernie
f) Ösophagitis oder andere Ösophaguserkrankungen

} keine Ekg-Veränderung
 keine Enzym-Veränderung

Bei Lokalisation des Schmerzes im Abdomen:

a) Gastritis, perforiertes Ulkus: kein pathologisches Ekg
b) Cholezystitis, Cholelithiasis: keine Ekg-Veränderungen
c) Akute Appendizitis: keine Ekg-Veränderungen
d) Akute Pankreatitis: *Meist* keine pathologischen Ekg-Befunde, kann jedoch das Bild eines frischen Hinterwandinfarktes aufweisen.
(Amylasen und Lipasen im Blut und Urin bestimmen!).

C. Sofortmaßnahmen:

Wichtige Hinweise

Jeder Kranke mit Verdacht eines akuten Myokardinfarktes sollte der stationären Behandlung zugeführt werden. Besonders gefährdet ist der Kranke in den ersten Stunden nach Auftreten des Infarktes. Deshalb muß *vor* dem Transport eine entsprechende Therapie (siehe unten) eingeleitet werden. Der Transport in das Krankenhaus sollte unter ärztlicher Überwachung erfolgen:

1. bei starken Schmerzen, die unter Umständen während des Transportes erneut behandelt werden müssen;
2. bei Rhythmusstörungen, auch wenn sie durch Sofortmaßnahmen unter Kontrolle gebracht werden konnten;
3. bei allen hypotonen Kreislaufzuständen;
4. bei starker Unruhe;
5. nach Injektion von Medikamenten, deren Wirkungsmaximum in die Zeit des Transportes fällt.

Behandlung

1. Lagerung (bis zum Eintreffen des Krankenwagens und während des Transportes):

Bei Hypotonie oder Normotonie ohne Stauungszeichen: Flachlagerung, evtl. Beine hochlagern (20–30 Grad). Bei Atem-

not und Insuffizienzerscheinungen: Oberkörper anheben in halbsitzende Stellung.
Jede körperliche Aktivität ist zu untersagen.

2. *Sedierung* (immer als erste therapeutische Maßnahme durchzuführen):

z. B. Valium 10 mg oder Somnifen 1 Amp. (= 2 ml) oder Luminal-Natrium 1 Amp. (= 0,2 g) langsam i.v. (Keine i.m. Injektionen wegen der später durchzuführenden Antikoagulantientherapie!)

3. Schmerzbekämpfung

z. B. Novalgin 2 ml (50%) 1 Amp. i.v. (kann nach ½ Stunde wiederholt werden).

Bei stärkeren Schmerzen:

Scophedal (Scopolamin + Eukodal + Ephetonin)
 0,5–1,0 ml langsam i.v.
oder Scophedal forte (doppelte Dosen)
 0,5–1,0 ml s.c.
oder Dilaudid-Atropin schwach s.c.
 (0,002+0,0003)
In besonderen Fällen:
Dilaudid-Atropin stark s.c.
 (0,004+0,0005)
evtl. im Abstand von 1 Std. zu wiederholen.

Merke:

Intravenöse und intramuskuläre Verabreichung von Morphium und Dolantin können bei Kranken mit akutem Herzinfarkt zu Blutdruckabfall und Minderung des Schlagvolumens führen (639, 818). Nach Möglichkeit sollte eine Anwendung dieser Substanzen unterbleiben. Besonders für eine Transportprophylaxe sind diese Medikamente ungeeignet, da Lagewechsel die oben beschriebenen Effekte verstärkt (818).
Nur in Fällen, bei denen sich mit anderen Medikamenten keine Schmerzfreiheit erzeugen läßt, ist die vorsichtige subkutane Verabreichung in Kombination mit Atropin sulf. bzw. Scopolamin + Ephetonin erlaubt (560). Werden Opiate verabreicht, so ist die Sedierung (zur Vermeidung von Summationseffekten) entsprechend zu reduzieren. Opiate sedieren schon ihrerseits.

4. *Antiarrhythmische Behandlung*
(auch als prophylaktische Therapie!)

a) Bei Grundfrequenz über 60/min (mit, aber auch ohne ventrikuläre Extrasystolen):
Lidocain (Xylocain) 100 mg langsam i.v. oder Diphenylhydantoin (Phenhydan) 125 mg langsam i.v.

b) Bei absoluter, schneller Kammerarrhythmie und Vorhofflimmern (Pulsdefizit):
Verapamil (Isoptin) 5–10 mg langsam i.v.
+ Herzglykosid (z.B. Lanicor 0,25 mg, Cedilanid 0,4 mg oder andere Digitalispräparate in äquivalenter Dosis i.v.)

c) Bei Grundfrequenz unter 60/min:
Atropin sulf. 0,5 mg langsam i.v.
oder 1 mg subkutan, evtl. nach 1–2 Std. zu wiederholen – oder Alupent Tbl. 10 mg (= ½ Tbl.) oral im Abstand von 2 Std.

5. *Behandlung der hypotonen Kreislaufsituation*

Die Therapie richtet sich nach dem klinischen (evtl. elektrokardiographisch festgestellten) Befund.

Hypotension durch Rhythmusstörungen:

Tachykarde Rhythmusstörungen (s. auch S. 130):

a) supraventrikuläre Rhythmusstörungen: Isoptin;
b) ventrikuläre Rhythmusstörungen: Xylocain.

Bradykarde Rhythmusstörungen:
Atropin oder Alupent.

Arterielle Hypotension ohne Rhythmusstörungen:

a) Ohne Zentralisation, d.h. warme Extremitäten, relatives Wohlbefinden, klares Bewußtsein, gute Urinausscheidung, Blutdruck systolisch 90–100 mm Hg: *keine* Behandlung.
Wenn weiteres Absinken des Blutdruckes zur peripheren Minderdurchblutung führt und sich eine Oligurie und Benommenheit einstellt:
z.B. Norfenefrin (Novadral) 1 Amp. i.v. (1 ml = 0,01 g) oder Äthylnorphenylnephrin (Effortil) 1 Amp. i.v. (0,01 g); kann nach ½ Std. wiederholt werden.

b) Arterielle Hypotension mit Blässe, feucht-kalter Haut, kalten Extremitäten (Vasokonstriktion), Akrozyanose, Bewußtseinsstörung, Oligurie, Blutdruck meist systolisch unter 90 mm Hg, Sinustachykardie.
Beine hochlagern (20–30°), Wärmeschutz durch Decken.
Infusion: z.B. Rheomacrodex 500 ml + Alupent, 3 kl. Amp. (à 0,5 mg = 1 ml), Tropfenzahl: rd. 30/min (dabei Beachtung von Halsvenenstauung, feuchten Rasselgeräuschen, Lungenödem).
Oder: Akrinor 1 Amp. im Abstand von 1 Std. langsam i.v.
In diesen Fällen keine vasokonstriktorische Therapie (z.B. Arterenol, Novadral, Hypertensin).

6. Bei massiver Lungenstauung und Lungenödem

(Grobblasige in- und exspiratorische Rasselgeräusche; evtl. schaumiges rosa oder blutiges Sekret und extreme Orthopnoe):

a) Unblutiger Aderlaß (wechselseitiges Abbinden der Extremitäten im zeitlichen Intervall von 20 min).
b) Diazepam (Valium) 10 mg i.v.
c) Strophanthin $1/8$ mg i.v. (nach 15–20 min zu wiederholen).
d) Furosemid (Lasix) 1 Amp. i.v.
e) Solu-Decortin H 50 mg i.v.
f) O_2-Nasensonde.

7. Bei hypertonen Krisen

(Blutdruck systolisch über 220 mm Hg):

z.B. Isoptin 10 mg langsam i.v. (evtl. nach 20 min zu wiederholen), oder Reserpin (Serpasil) 0,5 mg (= 0,5 ml = ½ Amp.) i.v., nach je 15 min zu wiederholen bis insgesamt 2 mg.

8. Bei Übelkeit oder Erbrechen:

z.B. Dimenhydrinat (Vomex A) 1 Amp. (2 ml) i.v., oder Metoclopramid (Paspertin) 1 Amp. i.v.

Wichtig: Übelkeit oder Erbrechen müssen schnell behandelt werden, da durch Würgen und Pressen Rhythmusstörungen ausgelöst werden können!

9. Sauerstoffzufuhr:

Wenn möglich, während des Transportes!

D. Intensivtherapie

Voraussetzungen für die Therapie:

1. Für alle Infarktpatienten:
   a) Schaffung eines venösen Zuganges (Cavakatheter, zentraler Venendruck!).
   b) Arterielle Blutgasanalyse.
   c) Möglichkeit der Elektrokardiotherapie.
   d) Möglichkeit der O_2-Versorgung (zentraler O_2-Anschluß, Sauerstoffzelt).
   e) Monitorüberwachung, wenn möglich, mit Bandspeicher und Arrhythmiedetektor.
   f) Möglichkeit der Respiratorbehandlung (Intubation – Beatmung).

2. Für Patienten mit akutem Herzinfarkt und Herzinsuffizienz zusätzlich zu 1.:
   g) Schwemmkatheter (Ballonkatheter)[1]) zur Druckmessung in der Arteria pulmonalis, dazu Registriereinheit.

3. Für Patienten mit akutem Herzinfarkt und Schock zusätzlich zu 1. und 2.:
   h) Arterieller Zugang: Druckmessung mit Druckregistrierung und Grenzwerteinstellung zur Alarmgebung.
   i) Möglichkeit der HZV-Bestimmung (z.B. Thermodilutionsmethode: Thermistor in Arteria pulmonalis oder Aorta; oder Farbstoffverdünnungsmethode).

Therapieschema:

1. Lagerung
2. Sedierung
3. Schmerzbekämpfung
4. Arrhythmiebehandlung
   a) Tachyarrhythmie bei Vorhofflimmern (Tachykardie bei Vorhofflattern)
   b) Ektope Vorhoftachykardie (Vorhofextrasystolie)
   c) AV-Tachykardie
   d) Ventrikuläre Extrasystolie
   e) Ventrikuläre Tachykardie
   f) Kammerflimmern

[1]) Swan-Ganz-Katheter Nrf. 5.

g) Sinusbradykardie
h) SA-Leitungsstörungen
i) AV-Leitungsstörungen.
5. Herzinsuffizienz-Behandlung:
   a) Digitalisierung
   b) Diuretische Therapie
   c) Lungenödem-Therapie
6. Antithrombotische Behandlung:
   a) Heparin – Marcumar
   b) Thrombolyse
7. Sauerstofftherapie
8. Infektionsschutz
9. Diät
10. Stuhlregulierung
11. Allgemeine Richtlinien

Zu 1. Die *Lagerung* hängt von der klinischen Symptomatik ab. So wird bei Hypotonie eine Flachlagerung (evtl. Anheben der Beine) und bei Insuffizienzzeichen eine halbsitzende Position bzw. eine Aufrichtung des Oberkörpers erforderlich sein.

Zu 2. Vor der *sedierenden Behandlung* sollte in der Klinik geklärt werden, welche Ursachen der *Unruhe* zugrunde liegen:

a) Angst und Unruhe durch das bewußte Empfinden des bedrohlichen Krankheitszustandes.
b) Unruhe durch starke Schmerzen.
c) Unruhe durch Stauungsbeschwerden, Atemnot, Hypoxämie.
d) Unruhe durch Mangeldurchblutung des Gehirns bei arterieller Hypotension – Schocksyndrom.

Durch die diagnostischen Möglichkeiten in der Klinik: Ekg-Monitor, Röntgenuntersuchung der Thoraxorgane, zentraler Venendruck, Blutgaswerte usw. wird neben der allgemeinen Sedierung und Schmerzbekämpfung (Punkt 1 und Punkt 2) die gezielte Behandlung erfolgen.

Sedierung und Schmerzbekämpfung wie bei der hausärztlichen Behandlung oder Fortsetzung dieser Behandlung. Auch in der Klinik sollten Dolantin und Morphium nach Möglichkeit nicht verabreicht werden!

Zu 3. *Schmerzbekämpfung:*
Siehe bei Sofortmaßnahmen.

I.6. Der Myokardinfarkt

Zu 4. *Antiarrhythmische Behandlung:*

Zu a) In der Mehrzahl der Fälle findet sich *Vorhofflimmern* bzw. *-flattern* bei herzinsuffizienten Kranken. Aus diesem Grund ist die *Digitalisierung* in Verbindung mit Isoptin die Therapie der Wahl.

Die intravenöse Applikation ist der oralen in jedem Fall vorzuziehen.
Bei bedrohlichen Zuständen oder wenn die medikamentösen Behandlungsversuche keine oder nur eine vorübergehende Besserung zeigen, sollte die *Kardioversion* angewendet werden.

Wichtig: Bei bereits digitalisierten Kranken sollte unmittelbar vor der Kardioversion Phenhydan 125 mg langsam intravenös appliziert werden.
Wenn auch in den meisten Fällen der Erfolg nicht von Dauer ist, so wird doch durch die elektrische Therapie Zeit gewonnen, eine intensive medikamentöse Therapie einzuleiten oder fortzusetzen:
z.B. kombinierte Behandlung mit Herzglykosiden + Isoptin-Drg. zu 40 bzw. 80 mg (180–240 mg/die) oder Chinidin-Duriles 4 × 1 Tbl. (bis zu 6 × 1 Tbl.).
In den Notfällen bei rezidivierender *Tachyarrhythmie* muß u.U. die Kardioversion mehrmals wiederholt werden.

Bei Vorhofflattern kein Chinidin (s. S. 15).

Handelt es sich um therapieresistente Fälle und besteht eine dringende Indikation, die bedrohlich schnelle Kammerfrequenz zu senken, so muß die elektrische Doppelstimulation eingesetzt werden (s. S. 80).

Zu b) *Ektope Vorhoftachykardie:* Auch diese vergleichsweise seltene Rhythmusstörung wird meist in Verbindung mit einer zunehmenden Herzinsuffizienz beobachtet.
Medikamentöse Behandlungsmaßnahmen (s. auch S. 15) führen häufig zum Erfolg (Isoptin oder Visken in Kombination mit Herzglykosiden).
Bei gleichzeitig bestehender Hypotonie oder sich ausbildendem Schocksyndrom wird als erste therapeutische Maßnahme die Kardioversion zum Einsatz kommen müssen.

Medikamentöser Behandlungsvorschlag:
z.B. Herzglykoside (Cedilanid 0,4 mg o.a. Präparate)
Isoptin 5–10 mg intravenös im Abstand von 30 Minuten insgesamt 3 × wiederholen.

Wenn daraufhin kein Erfolg: *Kardioversion.*
Auch hier kann bei therapieresistenten Fällen die Doppelstimulation notwendig werden.

Zu c) Bei *AV-Tachykardie* kann ein Behandlungsversuch mit Xylocain vorgenommen werden. Sonstige Therapie wie unter b).

Zu d) *Ventrikuläre Extrasystolen* sind behandlungsbedürftig, wenn sie gehäuft (mindestens 5/min), polytop, als Bigeminus, in Salven auftreten oder einen Vorzeitigkeitsindex unter 1 aufweisen (s. S. 33).

Zur Behandlung sind folgende Medikamente zu empfehlen:

1. Lidocain (Xylocain)
2. Practolol (Dalcic)
3. Pindolol (Visken)
4. Diphenylhydantoin (Phenhydan)
   (an erster Stelle bei Verdacht auf digitalisbedingte Extrasystolen).

Zur Beachtung: Werden Extrasystolen bei bradykarden Herzrhythmusstörungen beobachtet, so kann durch Frequenzanhebung (z.B. mit Atropin – oder mit Alupent – oder mit elektrischer Stimulation) die Extrasystolie unterdrückt werden. In diesen Fällen kommen die oben angeführten Medikamente *nicht* zur Anwendung.

Führen die angegebenen Maßnahmen nicht zum Erfolg und liegt in der Extrasystolie eine besondere Gefährdung (z.B. Salven, Extrasystolen nach Kammertachykardie oder Kammerflimmern), so bietet sich in der hochfrequenten Elektrostimulation (overdriving) bis zu Frequenzen von 120/min eine gute therapeutische Möglichkeit zur Unterdrückung ektopischer Aktivitäten.

Zu e) *Ventrikuläre Tachykardie und Hypotonie:*

Nach einem kurzen Behandlungsversuch mit Xylocain (100 mg i.v.) oder Practolol (Dalcic) (5 mg i.v.) sollte bei Erfolglosigkeit *sofort* die Kardioversion eingesetzt werden.

Nach Regularisierung muß in jedem Fall – auch wenn sich keine Extrasystolen zeigen – eine prophylaktische Therapie über *24 Stunden* erfolgen:

z.B. Glukose 5% 500 ml + Xylocain 2 g
   (Tropfgeschwindigkeit so einstellen, daß pro Minute 2 mg Xylocain infundiert werden – bei Extrasystolen Tropfgeschwindigkeit nach Erfolg)
   oder Sterofundin 500 ml + 60 mg Practolol (Laufzeit 12 Stunden).

Bei rezidivierenden Kammertachykardien oder bei therapieresistenten Formen kommt auch hier die Doppelstimulation in Betracht.

Zu f) *Kammerflimmern:* s. S. 36.

Zu g) *Sinusbradykardie:*

Behandlungsbedürftig, wenn diese Bradykardie zu hämodynamischen Funktionsstörungen (z.B. Hypotension) führt. Therapieversuch mit Atropin 0,5–1,0 mg i.v. im Abstand von 2–3 Std. oder Alupent oral 10 mg im Abstand von 4 Std.

Zu h) Führen *sinuatriale Leitungsstörungen* zu Bradykardie unter 50/min oder entwickelt sich dabei eine Hypotension, so muß die Therapie eingeleitet werden:

(1) Atropin sulf. 0,5 mg i.v. im Abstand von 2 Std. oder
(2) Alupent 0,5 mg langsam i.v. im Abstand von 2 Std. oder
(3) Alupent 10 mg oral im Abstand von 3–4 Std.

Ist die medikamentöse Therapie wirkungslos oder treten längere asystolische Perioden auf, so muß die Schrittmacherbehandlung erwogen werden.

Zu i) *AV-Leitungsstörungen:*

Je nach Schweregrad der Leitungsstörungen und des klinischen Bildes werden folgende Maßnahmen ergriffen:

(1) Vorbereitung zur Schrittmacherversorgung
(2) Applikation einer intrakardialen Elektrode
(3) Applikation einer intrakardialen Elektrode und Stimulation

(1) In Bereitschaft zur Versorgung mit einer intrakardialen Schrittmachersonde sollte man sein:

a) wenn sich unter der Therapie ein AV-Block I. Grades entwickelt,
b) wenn ein AV-Block II. Grades auftritt (Wenckebach'sche Periodik – 2:1-Block), die Frequenz jedoch über 55–60/min liegt und der Blutdruck normal ist.

(2) Eine *prophylaktische Sondeneinführung* ist zu empfehlen:

a) bei AV-Block II. Grades + Bradykardie bzw. + Hypotonie,
b) bei AV-Block III. Grades,
c) bei überdrehtem Linkstyp und Hemiblock,
d) bei wechselndem Schenkelblock.

(3) Die *Elektrostimulation* sollte durchgeführt werden (bei partiellem oder totalem AV-Block):

a) wenn Asystolien bzw. Adams-Stokes-Anfälle auftreten;
b) wenn zusätzlich Rhythmusstörungen (z.B. ektope Reizbildung, ventrikuläre Salven) vorliegen, die durch Frequenzanhebung unterdrückt werden können oder – wenn dies nicht der Fall ist – mit Antiarrhythmika behandelt werden müssen;
c) bei Bradykardien unter 50/min;
d) wenn sich bei Bradykardien Insuffizienzerscheinungen entwickeln (backward failure);
e) wenn bei Bradykardie das Auswurfvolumen so gering wird, daß eine ausreichende Organperfusion in Frage gestellt ist (foreward failure).

Zur Stimulation muß *immer* die Demand-Einstellung gewählt werden! Die Frequenz wird in diesen Fällen auf 70–80/min eingestellt.

Besteht trotz Elektrostimulation der hypotone Kreislaufzustand fort, so kann eine Behandlung mit zusätzlicher Alupent-Infusion versucht werden (789):

z.B.: Glukose 5% 500 ml + Alupent 5 mg (max. Tropfgeschwindigkeit = 30 Trpf./min = 20 µg/min).

Anmerkung zur prophylaktischen intrakardialen Schrittmacherapplikation:

Die Applikation einer Elektrosonde bei Kranken mit noch nicht stimulationsbedürftigen Leitungsstörungen wird nach den oben beschriebenen Richtlinien vorgenommen, um bei plötzlich auftretenden hochgradigen Blockierungen mit lebensbedrohlichem Frequenzabfall oder Asystolien sofort mit der Stimulation beginnen zu können. Dadurch wird wertvolle Zeit gespart, die gebraucht würde, um im Notfall eine Sonde zu applizieren. Außerdem werden die durch die oben erwähnten plötzlich auftretenden lebensbedrohlichen Zustände erforderlichen Noteingriffe (z.B. intrakardiale Injektion, transthorakale Stimulation, Reanimation) überflüssig, die ihrerseits zusätzliche Komplikationen hervorrufen können. Da sich bei 30–40% der Fälle mit Schenkelblock und in 20% der Fälle mit bifaszikulärem Block eine totale Leitungsstörung entwickelt (AV-Block, trifaszikulärer Block), halten wir diese prophylaktische Insertion für berechtigt (Literatur bei 47, 435, 480, 532). Unterstützt wird unsere Empfehlung durch die Beobachtung von Lassers (532) und Beregovicz (47), die beim Übergang von einem Schenkelblock zum totalen Block häufig einen Kammerstillstand beobachtet haben.

Zweifellos bedeutet die Insertion eine zusätzliche Gefährdung, da gerade beim akuten Herzinfarkt die Auslösung von Kammertachykardien, Kammerflimmern, aber auch von Asystolien häufiger ist als bei Patienten mit Leitungsstörungen ohne Infarkt. Dies sollte jedoch nicht dazu führen, die prophylaktische Applikation zu unterlassen, vielmehr sollte für optimale Überwachungsbedingungen und für eine sofort einsatzbereite medikamentöse und elektrische Therapie während der Sondenapplikation Sorge getragen werden. Die Einführung unter Röntgenkontrolle ist der „blinden" Einschwemmtechnik vorzuziehen, da die Sonde ständig verfolgt werden kann und zum Zeitpunkt der größten Gefährdung, d.h. bei Eintritt in den Ventrikel, genau zu beobachten ist.

Erfahrungsgemäß lassen sich die Schrittmacher-induzierten Rhythmusstörungen schnell und sicher beherrschen (650).

Voraussetzung für eine optimale Schrittmacherbehandlung einschließlich der Sondenapplikation ist die Durchführung durch einen erfahrenen Arzt, dem ein einsatzbereites Reanimationsteam zur Seite steht!

Eine Überwachung des Kranken mit liegender Schrittmachersonde auf einer Intensivpflegestation muß in jedem Fall gewährleistet sein.

Während einige Autoren empfehlen, die Schrittmachersonde bis zu 3 Wochen nach Rückbildung zum Sinusrhythmus zu belassen (47, 366, 880), glauben wir in Übereinstimmung mit Lassers, Oliver, Lown und Nager u.a. (530, 562, 671), daß 4 Tage nach Normalisierung der Leitungsstörung die Elektrode entfernt werden kann.

Mit folgenden *Komplikationen* muß gerechnet werden:

1. Schrittmacher-induzierte Extrasystolie (oft zu erkennen an der fast identischen Form mit der Elektrosystole),
2. Schrittmacher-unabhängige Extrasystolie,
3. Parasystolie (vor allem bei zu niedriger Frequenz der Demand-Einstellung),
4. Kammertachykardie,
5. Kammerflimmern,
6. Asystolie,
7. Penetration – Perforation,
8. Elektrodendislokation,
9. Armvenenphlebitis.

Empfehlenswert ist die Einführung der Schrittmachersonde über die Vena subclavia, da dann durch Armbewegungen keine Elektrodendislokation und natürlich auch keine Armvenenphlebitis zustande kommen kann.

Besteht keine Möglichkeit zur Schrittmacher-Behandlung, so muß die *medikamentöse Therapie* zum Einsatz kommen:

a) *bei partiellen AV-Leitungsstörungen:*
   (1) Atropin sulf. 0,5–1,0 mg i.v. im Abstand von 2 Stunden oder
   (2) Alupent 10–20 mg im Abstand von 6 Stunden oral.

b) *bei Patienten mit AV-Block II. Grades und Bradykardie und bei totalem AV-Block:*
   (1) Alupent oral: 10–20 mg in Abständen von 4–6 Stunden
   (2) Tropfinfusion: Glukose 5% 500 ml 5–10 mg Alupent

Die Tropfenzahl muß so eingestellt werden, daß die Kammerfrequenz nicht über 70 ansteigt!

Wichtig: Zu (2): Die Reaktion auf tertiäre Zentren ist recht unterschiedlich, so daß die Therapie sehr vorsichtig eingeleitet werden muß.

Komplikationen bei der Alupent-Therapie:

        Auftreten von Vorhofflimmern bzw. -flattern
        Kammerflimmern bzw. -flattern
        Kammertachykardie
        Asystolie
        Lungenödem
        evtl. Zunahme der Extrasystolie

Zur Beachtung:

Die Schrittmachertherapie ist der Pharmakotherapie aus folgenden Gründen überlegen (650):

Es kann eine zuverlässige und dosierte Steigerung der Herzfrequenz vorgenommen werden.
Durch Stimulation wird seltener eine Kammertachykardie ausgelöst als durch Medikamente.
Der Schutz vor Asystolie ist zuverlässiger.
Die zusätzliche Anwendung von Herzglykosiden oder Antiarrhythmika ist ungefährlicher oder überhaupt erst möglich, da die überleitungshemmende Wirkung der antiarrhythmischen Substanzen bei Stimulation nicht schaden kann.
Therapieresistente Extrasystolien und daraus sich evtl. entwickelnde Tachykardien können durch Anhebung der Stimulationsfrequenz unterdrückt werden.

Zu 5. Eine *Behandlung mit Herzglykosiden* ist notwendig:

wenn Zeichen der Herzinsuffizienz vorliegen (feuchte pulmonale Rasselgeräusche, röntgenologische Zeichen der Lungenstauung bzw. des interstitiellen Ödems, protodiastolischer Galopprhythmus, erhöhter Venendruck, erhöhter diastolischer Druck in der Arteria pulmonalis);
wenn bereits vor dem Infarkt eine Behandlung mit Glykosiden erforderlich war.

Wichtig: Vor jeder Digitalisbehandlung in der Klinik ist der Serumkaliumwert zu bestimmen.

Zu 5a) Nach den bisher vorliegenden Berichten (19, 563) und nach unseren eigenen Erfahrungen besteht kein Unterschied in der Häufigkeit von ventrikulären Extrasystolen oder Kammertachykardien zwischen digitalisierten und nicht digitalisierten Patienten mit Myokardinfarkt.
Zur Anwendung gelangen herzwirksame Reinglykoside (z.B. Lanatosid, Digoxin, Methyldigoxin usw.).
Wirkungseintritt und Wirkungsmechanismus sollen bekannt sein, um durch kurzfristige Ekg-Kontrollen bzw. Monitorkontrollen Digitalisüberempfindlichkeiten zu erfassen. Die Durchführung erfolgt in kleinen Zeitabständen als mittelschnelle Sättigung:

z.B. Cedilanid ½ Amp. = 0,2 mg im Abstand von 4 Stunden
  (in den ersten 24 Stunden = 1,2 mg)
  Am nächsten und übernächsten Tag
  Cedilanid 2 × 0,4 mg/die,
  anschließend jeden Tag 0,6 (mindestens 0,4) mg i.v. oder, bei Digitalisüberempfindlichkeit, entsprechend geringer (andere Herzglykoside in äquivalenter Dosis).

Ist nicht sicher auszuschließen, daß die Rhythmusstörungen z. T. digitalisbedingt sind, so wird zusätzlich Diphenylhydantoin verabreicht (z. B. Phenhydan 125 mg langsam i.v.) und die Digitalisierung vorsichtig fortgesetzt.

Zu 5b) Gleichzeitig sollte in den ersten Tagen eine Behandlung mit Diuretika erfolgen:

z.B. Lasix 1–2 Amp./die i.v.
oder Hydromedin 1–2 Amp./die i.v.
Bei Langzeitbehandlung Aldactone 4 × 1 Tbl. zu 50 mg
oder Esidrix 2 × 1 Tabl. à 25 mg.

Zu 5c) *Behandlung des Lungenödems:* s. S. 157.

Zu 6. *Antithrombotische Behandlung:*

Die Behandlung mit Antikoagulantien in der akuten Phase des Myokardinfaktes hat das Ziel, die Bildung von wandständigen Thromben über dem infarzierten Gebiet zu verhindern und dadurch von dort ausgehende Embolien zu verhüten (497). Außerdem dient die Therapie zur Prophylaxe der Lungenembolien und peripheren Thrombosen. Wir halten es für gesichert, daß durch diese Therapie die Letalität durch thromboembolische Komplikationen gesenkt werden kann (498, 600, 970).

Vor Einleitung der Therapie müssen Thrombinzeit und Thromboplastinzeit (Quick) untersucht werden!

Kontraindikationen (gelten auch für Thrombolysebehandlung):

1. Bereits durchgeführte Behandlung mit Antikoagulantien vom Cumarin- oder Indandiontyp (nur relative Kontraindikation).
2. Vorbestehende Blutstillungsdefekte
   (Thrombozytopenie oder Thrombozytopathie sowie vaskuläre hämorrhagische Diathesen. Je nach Befunden relative oder absolute Kontraindikation!)
3. Hypertonie mit systolischen Werten über 200 mm Hg und diastolischen Werten über 110 mm Hg.
4. Fortgeschrittene zerebrale Gefäßsklerose.
5. Lebensalter über 75 Jahre (relative Kontraindikation).
6. Ulzera (in der Anamnese) und Tumoren (besonders im Magen-Darm-Abschnitt).
7. Nierenstein-Anamnese.
8. Infarktperikarditis mit Reibegeräusch.
9. Endocarditis lenta, Sepsis.

Zu 6a) Folgendes Vorgehen wird empfohlen:

Initial: Liquemin (oder Heparin Novo, oder Thrombophob) 10000 E intravenös, anschließend Glukose 500 ml + Liquemin 40000 E in 24 Std. mit einer Infusionspumpe.

Zwei Stunden nach Infusionsbeginn Kontrolle der Thrombinzeit. Bei normalem Ausgangswert ist eine Verlängerung um das Dreifache anzustreben. Während dieser Therapie 8-Stunden-Kontrolle der Thrombinzeit.

Durchführung dieser Behandlung mindestens 3 Tage. Stellen sich während dieser Behandlung Komplikationen des Infarktverlaufes (z.B. Insuffizienzerscheinungen, Rhythmusstörungen) ein, empfiehlt sich eine längere Fortsetzung der Therapie.

Übergang auf Cumarin oder Indandion (z.B. Marcumar, Sintrom, Tromexan) erst nach Stabilisierung des Kreislaufes und der Herztätigkeit.

1. Tag: z.B. Marcumar 5 Tabletten zu je 3 mg (bei normalem Quickwert *vor* Behandlung, sonst entsprechend weniger)
2. Tag: Marcumar 3 Tabletten
3. Tag: Marcumar 2 Tabletten

Während dieser Zeit muß die Heparin-Behandlung fortgesetzt werden. Am 4. Tag wird die Heparin-Infusion gestoppt und 5 Stunden später eine Quickwertbestimmung durchgeführt. Liegt der Quickwert unter 25%, wird die Behandlung mit Marcumar allein fortgesetzt. Die Dosierung schwankt zwischen ½ Tabl. und 2 Tabl. pro Tag.

Beeinflussung der Antikoagulantienbehandlung durch *Medikamente*:

Verstärkend wirken: Butazolidin, Irgapyrin, Deltabutazolidin, Salizylate, Phenothiazine (Megaphen, Psyquil), Thyroxin, Regelan und Breitbandantibiotika.

Abschwächend können wirken: Barbiturate, Phenhydan.

Gleichzeitige Gabe von Kortikoiden oder Phenylbutazon können zu Magenerosionen und damit zu schweren Blutungen führen.

Zu 6b) *Thrombolysebehandlung:*

Über gute Erfolge mit Streptokinase in der Frühphase des Herzinfarktes wurde mehrfach berichtet (229, 495, 694, 771, 926).

In einer neuen Gemeinschaftsstudie von 9 Kliniken unter Beteiligung unserer Klinik wurden insgesamt 269 Patienten mit akutem bis 12 Stunden altem Myokardinfarkt untersucht. Dabei wurde eine Gruppe, die 18 Stunden lang mit Streptokinase behandelt worden war, einer alternativ randomisierten Kontrollgruppe, bei der in der gleichen Zeit eine Leerinfusion verabreicht worden war, gegenübergestellt. Diese Untersuchung ergab eine Gesamtletalität von 13,8% in der Streptokinasegruppe gegenüber 26% in der Kontrollgruppe. Diese Ergebnisse decken sich im wesentlichen mit den Resultaten, die in einer früheren Studie von der gleichen Arbeitsgruppe erreicht worden war.

Aufgrund der jetzt vorliegenden Erfahrungen kann empfohlen werden, bei Kranken, die innerhalb der ersten 24 Stunden nach Infarktbeginn zur Aufnahme kommen, die thrombolytische Therapie mit Streptokinase durchzuführen.

Laborkontrollen:

Vor der Behandlung Bestimmung des Quickwertes und der Thrombinzeit und Bestimmung des Streptokinaseresistenztestes.
Die *Kontraindikationen* sind die gleichen wie bei der Antikoagulantientherapie. (Zusätzlich allergische Reaktion und hoher Antistreptolysintiter.)

Ausführung:

1. 250000 E Streptokinase in 50 ml Lävulose 5%
   innerhalb von 20 min intravenös.
2. Im Anschluß daran mittels einer Infusion 100000 E pro Stunde, nach Möglichkeit mit einer Infusionspumpe für eine Dauer von 18 Stunden.
3. Übergang auf Heparin nach 18 Stunden:
   30 Minuten vor Behandlungsende mit Streptokinase: Infusion mit Heparin in den ersten 8 Std. 7500 E., in den folgenden 8 Std. 10000 E und danach 40000 E/24 Std.

Merke: Nach Streptokinase wird weniger Heparin benötigt um eine therapeutische Wirkung (mindestens Verdoppelung der Thrombinzeit) zu erzielen.

Zu 10. *Regulierung des Stuhlganges:*

Spätestens am 3. Tag ist für Stuhlgang zu sorgen. Es muß dabei beachtet werden, daß dieser Vorgang für den Patienten mit keiner Anstrengung verbunden sein darf. Jegliches Pressen ist zu unterlassen. Evtl. zusätzlich zu oralen Abführmitteln Glycerinzäpfchen oder Mikroklysma.

Bei komplikationslosem Verlauf erfolgt nach 5 Tagen die Verlegung auf eine Allgemeinstation.

E. Überwachung und **F. Häufige Fehler:** s. S. 149.

Das Schocksyndrom bei Herzinfarkt

A. Pathophysiologie

Bei etwa 10–15% der Kranken mit akutem Myokardinfarkt sind die Zeichen des sog. kardiogenen Schocks festzustellen. Da diesem Krankheitsbild verschiedene Ursachen zugrunde liegen können, schlägt Shillingford vor, nicht vom kardiogenen Schock, sondern vom *Schocksyndrom bei Herzinfarkt* zu sprechen (817). Es muß dann jeweils nach der Ursache gefahndet werden und die Behandlung nicht nur symptomatisch, sondern nach Möglichkeit auch kausal durchgeführt werden.

Klinisch bietet der Kranke mit Schocksyndrom folgende *Befunde:* Blasse, kalt-schweißige, häufig zyanotisch verfärbte Haut, schlecht bzw. nicht tastbare Pulse bei meist niedrigem Blutdruck mit verkleinerter Amplitude, häufig Tachykardie, Oligurie bis Anurie und getrübtes Sensorium mit oder ohne Unruhezustand. Besonders auffallend sind die kalten Extremitäten mit oft scharfer Begrenzung der Kalt-Warm-Zone.

Die Genese des Schocksyndroms ist noch nicht eindeutig geklärt, insbesondere sind noch viele Einzelfragen offen.

Durch die Infarzierung eines Bezirkes der linken Ventrikelwand kommt es zu verschiedenen pathologischen Zuständen, die im Zusammenhang betrachtet werden müssen, um die Entwicklung des Schocksyndroms erkennen zu können.

Als erstes ist die *Funktionsminderung* durch den infarzierten Bezirk zu nennen, die von Gorlin unter dem Begriff der *Asynergie* des linken Ventrikels zusammengefaßt wurde (396). Verschiedene Formen der Asynergie können einzeln oder gemeinsam vorkommen und bilden in jedem Fall eine Störung im koordinierten Kontraktionsablauf des linken Ventrikels (s. auch S. 106). Außerdem hat sich gezeigt, daß sich im Verlauf der ischämischen Schädigung *Herzrhythmusstörungen* entwickeln, die nach Lown ihre Ursache in einer elektrischen Instabilität des Myokards haben (375). Diese auch als primäre Rhythmusstörungen bezeichneten Arrhythmien können in verschiedenen Formen auftreten, wobei die ventrikulären Extrasystolen am häufigsten in Erscheinung treten. Durch die Möglichkeit, tachykarde Phasen auszulösen, birgt jedoch diese früher als harmlos bezeichnete Arrhythmie eine beträchtliche Gefährdung in sich. Ferner zählen zu diesen primären Arrhythmien Bradyarrhythmien, die ihre Ursache entweder in einem durch die Ischämie gereizten und gesteigerten Vagotonus haben oder durch direkte Schädigung des AV-Knotens zustande kommen. Auch bei diesen Rhythmusstörungen besteht die elektrische Instabilität, die zur Entwicklung bedrohlicher Krankheitsabläufe zusätzlich noch beitragen kann (558).

Von einem Schocksyndrom bei Herzinfarkt wird gesprochen, wenn durch abrupte und erhebliche Erniedrigung des Schlagvolumens und des Herzminutenvolumens die Perfusion der Peripherie ungenügend ist (311, 337, 679, 796, 815, 816).

Für die extreme Erniedrigung werden folgende *Ursachen* angenommen:

1. Myokardialer Funktionsausfall:

a) Die insuffiziente Pumpleistung wird im wesentlichen durch die Größe des infarzierten Bezirkes bestimmt. Außerdem wird sich eine schon vorher bestehende Schädigung des Myokards zusätzlich verschlechternd auswirken.
Weitere myokardiale Ursachen, die zur abrupten Minderung des Herzzeitvolumens führen, sind nachstehend aufgeführt. Hierbei handelt es sich jedoch um seltene Ereignisse.
b) Ventrikelruptur mit Hämoperikard
c) Septumruptur mit Links-Rechts-Shunt
d) Papillarmuskelschwäche oder -abriß mit konsekutiver Mitralinsuffizienz

2. Herzrhythmusstörungen sind ebenfalls als Ursache einer starken Erniedrigung des Herzzeitvolumens anzusehen:

a) Supraventrikuläre Tachykardien
b) Ventrikuläre Tachykardien
c) Supraventrikuläre Bradykardien
d) AV-Leitungsstörungen
e) Kammerflimmern

Bei diesen Arrhythmien muß berücksichtigt werden, daß sich durch die Asynergie des linken Ventrikels eher pathologische hämodynamische Auswirkungen einstellen als bei den gleichen Arrhythmien ohne gleichzeitiges Vorliegen eines akuten Myokardinfarktes.

Die nachstehend aufgeführten Arrhythmien treten meist als *Folge* der myokardialen Insuffizienz auf. Sie können jedoch ihrerseits dann zum entscheidenden Faktor des Schocksyndroms werden (sogenannte sekundäre Arrhythmien):

(1) Vorhofflimmern mit schneller Kammertachykardie
(2) Vorhofflattern mit schneller Überleitung
(3) Sinustachykardie

Über die Ausbildung eines Schocksyndroms, wie sie den heutigen Vorstellungen entspricht, soll das Schema unterrichten. Dabei ist zu berücksichtigen, daß ein zeitlicher Ablauf zu verfolgen ist, der in einem Schema nur unzureichend dargestellt werden kann.

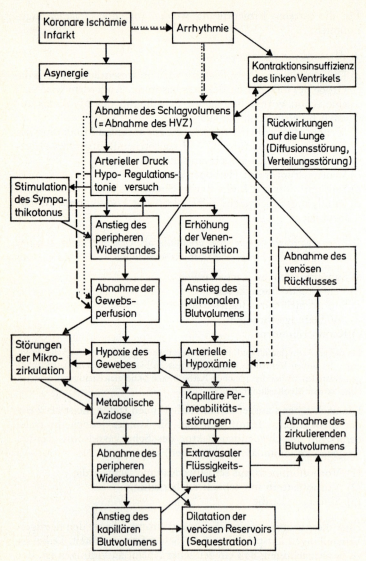

Abb. 1. Pathogenese des kardiogenen Schocks.

I.6. Der Myokardinfarkt

Schema der Schockentwicklung

Im Mittelpunkt des Schocksyndroms steht die akute *Verminderung des Schlagvolumens* und damit des Herzzeitvolumens. Für die Verminderung sind Größe des Infarktbezirkes, Arrhythmien oder vorher bestehende myokardiale Schädigungen von ausschlaggebender Bedeutung. Außerdem kommen im Rahmen der Entwicklung und zunehmenden Ausprägung des Schocksyndroms weitere Faktoren hinzu, die ihrerseits die myokardiale Funktion verschlechtern, so daß ein Circulus vitiosus eintritt, der letztlich zu dem irreversiblen Schockzustand führen kann.

Durch die Abnahme des Schlagvolumens entsteht eine *Erniedrigung des arteriellen Blutdruckes*. Allerdings unterbleibt häufig ein starker Blutdruckabfall, da durch die Pressorezeptoren im Karotissinus und im Aortenbogen eine Verstärkung des Sympathikotonus eintritt, der eine Erhöhung des peripheren Widerstandes bewirkt. Wichtig ist, in diesem Zusammenhang darauf hinzuweisen, daß Schmerz, Angst und Erregung ebenfalls zu einer Verstärkung des Sympathikotonus führen können.

Durch die „regulierende" Wirkung der Peripherie kann der Blutdruck nur wenig erniedrigt sein. *Auf keinen Fall sollte man aus dem Blutdruck Schlüsse auf die Auswurfleistung des Herzens ziehen.*

Der gesteigerte Sympathikotonus wirkt auf die alphaadrenergen Rezeptoren im Sinne einer *Vasokonstriktion*. Folgende Organgebiete sind davon betroffen: Splanchnikusgebiet, Niere, Haut und Muskulatur (604). Dagegen werden Gehirn und Herz nicht davon beeinflußt. Von Duesberg und Schröder (198) wird dieser Zustand, der durch eine Vasokonstriktion der oben beschriebenen Organgebiete und unter Ausklammerung von Herz und Gehirn erreicht wird, als *Zentralisation* bezeichnet. Die unzureichende Blutversorgung der Peripherie führt zu einer *Gewebshypoxidose* und zur *metabolischen Azidose*. Gefördert wird dieser Zustand durch die arterielle Hypoxämie. Diese arterielle Hypoxämie entsteht durch die Insuffizienz des linken Ventrikels und die konsekutiv auftretende Lungenstauung. Zum anderen kann durch Venokonstriktion eine Erhöhung des pulmonalen Blutvolumens erreicht werden, die ebenfalls zu einer arteriellen Hypoxämie führt. Neben einer Diffusionsstörung werden Verteilungsstörungen mit herabgesetzten Belüftungs-Durchblutungsverhältnissen verantwortlich gemacht (110).

Von einigen Autoren wird angegeben, daß im Laufe der weiteren Entwicklung sekundäre Veränderungen hinzutreten, die den Zustand weiter verschlechtern. Hier sind als erstes *Störungen der Mikrozirkulation* zu nennen: Hypostase und Stase, Geldrollenbildung von Erythrozyten und Aggregationen von Thrombozyten und Leukozyten („Sludge") entwickeln sich in den ungenügend perfundierten Organgebieten (523, 524). Während diese Störungen noch reversibel sind, treten im weiteren Verlauf mehr und mehr Fibrindepositionen dazu, die die Stase des Blutes in der peripheren Zirkulation fixieren.

Ferner wird durch Gewebshypoxie und lokale Azidose die Gefäßpermeabilität gesteigert und ein extravasaler Flüssigkeitsaustritt begünstigt. Infolge der lokalen Azidose und der damit verbundenen geringeren Ansprechbarkeit auf Katecholamine dilatieren die präkapillaren Arteriolen. Dagegen bleiben die postkapillaren Venolen konstringiert. Daraus entwickelt sich einerseits eine Zunahme des kapillären Blutvolumens, andererseits eine Dilatation des venösen Reservoirs. Diese Änderung im Verhalten des prä- und postkapillaren Gefäßzustandes hat eine sogenannte *Sequestrierung großer Blutmengen* zur Folge, d. h. es entwickelt sich eine Hypovolämie. Zwangsläufig sinkt durch die Abnahme des venösen Rückstroms das Schlagvolumen weiter ab. Daneben wirken sich eine metabolische Azidose, die arterielle Hypoxämie und die nachlassende Perfusion des Koronarsystems durch weiteren arteriellen Druckabfall negativ auf das Schlagvolumen aus.

Wenn auch in den letzten Jahren viele Ergebnisse über die Entwicklung und den Ablauf des Schocksyndroms erbracht werden konnten, bleibt bis heute der pathophysiologische Mechanismus, der zur Auflösung der hämodynamischen und klinischen Zeichen führt, ungeklärt. Dabei ist auf die Untersuchungen von Cronin (153) und Cohn (133) hinzuweisen, die keine eindeutigen Korrelationen des Schocksyndroms zur Infarktausdehnung und -lokalisation oder zu Alter und Geschlecht feststellen konnten. Andererseits geht aus anderen Untersuchungen hervor, daß bei einem infarktbedingten Ausfall von mehr als 50% des linken Ventrikels ein irreversibler Schockzustand resultieren wird.

Im Hinblick auf das therapeutische Vorgehen sollen die wichtigsten hämodynamischen Veränderungen nochmals zusammengefaßt werden.

Die *Schlagvolumenerniedrigung* beruht in erster Linie auf einer Kontraktionsinsuffizienz des linken Ventrikels. Zu Beginn des Krankheitsgeschehens ist eine Hypovolämie nicht nachweisbar (570, 805). Sekundär kann sich der Kontraktionszustand noch verschlechtern durch Arrhythmien (558), metabolische Azidose, arterielle Hypoxämie und durch Abnahme des totalen Blutvolumens durch Sequestration.

Der *arterielle Blutdruck* ist meistens erniedrigt und hat eine kleine Amplitude. Bei zuvor hypertonen Kranken kann ein Normaldruck vorgetäuscht werden. Da er durch den peripheren Widerstand gesteuert wird, gibt er keinen Aufschluß über das Auswurfvolumen.

Der *zentrale Venendruck* ist meistens erhöht. Für diesen Anstieg ist in der Regel eine Herzinsuffizienz verantwortlich zu machen. Besteht ein normaler Venendruck, so sind dafür hypovolämische Zustände, die sich – wie oben erwähnt – sekundär einstellen können, verantwortlich (543). Während der zentrale Venendruck nur über die Insuffizienz des rechten Herzens Auskunft gibt, erhält man durch den Mitteldruck der Arteria pulmonalis (bzw. den diastolischen Druck) Auskunft über den Insuffizienzgrad des linken Ventrikels. Beim Schock wird stets ein Mitteldruck über 25 mm Hg registriert.

Der *periphere Widerstand* ist erhöht. Dieser auf peripherer Vasokonstriktion beruhende Zustand ist das Ergebnis einer vermehrten endogenen Katecholaminstimulation. Messungen der renalen Katecholaminausscheidung zeigten deutlich erhöhte Werte in der akuten Phase des Myokardinfarktes (447, 920). Sekundär kann ein Abfall erfolgen, wenn durch eine lokale Azidose die Wirksamkeit der Katecholamine aufgehoben bzw. vermindert wird.

Die *metabolische Azidose:* Aufgrund der Gewebshypoxie kommt es, bedingt durch anaerobe Glykolyse, zu einem vermehrten Anfall von Milchsäure und Anstieg des Laktat/Pyruvat-Quotienten (524). Die metabolische Azidose wirkt negativ inotrop und begünstigt wahrscheinlich das Auftreten von Arrhythmien.

Die Ursache der *Oligurie* bzw. *Anurie* ist noch nicht eindeutig geklärt; wahrscheinlich beruht diese Niereninsuffizienz jedoch auf einem ungünstigen Perfusionsdruck, meist mit einer reflektorischen Vasokonstriktion (s. S. 480). Diese Störung der Nierenfunktion hat neben anderen Komplikationen, z. B. Anstieg der harnpflichtigen Substanzen – Urämie – zur Folge, daß eine diuretische Therapie bei Lungenstauung bzw. Lungenödem nicht durchgeführt werden kann (816). Außerdem bestehen für die Zufuhr von Flüssigkeit sehr enge Grenzen.

Trübung des *Sensoriums* ist als Ausdruck der zerebralen Mangeldurchblutung aufzufassen. Die Mangeldurchblutung ist nicht so sehr ein Blutdruckproblem, da für eine normale zerebrale Zirkulation ein arterieller Mitteldruck von 60 mm Hg ausreicht, sondern ein Blutdurchflußproblem. So ergibt sich hieraus, daß in erster Linie eine zerebrale Störung auf einem zu geringen Auswurfvolumen beruht.

B. Diagnostische Hinweise

Neben den schon eingangs erwähnten klinischen Befunden ist es wichtig, den *zentralen Venendruck* über einen Cavakatheter zu messen. Außerdem sollte ein Blasenkatheter eingelegt werden, um die Urinproduktion in kurzen Zeitabständen überprüfen zu können. Eine ständige Ekg-Kontrolle zur Erfassung komplizierender Arrhythmien ist gleichfalls notwendig. Zur Feststellung der metabolischen Azidose und der arteriellen Hypoxämie sind Blutgasanalysen durchzuführen. Besonders zu empfehlen ist die Einführung eines Pulmonalis-Katheters. Weiterhin sollte die Bestimmung des Herzzeitvolumens erfolgen.

Merke: Beim akuten Myokardinfarkt kommen Verlaufsformen vor, bei denen eine arterielle Hypotension mit nur gering erniedrigtem Herzzeitvolumen sowie erniedrigtem peripherem Widerstand mit oder ohne Bradykardie vorliegt. Die Patienten fühlen sich wohl, die Peripherie ist gut durchblutet, die Urinausscheidung ist gut (790, 894). In seltenen Fällen entwickelt sich bei diesen

Kranken ebenfalls ein Schocksyndrom, besonders wenn aufgrund einer Bradykardie das Herzzeitvolumen nicht durch Frequenzsteigerung angehoben werden kann.

C. Sofortmaßnahmen
Siehe S. 119.

D. Intensivtherapie:

Therapieschema:

1. Lagerung
2. Sedierung und Schmerzbekämpfung
3. Sauerstofftherapie
4. Glykosidtherapie + Diuretikatherapie
5. Azidosebehandlung
6. Fibrinolyse
7. Behandlung des Blutdrucks
8. Volumensubstitution
9. Behandlung von Rhythmusstörungen
10. Operative Behandlung
11. Assistierte Zirkulation (z. B. aortale Ballonpulsation)

Zur Beachtung: Bei der kritischen Situation, in der sich der Kranke mit Schocksyndrom bei akutem Myokardinfarkt befindet, ist es wichtig, bei allen medikamentösen Behandlungen zu prüfen, ob gegen die pharmakologischen Substanzen keine Kontraindikationen bestehen. Zu bedenken ist ferner, daß durch die bedrohliche Allgemeinsituation und die Insuffizienz einiger Organe Nebenwirkungen und toxische Spiegel eher erreicht werden als bei intakten Organfunktionen.

Ziel der Behandlung muß es sein, eine Verbesserung der Kontraktionsinsuffizienz zu erreichen. Daneben müssen symptomatische Behandlungsmöglichkeiten genutzt werden, die zu einer Verbesserung der arteriellen Hypoxämie, der metabolischen Azidose und, wenn notwendig, zu einer Behebung der Hypovolämie führen. Genauso wichtig ist es, durch ständige Ekg-Kontrollen Herzrhythmusstörungen sofort festzustellen und gezielte Behandlungsmaßnahmen schnell einzusetzen.

I.6. Der Myokardinfarkt

Zu 1. Die *Position des Kranken* richtet sich nach dem klinischen Bild. Besteht Dyspnoe oder Orthopnoe, wird der Patient eine halbsitzende bis sitzende Körperhaltung einnehmen. Bestehen keine Lungenstauung und keine anderen Zeichen der Linksinsuffizienz, wird man versuchen, den Patienten horizontal zu lagern. Es sollte versucht werden, die Beine 10–20 Grad anzuheben. Bei massiver Lungenstauung und Orthopnoe ist es ratsam, einen unblutigen Aderlaß vorzunehmen, indem alternierend die Extremitäten abgebunden werden (s. S. 162).

Zu 2. Die *Beruhigung* und die *Schmerzbekämpfung* sind stets als erste Maßnahme durchzuführen, da Schmerz, Angst und Erregung zu einer Erhöhung des Sympathikotonus beitragen können und damit den Sauerstoffbedarf und den peripheren Widerstand erhöhen können. Es ist möglich, daß diese Zustände zur Entwicklung des Schocksyndroms beitragen (679, 820).
Zur Beruhigung hat sich Valium 10 mg i.v. gut bewährt. Außerdem können Luminal 0,20 g i.v. oder Atosil 50 mg langsam i.v. verabreicht werden.
Zur Schmerzbekämpfung wird mit Novalgin 2 ml (= 1 g) i.v. oder Baralgin 1 Amp. (= 5 ml) i.v. verabreicht. Reicht dies nicht aus, so kommen Opiate zur Anwendung:

z.B. Dilaudid-Atropin schwach (0,002 + 0,0003)
oder stark (0,004 + 0,0005) oder Scophedal 0,5–1,0 ml i.v.

Von Morphium und Dolantin muß abgeraten werden, da durch diese Präparate eine weitere Blutdrucksenkung hervorgerufen werden kann (516, 639, 818).

Zu 3. Eine *Sauerstoffzufuhr* von 4–6 l/min über eine Nasensonde ist in allen Fällen vorzunehmen. Zwar wurde von verschiedenen Autoren eine Zunahme des peripheren Widerstandes unter 100%iger Sauerstoffverabreichung beobachtet, jedoch ist erwiesen, daß der Nutzen durch Verbesserung der arteriellen Hypoxämie eindeutig überwiegt (110, 896).
Besteht eine hochgradige stauungsbedingte respiratorische Insuffizienz, sollte man nicht zögern, nach endotrachealer Intubation mit der Respiratorbehandlung zu beginnen, da dadurch ganz entscheidend die Hypoxämie verbessert werden kann.

Wichtig: In der letzten Zeit wird die Meinung vertreten: bei allen Kranken mit Schock sofort mit der künstlichen Beatmung zu beginnen.

Zu 4. In jedem Fall sollte bei Kranken mit Schocksyndrom eine *Glykosidtherapie* eingeleitet werden. Es ist nachgewiesen, daß das Herzminutenvolumen durch herzwirksame Glykoside erhöht wird (132, 151). Eine bedrohliche Zunahme von Herzrhythmusstörungen konnte nicht beobachtet werden (796). Allerdings können Azidose und Hypoxie sowie Hypokaliämie eine Arrhythmie begünstigen.

Folgender Therapieplan wird vorgeschlagen, z B.:
1. Tag: Lanicor 4 × 0,25 mg i.v. im Abstand von 6 Std.
2. Tag: Lanicor 3 × 0,25 mg
3. Tag und folgende Tage: Lanicor 2 × 0,25 mg i.v.

(oder andere Herzglykoside in äquivalenter Dosis, z.B. Strophanthin, Lanitop, Novodigal, Cedilanid).

Diuretika: Bei Zeichen der Lungenstauung ist die zusätzliche Gabe von Diuretika nützlich. Es gelingt dadurch u.a., die Sauerstoffsättigung des Blutes zu verbessern. Bei Oligurie oder Anurie ist die Gabe von Diuretika zwecklos, da für die Wirkung dieser Substanzen ein ausreichender Perfusionsdruck die Voraussetzung ist. *Therapieplan:* Lasix 2 Amp. (= 40 mg) i.v., evtl. nach 2 Std. zu wiederholen – oder Hydromedin 1–2 Amp. i.v., nach 2 Std. zu wiederholen. Bei Erfolglosigkeit einmalige höhere Dosis: Lasix 125 mg i.v.

Zu 5. Nach Ermittlung der metabolischen Azidose durch die Blutgasanalyse muß sofort der Ausgleich durch *alkalisierende Substanzen* erfolgen. Wenn keine Hypernatriämie besteht, soll Natriumbikarbonat verabreicht werden.
Die Berechnung erfolgt nach folgender Formel.

$$\text{Bikarbonat in mval} = \text{Base-Excess} \times \text{Körpergewicht} \times 0{,}3$$

Bei der Azidosebehandlung ist zu berücksichtigen, daß durch die Berechnung nur das augenblickliche Defizit erfaßt wird, daß jedoch während der nachfolgenden Behandlung die Bildung saurer Stoffwechselprodukte weitergeht. So ergibt die Berechnung nur das Minimum der zu verabreichenden alkalischen Substanzen.

Stündliche bis zweistündliche Kontrollen der Blutgaswerte sind erforderlich. Zusätzliche Bikarbonatzufuhr von 50 mval/Std. hat sich bei unserem Krankengut sehr bewährt.

Zu 6. (Siehe auch bei Herzinfarktbehandlung zu Nr. 5):
Bei der unter 5. zitierten Gemeinschaftsstudie wurden die Ergebnisse der Kranken mit schockähnlichem Zustand gesondert ausgewertet. Allerdings wurden diese Patienten nicht hämodynamisch untersucht und der Begriff „schockähnlicher Zustand" sehr großzügig gefaßt. Die Auswertung ergab, daß in der Streptokinase-Gruppe (n = 138) von 35 Kranken mit schockähnlichem Zustand 4 verstarben und in der Kontroll-Gruppe (n = 131) von 31 Kranken 10 ad exitum kamen. Diese Ergebnisse lassen zwar keine statistische Auswertung zu, zeigen jedoch, daß die Letalität in der Streptokinase-Gruppe deutlich niedriger liegt als in der Kontroll-Gruppe. Aus diesem Grund und weil bisher keine nachteilige Wirkung der *Streptokinase-Therapie* auf den Verlauf des Herzinfarktes bekannt geworden ist, halten wir ein fibrinolytische Therapie auch bei „Schocksyndrom" für sinnvoll und empfehlenswert. Das Therapieschema ist dabei das gleiche, wie bei „Herzinfarkt ohne Schock" dargelegt (s. S. 133).

Zu 7. In vielen Fällen von Schocksyndrom läßt sich an der Zentralisation die Wirkung einer extrem gesteigerten endogenen sympathiko-adrenergen Stimulation erkennen. Eine Verabreichung von *Noradrenalin* würde diesen Zustand fördern, insbesondere die Nierenfunktion weiter verschlechtern und die Gewebshypoxie und damit die Azidose verstärken. Außerdem ist nachgewiesen, daß das Herzminutenvolumen nach Aterenol-Infusion abfällt, der enddiastolische Ventrikeldruck ansteigt und eine Steigerung des myokardialen Sauerstoffverbrauches eintritt (53, 152). Auch *Angiotensin* führt bei nur geringer positiv-inotroper Wirkung zu einer Abnahme des Herzminutenvolumens bei gleichzeitiger Erhöhung der Druckarbeit des Herzens (796).

Aus diesen Gründen ist die Verabreichung von vasokonstiktorischen Substanzen beim Schocksyndrom, bei dem bereits eine Vasokonstriktion besteht (erkennbar an den kalten zyanotischen Extremitäten und der fahlen Blässe der Haut), nicht von Nutzen, wahrscheinlich sogar schädlich.

In letzter Zeit plädieren einige Autoren wieder für eine sehr vorsichtige Applikation von vasokonstriktorischen Substanzen, wobei allerdings der arterielle Druck nicht über 100 mm Hg systolisch (bei Normotonikern) gesteigert werden darf. Ziel dieser Behandlung ist eine Verbesserung der Koronarperfusion und damit eine Besserung der myokardialen Situation. Die Anwendung dieser Therapie sollte allerdings sehr vorsichtig erfolgen, wobei Patienten mit hochgradiger Zentralisation auszuschließen sind.

Ausnahme: Arterielle Hypotension mit erniedrigtem peripherem Widerstand (790, 894).

Bei diesen Kranken führt eine Vasodilatation bei nur gering erniedrigtem Herzminutenvolumen zur Hypotension. In Extremfällen kann sich auch hier durch starke Erniedrigung des Perfusionsdruckes eine Mangeldurchblutung lebenswichtiger Bereiche einstellen. Bei diesen Kranken ist eine warme, gut durchblutete Haut (keine kalten, zyanotischen Extremitäten) festzustellen. Durch vorsichtige Arterenol-Infusion ist der arterielle Druck auf systolische Werte zwischen 90 und 100 mm Hg anzuheben.

Bei Kranken mit Zentralisation wird die *Infusion von beta-stimulierenden Substanzen* empfohlen (Aludrin, Alupent) (4, 211, 626, 849).

Allerdings berichten andere Autoren, daß damit eine eindeutige Beeinflussung der Letalität nicht zu erzielen war (338, 649). Diese Substanzen haben eine stark positiv-inotrope und eine leicht vasodilatatorische Wirkung. Nach Verabreichung konnte bei Kranken mit Schock eine Erhöhung des Herzminutenvolumens und eine Zunahme des arteriellen Mitteldrucks festgestellt werden (4, 849). Die Blutdruckamplitude wird größer. Bei zu starker Vasodilatation kommt es zu einer Abnahme des venösen Rückstroms, und der Venendruck sinkt ab. Damit verbunden ist eine Minderung des arteriellen Druckes bei großer Amplitude. Aus diesem Grund muß eine ständige Kontrolle des zentralen Venendruckes durchgeführt werden. Bei Absinken des Druckes unter 8–10 cm H_2O ist eine Volumensubstitution mit niedermolekularem Dextran, z.B. Rheomacrodex, vorsichtig einzuleiten. Eine metabolische Azidose schwächt die Wirkung von Beta-Rezeptoren-Agonisten ab. Darum müssen bei Vorliegen einer Azidose alkalisierende Substanzen, z.B. Natriumbikarbonat, verabreicht werden.

Steigt bei der Zufuhr von Volumen der Venendruck stark an, ohne daß sich eine Verbesserung des arteriellen Druckes zeigt, so ist dies ein Zeichen für ein durch Alupent in seiner Leistung nicht mehr zu steigerndes Myokard. Weitere Alupentbehandlung ist nicht nur zwecklos, sondern sogar gefährlich, da der vasidilatatorische Effekt weiterbesteht und der arterielle Druck deshalb auf nicht meßbare Werte abfallen kann, eine ausreichende Volumensubstitution wegen der myokardialen Insuffizienz jedoch nicht möglich ist.

Der Dosierung sind durch die Herzfrequenz (nicht höher als 120/min) und durch den systolischen Blutdruck (nicht niedriger als 70 mm Hg – dann Volumensubstitution) Grenzen gesetzt.

Die Wirksamkeit wird nach folgenden klinischen Befunden beurteilt:

a) Erwärmung der Peripherie
b) Zunahme der Urinausscheidung
c) Abnahme des zentralen Venendruckes
d) Vergrößerung der Blutdruckamplitude
e) Verbesserung der zerebralen Symptomatik

Auf nachfolgende Nebenwirkungen ist zu achten:

a) Tachykarde Rhythmusstörungen
b) Zu starkes Absinken des arteriellen Druckes

Anleitung zur Behandlung:

Lävulose oder Glukose 5%, 500 ml + Alupent 5–10 mg, Tropfgeschwindigkeit: Richtdosis 30 Trpf./min.

Bei hohem Venendruck und Lungenstauung muß eine zu große Volumenzufuhr vermieden werden. Dies erreicht man durch Reduzierung der Flüssigkeit bei gleicher Alupentdosis, z.B.

Glukose 5%, 250 ml + Alupent 5–10 mg.

Zu 8. Eine *Volumensubstitution* ist erforderlich, wenn im fortgeschrittenen Stadium des Schocks durch Sequestration der venöse Rückfluß niedrig ist; dies ist an einem niedrigen zentralen Venendruck erkennbar. Die Flüssigkeitszufuhr hat in diesen Fällen vorsichtig unter strenger Kontrolle des Venendrucks und Beobachtung einer Lungenstauung zu erfolgen, da die Gefahr der Entwicklung eines Lungenödems besteht.

Außerdem kann bei erhöhtem Venendruck bis maximal 15 cm H_2O eine Volumenzufuhr notwendig sein, um eine maximale

Förderleistung des Herzens zu erreichen (784). Von Nixon (661) wurde vorgeschlagen, unter Kontrolle des Venendrucks und des arteriellen Drucks 200 ml 5%ige Glukoselösung innerhalb von 15 Minuten intravenös zu verabreichen. Kommt es nur zu einem kurzfristigen oder zu keinem Anstieg des arteriellen Blutdruckes, steigt der Venendruck an und bleibt auf der neuen Höhe, so darf keine weitere Flüssigkeitszufuhr erfolgen, da der linke Ventrikel nicht in der Lage ist, auf ein zusätzliches Volumenangebot zu reagieren. Steigt dagegen der arterielle Druck an und sinkt der venöse Druck innerhalb der nächsten 1–2 Stunden wieder ab, so darf die Flüssigkeitszufuhr weiter durchgeführt werden. *Auf diese Weise gelingt es, die maximale Förderleistung des Herzens dosiert auszunutzen.*

Statt der Glukoselösung kann initial auch *Rheomacrodex* verwendet werden.

Zu 9. Bei tachykarden *Rhythmusstörungen* (supraventrikuläre Tachykardie, Kammertachykardie, Tachyarrhythmie mit Vorhofflattern 2:1 oder 1:1-Überleitung) sollte baldmöglichst die *Kardioversion* eingesetzt werden.

Die Behandlung mit *Antiarrhythmika* (Chinidin, Novocamid, Gilurytmal, Isoptin und Beta-Rezeptoren-blockierende Substanzen) ist wegen ihrer negativ-intropen Wirkung bei Schocksyndrom *kontraindiziert*. Lediglich Xylocain oder Practolol kann bei ventrikulären Tachykardien verabfolgt werden. Wenn die Kardioversion nicht zum Erfolg führt, sollte nicht gezögert werden, die elektrische Doppelstimulation zur Therapie heranzuziehen. Gleichzeitige Digitalisierung ist dabei unerläßlich.

Bei bradykarden Rhythmusstörungen wird für die Sinusbradykardie Atropin (0,5–1 mg i.v.) empfohlen. Führt dies nicht zur angestrebten Frequenz, so wird Alupent (0,5 mg i.v.) in Abständen von mindestens 2 Stunden verabreicht. Bei AV-Leitungsstörungen II. und III. Grades mit Frequenzen unter 60/min ist in *jedem* Fall die elektrische Stimulation mit einem Schrittmacher erforderlich. Die optimale Stimulationsfrequenz liegt bei 80–90 Schlägen/min (879). Eine Steigerung des Herzminutenvolumens kann zusätzlich versucht werden durch eine Infusion mit Alupent 10–15 µg/min.

Auch die sekundären Arrhythmien sind nach den gleichen Gesichtspunkten zu behandeln.

Zu 10. Die operative Behandlung einer Ruptur des Septum interventriculare setzt die schnelle Diagnose voraus. Vereinzelt sind günstige Operationsergebnisse mitgeteilt worden (77).

Zu 11. Seit einigen Jahren werden verschiedene maschinelle Verfahren zur Kreislaufunterstützung bei kardiogenem Schock im Tierexperiment erprobt (Übersicht bei 57). In den letzten beiden Jahren wurde auch über die erfolgreiche Anwendung an Kranken berichtet. Zum Teil handelt es sich dabei jedoch um sehr aufwendige und den Kranken beträchtlich belastende Verfahren. Relativ einfach in der Anwendung und schnell einsatzbereit ist die Kreislaufunterstützung nach dem Prinzip der arteriellen Gegenpulsation. Nach tierexperimentiellen Untersuchungen und ersten Erfahrungen an Kranken erscheint zur Zeit die *aortale Ballonpulsation*, die nach diesem Prinzip arbeitet, sehr aussichtsreich.

Prinzip: Durch eine Ekg-synchrone Steuerung wird erreicht, daß das Füllen und Entleeren des intra-aortal gelegenen Ballons in bestimmten Phasen der Herzaktion erfolgt. Während der isometrischen Kontraktion erfolgt die Entlüftung, die mit Beginn der Diastole rückgängig gemacht wird. Durch diese Volumenveränderungen wird eine frühsystolische Drucksenkung und eine diastolische Druckerhöhung erreicht. Nach bisher vorliegenden Untersuchungsergebnissen soll es dadurch zu einer links-ventrikulären Druckentlastung und damit zu einer Herabsetzung der Herzarbeit kommen. Zum anderen soll durch die diastolische Druckerhöhung und durch das zum Teil zur Aortenwurzel hinströmende Blut die Koronardurchblutung gesteigert und somit die Kontraktilität verbessert werden. – Da der Ballon im belüfteten Zustand die Aorta nicht verschließt, teilt sich die diastolische Druckerhöhung und damit der mittlere Aortendruck auch dem distal gelegenen Bereich der Aorta mit; das heißt, daß z.B. die Nierendurchblutung nicht verschlechtert, sondern verbessert wird. Daraus erklärt sich die in vielen Fällen sofort nach Beginn der Augmentation wieder einsetzende Urinproduktion.

Durchführung: Ein spezieller Ballonkatheter wird in die Arteria femoralis eingelegt und retrograd bis in den herznahen Bereich der Aorta vorgeschoben. (Dabei verwendet man entweder einen gebogenen Ballonkatheter, der bis in die Aorta ascendens geführt

wird, oder einen geraden Ballonkatheter, der in der Aorta descendes unterhalb des Aortenbogens seine Position hat).
Die Sonde wird an ein Pumpaggregat angeschlossen, das mit einem Steuergerät in Verbindung steht. Durch das dem Steuergerät eingegebene Ekg des Patienten werden die Pumpaktionen in der Weise gesteuert, daß in der frühen Diastole der Ballon aufgebläht und zu Beginn der Systole entlüftet wird.
Die Kontrolle dieser Augmentation und der Hämodynamik erfolgt durch Registrierung des blutigen arteriellen Druckes, des Druckes in der Arteria pulmonalis und des Druckes im rechten Vorhof. Außerdem sollten die Urinausscheidung, die arterio-venöse Sauerstoffdifferenz und das Herzzeitvolumen gemessen werden. In Notfällen, die keinen Zeitaufschub dulden, genügt es, den unblutigen Druck, den zentralen Venendruck und die Urinausscheidung in regelmäßigen, kurzen Abständen zu messen.

Indikationen:

Die Anwendung der mechanischen Kreislaufunterstützung wird dann zu diskutieren sein, wenn die Funktion des Myokards des linken Ventrikels erheblich beeinträchtigt ist und sich als Folge eine so starke Erniedrigung des Schlagvolumens einstellt, daß es zu einer unzureichenden Perfusion der Organe und der Peripherie kommt. Zuvor sollte ein kurzer, aber intensiver medikamentöser Behandlungsversuch erfolgen, um den Zustand zu bessern. Als unvorteilhaft hat es sich erwiesen, die medikamentöse Therapie längere Zeit, d. h. mehrere Stunden, zu betreiben und demzufolge entsprechend verzögert mit der Augmentation zu beginnen. Es muß dann damit gerechnet werden, daß sich die durch den protrahierten Schock zu erwartenden sekundären Folgeerscheinungen manifestiert haben. Dadurch sind die Erfolgsaussichten für die Augmentation erheblich gemindert. Zur Zeit werden folgende Indikationen angegeben:

Funktionsstörungen des Ventrikelmyokards (mit beginnender Schocksymptomatik) bei:

a) Herzinfarkt,
b) Myokarditis,
c) degenerativen Myokardveränderungen,
d) postoperativen Schädigungen,
e) Vergiftungen.

Hervorzuheben ist dabei, daß bei Herzinfarkt und Schock durch die mechanische Kreislaufunterstützung Zeit gewonnen wird, eine ausgedehnte Diagnostik (z. B. Koronarographie, Ventrikulographie) durchzuführen und dann eventuell die lebensrettende chirurgische Behandlung [z. B. koronarchirurgische Eingriffe oder Infarktektomie (Aneurysma)] anzuschließen.

Bisher liegen noch zu wenig Erfahrungsberichte über die Anwendung der Methode an Kranken mit kardiogenem Schock vor, um eine endgültige Beurteilung über die Effektivität abgeben zu können (Literatur u. a. bei 60, 111, 126, 129, 181, 310, 459, 658, 743, 962).

E. Überwachung

Tab. 9. Überwachung bei Herzinfarkt.

Überwachung	Kontrollen (zeitl. Abstand)
Ekg (evtl. arterieller Blutdruck – blutig, Venendruck, Druck in der Arteria pulmonalis)	fortlaufend – Monitor (Bandspeicher-Arrhythmiedetektor)
Zentraler Venendruck, Arterieller Blutdruck, Atmung (Frequenz), Auskultation über Herz und Lunge (evtl. Urinausscheidung)	1 Stunde
Arterielle Blutgasanalyse (evtl. Herzzeitvolumen)	6 Stunden
Serumelektrolyte	12 Stunden
CPK, GOT, GPT, LDH, Quickwert, Thrombinzeit (evtl. Fibrinogen) Harnstoff, Kreatinin, Blutzucker, Rö-Thorax, Hämatokrit, Blutbild (evtl. Elektrolyte im Urin)	24 Stunden
Gesamteiweiß, Elektrophorese, Fettstatus, (evtl. Augenhintergrund), BSG	einmalig

Wichtig: Bei unkompliziertem Verlauf: wenn möglich, mindestens 4 Tage auf einer Überwachungsstation, bei Komplikationen entsprechend länger.

F. Häufige Fehler

1. Keine Behandlung vor dem Transport.
   (Prophylaktisch sollte auch ohne Rhythmusstörungen bei Frequenzen über 60/min Xylocain 50–100 mg i.v. verabreicht werden. Bei Frequenzen unter 60/min Atropin 0,5–1,0 mg i.v.).
2. Intramuskuläre Injektionen:
   Bei der später in der Mehrzahl der Fälle vorzunehmenden Thrombolyse- und Antikoagulantientherapie kann es zu ausgedehnten intramuskulären Blutungen kommen.
3. Keine ärztliche Begleitung während des Transportes.
4. Morphiumverabreichung (s. S. 120).
5. Unzureichende Überwachung von Verdachtsfällen: Bei klinisch verdächtiger Symptomatik ohne Ekg-Veränderungen und ohne CPK bzw. GOT-GPT-Anstieg sollte die Überwachung 6–8 Stunden durchgeführt werden und nach dieser Zeit eine Wiederholung der obengenannten Untersuchungen erfolgen. Erst dann kann meist entschieden werden, ob es sich um einen Infarkt handelt oder nicht.
6. Zu kurzer Aufenthalt auf Überwachungsstation:
   Mindestens 4–5 Tage!
7. Verabreichung von stark negativ-inotropen Antiarrhythmika:
   z.B. Dociton, Gilurytmal, Novocamid.
8. Unzureichende Schmerzbehandlung:
   Die Therapie muß so durchgeführt werden, daß der Kranke weitgehend schmerzfrei ist.
9. Mangelhafte psychische Betreuung:
   Der Kranke mit akutem Myokardinfarkt bedarf einer intensiven ärztlichen Betreuung und Führung. Längere Aussprachen zu Beginn der Behandlung und eingehende Information über seinen Krankheitszustand sind unerläßlich.
10. Zu langes Zögern mit der Kardioversion bei tachykarden Rhythmusstörungen und Hypotension!
11. Verzögerte oder unterlassene Herzglykosid-Therapie bei beginnender Herzinsuffizienz (stets intravenös!).
12. Unterlassen der Serum-Kaliumbestimmung vor Therapiebeginn.

13. Mangelhafte Kontrolle der Blutzuckerwerte (Exazerbation eines Diabetes mellitus!).
14. Unzureichende oder zu kurze Rezidivprophylaxe nach Kammertachykardie bzw. Kammerflimmern.
Auch wenn keine Extrasystolie danach auftritt, sollte mindestens für 24 Stunden eine antiarrhythmische Therapie durchgeführt werden.
15. Unkontrollierte Infusionstherapie:
Infusionen mit antiarrhythmischen Substanzen, mit Heparin oder Streptokinase oder mit vasokonstriktorischen Substanzen sollten mit einem Perfusor vorgenommen werden.
16. Unzureichende klinische Kontrolluntersuchungen: Neben den apparativen Überwachungsmaßnahmen muß eine regelmäßige klinische Untersuchung erfolgen.
Insbesondere muß geachtet werden: auf erneut auftretende Schmerzanfälle, Auftreten eines Galopprhythmus und klinische Hinweise einer Links- bzw. Rechtsinsuffizienz, Erhöhung des zentralen Venendrucks.

I.7. Die akute Herzinsuffizienz

Ist das Herz nicht in der Lage, trotz eines ausreichenden venösen Blutangebotes die Peripherie entsprechend ihren Bedürfnissen mit Blut zu versorgen, so spricht man von einer „Herzinsuffizienz" (783).
Es wird unterschieden zwischen der *Linksherzinsuffizienz* und der *Rechtsherzinsuffizienz*.

I.7.1. Die akute Linksinsuffizienz

A. Pathophysiologie

Folgende Ursachen können zur akuten *Linksinsuffizienz* führen (63, 256, 783):
1. Degenerative Herzerkrankungen: Hypertonie, Koronarsklerose, Herzinfarkt.
2. Herzklappenfehler: Aortenstenose, Aorteninsuffizienz, Mitralinsuffizienz, kongenitale Herzfehler.

3. Entzündliche Herzerkrankungen (meist biventrikulär): Virusmyokarditis, Diphteriemyokarditis usw.
4. Toxische Schädigungen (häufig biventrikulär): endogene oder exogene Vergiftungen.
5. Myokardiopathien.

Zusätzlich zu diesen bisher angeführten Ursachen kann eine Tachykardie oder eine Bradykardie die Linksinsuffizienz erst manifestieren oder erheblich verstärken. Eine plötzliche Druckbelastung bei hypertonen Krisen, bei Phäochromozytom oder bei Nephritis kann ebenso zu akuten Insuffizienzerscheinungen führen wie eine Volumenbelastung infolge einer Aortenklappenruptur, einer plötzlich auftretenden Mitralinsuffizienz (z. B. bei Herzinfarkt und Papillarmuskelabriß) oder bei arteriovenöser Fistel.

Die Kontraktionsinsuffizienz des linken Ventrikels ist gekennzeichnet durch die *Zunahme der Restblutmenge*. Zunächst kann durch Dilatation und anschließende kräftigere Kontraktion das Schlagvolumen auf normaler Höhe gehalten werden. Bei stärkerer Schädigung der myokardialen Funktion wird jedoch die Restblutmenge weiter zunehmen, der kritische Punkt der diastolischen Anpassung wird überschritten und die Auswurffraktion nimmt ab. Gleichzeitig steigt der enddiastolische Ventrikeldruck an; der systolische Druck steigt verzögert an und erreicht nur noch ein niedrigeres Maximum (63, 185, 309, 783).

Zwangsläufig muß der Druck im linken Vorhof und in den zuführenden Lungenvenen ebenfalls ansteigen. Zunehmender Druck führt in den Lungenkapillaren zum Austritt von Flüssigkeit in das interstitielle Gewebe (siehe auch bei Lungenödem). Dadurch kommt es zu einer Turgorerhöhung, die Lunge wird starrer, die Compliance ist herabgesetzt (783).

Neben einer Verminderung der Vitalkapazität und des Atemgrenzwertes und einer *Diffusionsstörung* bestehen zusätzlich erhöhte bronchiale Strömungswiderstände, die auf eine leichte bis mittelgradige *Obstruktion* hinweisen (185, 726). Diese obstruktiven Veränderungen erklären sich aus der kapillaren Hyperämie, viskösen Exsudation und Schleimhautschwellung im Bronchialsystem („Stauungsbronchitis"). Aus diesen respiratorischen Funktionsstörungen resultiert eine deutliche Zunahme der Gesamtatemarbeit und als klinisches Zeichen eine *Dyspnoe*. Bei Übertritt von Flüssigkeit aus dem Gewebe in die Alveolen kommt es zum

Stauungshusten. Zunächst handelt es sich um einen trockenen *Husten*, der bei zunehmender Insuffizienz feuchter wird. Ein *Lungenödem* kann sich daraus entwickeln (s. S. 157). Während sich diese beschriebenen Zeichen zunächst nur nach Belastung ausbilden *(Belastungsinsuffizienz)*, wird sich bei Zunahme der myokardialen Verschlechterung auch in Ruhe dieser Zustand einstellen *(Ruheinsuffizienz)*, Dekompensation. An der Grenze zwischen Belastungs- und Ruheinsuffizienz können sich Anfälle von nächtlicher Dyspnoe ereignen, die als *Asthma cardiale* bezeichnet werden. Über einen zunächst trockenen, dann zunehmend feuchten Stauungshusten kann ein solcher Anfall bis zum Lungenödem führen. Auffallend ist dabei eine deutliche Spastik. Unbehandelt werden sich die pulmonale Stauung und die Zeichen der Insuffizienz weiter entwickeln, da durch die pulmonale Stauung die arterielle Hypoxämie zunimmt und verschlechternd auf den myokardialen Zustand wirkt. Dadurch wird die Insuffizienz verstärkt und damit wiederum die Lungenstauung vermehrt. Der Circulus vitiosus ist dadurch geschlossen.

B. Diagnostische Hinweise

Durch die Lungenstauung kommt es zur Atemnot, die entweder nach Belastung *(Belastungsdyspnoe)* oder dauernd *(Ruhedyspnoe)* auftreten kann. Ein trockener Husten mit klarem oder blutig verfärbtem Sputum ist ebenfalls häufig anzutreffen.

Nächtlich auftretende anfallsartige Atemnot wird als *Asthma cardiale* angesehen. Die stärkste Ausprägung der Ruhedyspnoe (unter Zuhilfenahme der „auxillären" Atemmuskulatur) wird als *Orthopnoe* bezeichnet.

Auskultatorisch wird eine Tachykardie oder Arrhythmie, seltener eine Bradykardie zu hören sein. Ein 3. Herzton (protodiastolischer Galopprhythmus), ein betonter 2. Pulmonalton und zuweilen über der Spitze ein Systolikum als Zeichen der relativen Mitralinsuffizienz sind nicht selten zu hören. Basal oder über der ganzen Lunge hört man fein- bis mittelblasige feuchte Rasselgeräusche, zuweilen – besonders beim Asthma cardiale – Giemen, Pfeifen und Brummen. Der *Puls* ist regelmäßig oder durch die Arrhythmie verändert. Bei der Palpation können starke und schwache Pulsschläge getastet werden (echter Pulsus alternans bei normalem Rhythmus im Unterschied zum „Pseudoalternans" bei Arrhythmie).

Der Kranke sitzt häufig im Bett, die Haut ist fahl-blaß, eine Lippenzyanose häufig. Der Blutdruck ist normal oder leicht erniedrigt (Ausnahme: Hypertone Krise!).

Im *Ekg* wird häufig ein Linkstyp oder Mitteltyp registriert. Zeichen von Störung der Erregungsrückbildung sind häufig nachweisbar. Arrhythmien können diese beschriebenen Veränderungen überlagern.

Röntgenologisch ist in den meisten Fällen ein vergrößertes Herz festzustellen, Hervortreten und Verbreiterung des Hilusschattens und Trübung der Lungenfelder.

Zur *Diagnose* führen:

1. die typische Atemnot,
2. der Herzbefund,
3. der Lungenbefund und
4. die Anamnese.

Differentialdiagnostisch ist wichtig, daß sich die Linksinsuffizienz bei Mitralstenose langsamer entwickelt als bei den oben genannten Ursachen. Schwierig kann sich die Abgrenzung gegen Erkrankungen der Bronchien und Lungen gestalten. Zu beachten ist dabei, daß besonders bei älteren Kranken gleichzeitig Herz- und Lungenerkrankungen vorliegen können. Besondere Beachtung ist bei spastischen Zuständen geboten, um ein Asthma bronchiale (s. S. 275, Tab. 33) auszuschließen.

C. Sofortmaßnahmen

1. *Sedierung:*

a) z. B. Valium 5–10 mg i.v.
b) bei stärkeren Zuständen
   (besonders bei Asthma cardiale!)
   ist das Mittel der Wahl:
   Morphium hydrochl. 0,02 g i.m.
   oder 0,01 g i.v.
   (Kontraindikation: Verdacht auf Herzinfarkt, pulmonale Erkrankungen wegen der hemmenden Wirkung auf das Atemzentrum!).

2. *Herzglykosidtherapie:*

z. B. Strophantin $1/8$ mg i.v. (zu wiederholen nach 30–60 Minuten) oder Cedilanid, Lanitop, Novodigal in Abständen zu wieder-

holen – (oder andere herzwirksame Glykoside in äquivalenter Dosierung). Zusätzlich diuretische Behandlung z.B. Lasix 1 Amp. i.v.
3. Bei tachykarden oder bradykarden *Rhythmusstörungen* (s. bei Rhythmusstörungen).
4. Nach dieser eingeleiteten Therapie sollte in jedem Fall die *Klinikeinweisung* erfolgen!

D. Intensivtherapie

Voraussetzungen für die Behandlung:
1. Venöser Zugang (zentraler Venendruck).
2. Vollständiges Ekg (Herzinfarkt! – Rhythmusstörungen!)
3. Information über:
   a) Vorbehandlung mit Herzglykosiden
   b) Vorbehandlung mit Antiarrhythmika
   c) Vorbehandlung mit Antihypertensiva
4. Bestimmung des Serum-Kaliumspiegels.

Therapieschema:
1. Lagerung
2. Sedierung
3. Sauerstofftherapie
4. Herzglykoside
5. evtl. Euphyllin
6. Diuretika
7. Behandlung von Herzrhythmusstörungen
8. Behandlung bei hypertoner Krise

Zu 1. Halbsitzende oder sitzende *Körperhaltung*, Beine herabhängen lassen.

Zu 2. Zur *Sedierung* Valium 5–10 mg i.v. im Abstand von 4 Stunden.
Bei stärkeren Unruhezuständen Morphium hydrochl. 0,01 g i.v. (Kontraindikationen s. bei Sofortmaßnahmen).

Zu 3. *Herzglykosidbehandlung:*
a) Zur Behandlung sind Strophantin oder Lanatosid bzw. Digoxin-Präparate zu empfehlen. Bei Vorbehandlung mit Herzgly-

kosiden ziehen wir die initiale Behandlung mit Strophantin vor:
z. B. Strophantin $1/8$ mg i.v., nach 30–45 min erneut $1/8$ mg i.v.; anschließend im Abstand von 4 Std. $1/8$ mg bis zu einer Tagesdosis von $3/4$ bis 1 mg.
(Diese Dosierung ist u. E. auf einer Intensivstation mit ständiger Beobachtung der Herzaktion am Monitor erlaubt und oft lebensrettend – nicht aber unkontrolliert in der Praxis).
In den nächsten Tagen $3/8$ bis $1/2$ mg i.v.; nach Abklingen der Insuffizienzerscheinungen orale Therapie mit einem Digitalis-Präparat.

oder

b) Lanitop (oder Novodigal oder Cedilanid) kleine Dosen im Abstand bis zu einer Tagesdosis von 1,0 bzw. 1,2 mg i. v.

Merke: Die initiale Glykosidbehandlung muß stets intravenös erfolgen. Nach Abklingen der Insuffizienzerscheinungen kann dann der Übergang auf orale Therapie erfolgen!

Zu 4. *Sauerstoffzufuhr:* Über Nasensonde (3–4 l/min).

Zu 5. Wenn gleichzeitig ein *Bronchospasmus* vorliegt: Euphyllin 0,24 g langsam i.v. im Abstand von 4–6 Stunden.

Zu 6. *Diuretika:*
z. B. Furosemid (Lasix) 1 Amp. i.v.
(kann nach 2 Std. wiederholt werden)
oder Etacrynsäure (Hydromedin) 1 Amp. (= 50 mg) i.v. (Wiederholung ebenfalls nach 2 Std.).

Wichtig: Keine Therapie mit Diuretika ohne gleichzeitige Glykosidtherapie.
Die Ausschwemmung mit Hilfe von Diuretika sollte schonend und langsam erfolgen (Bei zu rascher Entwässerung u.a. Gefahr thromboembolischer Komplikationen!)

Zu 7. Behandlung von *Herzrhythmusstörungen*.

Zu 8. Bei gleichzeitig vorliegender exzessiver *Hypertonie* (hypertone Krise):

a) Aderlaß von mindestens 300 bis 500 ml aus der Cubitalvene oder unblutiger Aderlaß:
Wechselseitiges Abbinden der unteren Extremitäten in Abständen von 30 Minuten. Die Pulse müssen tastbar bleiben! (Bei peripheren Ödemen kontraindiziert!).
b) Reserpin (Serpasil) 1 Amp. (1 mg) i.v. in Abständen von 15 min, bis zu 2 mg, oder Verapamil (Isoptin) 2 Amp. (10 mg) langsam i.v., nach 30 min zu wiederholen (evtl. im Anschluß daran Tropfinfusion, z.B. Sterofundin 500 ml + Isoptin 6 Amp. Tropfgeschwindigkeit nach Wirkung).
Bei Ineffektivität dieser Therapie:
Presinol ½–1 Amp. (= 5 ml = 250 mg) i.v.

E. Überwachung

Siehe bei: Lungenödem (S. 165).

F. Häufige Fehler

1. Zu schnelle Entwässerung!

   Merke: Eine chronische Herzinsuffizienz, die sich langsam entwickelt hat, soll stets *langsam* rekompensiert werden. Bei zu rascher und drastischer Rekompensation kann es zu unerwünschten Elektrolytstörungen oder thromboembolischen Komplikationen kommen.
2. Vernachlässigung einer kausalen Therapie; z.B. bei tachykarden Rhythmusstörungen muß die Behandlung dieser Funktionsstörung an erster Stelle stehen.
3. Unterlassung prophylaktischer antithrombotischer Maßnahmen (evtl. Antikoagulantienbehandlung).

I.7.2. Das Lungenödem

A. Pathophysiologie

Als häufigste Ursache des Lungenödems ist die *akute Linksinsuffizienz* anzusehen. Daneben kann diese höchst bedrohliche Situation durch Überwässerung bei renaler Insuffizienz oder durch Intoxikationen begünstigt werden.

Hochgradige myokardiale Funktionsstörungen, die zu einer akuten Insuffizienz des linken Ventrikels führen, entwickeln sich nicht selten bei Myokardinfarkt, bei tachykarden, seltener auch bradykarden Herzrhythmusstörungen, bei Myokarditis oder toxischen Myokardschädigungen, aber auch bei hypertonen Krisen oder bei vorgeschädigtem Herzen, z. B. bei Klappenfehlern, in Zusammenhang mit körperlichen Belastungen. Diese akute Insuffizienz führt zu einer Zunahme der Restblutmenge im linken Ventrikel und zu einem Anstieg des enddiastolischen Druckes. Zwangsläufig steigt der Druck im linken Vorhof und im Pulmonal-Kapillarsystem entsprechend an. Bei zunächst noch weitgehend intakter Funktion des rechten Ventrikels hält der venöse Rückstrom unvermindert an, so daß sich das pulmonale Blutvolumen ständig weiter erhöht. Zu einem Austritt von Flüssigkeit aus den Kapillaren wird es dann kommen, wenn der Kapillardruck (normal bei 8–10 mm Hg) den kolloidosmotischen Druck (normal bei 25 mm Hg) übersteigt (137, 678).

Diese Entwicklung wird begünstigt durch die stets vorliegende *Störung der Kapillarpermeabilität*. Es wird diskutiert, ob die Kapillaren durch Drucksteigerung eine Dehnung erfahren und darauf die Störung zurückzuführen ist – oder ob die oberflächenaktive Substanz der Alveolen verändert und dadurch die Permeabilität gestört ist (137). Außerdem wird der Hypoxämie eine Beeinflussung der Kapillarwand zugestanden.

Für die Entwicklung des toxischen Lungenödems ist die Schädigung der alveolo-kapillären Membran von zentraler Bedeutung. Hier sind Giftgase, Barbiturate, harnpflichtige Substanzen bei Urämie sowie Schäden durch Bakterien, Viren und Fremdkörper, aber auch durch aspirierten Magensaft zu nennen. Auch durch allergische Reaktionen, Immunerkrankungen (z. B. Goodpasture-Syndrom), Bakteriämie oder Virämie ist hämatogen eine Schädigung möglich (590).

Außer den genannten Faktoren wird für die Entwicklung des Lungenödems eine *Störung des Lymphabflusses* diskutiert, die sich bei Erhöhung des Venendruckes einstellen wird, da alle Lymphgefäße in die Vena cava superior einmünden (134, 568).

Zunächst tritt Flüssigkeit zwischen Kapillar- und Alveolarwand *(interstitielles Ödem)*. Durch Verlängerung der Diffusionsstrecke resultiert daraus eine Diffusionsstörung mit Erniedrigung des O_2-Druckes im arteriellen Blut. Anschließend tritt Flüssigkeit in die Alveolen über *(intraalveoläres Ödem)*. Durch Hustenstöße und forcierte Atmung gelangt dann im weiteren Verlauf häufig schaumige Flüssigkeit in die Bronchiolen und großen Atemwege (Einzelheiten s. S. 310).

Bei massiver Überwässerung im Verlaufe einer renalen Insuffizienz wird neben einem Anstieg des intrakapillären Druckes eine Erniedrigung des kolloidosmotischen Druckes als Ursache angesehen. Diese kolloidosmotische Druckerniedrigung erklärt sich aus der krankheitsbedingten *Hypoproteinämie* und durch die *Übertransfusion von Glukose- oder Elektrolytlösung*, die zu einer relativen Verminderung der Serumproteine führen können (680). Toxische Myokardschädigungen mit nachfolgender Insuffizienz und toxische Permeabilitätsstörungen der Kapillaren sind zusätzlich als begünstigende Faktoren anzusehen. Charakteristisch für diese Form des Lungenödems ist das relativ lange Bestehenbleiben auf der Stufe des interstitiellen Ödems *("Fluid lung")*.

Wie bei der Linksinsuffizienz bereits beschrieben, kommt es zu einer zunehmenden respiratorischen Insuffizienz infolge Verteilungsstörungen und Diffusionsstörungen und Herabsetzung der Compliance. Die dadurch bedingte gesteigerte Atemarbeit führt rasch zur Ruhedyspnoe. Darüber hinaus wird das Bild des Lungenödems geprägt durch die schaumige Flüssigkeit in den Bronchien und letztlich auch in der Trachea.

Aufgrund chronischer Veränderungen an den Lungenkapillaren wird bei der Mitralstenose ein höherer Druck toleriert (443). So werden Pulmonalisdrücke von 40 mm Hg gemessen, ohne daß ein Lungenödem auftritt.

Friedberg berichtet, daß nicht die Mitralstenose vom Schweregrad IV häufig ein Lungenödem entwickelt, sondern mäßig schwere Fälle, bei denen das Herzzeitvolumen noch durch körperliche Bewegung gesteigert werden kann (256).

B. Diagnostische Hinweise

Subjektiv:

Für den Kranken steht die hochgradige Atemnot im Vordergrund, die ihn in eine sitzende Stellung zwingt. Meist bestehen eine Tachypnoe, d.h. eine schnelle, oberflächliche Atmung, und ein Oppressionsgefühl, das auch zusammen mit Schmerzen (Angina pectoris) auftreten kann. Immer besteht ein Husten mit rötlichem, relativ dünnflüssigem bis schaumigem Auswurf. Ein hochgradiges Schwächegefühl, bedingt durch den schweren Krankheitszustand (u.a. aufgrund der erheblich vermehrten Atemarbeit), wird von allen Kranken angegeben.

Zum Befund:

Die *Auskultation* des Herzens ergibt häufig einen Galopprhythmus (3. Herzton) oder aber tachykarde Rhythmusstörungen. Der 2. Pulmonalton ist akzentuiert, bei hypertonen Zuständen ebenfalls der 2. Aortenton. Die Herztöne und auch Herzgeräusche sind häufig überlagert durch mittel- bis grobblasige, oft auch gurgelnde Rasselgeräusche, die über der ganzen Lunge wahrzunehmen sind.
Die Diagnose kann in den meisten Fällen bereits ohne Stethoskop gestellt werden. Es besteht ein ausgeprägter Husten. Dabei wird reichlich rötliches, dünnflüssiges bis schaumiges *Sekret* entleert. Zuweilen steht der Schaum im Mund oder quillt aus Mund und Nase: Der Kranke „ertrinkt im eigenen Sputum". Die Lungengrenzen stehen hoch und sind schlecht atemverschieblich. Die *Hautfarbe* ist grau-blaß, manchmal zyanotisch, bei Hypertonie tiefrot. Kopf und Rumpf sind schweißbedeckt. Neben der Atemnot wird der Krankheitszustand von hochgradiger *Unruhe* beherrscht, der Kranke möchte aus dem Bett, ohne die Kraft dazu zu haben. *Perkutorisch* kann eine Linksverbreiterung des Herzens festgestellt werden, ein verlagerter Herzstoß bestätigt diesen Befund. Der *Blutdruck* ist zu Beginn erhöht, um dann zu hypotonen Werten abzufallen; eine Ausnahme bildet die hypertone Krise. Der Puls ist tachykard, leicht unterdrückbar.

Röntgenologisch: Zunächst wird sich durch die kapillare Drucksteigerung ein interstitielles Ödem entwickeln, das zentral durch perivaskuläre und peribronchiale Flüssigkeitsaustritte zu unscharfen und verwaschenen Konturen führt. Im Oberlappen und in Hilusnähe treten Interlobärspalten auf (A- und B-Linien). Im Phrenikokostalwinkel kommt es zur Ausbildung von „Kerley lines", die durch Erweiterung von interlobären Lymphbahnen entstehen.
Weitere Steigerung des kapillären Druckes führt zu Flüssigkeitsaustritten in die Alveolen, zunächst überwiegend im Hilusbereich, so daß die Ödemzeichen zentral schmetterlingsförmig in Erscheinung treten. Jedoch kann sich auch in den helleren Randzonen zunehmend eine mehr oder minder starke homogene Verschattung ausbilden. Die Diagnose muß immer in Verbindung mit der Beurteilung der Herzgröße erfolgen. Das Herz wird bei kardial bedingten Ödemen immer eine Vergrößerung mit Linksverbreiterung aufweisen (764).

Ekg: Häufig finden sich deutliche Zeichen von Störung der Erregungsrückbildung. Eine absolute Arrhythmie bei Vorhofflimmern ist nicht selten. Auch andere tachykarde Rhythmusstörungen werden angetroffen.
Der zentrale Venendruck ist meist stark erhöht.
Der Druck in der Arteria pulmonalis ist immer erhöht.

Diagnose:

Der typische Auskultationsbefund der Lunge und das klinische Bild mit dem akuten Beginn bei meist anamnestisch bekannter kardialer Vorschädigung führen zur richtigen Diagnose.

Differentialdiagnosen:

Bronchopneumonie, Lungenembolie (zuweilen mit einem zusätzlichen Lungenödem), akutes Bronchialasthma.

C. Sofortmaßnahmen

1. *Sedierung:*

    z.B. Valium oder bei gleichzeitigen Schmerzen Dolantin Spez. 1 Amp., (= 100 mg) i.v. oder Polamidon 1 Amp. i.v.

2. *Herzglykoside:*

    z.B. Strophanthin $1/8$ mg i.v. (nach 30 min zu wiederholen).

3. *Lasix* 1 Amp. i.v.

4. Evtl. unblutiger *Aderlaß* (wechselseitiges Abbinden der unteren Extremitäten).

5. *Glukose* 40%ig, 40 ml i.v. (nicht bei gleichzeitiger Überwässerung!)

6. Evtl. Behandlung von *Herzrhythmusstörungen*. (Nach diesen Maßnahmen in jedem Fall – auch wenn sich eine Besserung eingestellt hat – Kliniküberweisung!).

7. Evtl. Behandlung einer *exzessiven Hypertonie:*

    z.B. Serpasil $1/2$–1 Amp. i.v.
    oder Isoptin 1–2 Amp. (= 10 mg) langsam i.v.
    (s. auch S. 163).

D. Intensivtherapie

Voraussetzungen für die Behandlung:

1. Venöser Zugang (zentraler Venendruck)
2. Evtl. Pulmonaliskatheter

3. Evtl. Blasenkatheter (bei Hypotonie)
4. Bereitstellung eines Respirators

Therapieschema:

Zur Beachtung: Bei starker Exsudation („sprudelndes Ödem") oder bei extremer Hypotonie ist sofortige Intubation, Maskenbeatmung und anschließende Respiratorbehandlung als erste Maßnahme durchzuführen.

1. Lagerung
2. Sauerstoffzufuhr
3. Aderlaß unblutig
4. Sedierung
5. Abklärung der Ursache
6. Herzglykosidbehandlung
7. Diuretische Therapie
8. Glukosezufuhr
9. Evtl. blutiger Aderlaß
10. Gezielte Arrhythmiebehandlung
11. Steroidbehandlung
12. Maßnahmen nach 30 Minuten, wenn die obengenannten Behandlungsverfahren noch zu keinem Erfolg geführt haben
13. Respiratorbehandlung.

Zu 1. Der Kranke soll eine sitzende *Stellung* („armchair treatment") einnehmen. Die Beine hängen nach unten. Manchmal auch halbsitzende Position – etwas auf der Seite liegend. In vielen Fällen wird der Patient selbst schon die günstigste Stellung eingenommen haben.

Zu 2. In jedem Fall ist eine *Sauerstoffinsufflation* vorzunehmen (Nasensonde, Maske, evtl. Sauerstoffzelt).

Zu 3. *Unblutiger Aderlaß:* Abbinden der Beine und des nicht für die i.v. Applikation vorgesehenen Armes durch elastische Binden. Blutdruckmanschette oder Staubinden. Die arteriellen Pulse müssen distal von den Unterbindungen tastbar bleiben. 20 Minuten belassen und im Wechsel 5 Minuten entlasten.

Beachte: Nicht alle Staubinden zusammen lösen; bei peripherem Ödem kein unblutiger Aderlaß!

I.7. Die akute Herzinsuffizienz

Zu 4. *Sedierung:* z. B. Valium 5–10 mg i.v. oder (vor allem bei zusätzlichen Schmerzen) Dolantin spez., Pantopon, Polamidon usw.

Zu 5. Vor jeder spezifischen Therapie muß geklärt werden, ob dem Lungenödem eine Herzrhythmusstörung oder eine hypertone Krise zugrunde liegt.

a) Bei Rhythmusstörungen muß die vorn angegebene Therapie durchgeführt werden.

   Besonderer Hinweis: Liegen tachykarde Rhythmusstörungen und Hypotonie vor, so sollte auch in diesen Fällen mit der Kardioversion nicht gezögert werden.

b) Bei hypertonen Krisen:

(1) Reserpin (Serpasil) 0,5 mg (= 0,5 ml): ½ Amp. i.v., nach jeweils 15 min erneut ½ Amp. (bis insgesamt 2 mg) oder Verapamil (Isoptin) 10 mg (= 2 Amp.) langsam i.v., nach 30 min wiederholen oder Tropfinfusion mit Isoptin (maximal 240 mg in 24 Stunden).

(2) Bei Verdacht auf Phäochromozytom:

   Phentolamin (Regitin) 10 mg (= 1 ml), verdünnt auf insgesamt 10 ml mit phys. Kochsalzlösung, langsam und vorsichtig intravenös in fraktionierten Dosen von 1 ml jeweils nach der Injektion von 1 ml Blutdruckmessung.

Zu 6. Strophanthin $1/8$ mg i.v. (nach Injektion auf Rhythmusstörungen achten!). Nach Vordigitalisierung fragen.
Auch wenn vorher eine Digitalisierung erfolgt ist, kann – unter entsprechenden Kontrollen – trotzdem die Behandlung mit Strophantin (oder einem anderen gut steuerbaren Herzglykosid) erfolgen, da unterstellt werden muß, daß der z. Z. bestehende Wirkspiegel nicht ausreicht.
(Ausnahme: Digitalisbedingte Tachykardie).
Anstelle von Strophantin kann auch ein anderes Herzglykosid verabreicht werden: z. B. Cedilanid, Lanitop, Novodigal, Lanicor usw.

Zu 7. Gleichzeitig sollte stets ein *Diuretikum* verabreicht werden, z. B. Furosemid (Lasix) 1 Amp. i.v.
oder Etacrynsäure (Hydromedin) 1 Amp. i.v.

Zu 8. Glukose 40%ig, 40 ml langsam i.v.; kontraindiziert bei Hypovolämie.

Zu 11. Evtl. Solu-Decortin H 50 mg i.v. (besonders wenn gleichzeitig eine Spastik vorliegt).

Zu 12. Nach 30 Minuten, wenn bisher kein Erfolg:

a) Sedierung nach Erfordernis
b) Strophanthin $^1/_4$ mg i.v. oder
   Cedilanid 0,4 mg oder Lanitop 0,25 mg oder Novodigal 0,2 mg i.v.
c) Glukose 40%, 40 ml i.v.
d) Lasix 1 Amp. i.v.
e) Fortsetzung des unblutigen Aderlasses
f) Fortsetzung der antihypertensiven Therapie
g) Solu-Decortin H 50 mg i.v.
h) Überprüfung der Arrhythmiebehandlung
i) Überprüfung der Blutgaswerte

Zu 13. Wenn sich nach weiteren 20–30 Minuten keine Besserung einstellt oder wenn sich der Zustand verschlechtert: Intubation, endobronchiales Absaugen und künstliche Überdruckbeatmung (100%iger Sauerstoff).

Indikation zur Intubation und O_2-Überdruckbeatmung:

1. *Sofort:* bei extremer Flüssigkeitsansammlung in Alveolen, Bronchien, Trachea, Mund und Nase,
   bei niedrigem Blutdruck, der eine Oligurie bzw. Anurie zur Folge hat (dann ist keine diuretische Therapie möglich).

2. Späterer Einsatz:
   Wenn die unter 1–12 genannten Maßnahmen keinen Erfolg zeigten oder sich unter diesen Maßnahmen der Zustand verschlechterte.

(Siehe auch: Respiratorbehandlung des Lungenödems, S. 310).

E. Überwachung

Tab. 10. Überwachung bei Lungenödem.

Überwachung	Kontrolle (zeitl. Abstand)
Ekg, Puls, Atemfrequenz (Blutdruck, evtl. blutig)	fortlaufend (Monitor)
Art. Blutdruck (unblutig), zentraler Venendruck	30 Minuten
Urin (Dauerkath.), O_2-Sättigung, Auskultation Herz und Lunge	1 Stunde
Blutgaswerte, (vollst.) Ekg	4 Stunden
Enzyme, Elektrolyte, Temperatur	8 Stunden
Urinunters., Hb, Hämatokrit, Blutbild, Harnstoff, Kreatinin, Rö.-Thorax, Gewicht, (Magensaft)	24 Stunden
Gesamteiweiß, Elektrophorese, BSP, Fettstatus, BSG, Blutzucker, Blutgruppe	einmalig

F. Häufige Fehler

1. Übersehen eines niedrigen Serum-Kaliumwertes und dadurch Auslösen von Arrhythmien durch die Digitalismedikation. (Häufig sind die Kranken mit Diuretika vorbehandelt!)
2. Zu langes Zögern mit der Intubation und der Respiratorbehandlung.
3. Verabreichung von Morphium bei zusätzlichen pulmonalen Funktionsstörungen.
4. Falsche Lagerung.
   (Flachlagerung verstärkt sofort die klinische Symptomatik!).
5. Unzureichende Durchführung der Kontrollen nach der ersten therapeutischen Maßnahme.
   (Es ist unbedingt danach erneut ein Ekg zu registrieren, der Venendruck zu messen, evtl. Pulmonal-Kapillardruck zu messen und wenn möglich, die arterielle Blutgasanalyse wiederholt durchzuführen).
6. Zögern mit der elektrischen Behandlung von Rhythmusstörungen.
7. Unterlassen der Infarktdiagnostik.

I.7.3. Die akute Rechtsinsuffizienz

A. Pathophysiologie

Die akute Rechtsinsuffizienz des Herzens wird unterteilt in
1. chronische Rechtsherzinsuffizienz mit akuter Verschlechterung und
2. akute Rechtsherzinsuffizienz (Lungenembolie).

Zu 1. Chronische Rechtsherzinsuffizienz mit akuter Verschlechterung.

a) Am häufigsten entwickelt sich eine Rechtsherzinsuffizienz bei länger bestehender Linksherzinsuffizienz unterschiedlicher Genese (Hypertension, Koronarsklerose, Herzklappenfehler usw.) Nach Ausbildung einer pulmonalen Stauung und pulmonaler Hypertension kann sich nach Monaten oder Jahren eine Insuffizienz des rechten Herzens ausbilden.

b) Sind durch eine Erkrankung beide Ventrikel betroffen, z.B. bei Myokarditis oder – seltener – schwerer Anämie, so wird der muskelschwache rechte Ventrikel eher dekompensieren als der linke.

c) Vorwiegend das rechte Herz betreffende Belastungen werden durch primäre Lungenerkrankungen und daraus resultierende pulmonale Hypertonie hervorgerufen. Als wichtigste Erkrankung ist bei älteren Kranken die *chronische Emphysembronchitis* zu nennen. Schon im jüngeren Alter sind Auswirkungen auf das rechte Herz bei primär pulmonaler Hypertonie, bei Asthma bronchiale oder durch multiple Lungenembolien zu erwarten. Seltener sind – meist im höheren Alter – Veränderungen im Sinne des Cor pulmonale bei diffuser Fibrose, Silikose, Bronchiektasen oder bei Karzinomatose anzutreffen.

d) Aus differentialdiagnostischen Gründen sind außerdem Erkrankungen anzuführen, die zwar nicht zu einer Insuffizienz des rechten Herzens führen, jedoch klinisch die gleichen Erscheinungen zeigen wie die Rechtsinsuffizienz, indem sie zu Bedingungen Anlaß geben, die den Einstrom in das rechte Herz bzw. in den rechten Ventrikel behindern. Dazu gehören die isolierte Trikuspidalstenose, das Myxom im rechten Vorhof, aber auch die gar nicht so seltene Pericarditis constrictiva und exsudativa. Auch bestimmte Formen der Myokardiopathie sind hier zu nennen.

Die Auswirkungen der Rechtsherzinsuffizienz auf den Organismus sind vornehmlich bestimmt durch die *Druckerhöhung im venösen System und in den Kapillaren*. Daraus resultieren Stauungserscheinungen und Ödembildungen, die sich hauptsächlich auf das Splanchnikusgebiet, auf die Leber, die Nieren, aber auch peripher auf die unteren Extremitäten oder – bei bettlägerigen Kranken – auf die abhängigen Körperpartien erstrecken. Häufiger als bei Linksinsuffizienz ist ein Pleuraerguß anzutreffen.

B. Diagnostische Hinweise

Subjektiv:

Die Kranken klagen über Dyspnoe, die allerdings selten so stark ausgeprägt ist wie bei Linksinsuffizienz. Die Atemnot wird verstärkt durch Lebervergrößerung, Pleuraergüsse oder durch primäre Lungenerkrankungen. Gelegentlich kommt es zu akuter Oberbauchsymptomatik (Lebervergrößerung, Aszites oder Erbrechen, Stauungsgastritis). Ein Stauungshusten kann auftreten, ist aber selten. Viele Kranke geben mehrmaliges nächtliches Wasserlassen an.

Von besonderer Wichtigkeit ist die sog. Stauungsgastritis, da dadurch die Resorption oral applizierter Medikamente, vor allem der Herzglykoside, in Frage gestellt ist.

Befunde (s. a. Tab. 11):

Auskultation des Herzens: Man hört einen akzentuierten 2. Pulmonalton, einen protodiastolischen Galopprhythmus (durch 3. Herzton über dem rechten Herzen), zuweilen ein Systolikum über dem 4. ICR rechts, das auf eine Trikuspidalinsuffizienz hinweist.

Bei Ausbildung einer Trikuspidalinsuffizienz verschwindet der akzentuierte 2. Pulmonalton. Deutlich tritt dagegen jetzt ein expansiver Leberpuls auf.

Über der Lunge sind fein- bis mittelblasige Rasselgeräusche zu hören, vor allem, wenn gleichzeitig eine Linksinsuffizienz besteht. Pleuraergüsse, seltener Perikardergüsse sind festzustellen.

Zeichen der *peripheren venösen Stauung:*

Lebervergrößerung: Druckschmerz, Ikterus;

Stauungsgastritis: Druckschmerz;

Stauungsniere: Proteinurie, hyaline Zylinder und leichte Rest-N-Erhöhung.

Als Zeichen der Rechtsherzinsuffizienz sind außerdem Knöchel- und Beinödeme festzustellen.
Stauung der Halsvenen und der peripheren Venen.
Außerdem ergeben sich folgende Hinweise auf gleichzeitige pulmonale Funktionsstörungen: Polyglobulie, Trommelschlegelfinger, frühzeitige Zyanose, respiratorische Azidose.
Gelegentliche neurologische Symptomatik: Schläfrigkeit.
Ekg: nicht typisch verändert, zuweilen Rechtstyp und Zeichen der Rechtsherzbelastung.

Röntgenbefund:

Das Herz kann normal oder nur geringfügig vergrößert sein. Bei lange bestehender Rechtsherzbelastung (kongenitale Vitien, Mitralklappenfehler, Cor pulmonale, primäre pulmonale Hypertonie) kann der rechte Ventrikel links randbildend werden. (Fehlerquelle bei der Deutung nur sagittaler Aufnahmen!)

Zur *Diagnose* führen die Einflußstauung, der Herz- und Lungenbefund, Stauungsödeme und Zyanose und der stets erhöhte zentrale Venendruck.

Andere Ursachen, die zur Einflußstauung führen können:

a) Pericarditis constrictiva
b) Trikuspidalstenose
c) Einflußstauung durch Tumor
d) Herznahe Thrombosen

C. u. D. Sofortmaßnahmen — Intensivtherapie

Therapieschema:

1. Lagerung
2. Sedierung
3. O_2-Zufuhr
4. Digitalisierung
5. Diuretische Behandlung
6. Aderlaß
7. Behandlung der pulmonalen Erkrankung
   a) Antibiotikum
   b) Bei Bronchospasmus:
      Euphyllin-Infusionen
      Alupent-Inhalation
      Steroid-Therapie
   c) Respiratortherapie
8. Evtl. Thromboseprophylaxe.

Tab. 11. Symptome und klinische Befunde bei Rechts- und Linksherzinsuffizienz.

Rechtsherzinsuffizienz	Linksherzinsuffizienz
Nicht stark ausgeprägte Atemnot Ausnahme: zusätzliche primärpulmonale Funktionsstörungen	Subjektiv stark empfundene Atemnot, (anfallsweise) Orthopnoe
Protodiastolischer Galopp rechts	Protodiastolischer Galopp links
Betonter II. Pulmonalton oder Trikuspidalinsuffizienz	Betonter II. Pulmonalton und gelegentlich Mitralinsuffizienz
Einflußstauung periphere Ödeme; Nykturie	Lungenstauung, selten Nykturie
Schmerzen im Oberbauch (stauungsbedingt)	Schmerzen im Thorax (Angina pectoris)
Meist ausgeprägte Zyanose, evtl. Trommelschlegelfinger Polyglobulie	Geringe Zyanose selten Polyglobulie
Subikterus Blutdruck normal oder erniedrigt	Blutdruck normal oder erhöht, später erniedrigt
Pleuraerguß häufig (vorzugsweise rechts)	Pleuraerguß selten
Zentr. Venendruck deutlich erhöht	Zentr. Venendruck nicht erhöht (Pulmonalarteriendruck erhöht)
Röntgenologisch: Herz normal oder gering vergrößert	Röntgenologisch: Herz stark vergrößert (Ausnahme: Mitralstenose)
Lunge: unterschiedlich (nach primären Lungenerkrankungen) Hypoxämie + respiratorische Azidose	Lunge: Zeichen der Stauung, von ventral ausgehend Hypoxämie
Ekg: unauffällig oder Rechtstyp	Ekg: meist Linkstyp, Zeichen von Störung der Erregungsrückbildung

Wichtig: Bei hochgradigen Zeichen der Rechtsinsuffizienz und gleichzeitig bestehender respiratorischer Insuffizienz infolge einer pulmonalen Erkrankung und entsprechenden Veränderungen der arteriellen Blutgasanalyse (pCO_2 erhöht über 50 mm Hg, pO_2 erniedrigt unter 70 mm Hg: Sofort Intubation und Beatmung bei gleichzeitiger Herzglykosid-Therapie).

Zu 1. Oberkörper meist leicht erhöht.

Zu 2. z.B. Valium 10 mg i.v. (Keine Opiate, da sie atemdepressiv wirken können!)

Zu 3. O_2-Zufuhr: ständig 1–2 l Sauerstoff pro min oder mehr.
Keine intermittierende O_2-Beatmung.
Kontrolle durch Blutgasanalyse.

Zu 4. Lanatosid oder Digoxin (stets intravenös!), innerhalb von 3 Tagen Vollsättigung.

Zu 5. Lasix oder Hydromedin 3–4×1 Amp./die i.v.

Zu 6. Bei erheblicher Stauung, prall gefüllten Halsvenen: Aderlaß 300 ml.

Zu 7. Behandlung der pulmonalen Erkrankung:

a) Antibiotikum (bei Bluthusten und bei Sputum), z.B. Tetracyclin (Reverin, Terravenös, Vibramycin)

b) bei Bronchospasmus:
   α) Tropfinfusion 250 ml Glukose 5 %
      + Euphyllin 6 Amp. zu 0,24 g in 6–8 Std.
   β) Alupent-Inhalationen
   γ) Steroidbehandlung, z.B. Solu-Decortin H 25–50 mg i.v.

c) Respiratorbehandlung (s. S. 281).

Zu 8. Bei Ausschwemmung von massiven Ödemen sollte gleichzeitig entweder eine Antikoagulantienbehandlung begonnen oder zumindest Bewegungstherapie und Wickeln der Beine mit elastischen Binden vorgenommen werden.

E. Überwachung

Wie bei Linksinsuffizienz und Lungenödem (s. S. 165).

F. Häufige Fehler

1. Übersehen der Rechtsherzinsuffizienz bei gleichzeitig bestehender hochgradiger respiratorischer Insuffizienz infolge eines pulmonalen Prozesses. (Am häufigsten chronische Emphysembronchitis und akute Exazerbation.)
2. Zu vorsichtige Digitalisierung.
3. Orale Herzglykosid-Therapie.
   (Bei Stauungsgastritis, die bei der Rechtsherzinsuffizienz immer anzunehmen ist, ist die Resorption unsicher.)

I.7.4. Die Lungenembolie

A. Pathophysiologie

Die Lungenembolie führt zu einer mehr oder weniger vollständigen Unterbrechung des Blutstromes in der Arteria pulmonalis oder einem ihrer Äste durch ein auf dem Blutweg dorthin gelangtes Hindernis, in erster Linie durch losgelöste Thromben aus den Körpervenen oder dem Herzinnern. Rund 90% aller Lungenembolien stammen aus dem Einzugsgebiet der unteren Hohlvene. Der Ursprungsort der Embolien ist immer eine venöse Thrombose – häufig aus den Bein- oder Beckenvenen, möglich jedoch auch aus jeder anderen Vene, aus dem rechten Vorhof oder der rechten Kammer. Meist liegen für die Thrombose prädisponierende Umstände vor. An erster Stelle ist die längere Bettruhe mit Immobilisation zu nennen. Auch Herzerkrankungen, besonders in Verbindung mit Herzinsuffizienz, aber auch maligne Erkrankungen, hämatologische Erkrankungen (z.B. Polyzythämie usw.), Infektionskrankheiten und chronische Lungenerkrankungen begünstigen die Entstehung einer Thrombose. Besondere Aufmerksamkeit muß der postoperativen, postpartalen und posttraumatischen Periode geschenkt werden, da bei entsprechender Disposition – z.B. Adipositas, höheres Alter – oder bei den zusätzlichen, bereits oben erwähnten Erkrankungen das Thromboserisiko zunimmt.

Die Loslösung von Thromben und die nachfolgende Embolie in eine Lungenarterie werden oft durch Umstände ausgelöst, die eine Erhöhung des Venendruckes zur Folge haben. So kann es zur Lungenembolie beim Pressen während des Stuhlgangs, bei Lagewechsel im Bett, bei Bewegungsübungen oder bei Hustenanfällen kommen.

Die *Auswirkungen* einer Lungenembolie hängen in erster Linie von dem Ausmaß der mechanischen Verlegung ab. Es sind dabei *respiratorische* und *hämodynamische* Folgeerscheinungen zu unterscheiden. Pulmonale oder kardiale Vorschädigungen oder bereits vorher abgelaufene Lungenembolien werden zusätzlich den Ablauf ungünstig beeinflussen.

Respiratorische Funktionsstörungen:

Durch die partielle oder totale Verlegung eines Teilgebietes des pulmonalen arteriellen Gefäßsystems wird ein Lungenbezirk nicht ausreichend oder gar nicht durchblutet. Da die Belüftung zunächst nicht eingeschränkt ist, kommt es zu einer Veränderung des Ventilations-Perfusions-Verhältnisses aufgrund einer zirkulatorischen Verteilungsstörung und zu einer Zunahme des funktionellen Totraums. Die dabei auftretende Hypoxämie kann verstärkt werden durch eine funktionelle Diffusionsstörung, die durch eine verkürzte Kontaktzeit in den funktionstüchtigen, jedoch häufig hyperzirkulierten Lungenbezirken entstehen kann. Außerdem wird die Hypoxämie gefördert durch Ausbildung intrapulmonaler Shunts. Zudem wird eine Bronchokonstriktion für die betroffenen Gebiete und ihre benachbarten Regionen diskutiert, die gemeinsam mit einer Vasokonstriktion – ausgelöst wahrscheinlich durch Ausschütten biogener Amine – den Krankheitszustand ungünstig beeinflussen können (437, 738, 939).

Diese reflektorisch-vasokonstriktorischen und bronchokonstriktorischen Zustände werden für schwere oder sogar tödliche Verläufe verantwortlich gemacht, bei denen nur ein kleiner Ast einer Pulmonalarterie verlegt war und deshalb weder die akut sich verschlechternde Hämodynamik noch der Ausfall eines großen Lungenbezirkes und daraus resultierende respiratorische Insuffizienz für den schweren Verlauf als Erklärung ausreichen.

Hämodynamische Auswirkungen:

Deutliche klinische Zeichen werden stets auftreten, wenn mehr als 60% der Lungenstrombahn verlegt sind. Diese Einengung bzw. Verlegung eines Teiles des Lungengefäßsystems führt zu einer Erhöhung des pulmonalen Gefäßwiderstandes mit konsekutiver stärkerer rechtsventrikulärer Kontraktion und daraus resultierendem Druckanstieg im rechten Ventrikel und in der Arteria pulmonalis. Außerdem wird eine Vasokonstriktion – ebenso wie die Bronchokonstriktion (siehe oben) – diskutiert, die ebenfalls die pulmonale Hypertonie fördert.

In Abhängigkeit vom myokardialen Zustand und vom Schweregrad der hämodynamischen Veränderungen wird sich eine *Rechtsherzinsuffizienz* (akutes Cor pulmonale) oder sogar ein Rechtsherzversagen einstellen.

Durch den Durchblutungsstop vermindert sich abrupt der Blutzufluß zum linken Herzen. Die Folge des verringerten Blutangebotes ist eine akute Erniedrigung des Schlagvolumens und des Herzzeitvolumens und eine dadurch bedingte plötzliche Erniedrigung des arteriellen Druckes. Bei stärkerer Reduzierung der Auswurffraktion wird sich rasch ein Schockzustand entwickeln. Außerdem wird sich eine zunehmende myokardiale Insuffizienz einstellen, die durch die Hypoxämie und durch die nachlassende Koronarversorgung ausgelöst und gefördert wird. Diese myokardialen Funktionsstörungen wirken ihrerseits fördernd auf die Schocksymptomatik. Die Schocksymptomatik wird durch reflektorische periphere Vasomotorenumstellungen („vago-vasale Reflexe") begünstigt und der Zustand dadurch verschlechtert.

In 30–50% der Fälle entwickelt sich im Anschluß an eine Lungenembolie ein *Lungeninfarkt*.

Bei normalen Druckverhältnissen reicht die Versorgung durch die nutritiven Gefäße aus, um einen Infarkt zu verhindern. Zum Lungeninfarkt wird es erst dann kommen, wenn der pulmonal-venöse Druck erhöht ist, z. B. bei Herzinsuffizienz, oder wenn der Druck in den Bronchialarterien stark vermindert ist, z. B. beim Schock. Auch ein Pleuraerguß, Pneumonie oder Atelektase können die Entstehung eines Lungeninfarktes begünstigen (380, 419, 904).

B. Diagnostische Hinweise

Da häufig die Lungenembolie schubweise verläuft, ist es von besonderer Wichtigkeit, bei Kranken mit entsprechender Disposition auf erste Zeichen zu achten, die einem akuten dramatischen Geschehen vorausgehen können („prämonitorische kleine Embolien"):

1. Vorübergehender Schmerzzustand im Thoraxbereich
   oder kurzfristiger Schwindelzustand
   oder kurzfristiger Blutdruckabfall.
2. Zeichen eines Lungeninfarktes, die sich 1–2 Tage nach klinisch stummer Lungenembolie entwickeln können:
   a) Bei bettlägerigen Kranken plötzlich auftretende Pleuritis.
   b) Pleuraergüsse ohne andere ersichtliche Ursachen.
   c) Postoperativ: Fieber oder Tachykardie.
   d) Röntgenologisch festgestellte rezidivierende oder „wandernde" Pneumonien.
   e) Plötzlich auftretende Schmerzen im Thorax.

Zur Beachtung: Der Nachweis einer Thrombose ist nicht Voraussetzung der Diagnose „Lungenembolie". Bei etwa der Hälfte der Fälle sind die Thrombosezeichen nicht oder erst nach der Embolie nachweisbar.

Subjektiv:

Die meisten Kranken klagen über akut einsetzende Atemnot. In der Hälfte der Fälle geht ein Schmerz in der betroffenen Thoraxseite voraus. Husten mit rötlich verfärbtem Sputum wird ebenfalls von der Hälfte der Kranken angegeben. Außerdem können kurzfristige Schwindelzustände auftreten. Viele Patienten geben ein starkes Beklemmungs- und Todesangstgefühl an.

Klinische Zeichen:

Tab. 12. Klinische Befunde bei Lungenembolie nach 3 Statistiken.

	1. (766)	2. (865)	3. (842)
Dyspnoe	100 %	80 %	46 %
Tachypnoe	95 %		43 %
Betonter II. Pulmonalton	95 %		
Normale SGOT	94 %		
Erhöhte LDH	89 %		
Tachykardie über 90/min	70 %	97 %	57 %
Galopprhythmus		83 %	
Kurzer Schock		80 %	25 %
Erhöhtes Serumbilirubin	36 %		
Thoraxschmerz	55 %	71 %	73 %
Leukozytose über 10000/mm³	55 %		80 %
Husten	50 %		22 %
Hämoptoe	25 %	11 %	17 %
Zyanose	15 %	14 %	14 %

Das akute Ereignis kommt unerwartet und zeigt sich in Atemnot, Thoraxschmerzen, Blässe und Todesangst. Die abrupte Minderung des Auswurfvolumens führt zu plötzlicher fahler Blässe, peripherer Zyanose und kaltem Schwitzen. Der Puls ist fadenförmig und schnell, es besteht eine arterielle Hypotonie. Die Jugularvenen sind häufig stark gefüllt, und ein Galopprhythmus ist über dem dilatierten Herzen zu hören. Der zentrale Venendruck ist stark erhöht. Die anderen klinischen Zeichen sind aus Tab. 12 zu entnehmen.

Die Laboruntersuchungen bringen keine eindeutigen Hinweise zur Diagnose. In 60% kann ein Anstieg der Transaminasen fehlen (766). Die SGPT kann ebenso wie die LHD erhöht sein und liegt

über der SGOT. Dies wird auf eine Leberstauung zurückgeführt. Ein Anstieg der Kreatin-Phosphokinase bleibt aus. Durch das Elektrokardiogramm ist häufig eine Differenzierung, vor allem gegenüber dem Herzinfarkt, möglich (Tab. 14).
Zu einem hohen Prozentsatz stellen sich häufig flüchtige Ekg-Veränderungen ein, die zur Diagnose wertvolle Hinweise geben (Tab. 13).

Tab. 13. Übersicht über Ekg-Veränderungen bei 60 Patienten mit gesicherter Lungenembolie (937).

	n	%
Keine Veränderungen	12	20
Sinustachykardie	29	48,3
Rhythmusstörungen:	24	40
Vorhofextrasystolen	9	15
Vorhofflattern	7	11,8
Vorhofflimmern	6	10
Vorhoftachykardien	1	1,6
Kammerflimmern	1	1,6
P-Wellenüberhöhung (über 2,5 mV)	17	28,3
Rechtsschenkelblock	15	25
Negativer Beginn in V_1	10	17
R/S-Umschlag linksverschoben	10	17
Rechtstyp	6	10
S_1-S_2-S_3-Typ	3	5
ST- und T-Veränderungen	40	67
ST-Hebung in III, ST-Senkung in I und II	17	28,3
Uncharakteristische ST- und T-Veränderung	17	28,3
Inversion der rechtspräkordialen T-Wellen	6	10

Röntgenologisch zeigt sich in 70% der schweren Verlaufsformen ein Zwerchfellhochstand auf der betroffenen Seite. Dies ist von differentialdiagnostischer Bedeutung, da sich bei Stauung, Pneumonie oder Lungenödem kein Zwerchfellhochstand findet. Bei kleineren peripheren Embolien ist häufig ein Pleuraerguß festzustellen. Außerdem weisen ein prominenter Pulmonalisbogen und eine

Vergrößerung des rechten Vorhofes und des rechten Ventrikels – mitunter auch die pulmonale Hypertension – auf die Rechts-

Tab. 14. Symptome bei Lungenembolie und Herzinfarkt.

Symptom	Lungenembolie	Herzinfarkt
Dyspnoe	meist stark, ohne allgemeine Stauungszeichen der Lunge plötzlich einsetzend	selten ausgeprägt, immer mit anderen Lungenstauungszeichen, meist allmählich beginnend (Ausnahme: Lungenödem)
Gesichtsfarbe	initiale Blässe, später Zyanose	normal oder Blässe, Zyanose selten (bei Hypertonie Rötung)
Schock	häufiger und relativ früh, fast *stets vor* den Schmerzen	seltener und *stets nach* dem Beginn der Schmerzen
Puls	sofort Tachykardie	Tachyarrythmie, selten Bradykardie
Vorhofflimmern (neu auftretend)	selten vor dem Schmerz auftretend	selten nach Beginn der Schmerzen
Pleurareiben	häufig	fast nie
Perikardiales Reiben	selten, dann fast stets mit Pleurareiben	häufig, dann meist isoliert
Pleuraerguß	häufig	selten (nur mit anderen Stauungszeichen)
Blutdruck	meist sofort erniedrigt	im Beginn normal oder erhöht (Ausnahme Schock)
Ekg	s. Tab. 15	s. Tab. 15
Transaminasen	CPK nicht erhöht GOT niedriger als GPT, LDH meist erhöht	CPK erhöht, GOT höher als GPT, LDH hoch
Einflußstauung	fast immer	keine, außer mit anderen Zeichen der Herzinsuffizienz
Venendruck	erhöht	nicht erhöht (Ausnahme: Globalinsuffizienz)

herzbelastung hin. Selten ist eine Aufhellung der betroffenen Lungenabschnitte nachweisbar (Westermark'sche Infarkte).
Am sichersten gelingt die Klärung der Diagnose durch eine *Angiographie* der Arteria pulmonalis, die auch von Emboliekranken überraschend gut vertragen wird. Dabei werden 50–70 ml Kontrastmittel in die Ausflußbahn des rechten Ventrikels oder in den Stamm der Pulmonalarterie durch einen Katheter injiziert. Durch die Serienangiographie sind folgende Kriterien für eine Lungenembolie zu erhalten (842, 865):
Kaliberschwankungen, Füllungsdefekte oder Gefäßabbrüche der Lungenarterien, asymmetrische Anfärbungen und lokale Blutströmungsverlangsamungen. Diese Veränderungen sind in den ersten 24 Stunden so gut wie immer anzutreffen. Später erhobene negative Befunde haben nur geringe Aussagekraft.
Wertvolle Hinweise zur Diagnose sind durch die *Lungenszintigraphie* zu gewinnen (249, 627, 930).
Ein besonderer Vorteil ist die für den Patienten nur gering zu veranschlagende Belastung durch die Untersuchung. Bei der Beurteilung muß allerdings berücksichtigt werden, daß auch andere Erkrankungen – z.B. Pneumonie, Atelektasen oder neoplastische Prozesse – Störungen der Perfusion hervorrufen können und damit eine Differenzierung durch die Szintigraphie nicht möglich ist.
Von besonderer Bedeutung ist die Abgrenzung der Lungenemembolie gegenüber dem Herzinfarkt (Tab. 14).
Gleichfalls kann eine Unterscheidung häufig vorgenommen werden durch das Ekg bei Lungenembolie und Herzinfarkt (Tab. 15).

Differentialdiagnosen:

a) *Leitsymptom Blutdruckabfall:* Vasomotorenkollaps anderer Genese, zerebrale synkopale Anfälle, Apoplexie, Hirnembolie.
b) *Leitsymptom Schmerz:* Herzinfarkt, Angina pectoris, Spontanpneumothorax, Peritonitis, Cholezystopathie, Pankreatitis, Appendizitis.
c) *Leitsymptom Rechtsherzbelastung:* Akutes oder chronisches Cor pulmonale anderer Genese.

Zur *Diagnose* führen die Anamnese (Thrombosen, siehe dazu oben), der typische anfallsartige Beginn, der erhöhte zentrale Venendruck, das Ekg, gelegentlich das Röntgenbild. Die Szintigraphie und die Serienangiographie können die Diagnose sichern.

Tab. 15. Ekg bei Lungenembolie und Herzinfarkt.

	Lungenembolie	Herzinfarkt
Extr.	P dextrocardiale (nicht sehr häufig)	P unauffällig
	Der deutlich negativen Zacke in III geht eine kleine R-Zacke voran, so daß kein Q III, sondern S III vorliegt, in AVF Q unauffällig	Eindeutiges Q III, mindestend ⅓ der nachfolgenden R-Zacke und 0,04 breit, Q in AVF deutlich
	QRS deutlich rechts-typisch (zuweilen verbreitert bis zum Rechtsschenkelblock)	QRS weniger deutlich rechts-typisch (Schenkelblockbildung möglich)
	S I tief, ST I und ST II gesenkt, ST III angehoben mit diskordant negativem T	S I wenig ausgeprägt, ST I gesenkt, ST II und ST III angehoben mit konkordantem T
V_{1-3}	RS-Umschlagzone nach V_4-V_5 verschoben. Bis zum RS-Übergang negative T-Wellen (vom Beginn an terminal negativ), ST nicht verändert	RS-Umschlagzone nicht vor V_3-V_4, ST meist gesenkt, T-Wellen abgeflacht
V_{4-6}	RS-Typ bis V_6 möglich, ST meist gesenkt, T-Wellen präterminal negativ	Ab V_4 Rs-Typ, ST gesenkt, T-Wellen abgeflacht
	Häufig verschwinden alle Zeichen in Stunden oder Tagen, recht oft bestehen sie jedoch wochenlang	Zeichen im Rahmen des Infarktablaufes beständig

Zeichen des Lungeninfarktes (S. 173).

Symptome: Schmerzen durch die Pleuritis bedingt, je nach der Lokalisation des Lungeninfarktes. Atemnot, Husten mit blutigem Auswurf (dünnflüssig, später manchmal eitrig).

Tab. 16. Differentialdiagnose von Lungeninfarkt und Bronchopneumonie.

	Lungeninfarkt	Bronchopneumonie
Operierte Kranke	Nach dem 3.–5. Tag post.op., nach Thrombose oder aus Wohlbefinden	Meist 1.–3. Tag, Bronchitis vor Operation oder nach Aspiration
Herzkranke	Frühere thromboembolische Komplikationen	Bronchitisvorgeschichte; bei Viruspneumonie: Umgebungsfälle
Fieber	Schmerzen vor Fieber	Fieber vor Schmerzen
Allgemeinbefinden	plötzliche Störung, rasche Erholung	allmähliche Verschlechterung, anhaltend
Leukozytose	mittelschwer, stets Neutrophilie, selten toxische Granulationen	höher und anhaltend, toxische Granulationen, Viruspeumonie auch Leukopenie
Sputum	meist stärker blutig (Beginn nie eitrig)	schleimig, eitrig, wenig Blut
Schmerzen	häufig und heftig	selten und meist gering
Luftwege	obere Luftwege frei	bei Viruspneumonien oft Pharyngitis, Tracheitis
Stirnkopfschmerz	fehlend	bei Viruspneumonie häufig
Herpes labialis	meist fehlend	häufig
Infiltration röntgenologisch	in der Regel scharf abgegrenzt, bei $^2/_3$ basal	meist unscharf begrenzt, in allen Lungenfeldern
Begleit-Pleuritis	häufig	nicht so häufig
Ekg	evtl. Rechtsschädigung	uncharakteristisch, diffuse Myokardschädigung

Klinische Zeichen

Auskultation: Pleuritisches Reiben, umschriebener Bezirk mit fein - bis mittelblasigen feuchten Rasselgeräuschen, manchmal Giemen und Brummen. Es besteht ein Zwerchfellhochstand auf der betroffenen Seite und oft ein Pleuraerguß. Häufig entwickelt sich *Fieber und anhaltende Tachykardie*. Eine Leukozytose und eine erhöhte BSG sind immer nachweisbar.

Röntgenologisch: Lungenverdichtungen, die herdförmig sind; nur selten die oft beschriebene kegelförmige Verdichtung. Kleiner Pleuraerguß, Zwerchfellhochstand, häufig Stauungszeichen durch Linksinsuffizienz des Herzens (Herzvergrößerung).

Differentialdiagnostisch müssen vom Lungeninfarkt folgende Lungenerkrankungen, die ähnliche Erscheinungsformen bieten, abgegrenzt werden: Akut-entzündliche Lungenerkrankungen oder chronisch-entzündliche Lungenerkrankungen, Tumoren, Atelektasen, Lungenmißbildungen.
Die wichtigste Differentialdiagnose ist die *Bronchopneumonie* (Tab. 16).

C. Sofortmaßnahmen

Zur Beachtung: Keine intramuskulären Injektionen wegen nachfolgender gerinnungshemmender Therapie!

1. Sedierung: z.B. Valium 10 mg i.v.
   oder Psyquil 10 mg i.v.
2. Schmerzbekämpfung: z.B. Novalgin 5 mg i.v.
   oder Dolantin Spez. 1 Amp. (= 100 mg) i.v.
3. Eupaverin forte 1 Amp. (= 0,15 g) i.v. (nicht bei Schock).
4. Bei Hypotonie anstelle der Medikamente unter 3:
   Alupent 0,5 mg i.v.
5. Evtl. Novadral 1 Amp. i.v. (bei Hypotonie ohne hochgradige Zentralisation) oder Akrinor 1 Amp. i.v.
6. Digitalisierung: z.B. Strophanthin ¼ mg langsam i.v.
   oder Cedilanid 0,4 mg oder Lanicor 0,25 mg i.v.
   (oder ein anderes Digoxinpräparat in äquivalenter Dosierung).
7. Begleitung des Kranken in das Krankenhaus.

D. Intensivtherapie

Voraussetzungen für die Behandlung:
1. Venöser Zugang (Cava-Katheter)
2. Evtl. arterieller Zugang

Wünschenswert:

3. Möglichkeit der Angiographie
4. Möglichkeit der Szintigraphie
5. Möglichkeit der chirurgischen Intervention
   (Herz-Lungen-Maschine!)

Therapieschema:

1. Bei hochgradiger Ateminsuffizienz:
   sofort endotracheale Intubation und künstliche Beatmung
2. Bei hochgradiger Einflußstauung: *Aderlaß.*
3. Sedierung.
4. Schmerzbekämpfung.
5. Thrombolyse- oder Antikoagulantienbehandlung.
6. Digitalisierung.
7. Behandlung reflektorischer Gefäßkonstriktion:
   a) Eupaverin, Panthesin-Hydergin
   b) Alupent.
8. Sauerstoffzufuhr.
9. Bei Schockzuständen:
   Kombinierte Behandlung mit Vasokonstriktoren, z. B. Novadral, Arterenol
   und Beta-Sympathikomimetika,
   z. B. Alupent.
10. Evtl. Steroide.
11. Antibiotikabehandlung.
12. Evtl. Embolektomie.

Zu 1. Die Indikation zur *endotrachealen Intubation* ergibt sich aus dem klinischen Zustand und ist als Notfallbehandlung zur Behebung der akuten respiratorischen Insuffizienz anzusehen. In den ersten Stunden wird fast immer eine Überdruckbeatmung mit 100% Sauerstoff notwendig sein.

Zu 2. Besonders bei sehr schwerem Verlauf – meist bei beatmeten Patienten – muß als Akutmaßnahme ein *Aderlaß* von 300–500 ml durchgeführt werden, wenn eine hochgradige Einflußstauung mit prallen Halsvenen und akuter Leberstauung vorliegt.

Zu 3. Bei jedem Kranken sind zur *Sedierung* zu verabreichen: Valium 10 mg i.v. in Abständen nach Bedarf oder Psyquil 10 mg i.v.

Zu 4. Nicht immer ist eine zusätzliche *Schmerzbekämpfung* notwendig.
Häufig genügt Novalgin (1 Amp. 2 ml 50%) i.v.
Bei stärkeren Schmerzen (z.B. auch bei Angina pectoris als Begleitschmerz) Dolantin Spec. (1 Amp. = 100 mg) i.v.
oder Polamidon (1 Amp. = 5 mg) i.v.
oder andere, gleich stark wirkende Opiate).

Zu 5. Nach den jetzt vorliegenden Berichten über die erfolgreiche Anwendung von *Streptokinase* bei der Behandlung der akuten schweren Lungenembolie ist diese Behandlung nach unserer Meinung unter Beachtung der Kontraindikation (z.B. exzessiver Hochdruck, große offene Wunden oder schon bestehende erhebliche Blutungen) zu empfehlen (91, 124, 417, 418, 458, 522, 611, 839). [Nur *schweres* Lungenbluten ist bei Lungenembolien eine Kontraindikation (sehr selten!).]

Nach Möglichkeit sollte die Diagnose durch Angiographie oder Szintigraphie gesichert sein. Nach Angiographie kann der in der Arteria pulmonalis liegende Katheter zur Therapie benutzt werden. Dadurch werden gute Therapiekontrollen (Druckkontrolle, evtl. eine zweite Angiographie) möglich.

Lassen sich die Kontrollen nicht durchführen, so sprechen folgende klinische Kriterien für eine erfolgreiche Therapie:

Aufhebung des Schockzustandes,
Rückbildung der Dyspnoe,
Rückbildung der Rechtsinsuffizienz,
Ausbleiben einer Infarktpneumonie.

Folgendes Therapieschema hat sich bewährt:
Initial 250 000 E Streptokinase i.v.,
anschließend 100 000 E Streptokinase pro Stunde mit Perfusor.
Behandlungsdauer maximal 72 Stunden.
Anschließend Übergang auf Heparin, z.B. in den ersten 8 Stunden 7 000 E Liquemin, in den nächsten 8 Stunden 10 000 E, danach 40 000 E Liquemin/24 Stunden i.v.
Behandlungsdauer etwa 5–8 Tage,
dann Übergang auf ein Dicumarol-Präparat (s. bei Herzinfarkt);
Behandlung damit mindestens 6 Monate.

Zur Beachtung: Bei massiver Lungenembolie mit ausgeprägter klinischer Symptomatik [Schock, hochgradige Einflußstauung, respiratorische Insuffizienz (Beatmung)] sollte die thrombolytische Therapie in der Nähe des Chirurgischen Operationsaales und stets in Zusammenarbeit mit dem Chirurgen durchgeführt werden.

Ein chirurgischer Eingriff (Embolektomie) ist erforderlich:
a) wenn der Krankheitszustand sich unter der thrombolytischen Therapie verschlechtert (vor allem, wenn sich der Schockzustand verschlimmert);
b) wenn nach 12 bis längstens 24 Stunden keine Besserung eingetreten ist (weitere Notwendigkeit der Respirator-Therapie, noch immer Schockzustand);
c) wenn während der Behandlung erneut eine Embolie mit nachfolgender klinischer Verschlechterung auftritt.

Besteht eine Kontraindikation gegen die Streptokinasetherapie (z.B. hoher Resistenztest, zuvor durchgeführte Streptokinase-Therapie, allergische Reaktion) oder ist aus anderen Gründen eine thrombolytische Therapie nicht möglich, so sollte sofort mit der Heparinbehandlung begonnen werden.

Dosierung: Initial 10 000 E Liquemin i.v., anschließend Dauertropfinfusion mit 40 000 E pro 24 Stunden.

Außerdem kommt Heparin zum Einsatz, wenn sich bereits ein Lungeninfarkt entwickelt hat.

Zu 6. Die Behandlung mit *Herzglykosiden* ist vor allem erforderlich, wenn der Verlauf durch Rhythmusstörungen kompliziert wird (Vorhofflimmern oder andere tachykarde Zustände) und im fortgeschrittenen Alter zur Unterstützung des Herzens.

Therapievorschlag:

z.B. Strophantin ¼ mg im Abstand von 4–6 Std. (max. 1 mg/24 Std.) in den ersten beiden Tagen oder ein Lanatosid-Präparat bzw. Digoxin-Präparate; zusätzlich evtl. antiarrhythmische Behandlung.

Zu 7. Nachdem aufgrund zahlreicher experimenteller Untersuchungen die Schlußfolgerung erlaubt ist, daß wahrscheinlich eine Bronchokonstriktion oder eine Konstriktion der Arteriolen in der Umgebung des betroffenen Bezirkes einen zusätzlich verschlechternden Einfluß ausübt, ist es empfehlenswert, zur Behandlung reflektorischer Gefäßspasmen entsprechende Therapiemaßnahmen durchzuführen:

Eupaverin forte 0,15 g langsam i.v.,
nach 30–60 Minuten zu wiederholen;
oder Alupent 0,5 mg i.v.,
evtl. nach 2–3 Stunden zu wiederholen.

Die Alupentverabreichung wird begrenzt durch die Herzfrequenz (über 120/min keine weitere Applikation).
Bei gutem Ansprechen Alupent-Infusion:

Glukose 5% 500 ml + Alupent 5 mg;
langsam tropfen lassen (Herzfrequenz!). Bei erhöhtem zentralem Venendruck höhere Alupentdosis und entsprechend langsamere Zufuhr!

Alupent soll beim akuten Cor pulmonale die pulmonale Strombahn am stärksten erweitern (359, 838).
Allerdings kann es zum Auftreten von tachykarden Rhythmusstörungen kommen. (Literatur bei 170, 339, 647, 839).

Zu 9. In den meisten Fällen ist die auslösende Ursache des Schockzustandes die Lungenstrombahnsperre. Eine *kausale* Therapie ist deshalb die thrombolytische oder operative Behandlung.
Symptomatische Maßnahmen sind Unterstützung des Herzens; z.B.
Besserung der Hypoxämie:
Sauerstoffzufuhr – Respiratortherapie,
Besserung der Koronardurchblutung durch vorsichtiges Anheben des Blutdruckes (Besserung der Inotropie).
Dafür stehen folgende Möglichkeiten zur Verfügung:

a) Bei nicht ausgebildeter Zentralisation: Vasokonstriktorische Substanzen,
z.B. Arterenol, Novadral (kein Hypertensin!), in Verbindung mit Herzglykosiden.

b) Bei stark ausgeprägter Zentralisation:
ß-Sympathikomimetika, z.B. Alupent, ebenfalls in Verbindung mit Herzglykosiden.

c) Bei ausgeprägter Vasodilatation und dadurch bedingter extremer Hypotonie (Kennzeichen sind gute durchblutete Haut und Extremitäten) Vasokonstriktion:
z.B. Novadral, Effortil oder Arterenol.

Zu 10. Liegt gleichzeitig eine *Bronchospastik* vor, so sind Steroide zu verabreichen:
z. B. Solu-Decortin H 50 mg im Abstand von 4–6 Stunden i.v.

Zu 11. Über die generelle Anwendung von *Antibiotika* sind die Meinungen geteilt. Wir verabreichen bei allen Kranken mit Lungeninfarkt und bei Kranken, bei denen ein Lungeninfarkt droht (z. B. Herzerkrankung), ein Antibiotikum.
Häufig besteht eine Indikation durch die gleichzeitig bestehende Grundkrankheit.
Zur Anwendung sind zu empfehlen: Tetracycline (Terravenös, Reverin, Vibramycin) oder Cephalotin oder Ampicillin.

Zu 12. Besteht ein lebensbedrohliches Krankheitsbild mit respiratorischer Insuffizienz, nicht beeinflußbarem hochgradigem Schockzustand oder mußten bereits Reanimationsmaßnahmen angewendet werden, so sollte mit der *Operation* nicht gezögert werden. Des weiteren muß nach begonnener ineffektiver Thrombolyse die Operation erwogen werden (s. auch unter 5.). [Ausführliche Beschreibung der chirurgischen Maßnahmen bei (443).]
In jedem Fall ist die Voraussetzung für die Operation das Vorhandensein einer Herz-Lungen-Maschine.
Die Letalität bei der Embolektomie liegt z. Zt. bei 50% (839).

Eine weitere Möglichkeit der Behandlung, unter Umständen auch als Überbrückung der Zeit bis zur Operation, wird wahrscheinlich in der Zukunft die Anwendung eines kardiopulmonalen Bypass (von der Vena femoralis oder arteria femoralis) unter Einschaltung eines Pumpoxygenators liegen (37).

Wichtig: Im Hinblick auf die Gefährlichkeit des chirurgischen Eingriffes wird heute vor der Operation die Klärung der Diagnose durch Angiographie gefordert!

Prophylaxe:
Von ganz wesentlicher Bedeutung ist die Prophylaxe. In erster Linie wird es darum gehen, Venenthrombosen zu verhüten. Dazu gehören neben den allgemein bekannten Maßnahmen die Frühmobilisation, Gymnastik, Beinewickeln (usw.), bei bestimmten Krankheits- und Altersgruppen die prophylaktische – gerinnungshemmende – Therapie u. a. (587).

Gleichzeitig ist die Verabreichung von Antikoagulantien indiziert bei bereits abgelaufenen – klinisch geringfügigen – Lungenembolien, um weitere Emboliesschübe zu verhüten.

Kommt es trotz dieser Maßnahmen zu erneuten Schüben oder liegen Kontraindikationen gegen die Antikoagulantientherapie vor, so sollte die Ligatur der Vena cava caudalis oder eine andere Maßnahme, z. B. Filtereinsatz (Schirm), zur Verhütung weiterer Embolien diskutiert werden (103, 145).

E. Überwachung

Tab. 17. Überwachung bei Lungenembolie.

Überwachung	Kontrollen (zeitl. Abstand)
Ekg, Puls, Atemfrequenz (Temperaturen), Venendruck, Blutdruck (blutig)	fortlaufend (Monitor)
Art. Blutdruck (unblutig), zentraler Venendruck, Atemfrequenz	30 Minuten
Urinausscheidung (Dauerkatheter), O_2-Sättigung	1 Stunde
Blutgaswerte, vollständiges Ekg, Auskultation Herz und Lunge, Thrombinzeit	4 Stunden
Enzyme, Elektrolyte, Temperatur, rotes Blutbild, Hämatokrit	8 Stunden
Urinstatus, Blutbild, Harnstoff, Kreatinin, Rö-Thorax, Quickwert, Thrombinzeit	24 Stunden
BSP, Fettstatus, BSG, Blutzucker, Gesamteiweiß, Elektrophorese	einmalig

D. Häufige Fehler

1. Übersehen kleiner, „prämonitorischer" Lungenembolien.
2. Unzureichende und seltene Kontrolluntersuchungen auf Thrombosen und entsprechende Prophylaxe oder gezielte Therapie.
3. Zu drastische Therapie bei Erkrankungen, bei denen thromboembolische Komplikationen häufig zu beobachten sind (z. B.

massive Ausschwemmung von Ödemen und Ergüssen – am häufigsten bei hochgradiger Herzinsuffizienz!).
4. Verzögerter Beginn der Antikoagulantien- bzw. Thrombolysetherapie.
5. Unterlassen der Absprache mit dem Chirurgen. (Der Chirurg muß von Anfang an über den Verlauf informiert sein, da eine Embolektomie umfangreiche Vorbereitungen erfordert!).
6. Unzureichende ärztliche Beobachtung bei Einleitung der Streptokinasetherapie. (Auslösung von allergischen Reaktionen, Schock). Vorher Streptokinaseresistenztest!
7. Hochlagerung der Beine.
(Diese früher empfohlene Maßnahme sollte unterbleiben, da dadurch eine erneute Mobilisation von thrombotischem Material möglich ist.).

I.8. Die Perikarditis

A. Pathophysiologie

Die Entzündung des Herzbeutels ist keine Erkrankung sui generis, sondern als Komplikation einer anderen Erkrankung aufzufassen. Das *Ursachenspektrum* verteilt sich auf:

Rheumatisches Fieber,
bakterielle Infektion,
Urämie,
unspezifische Perikarditis,
Tuberkulose,
Neoplasma,
verschiedene Ursachen (Kollagenosen usw.).
(Übersicht bei 256).

Die Häufigkeit der Perikarditis bei rheumatischem Fieber wird mit 10% bis 20% angegeben (256). Im akuten Stadium lassen sich zwei Formen, die fibrinöse und die exsudative Perikarditis, unterscheiden.
Die eitrige Perikarditis kann hervorgerufen werden durch:
Hämatogene Aussaat, Trauma, Ausbreitung eines infektiösen Herdes im Thorax infolge Durchwanderung bei einem infektiösen Prozeß unterhalb des Zwerchfells.

Die perikarditischen Beschwerden treten neben dem klinischen Bild der meist schweren Allgemeinerkrankung zurück, sind jedoch nachweisbar.

Im Verlauf einer Urämie kommt es häufig zu einer Perikarditis, hervorgerufen durch die metabolischen und urämischen Veränderungen. Der Verlauf ist schleichend und symptomarm. Ein Erguß ist häufig.

Die sogenannte *Pericarditis acuta benigna* entsteht wahrscheinlich durch Virusinfektion. Zu dieser Gruppe dürften die meisten „unspezifischen" Perikarditiden gehören, sofern sie nicht tuberkuloallergischer Genese (negative Kulturen bei klinischem Verdacht!) sind. Meist entwickelt sich ein Erguß. Bei der *tuberkulösen Perikarditis* handelt es sich um ein Übergreifen von pleuropulmonaler Tuberkulose, seltener auch um eine lymphogen oder hämatogen ausgelöste Entzündung. Der Verlauf ist schleichend, eine Ergußbildung meist nachweisbar.

Die *Perikarditis bei Herzinfarkt* geht selten mit einem Perikarderguß einher. Zu erwähnen ist noch die *Perikarditis bei Postinfarkt-Syndrom* [Dressler (195)] und bei *Postkommissurotomie-Syndrom*. Häufig wird dabei ein Erguß beobachtet.

B. Diagnostische Hinweise

Symptome: Bei der Mehrzahl der akut Erkrankten besteht ein heftiger Schmerz, lokalisiert auf das Präkordium. Seltener kommt es zur Schmerzausstrahlung zur linken Halsseite, linken Schulter und zum linken Arm als Ausdruck einer gleichzeitigen entzündlichen Veränderung der Pleura. Dadurch kann auch die Atmung erschwert sein. Zur Dyspnoe oder sogar zur Orthopnoe wird eine hochgradige Ergußbildung führen. Die Kranken sitzen aufrecht im Bett und schaffen sich durch Vorwärtsbewegungen des Oberkörpers Erleichterung. Große Ergußbildungen können zur Kompression der Bronchien, der Trachea oder des Ösophagus führen und zu Husten, Heiserkeit oder Dysphagie Anlaß geben.

Abhängig von der Grundkrankheit treten Fieber, Tachykardie, Schüttelfrost und Leistungsabfall auf.

Klinische Zeichen: Das physikalische Kardinalzeichen ist bei der Pericarditis sicca das rauhe systolisch-diastolische Reibegeräusch, das nicht streng auf Systole und Diastole ausgerichtet ist, sondern die Herztöne überdauern kann. Häufige Auskultationskontrollen sind erforderlich, da diese Geräuschphänomene sehr kurzzeitig sein können.

Die weiteren Krankheitszeichen unterscheiden sich durch die rasche oder langsame Entwicklung des Ergusses:

a) *Schnelle Entwicklung* des Perikardergusses: Tachykardie, Anstieg des venösen Druckes und Absinken des arteriellen Druckes bis zum Schocksyndrom. Entwickelt sich der Perikarderguß sehr schnell, so können schon 300–400 ml hämodynamische Auswirkungen haben, da das Perikard sich nicht so schnell erweitern kann und aus diesem Grund schon ein kleiner Erguß die diastolische Füllungsphase der Ventrikel stark beeinträchtigt.

b) *Langsame Entwicklung* des Perikardergusses: Zunehmende Einflußstauung und Leberstauung. Zunehmende Atemnot.
Inspiratorische Füllung der Halsvenen.
[Bei langsamer Zunahme kann eine erheblich größere Flüssigkeitsansammlung im Perikardraum angetroffen werden (bis zu 2000 ml). Die klinischen Zeichen sind in diesen Fällen hervorgerufen durch die mechanische Behinderung der benachbarten Organe. Die Hämodynamik wird nicht so akut beeinflußt wie bei a).]

Gemeinsam ist beiden Formen der *Pulsus paradoxus*, d. h. eine Verkleinerung der Pulsamplitude und Absinken des arteriellen Blutdruckes um 10–20 mm Hg bei Inspiration.

Der Spitzenstoß des Herzens ist nicht mehr nachweisbar, die Herztöne sind leise. Der *Blutdruck* ist niedrig und von kleiner Amplitude. Sorgfältige Beobachtung des Blutdruckes und des zentralen Venendruckes wird den rechtzeitigen Beginn der Behandlung sicherstellen.

Röntgenologisch: Bei der Pericarditis sicca ist keine Veränderung der Herzkonfiguration festzustellen. Mit Ausbildung eines Ergusses werden die Größe, die Form und die Pulsationen beeinflußt. Eine Größenzunahme entwickelt sich erst bei größeren Ergüssen. Bei der Form des Herzens wird die *schlaffe Form* und die *pralle Form* unterschieden.

Die schlaffe Form geht mit einer geringen Drucksteigerung im Perikardraum einher und zeichnet sich mehr durch eine Dreiecksform aus. Eine stärkere Drucksteigerung ist bei der prallen Form festzustellen, die sich als Bocksbeutel- oder Kugelform im Röntgenbild darstellt. Oft ist eine Dilatation des Herzens schwer abzugrenzen. *Als Kriterium für einen Perikarderguß ist zu werten, daß in diesen Fällen die Lunge frei von Stauungszeichen gefunden wird.*

Die sonst sichtbaren Herzrandpulsationen sind abgeschwächt oder aufgehoben. Röntgenaufnahmen in kurzen Abständen sind eine wertvolle Hilfe zur Diagnostik. Eine venöse Angiographie wird in unklaren Fällen zur Diagnose beitragen.

Zur Beurteilung der Ausdehnung des Ergusses und zur Abgrenzung gegen einen Pleuraerguß ist die Injektion von 20–40 ml Kontrastmittel in den Perikardraum unter Röntgenkontrolle zu empfehlen. Dies dient gleichzeitig auch zur Kontrolle nach Punktion.

Ekg: Im frischen Stadium bilden sich ST-Anhebungen aus, ohne daß – im Gegensatz zum Herzinfarkt – in anderen Ableitungen reziprok ST-Senkungen zur Darstellung kommen. Der ST-Abgang geht dabei nicht direkt von der R-Zacke aus, sondern eine erhaltene S-Zacke ist hochgezogen, wobei der mitunter bogenförmige, nach unten konkave Verlauf ein wichtiges Kriterium bei der Abgrenzung zum Herzinfarkt darstellt, bei dem die ST-Strecke konvex verläuft. Die QRS-Gruppen sind nicht verändert. Die stärksten ST-Anhebungen finden sich in den Ableitungen mit den höchsten Ausschlägen. Die sich im weiteren Verlauf entwickelnden T-Negativierungen sind nur selten gleichschenklig terminal negativ.

Wichtiges differentialdiagnostisches Zeichen:

Die Veränderungen im Ekg sind nicht auf bestimmte Ableitungen beschränkt. Typische Lokalisationen, wie sie obligat beim Herzinfarkt sind, fehlen.
Bei einem Erguß kann sich eine Niedervoltage einstellen. Schwierig wird die Deutung, wenn gleichzeitig myokardiale Schädigungen vorliegen, wie bei der rheumatischen Pankarditis, da sich dann zusätzliche Veränderungen und Leitungsstörungen entwickeln können.

Diagnose:

In Verbindung mit den Grundkrankheiten, in deren Verlauf die Perikarditiden auftreten können, werden der Präkordialschmerz, die Tachykardie, Fieber und Dyspnoe, venöse Einflußstauung und der Pulsus paradoxus auf die Diagnose hinweisen. Durch das Perikardreiben oder die Probepunktion, das Elektrokardiogramm und das Röntgenbild läßt sich die Diagnose sichern.

Differentialdiagnosen:

Besonders wichtig ist die Abgrenzung gegen den Herzinfarkt (s. Tab. 18). Weiterhin sind Herzvergrößerungen, verursacht durch

Herzklappenfehler, kongenitale Vitien und Herzinsuffizienz durch zusätzliche Untersuchungen abzuklären. Als Kriterium dient der Hinweis, daß der Verlauf des Oesophagus durch einen Perikarderguß nicht beeinflußt wird. Die Auskultation bei angehaltenem Atem durch den Kranken läßt erkennen, ob es sich um ein pleuritisches oder perikarditisches Reibegeräusch handelt.

Tab. 18. Differentialdiagnose von Herzinfarkt und Perikarditis.

	Herzinfarkt	Perikarditis
Beginn	akut einsetzender Schmerz	allmählich sich entwickelnde Schmerzen
Perikardreiben	ab dem 2. Tag flüchtig, immer nach den Schmerzen einsetzend	mit den Schmerzen einsetzend
Fieber	allmählich	sofort
Venendruck	nur bei Stauung erhöht	meistens erhöht
Venöse Einflußstauung	immer mit Lungenstauung	ohne Lungenstauung
Herzinsuffizienz	häufig (bei 60%)	selten
Leukozytose	allmählich vom 2. Tag an einsetzend	sofort
Ekg	ST-Anhebung konvexbogenförmig. Gegensinnige ST-Senkung, QRS-Beteiligung, typische Lokalisation, Rhythmusstörungen häufig, keine Niedervoltage	ST-Anhebung konkavbogenförmig, keine gegensinnige ST-Senkung, keine QRS-Beteiligung, keine typische Lokalisation, bei größter R-Zacke deutlichste Ausprägung, selten Rhythmusstörung, bei Erguß: Niedervoltage (nicht obligat)
Enzyme	CPK erhöht, GOT größer als GPT, LDH erhöht	CPK gering erhöht oder normal, GOT, GPT und LDH normal

C. u. D. Sofortmaßnahmen – Intensivtherapie

Therapieschema:
1. Lagerung
2. Sedierung
3. Behandlung der Grundkrankheit
4. Behandlung der Herzinsuffizienz
5. Antiphlogistische Behandlung
6. Herzbeutelpunktion

Zu 1. Die Lagerung wird bestimmt durch die Atemnot und die Einflußstauung, evtl. Oberkörper leicht angehoben bis zur sitzenden Körperhaltung.

Zu 2. Valium 10 mg i.m. oder
Novalgin 1 Amp. i.m. oder
Dolantin Spez. 1 Amp. i.m.
(Wiederholung nach Bedarf).

Zu 3. (z.B. *Antibiotika-Therapie*, spezifische tuberkulostatische Therapie, Nebennierenrindensteroide (immer abgedeckt durch Penicillin bzw. Tuberkulostatika!).

Zu 4. Wenn Zeichen der Herzinsuffizienz:
Glykoside, z.B. Lanatosid-Präparate oder Digoxin-Präparate
(s. Behandlung der Herzinsuffizienz, S. 155).

Wichtig: Der erhöhte Venendruck ist bei Perikarditis kein Hinweis auf eine Rechtsherzinsuffizienz. Um eine solche zu erfassen, sollte der Pulmonalisdruck gemessen werden.

Zu 5. z.B. Butazolidin 1 Amp. i.m. im Abstand von 8 Std.
oder Butazolidin 3×2 Drg. oral
oder Tanderil 3×2 Drg. oral.

Zu 6. Die *Herzbeutelpunktion* ist indiziert:

a) diagnostisch:
   Zur Bestätigung der Diagnose und zur Untersuchung der Punktatflüssigkeit;

b) therapeutisch:
   (1) als Noteingriff, wenn der Blutdruck systolisch unter 90 mm Hg abgefallen und der Venendruck erheblich angestiegen ist,
   (2) bei großer Ergußbildung mit dem Zeichen der Auswirkung auf Lunge, Mediastinum und venösen Zustrom. Hierbei sollte versucht werden, so viel wie möglich abzupunktieren.

Nach der Punktion:
1. Diuretische Therapie:
   z.B. Lasix 4×1 Amp. (20 mg) pro Tag (*Cave:* Hypokaliämie!)
2. Antiphlogistische Therapie:
   z.B. Butazolidin oder ähnliche Präparate
3. Solu-Decortin H 3×50 mg i.v. pro Tag

Kommt es nach einigen Tagen wieder zu einer starken Ergußbildung, muß ein zweites Mal punktiert werden. Auch nach der zweiten Punktion wird die diuretische und antiphlogistische Therapie fortgesetzt. Entwickelt sich trotzdem innerhalb weniger Tage (2–3 Tage) oder nach der ersten Punktion nach wenigen Stunden erneut ein großer Perikarderguß oder – bei kleinem Erguß – bedrohliche hämodynamische Störungen, muß eine chirurgische Behandlung erfolgen:

a) Thorakotomie, Eröffnung des Herzbeutels, Fensterung und Thoraxdrainage oder Perikardektomie;
b) epigastrische Perikardiotomie und Herzbeuteldrainage.

Ausnahme, die zu schnellerem Handeln zwingt: Erguß bei Urämie (s. S. 489).

Technik der Herzbeutelpunktion:
a) Einstichstelle 5. Interkostalraum parasternal links.
b) Winkel zwischen Processus ensiformis und dem linken Rippenbogen. Richtung der Nadel: nach hinten oben und leicht nach innen gerichtet.
c) Einstichstelle 5. Interkostalraum links etwa 2 cm innerhalb des linken Randes der Dämpfungsfigur. Richtung der Nadel: nach innen und hinten in Richtung zur Wirbelsäule.
d) Einstichstelle 4. Interkostalraum rechts. Richtung der Nadel: nach hinten und medial.

Ausführung:
(1) Desinfektion der Punktionsstelle.
(2) Ekg-Kontrolle, Venendruckkontrolle. Bereitschaft zur Defibrillation.

(3) Lokalanästhesie: Novocain (2%ige Lösung); mit dünner Nadel wird eine Hautquaddel gesetzt, dann unter ständiger Infiltration die Nadel, verbunden mit einer Rekordspritze, langsam in der angegebenen Richtung vorgeführt. Nach 2–3 cm [bei Technik nach Punkt b) und c) 5–7 cm] erfolgt dann nach jedem weiteren Vordringen ein Aspirationsversuch. Kann man mit der dünnen Nadel Flüssigkeit aspirieren, wird auf dem gleichen Weg eine dickere kurzgeschliffene Punktionskanüle eingeführt und die Punktion vorgenommen.

Kommt es zu Schwierigkeiten bei der „blinden" Punktion, sollte der Versuch unter Röntgenkontrolle durchgeführt werden. Zur Beurteilung des Erfolges hat sich vor Beginn der Punktion eine Injektion von 40–60 ml Kontrastmittel in den Herzbeutel bewährt.

E. Überwachung

Tab. 19. Überwachung bei Perikarditis.

Überwachung	Kontrollen (zeitl. Abstand)
Ekg, Puls, Temperatur	fortlaufend (Monitor)
Arterieller und zentralvenöser Druck, Atemfrequenz, Herzauskultation	1 Stunde
Urinausscheidung, O_2-Sättigung	2 Stunden
Blutgaswerte	8 Stunden
Rö-Thorax, Transaminasen, Elektrolyte, Halsumfang	24 Stunden
Blutbild, BSG, Urinstatus, Harnstoff, Kreatinin, BSP, Rheumafaktoren, Tuberkulosetestung	einmalig

F. Häufige Fehler

1. Übersehen eines Herzbeutelergusses durch unzureichende klinische Untersuchung – zu wenig Röntgenkontrollen und Unterlassen der Messung des zentralvenösen Druckes.
2. Mangelhafte Technik der Punktion. Stets sollte ein Defibrillator während der Punktion einsatzbereit zur Verfügung stehen.
3. Unnötiges Punktieren: Eine Punktion ist nur notwendig, wenn eine Hypotonie besteht oder hochgradige Einflußstauung mit erheblichem Anstieg des Venendruckes vorliegt.

4. Zu häufige Punktion: Zeigt sich nach der ersten Punktion bereits nach Stunden ein erneuter ausgedehnter Erguß oder ist es erforderlich, im Abstand von 2–3 Tagen wiederum eine Punktion vorzunehmen, so sollte mit dem chirurgischen Eingriff nicht gezögert werden.

Besonders bei urämischer hämorrhagischer Perikarditis ist nur *ein* Punktionsversuch erlaubt (s. S. 489).

I.9. Der akute arterielle Verschluß

A. Pathophysiologie:

Der arterielle Verschluß kann durch eine arterielle Embolie oder Thrombose herbeigeführt werden. Für plötzlich auftretende, lokal begrenzte arterielle Durchblutungsstörungen bei fehlenden Hinweisen auf eine periphere manifeste Gefäßerkrankung ist meistens eine Embolie verantwortlich zu machen. Embolien sind gewöhnlich Fragmente zentral gelegener Thrombosen.

Häufig stammt der Embolus

a) von muralen Thromben im linken Vorhof bei Patienten mit chronischem Vorhofflimmern oder mit Mitralstenosen mit oder ohne Vorhofflimmern;

b) von muralen Thromben im linken Ventrikel bei Patienten mit Myokardinfarkt oder – seltener – mit akuter oder subakuter Myokarditis;

c) von Thromben an den Herzklappen bei frischer Endokarditis.

Seltener kommen als Ursprungsort in Frage:

a) Thromben in der Aorta,

b) venöse Thromben bei Rechts-Links-Shunt,

c) venöse Thromben und konsekutiv erfolgte Lungenembolie mit Rechtsherzinsuffizienz und offenes Foramen ovale („paradoxe Embolie").

Bei 10% bis 15% bleibt der Ausgangsort unklar. Die Häufigkeit arterieller Embolien im gesamten Körper verteilt sich folgendermaßen (370):

Kopf (intra- und extrakraniell) 60%
Untere Extremität (ab Aortenbifurkation) 28%

Obere Extremität 6%
Viszerale Embolien (Nieren, Milz, Mesenterialarterien) 6%

Mit dem arteriellen Blutstrom wird der Embolus in die Peripherie geschwemmt. Die *Lokalisation* hängt von dem Lumen des Gefäßes bzw. von der Größe des Embolus ab. Prädilektionsstellen sind Gefäßverzweigungen und anschließende engere Gefäßabgänge. Durch den embolischen Verschluß kommt es zu einer Mangeldurchblutung des entsprechenden Versorgungsgebietes. Je weniger dieser Bereich mit Kollateralen versorgt ist, desto ausgeprägter ist die Ischämie. Außerdem kann der akute Verschluß noch durch folgende Faktoren ungünstig beeinflußt werden:

a) durch einen Gefäßspasmus, der auch auf die Kollateralen einwirkt (646),
b) durch die Bildung einer (retrograden) sekundären Thrombose,
c) durch schon bestehende Insuffizienzerscheinungen des Herzens,
d) in schweren Fällen durch ein Schocksyndrom.

Die *Prognose* hängt in erster Linie von der Widerstandsfähigkeit des Gewebes gegen hypoxische Schädigungen ab (z.B. Gehirn: 3–4 Minuten; Extremitäten: mehrere Stunden).

Die *arterielle Thrombose* kann mit gleicher Symptomatik auftreten. Meist handelt es sich dabei um ältere Kranke mit fortgeschrittener Arteriosklerose. Hinweise für eine vorbestehende arterielle Mangeldurchblutung (Hautatrophie, Muskelatrophie, Claudicatio intermittens) sind fast immer festzustellen.

B. Diagnostische Hinweise

Das *führende Symptom* ist der plötzlich einsetzende heftige, peitschenartige Schmerz, der sich dann im distalen Bereich des durch Verschluß betroffenen Gebietes zum Dauerschmerz entwickelt. Danach bzw. gleichzeitig stellen sich Kältegefühl, Parästhesien, Sensibilitätsstörungen und Motilitätsstörungen ein.

Das wichtigste klinische Zeichen ist der palpatorisch abgeschwächte oder fehlende Puls. Der betroffene Bezirk ist kalt, zunächst blaß, später zyanotisch marmoriert. Die aktive Beweglichkeit ist stark eingeschränkt. Nicht selten entwickelt sich ein *Schock*, besonders beim akuten Verschluß großer Gefäße.

Bei völligem Verschluß der *terminalen Aorta* erstrecken sich die Symptome von der Leistengegend nach peripher. Die Femoralispulse sind beiderseits nicht tastbar. – Treten die Symptome an den Bauchorganen auf, so liegt der Verschluß entsprechend höher.

Bei Verschluß der *Arteria iliaca communis* fehlt der Femoralispuls an der betroffenen Seite. Die subjektiven Störungen und die objektiven Zeichen können sich bis zur Leistengegend erstrecken oder aber nur bis zur Mitte des Oberschenkels, manchmal sogar nur bis zum Knie nachweisbar sein.

Ist die *Arteria femoralis* oberhalb des Abganges der Arteria femoralis profunda verschlossen, so sind die Störungen im gesamten Unterschenkel bis zum Knie oder bis zum unteren Drittel des Oberschenkels ausgedehnt. Bei Verschluß unterhalb des Abganges der Arteria femoralis profunda finden sich Zirkulationsstörungen, die bis zum Knie reichen. Bei Verschluß der *Arteria poplitea* zeigen sich die Auswirkungen im Fuß und bis zum oberen Drittel des Unterschenkels. Ebenso werden sich die Auswirkungen eines Verschlusses der Arteria subclavia und Arteria axillaris auf den Unterarm und Oberarm erstrecken. Verschluß der Unterarm- und Unterschenkelarterien kann unauffällig verlaufen, oder es kommt zu kleinen, umschriebenen Ausfällen.

Mesenterialembolie:

Bei dem relativ seltenen Verschluß der Mesenterialgefäße ist am häufigsten die Embolie der Arteria mesenterica superior anzutreffen. Vergleichsweise selten findet sich ein embolischer Verschluß der Arteria mesenterica inferior. Bei Verschluß der Arteria mesenterica superior wird es ohne rechtzeitige Therapie zur Infarzierung des gesamten Dünndarms und von Teilen des Dickdarms kommen. Unbehandelt ist die Prognose schlecht.

Die erste Phase ist gekennzeichnet von akut einsetzendem Schmerz im Ober- und Mittelbauch. Übelkeit und Erbrechen sowie Durchfälle (zuweilen blutig) werden nicht selten beobachtet. Recht frühzeitig entwickelt sich eine ausgeprägte Leukozytose (bis zu 30000 und mehr). Nach einigen Stunden wird ein paralytischer Ileus mit röntgenologisch nachweisbaren Flüssigkeitsspiegeln auftreten, Darmgeräusche fehlen. Schließlich kommt es infolge Durchwanderung oder Perforation zu einer ausgedehnten Peritonitis, die in der Endphase von einem Schock begleitet wird.

Diagnose:

Die Diagnose kann in vielen Fällen aus den anamnestischen Angaben und dem klinischen Befund gestellt werden. Erhärtet wird die klinische Diagnose durch die Oszillographie, gesichert durch die Angiographie (103).

Zur Abgrenzung gegen eine arterielle Thrombose ist die Anamnese oft eine wertvolle Hilfe:

Eine Embolie tritt plötzlich ein, der Ursprungsort ist häufig nachweisbar. Arterielle Durchblutungsstörungen in der Vorgeschichte sind ungewöhnlich. Dagegen finden sich in der Vorgeschichte arterieller Thrombosen meist eine Claudicatio intermittens oder eine ähnliche auf arterielle Mangeldurchblutung hinweisende Symptomatik (z.B. Angina abdominalis). Auch ein lokales traumatisches Geschehen kann ursächlich verantwortlich gemacht werden (646, 981). Auch hier kann die Angiographie die Entscheidung herbeiführen.

Differentialdiagnosen:

Von praktischer Bedeutung ist die differentialdiagnostische Abklärung des arteriellen Verschlusses von der Phlebothrombose (Thrombophlebitis) (Tab. 20).

Tab. 20. Differentialdiagnose von Thrombophlebitis und arteriellem Verschluß (304).

	Thrombophlebitis	Arterieller Verschluß
Anamnese und Begleiterscheinungen	Varizen, Thrombosen, Infekte, Bettlägerigkeit, Malignom, Herzinsuffizienz (rasche Entwässerung)	Vorhofflimmern, Mitralstenose, Herzinfarkt, periphere Durchblutungsstörungen
Hautfarbe des betroffenen Gebietes	normal bis leicht zyanotisch	zunächst blaß, später marmoriert
Schwellung	deutlich	normal
Temperatur des betroffenen Gebietes	normal bis leicht erhöht	erniedrigt
Puls	normal oder leicht abgeschwächt	fehlt distal des Verschlusses
Umfang der erkrankten Extremität	vergrößert	normal
oberflächliche Venen	hervortretend, erweitert, vermehrte Venenzeichnung	kollabiert
Fieber	leichter Temperaturanstieg	normale Temperatur

Schwierig ist die Abgrenzung von der ebenfalls dramatisch einsetzenden *Phlegmasia coerulea dolens*, einer möglicherweise immunologisch bedingten ausgedehnten perakuten Thrombosierung meist eines Beines. Hier führt die massive Schwellung sekundär auch zu arteriellen Durchblutungsstörungen. Im Unterschied zur echten arteriellen Embolie sind die ersten Erscheinungen meist plötzliche Schmerzen beim Stehen.

C. Sofortmaßnahmen

1. *Schmerzbekämpfung:*

    z.B. Dolantin Spez. $^1/_2$–1 Amp. i.v.
    oder Polamidon $^1/_2$–1 Amp. i.v.   ⎫ extrem
    oder Morphium hydrochl. 1 Amp. (0,01 g) i.v. ⎬ langsam!
    oder Scophedal 0,5–1,0 ml i.v.   ⎭

2. *Lagerung:* (Besonders wichtig für Transport)

    Tieflagerung der betroffenen Extremität bei erhöhtem Oberkörper (= Erhöhung des Perfusionsdruckes). Betroffene Extremität auf Wattepolster wird kühl gehalten (Herabsetzung des Stoffwechsels).

3. *Wenn notwendig, Herzbehandlung bzw. Schockbehandlung:*

    z.B. Digitalisierung
    evtl. Infusion mit Rheomacrodex
    evtl. mit Zusatz von Akrinor
    Anwendung:
    z.B. 500 ml Rheomacrodex
    + 1 Amp. (pro inf.) Akrinor.

4. *Einweisung in Chirurgische Klinik:*

    Die Einweisung in eine Chirurgische Klinik, in der die Möglichkeit besteht, jederzeit eine Embolektomie durchzuführen, sollte *ohne Zeitverlust* erfolgen. Für den Transport sollen die unter 1–3 genannten Maßnahmen nach Bedarf zur Anwendung kommen.

Wichtig:

1. Von einer einleitenden Therapie mit Antikoagulantien bzw. Fibrinolytika vor Klinikaufnahme muß abgeraten werden, da dadurch Diagnostik und Therapie in der Klinik (z.B. etwaige operative Eingriffe) erschwert werden können.

2. Eine konservative Behandlung kommt nur in Frage, wenn der Chirurg ausdrücklich eine Embolektomie oder eine Ausräumung mit dem Fogatti-Katheter verneint hat (z.B. distal der Art. poplitea).

D. Intensivtherapie

Therapieschema:
1. Lagerung
2. Schmerzbekämpfung
3. Chirurgische Entscheidung
4. Fibrinolyse

Zu 1 und 2. Lagerung und Schmerzbekämpfung werden in der unter C beschriebenen Weise fortgesetzt (Sofortmaßnahmen).

Zu 3. Sofort bei Aufnahme muß gemeinsam mit dem Gefäßchirurgen die Frage der *Embolektomie* geprüft werden.

Eine Embolektomie sollte *nicht* durchgeführt werden:
a) bei Verschlüssen der peripheren Arterien (unterhalb der Arteria poplitea und unterhalb der Arteria brachialis),
b) bei multiplen Embolien in den Nierenarterien,
c) bei multiplen Embolien in den Mesenterialgefäßen.

Die Embolektomie wird zum Einsatz kommen:
a) bei Verschlüssen der größeren Gefäße,
b) bei Verschluß einer Nierenarterie,
c) bei Verschluß eines Mesenterialgefäßes.

Anzustreben ist die *Sofortembolektomie*, da bei totalem Verschluß ohne ausreichende Kollateralversorgung nach 6–10 Stunden durch die Embolektomie keine Extremitäten- bzw. Organerhaltung mehr möglich ist.

Eine spätere Embolektomie ist nur dann erfolgreich, wenn ausgeprägte Gewebsischämien fehlen. Sogar nach Tagen oder Wochen kann in diesen Fällen eine Embolektomie noch zum Erfolg führen (413, 505).

Durch die Möglichkeit, die Embolektomie mittels eines Katheters in Lokalanästhesie durchzuführen, ist auch schwerkranken Patienten (z.B. mit Herzinfarkt oder mit dekompensierter Herzinsuffizienz) die Operation zuzumuten (243).

Ist der Gewebsuntergang so weit fortgeschritten, daß eine Embolektomie nicht mehr in Frage kommt, ist die Amputation zu diskutieren. Dabei muß berücksichtigt werden, daß ein Zuwarten das Operationsrisiko erhöht.

Nachbehandlung nach Embolektomie:

Am 3. postoperativen Tag kann mit der Antikoagulantientherapie begonnen werden. Antikoagulantien vom Cumarin-Typ haben sich besonders bewährt (505). Eine eventuell notwendig werdende Fibrinolysebehandlung kann frühestens am 6. postoperativen Tag eingeleitet werden. (Einige chirurgische Kliniken beginnen unmittelbar im Anschluß an die Operation mit einer Heparintherapie.)

Zu 4. Unter Berücksichtigung der auf S. 131 genannten Kontraindikation wird die fibrinolytische Therapie dann zur Anwendung kommen, wenn die Embolektomie nicht indiziert ist (s. unter 3). Vor der Behandlung ist die Bestimmung des Quickwertes und der Thrombinzeit sowie der Streptokinaseresistenz-Test durchzuführen. In allen Fällen sollte die dosierte Zufuhr mittels eines Infusionsgerätes erfolgen.

Folgende Dosierung wird empfohlen:
a) Initial 750 000 E Streptokinase, gelöst in 100 ml Lävuloselösung, innerhalb von 20 Minuten intravenös,
b) anschließend: 100 000 E Streptokinase pro Std., gelöst in Infusion:
z. B. Lävulose 5% 500 ml
+ 1 200 000 E (für 12 Stunden) intravenös,
c) nach 3–4 Tagen der fibrinolytischen Therapie Übergang auf Heparin.
Bei dem Übergang auf Heparin ist eine anfängliche niedrige Dosierung ausreichend:
7000 E in den ersten 8 Std.,
10 000 E in den nächsten 8 Std.,
danach 40 000 E pro 24 Std.
Kontrolle durch Thrombinzeit.
d) *Zur Beachtung:* Vor jeder Streptokinasetherapie Solu-Decortin H 50 mg i.v.!
Bei sehr hohem Streptokinaseresistenz-Ergebnis oder bei allergischer Reaktion auf die erste Streptokinasedosis muß sofort mit Heparin begonnen werden:

z. B. Liquemin oder Thrombophob 10000 E. i.v., anschl. 40000 E/24 Stunden als i.v.-Dauertropf, nach 3–4 Tagen Übergang auf Cumarinderivate.

Anhang:

Antidote bei Blutungskomplikation (549):

a) bei Thrombolysetherapie:
1. Absetzen der Streptokinase
2. Trasylol 250000 KIE i.v. und anschließend:
   Trasylol 100000 KIE/24 Std. per Infusion
Bei gleichzeitiger Hypofibrinogenämie Substitution von Fibrinogen als Dauertropf, je nach Ausgangswert 6–12 g/24 h (ersatzweise auch Cohn'sche Fraktion I).
3. Epsilon-Aminocapronsäure 2 g i.v.
4. Amca 10 m/kg Kgw. i.v.

b) bei Heparintherapie:
Protaminsulfat intravenös – doppelte Dosis der in den letzten 12 Stunden verabreichten Heparindosis (1000 E = 7,8 mg)
Da Heparin nachträglich noch aus den Geweben freigesetzt werden kann, sind weitere Bestimmungen der Thrombinzeit und spätere Gaben von Protaminsulfat erforderlich. Von einigen Autoren wird das angeblich wirksamere Protaminchlorid bevorzugt.

c) bei Cumarintherapie:
Konakion (1 Amp. = 10 mg = 1 ml) i.v.
Diese Behandlung kommt frühestens nach 6–12 Stunden zur Wirkung (Kompetitiver Mechanismus auf die Bildung in der Leber). Zur Soforthilfe sind daher Frischplasma oder das an Prothrombinkomplex reiche Präparat PBSP erforderlich.

E. Überwachung

Tab. 21. Überwachung bei akutem arteriellem Verschluß.

Überwachung	Kontrollen (zeitl. Abstand)
Ekg	fortlaufend (Monitor)
Untersuchung der befallenen Extremität, Blutdruck, Puls	1 Stunde
Thrombinzeit, evtl. Fibrinogen	5 Stunden
Vollständiges Ekg	12 Stunden
BSG, Blutbild, Urinstatus, Rö-Thorax, Cholesterin	einmalig

F. Häufige Fehler
1. Intramuskuläre Injektionen vor und während der Behandlung.
2. Wärmen der betroffenen Extremität.
3. Zu späte Embolektomie – Gefahr des Tourniquet-Schocks.

I.10. Die Thrombophlebitis (Phlebothrombose)

A. Pathophysiologie

Von der bekannten Virchow'schen Trias (Veränderungen des Blutes, verlangsamte Zirkulation, Gefäßwandveränderungen) sind die beiden letzten die pathogenetisch wichtigen. Immerhin kann es postoperativ – z. B. plötzlicher Thrombozytenanstieg nach Splenektomie, nach Gewebstraumen und (als Zusatzfaktor zur Stauung) bei Schwangerschaften und Bauchtumoren (beachte besonders: Pankreaskarzinome!) – zu erhöhter Thrombosebereitschaft kommen. Wichtiger sind Stauungen im venösen System (Herzinsuffizienz, lange Bettruhe; z. B. nach Herzinfarkten, Tumoren und Schwangerschaften). Das Thromboserisiko durch Ovulationshemmer ist um das 4–5 fache, durch Gravidität um das 20–25 fache erhöht! Übergewicht erhöht das Thrombose- ebenso wie das Embolierisiko.

Der thrombotische Verschluß einer größeren Vene führt zu einer Blutstauung im distalen Bereich im venösen und kapillären System. Dadurch kommt es zu einem Flüssigkeitsaustritt und damit zum Ödem. Außerdem hat die periphere Blutstauung eine Steigerung der Hauttemperatur und eine Rötung bzw. zyanotische Verfärbung der Haut zur Folge. Gelegentlich werden erweiterte Venen als Zeichen des Kollateralkreislaufes beobachtet. Die entzündliche Reaktion ist unterschiedlich. Bei starker Ausprägung mit Beteiligung der benachbarten Lymphgefäße kommt es zu starken Schmerzen, extremer Berührungsempfindlichkeit und starker Schwellung, Fieber, Leukozytose und beschleunigter Blutsenkungsgeschwindigkeit (eigentliche Thrombophlebitis).

Umgekehrt ist das Embolierisiko (im Durchschnitt) bei den stark entzündlichen Veränderungen einer Thrombophlebitis (Adhäsion-Gefäßwand-Thrombus) geringer als bei blanden Phlebothrombosen. (Lit. u. a. bei 461, 499, 780, 948)

Eine besonders schwere Verlaufsform ist die *Phlegmasia coerulea dolens*. Sie kann sich entwickeln im Anschluß an eine Thrombo-

phlebitis nach Operation oder Infektion, besonders nach Lungenerkrankungen, bei Colitis ulcerosa oder ohne erkennbare Ursache.
Dabei kommt es zu einer plötzlichen Gerinnung des venösen Blutes einer Extremität bis in die kleinsten Venen. Innerhalb kürzester Zeit schwillt die Extremität stark an, verfärbt sich schwärzlich-blau. Gleichzeitig treten heftige Schmerzen ein. Reflektorisch oder mechanisch durch Kompression geht bald darauf der arterielle Einstrom zurück. Zu einem echten arteriellen Verschluß kommt es jedoch nicht. Häufig entwickelt sich ein Schockzustand.

B. Diagnostische Hinweise
Siehe Tab. 20 (S. 198) und Anmerkungen.
Besonders wichtig ist die frühzeitige Erkennung der Phlegmasia coerulea dolens.
Differentialdiagnostisch müssen eine arterielle Embolie, ein Lymph-, ein Weichteilhämatom, evtl. ein Muskelriß, das Moschcowitz-Syndrom, eine Purpura fulminans (Henoch) mit intravaskulärer Verbrauchskoagulopathie abgegrenzt werden.

C. Sofortmaßnahmen
1. Hochlagerung der Extremität.
2. Schmerzmittel (meist müssen Opiate verabreicht werden).
3. Schnelle Klinikeinweisung.

D. Intensivtherapie

Therapieschema

1. Lagerung der Extremität
2. Schmerzbekämpfung
3. Streptokinasetherapie – Heparintherapie
4. Evtl. Thrombektomie
5. Antibiotika
6. Evtl. Schockbehandlung
7. Evtl. Digitalisierung

Zu 1. Der Kranke sollte möglichst flach gelagert werden bei *Hochlagerung der erkrankten Extremität*.

Zu 2. Zur *Schmerzbekämpfung* eignen sich:
Novalgin bzw. Baralgin; in schweren Fällen
Dolantin Spez., Polamidon, Cliradon usw.

[Bei oberflächlichen Thrombophlebitiden können Antiphlogistika
(Butazolidin, Tanderil, Amuno, Tantum usw.) zur Anwendung
kommen, die gleichzeitig die Schmerzen abschwächen.]

Zu 3. Die *Thrombolyse* bleibt schweren akuten, ausgedehnten tiefen
Thrombosen vorbehalten. (Auch die Beckenvenenthrombose in
der Gravidität kann dieser Behandlung unterzogen werden.)

Wichtig: Eine *absolute Indikation* für diese Therapie liegt bei der
Phlegmasia coerulea dolens vor. (Kontraindikationen wie bei allen
anderen Kranken beachten!)

Bei hohem Streptokinaseresistenztest oder bei heftigen allergischen Reaktionen auf Streptokinase muß Heparin verabreicht
werden.

Im Anschluß an diese Behandlung muß der Übergang auf Cumarinderivate erfolgen. Diese Behandlung sollte mindestens ein halbes Jahr durchgeführt werden.

Streptokinasebehandlung:

Initial 750000 E. Streptokinase in 100 ml Lävulose 5% innerhalb
von 20 Minuten i.v., danach jeweils 100000 E Streptokinase pro
Stunde mit Perfusor! Zuvor: Solu-Decortin H 50 mg i.v.!
Behandlungsdauer bis zum Rückgang der Beschwerden. Längstens nach 6 Tagen sollte die Therapie beendet werden (wenn
kein Erfolg nach dieser Zeit, evtl. chirurgische Intervention;
zuvor Phlebographie).

Heparinbehandlung:

Initial 10000 E (z.B. Liquemin) intravenös,
danach 40000 E (in 500 ml Glukose 5% gelöst) innerhalb von
24 Stunden i.v. Die Thrombinzeit soll auf das 3fache der Norm
verlängert werden.
Behandlungsdauer 4–5 Tage.
(Bei Erfolglosigkeit evtl. chirurgische Intervention.)

Zur Beachtung: Eine leichte Makro- oder Mikrohämaturie ist
bei diesen Indikationen kein Grund für eine Unterbrechung der
Heparintherapie. Wegen der Gefahr von Hämatomen keine intramuskulären Injektionen!

Zu 4. Hat die Fibrinolysetherapie bzw. Heparintherapie nach 5–6 Tagen keinen Erfolg gebracht, so sollte die *Thrombektomie* mit dem Chirurgen diskutiert werden. Zur Anwendung kommen heute die sog. halbblutigen Methoden mit Ringstrippern oder Ballonkathetern. (Etwa zwei Drittel der auf diese Weise operierten Kranken bleiben ohne postthrombotische Folgeerscheinungen.)

Wichtig: Bei der Phlegmasia coerulea dolens muß bereits 24–36 Stunden nach erfolgloser Fibrinolyse bzw. Heparintherapie die Thrombektomie diskutiert werden!

Zu 5. Bei schweren Fällen als *Prophylaxe* Antibiotika, z. B. Tetracyclin

Zu 6. Bei älteren Kranken sollte stets eine intravenöse *Digitalisierung* eingeleitet werden (z. B. mit Lanitop, Novodigal, Cedilanid oder einem äquivalenten Herzglykosid).

Zu 7. Die *Schockbehandlung* sollte in diesen Fällen mit Rheomacrodex und Akrinor durchgeführt werden.

Wichtig: Antikoagulantien vor allem vom Cumarin- und Indandiontyp dürfen (ohne vitale Indikationen) nicht plötzlich abgesetzt oder durch Vitamin K_1 abgelöst werden. Die überschießende Ausschüttung von Faktoren des Prothrombinkomplexes führt leicht zu neuen thromboembolischen Komplikationen.

E. Überwachung

Tab. 22. Überwachung bei Thrombophlebitis.

Überwachung	Kontrollen (zeitl. Abstand)
Ekg	fortlaufend (Monitor)
Puls, Blutdruck	1 Stunde
Temperatur	4 Stunden
Vollständiges Ekg	12 Stunden
Rö-Thorax, Fibrinogen, Quickwert, Thrombozyten	24 Stunden
BSG, Blutbild, CPK, GOT, GPT, LDH, Harnstoff, Kreatinin	einmalig

F. Häufige Fehler

1. Zu später Behandlungsbeginn.
2. Zu späte Absprache mit Chirurgen bei erfolgloser Fibrinolyse- bzw. Heparintherapie.
3. Zu geringe Beachtung des Grundleidens.

II. Der Schlaganfall*

A. Pathophysiologie

Das plötzliche Auftreten fokaler, zerebraler Ausfälle, häufig kombiniert mit Bewußtseinsstörungen, wird als Schlaganfall (Apoplexie, apoplektischer Insult) bezeichnet. In der Regel handelt es sich dabei um ein akutes Krankheitsgeschehen, hervorgerufen durch Folgeerscheinungen zerobrovaskulärer Störungen, d. h. um Komplikationen von Gefäßerkrankungen, die mit einer Schädigung des Hirngewebes einhergehen. Zum überwiegenden Teil werden diese Störungen durch eine Hypoxydose infolge einer Ischämie verursacht. Eine weitere wichtige Ursache ist die Hirnblutung.

Bei der Mehrzahl der Kranken, bei denen es zu einem *Hirninfarkt* kommt, bestand bereits vorher eine stenosierende Arteriosklerose der Hirngefäße. Auslösende Ursache sind entweder eine *arterielle Thrombose* oder eine länger anhaltende Ischämie, die sich bei Herabsetzung der Hirndurchblutung, z.B. bei Blutdruckabfall (akute zerebrovaskuläre Insuffizienz), einstellen kann.

Während sich dieser Krankheitszustand vorwiegend bei älteren Kranken entwickeln wird, ist die *Hirnembolie* als Ursache eines Hirninfarktes auch im jüngeren Lebensalter anzutreffen. Typisch für dieses Krankheitsbild ist der Ausfall eines bestimmten Gebietes, das stets dem Versorgungsgebiet eines Gefäßbereiches zuzuordnen ist. In der akuten Phase kann die Zuordnung und Abgrenzung Schwierigkeiten bereiten, da sich um die infarzierte Erweichungszone ein Ödem ausbildet und dadurch die neurologischen Ausfälle vergrößert.

Im Gegensatz zur Hirnembolie und zur hypertensiven Massenblutung (s. unten) liegen bei der arteriosklerotisch bedingten *Enzephalomalazie* anamnestische Hinweise für leichtere Durchblutungsstörungen mit entsprechender Symptomatik oder psychiatrischen Veränderungen vor.

Blutgerinnsel, die zu einer Hirnembolie führen, stammen zum überwiegenden Teil aus dem Herzen. Bei jüngeren Menschen ent-

* Bearbeitet von K.-D. Grosser

wickeln sich Thromben oder thrombotische Auflagerungen bei entzündlichen Prozessen der Herzinnenhaut einschließlich der Herzklappen und bei Herzfehlern. Im mittleren und höheren Lebensalter bilden sich Thrombosen bei verschiedenen Herzerkrankungen, z. B. beim Herzinfarkt und bei Herzrhythmusstörungen, z. B. Vorhofflimmern (s. auch bei arterieller Durchblutungsstörung S. 195). Häufig wird bei diesen Kranken die Arteria cerebri media oder einer ihrer Äste durch einen Embolus verlegt. Im Gegensatz zu dem Verlauf nach thrombotischem Verschluß bei älteren Kranken, bei denen auch das nicht betroffene Gefäßsystem arteriosklerotisch verändert ist, kann sich bei den jüngeren Kranken mit Hirnembolie, bei denen das zerebrale Gefäßsystem noch nicht vorgeschädigt ist, eine bessere Versorgung durch Kollateralen einstellen.

Bei 20% der Kranken mit Schlaganfällen liegt als Ursache eine *hypertonische Massenblutung* vor (745). Sie ist als Komplikation des Hochdruckleidens aufzufassen und erfolgt durch Ruptur einer Hirnarterie. Infolge der meist jahrelang bestehenden Hypertonie – gleich welcher Genese – kommt es zu einem Umbau der Hirnarterien.

Dieser chronische Prozeß, der als Hyalinose bezeichnet wird (745), führt zu einem Verlust der elastischen Eigenschaften und zu einer Verminderung der Widerstandsfähigkeit. Nekrotisierende Veränderungen treten hinzu. Aneurysmatische Aussackungen (angeboren oder auf arteriosklerotischer Basis) sind besonders anfällig für Rupturen.

Im Gegensatz zum Hirninfarkt lassen sich die Ausfallserscheinungen nicht auf ein Gefäßgebiet eingrenzen. Die größeren Blutungen gehen meist von der Arteria lenticulostriata (Arterie der Hirnhämorrhagie) aus und zerstören dann Teile des Gebietes der inneren Kapsel und der Stammganglien. Nicht selten erfolgt der *Einbruch in die Liquorräume*. Die Blutungen verdrängen das Hirngewebe und verursachen eine erhebliche Volumenzunahme des Gehirns. Zusätzlich entwickelt sich in der Umgebung ein hochgradiges Ödem. Als Folge dieser Entwicklung sind Hirndruckerscheinungen zu beobachten.

Meist setzen die Symptome überraschend ein. Durchgehende Hemiplegie und entsprechende Sensibilitätsstörungen mit hochgradigen Bewußtseinsstörungen bestimmen das klinische Bild. Pyramidenbahnzeichen sind bald auszulösen. Häufig besteht eine

Tab. 23. Differentialdiagnose von Hirnblutung und Hirninfarkt.

	Hirnblutung	Hirninfarkt
Alter	ab 45 Jahre	meist über 60 Jahre (Ausnahme: Hirnembolie)
Anamnese	Hypertonie (mit entsprechenden Beschwerden)	Diabetes; früher Herzinfarkt; Symptome der zerebralen Gefäßsklerose; leichte Insulte; psychische Veränderungen
Verlauf	Große Attacke, meist plötzlich innerhalb von Sekunden	oft in Schüben: mehrere kleine Anfälle, aber auch große Attacken: Sekunden bis Minuten
Zeitliche Bindung	zu allen Tageszeiten, am häufigsten abends	zu allen Tageszeiten, häufig während der Nacht und morgens
Auslösung	Blutdrucksteigerung durch Belastung, Erregung	Blutdrucksenkung bei Schlaf, nach Mahlzeiten, bei Fieber
Bewußtlosigkeit	schnell eintretend, tiefes Koma bei ungefähr 90%	öfter erhaltenes Bewußtsein, Koma weniger tief, etwa bei 40%
Erscheinungsbild	rotes, aufgedunsenes Gesicht; Bulbus: normal oder Déviation conjugée, oft Cheyne-Stokes'sche Atmung	blasse Gesichtsfarbe, oft nicht so schweres Krankheitsbild
Blutdruck	meist erhöht (kann jedoch auch gesenkt sein)	Blutdruckabfall
Konvulsion	gelegentlich	selten
Erbrechen	öfter	selten
Lähmungen	meistens komplette Hemiplegie, bald spastisch	selten komplette Hemiplegie, länger schlaffe Lähmung, oft rückbildungsfähige vorübergehende Lähmungen
Liquor	oft blutig, bald xanthochrom, selten normal	normal

kortikale Blicklähmung („Déviation conjugée"), bei der die Augen zur Seite des betroffenen Bezirkes gerichtet sind.
Bei Einbruch in den Subarachnoidalraum entwickelt sich als Folge der *menigealen Reizung* eine Nackensteifigkeit.
Bei einem *Durchbruch in das Ventrikelsystem* bildet sich ein besonders schweres Krankheitsbild aus. Der Kranke wird tief komatös, die vegetativen Regulationen fallen aus. Oft kommt es nach kurzer Zeit zum Atemstillstand. Die Prognose bei Ventrikeleinbruch ist infaust.
Bei günstiger Entwicklung geht die Bewußtseinsstörung langsam zurück, mit einer partiellen Rückbildung der Ausfälle ist zu rechnen. Meist bleibt jedoch eine Halbseitenlähmung zurück.
Die durch zerebrovaskuläre Insuffizienz (Mißverhältnis der Hirndurchblutung bei zeitweiligem Blutdruckabfall und relativ starren Gefäßen) bedingten „Schlaganfälle" bilden sich gewöhnlich ohne Paresen innerhalb von Stunden oder wenigen Tagen zurück. Aber auch ein echter Verschluß kann innerhalb der ersten Tage durch Rückbildung des Ödems der Umgebung Besserung zeigen. (Lit. bei 15, 239, 298, 241, 468, 745, 868.)

B. Diagnostische Hinweise

(Siehe Tab. 23).

Abzugrenzen gegen die hypertonische Massenblutung sind intrazerebrale Hämatome anderer Herkunft (Blutung aus einem geplatzten arteriellen Aneurysma oder bei einem Angiom). Gegen eine hypertonische Blutung und für eine der beiden anderen Blutungsursachen sprechen folgende Befunde:

1. Geringeres Lebensalter
2. Fehlende Hinweise für eine Hypertonie
   (Herzvergrößerung, Augenhintergrund)

Zur Sicherung der Diagnose ist ein *Angiogramm* erforderlich.

C. Sofortmaßnahmen

Bei bewußtlosen oder bewußtseinsgetrübten Kranken:

1. Lagerung: Wenn möglich Seitenlagerung.

2. Inspektion der Atemwege: Entfernen von Schleim und Prothesen, Aspirationsprophylaxe.

3. Güdeltubus oder Nasentubus einlegen.

4. Hirnödembehandlung:
   a) Lasix 1 Amp. (20 mg) i.v.
   b) Mannit 20% (500 ml) langsam i.v. (4–5 Std.)

5. Kreislaufregulation:

   Bei Hypotonie (besonders bei Hirninfarkt):
   Rheomacrodex (500 ml) langsam i.v. innerhalb von 3–4 Std. und/oder Novadral 1 Amp. langsam i.v., evtl. nach 30 Minuten wiederholen,
   oder Effortil 1 Amp. i.v.

   Bei Hypertonie (besonders bei hypertensiver Massenblutung):
   Serpasil ½ Amp. = 0,5 mg i.v. (1 ml = 1 mg; *beachte:* es gibt auch Ampullen zu 2,5 mg!)
   evtl. nach 20–30 Minuten wiederholen, maximal 2 mg!

   Bei hypertonen Krisen:
   Isoptin 2 Amp. (= 10 mg) i.v., evtl. nach 20 Minuten wiederholen (s. S. 163).

6. Digitalisierung: z.B. Lanitop 1 Amp. i.v.
   oder Cedilanid oder Strophanthin.

7. Bei Unruhe: Phenothiacin-Präparate,
   oder „lytischer Cocktail": z.B. Atosil (2 ml = 50 mg)
   + Dolantin Spez. 100 mg
   + Truxal (1 ml = 50 mg)
   in fraktionierten Dosen i.m.

8. Antibiotika-Therapie (zur Prophylaxe): z.B. ein Tetracyclin-Präparat.

9. Transport zur Klinik:
   Bei längeren Wegen oder sehr umständlichem Transport (Dachwohnung, enge Treppen usw.) muß bedacht werden, daß sich durch Belastung, Lagewechsel oder zusätzliche Auf-

regung der Zustand erheblich verschlechtern kann. So kann bei der hypertonischen Massenblutung ein Ventrikeldurchbruch erfolgen und bei der Enzephalomalazie können durch Blutdruckschwankungen zusätzliche zerebrale Durchblutungsstörungen auftreten. Unter diesen Umständen ist es für den Kranken besser, für 1–2 Tage die Behandlung zuhause (unter den 1–7 genannten Richtlinien) durchzuführen.

Bei sofortiger Krankenhauseinweisung muß besonders dafür Sorge getragen werden, daß

a) stabile Kreislaufverhältnisse bestehen (siehe unter Punkt 5 und 6), evtl. Plasmaersatzmittel;
b) die Atemwege frei sind und durch entsprechende Lagerung frei bleiben (keine Rückenlage während des Transportes!);
c) unruhige Kranke ausreichend sediert werden.

D. Intensivtherapie

Durch konsequente Anwendung der Intensivüberwachung und Intensivbehandlung ist es gelungen, die primäre Sterblichkeit beim Schlaganfall von 40% auf 20% zu senken (220). Allerdings bleibt dieses Vorgehen bisher nur einigen neurologischen Wachstationen vorbehalten. Für die Zukunft sollte angestrebt werden, in jedem Krankenhaus Intensivstationen so zu planen, daß auch dieses Patientengut betreut werden kann!

Voraussetzungen für die Therapie:

1. Venöser Zugang
2. Magensonde
3. Blasenkatheter
4. Arterielle Blutgaswerte
5. Evtl. Intubation
6. Evtl. Lumbalpunktion

Therapieschema:

Da sich in einigen Punkten das Vorgehen bei Hirninfarkt (einschließlich der intermittierenden zerebralen Durchblutungsstörungen), Hirnembolie und Hirnmassenblutung unterscheidet, werden die therapeutischen Empfehlungen getrennt aufgeführt.

Hirninfarkt*	**Hirnembolie**	**Hirnblutung**
1. Lagerung	1. Lagerung	1. Lagerung
2. Evtl. Sedierung	2. Evtl. Sedierung	2. Evtl. Sedierung
3. 2–3 Tage Hirnödembehandlung	3. Hirnödembehandlung (5 Tage)	3. Hirnödembehandlung
4. Digitalisierung	4. Evtl. Digitalisierung	4. Evtl. Hypertoniebehandlung
5. Infusionstherapie	5. Infusionstherapie	5. Digitalisierung
6. Kreislaufregularisierung a) Hypotoniebehandlung bzw. b) Hypertoniebehandlung	6. Behandlung von Herzrhythmusstörungen	6. Sauerstoff
7. Sauerstofftherapie	7. Sauerstoff	7. Antibiotika
8. Antibiotika	8. Antibiotika	8. Ernährung
9. Evtl. Behandlung von Herzrhythmusstörungen	9. Ernährung	
10. Evtl. Thrombendarteriektomie	10. Prophylaxe neuer Hirnembolien	
11. Ernährung		
12. Antikoagulantien		

* nicht durch Hirnembolie bedingt.

Hirninfarkt

Zu 1. Wenn nicht wegen Herz- oder Ateminsuffizienz eine *Lagerung* mit erhöhtem Oberkörper notwendig ist, sollte die Flachlagerung des Kranken vorgenommen werden. Eine Abknickung des Kopfes ist dabei zu vermeiden. Selbstverständlich müssen alle – für einen bewußtlosen Kranken – notwendigen pflegerischen Maßnahmen (Mundpflege, Augenpflege, Dekubitusprophylaxe, Polsterung und spezielle Lagerung der Extremitäten) vorgenommen werden.

Zu 2. Bei epileptischen Reaktionen:
Valium 10 mg i.v. oder Somnifen 2 ml i.v. oder Pernocton 2 ml i.v. oder i.m., bei Bedarf zu wiederholen.
Bei *Unruhe- und Erregungszuständen* muß bedacht werden, daß verschiedene Ursachen zu diesen Reaktionen führen können:
a) Hirnödem,
b) zerebrale Durchblutungsstörungen
  (bei Hypotonie),
c) hypertone Krisen,
d) Hypoxämie
  (z.B. bei Ateminsuffizienz).
Daraus folgt, daß *ohne* gezielte Behandlung dieser für die pathologischen Reaktionen verantwortlichen Krankheitszustände eine Sedierung wenig Erfolg haben wird, ja sogar nachteilige Auswirkungen haben kann.
Zusätzlich zu den für die oben genannten Ursachen einzuleitenden Maßnahmen kann eine vorsichtige Applikation von Valium oder Phenothiacinderivaten versucht werden.

Zu 3. Die Behandlung des lokalen ischämiebedingten *Hirnödems* steht an erster Stelle. Zur Anwendung können *hyperosmolare Lösungen* und *Saluretika* kommen:
z.B. Osmofundin 20% 500 ml
oder Tutofusin S 40   500 ml
(Eine Diurese mit Harnstoff ist nicht empfehlenswert, da nicht selten eine Niereninsuffizienz auftritt und der Serumharnstoff einen wichtigen Parameter für die Beurteilung dieser Störung darstellt.)
Glukose- und Lävuloselösungen werden zu schnell abge-

baut, so daß sie sich für eine osmotische Therapie wenig eignen!
Außerdem:
> Lasix 1 Amp.
> im Abstand von 6 Std. intravenös
> oder Hydromedin 1 Amp.
> ebenfalls im Abstand von 6 Std. i.v.

Zu 4. In jedem Fall muß bei den meist älteren Kranken eine intravenöse *Digitalisierung* eingeleitet oder fortgesetzt werden, da eine unbehandelte Herzinsuffizienz mit ihren hämodynamischen pathologischen Auswirkungen verschlechternd auf die Hirndurchblutung wirken kann. Besonders geeignet sind gut steuerbare Präparate (d.h. mit mittlerer Abklingquote), z.B. Cedilanid, Lanitop, Novodigal.

Zu 5. Die *Infusionstherapie* hat zum Ziel:
  a) Ausgleich des Wasserhaushaltes
     (bei Hypovolämie, Exsikkose),
     z.B. Macrodex + Elektrolytlösung;
  b) Förderung der Hirndurchblutung,
     z.B. durch Rheomacrodex
     für einen Zeitraum von 7–14 Tagen;
  c) evtl. parenterale Ernährung
     (in den ersten Tagen).
     Baldmöglichst sollte jedoch die Ernährung über eine Magensonde erfolgen.

Zu 6a) *Hypotonie:* Vor der Behandlung mit vasokonstriktorischen Substanzen müssen andere Ursachen, die zu hypotonen Zuständen führen können, ausgeschlossen bzw. behandelt werden (z.B. Hypovolämie, Herzinsuffizienz, Herzrhythmusstörungen).
Ziel der Behandlung sollten stabile Blutdruckwerte mit einem systolischen Wert um 130 mm Hg sein (bei Hypertonikern entsprechend höher).
Applikation von Novadral 1 Amp. i.v.
bzw. Novadral-Infusionen
oder Acrinor 1 Amp. i.v.
bzw. Acrinor-Infusionen.

Zu 6b) *Hypertonie:* Hypertone Zustände können den Krankheitsverlauf bedrohlich gefährden und verschlechtern. So wird die Ödembildung durch hohen Blutdruck gefördert. Außerdem besteht die Gefahr, daß es in dem Infarktbereich zu Blutungen kommt (roter Erweichungsherd). Aus diesen Gründen gilt ein erhöhter Blutdruck mit systolischem Wert über 180 mmHg als behandlungsbedürftig. Eine vorsichtige Behandlung ist unumgänglich, da eine abrupte und zu drastische Senkung ebenfalls zu Komplikationen führen kann (s. a. unter a).
Das Mittel der Wahl ist
Serpasil ½–1 Amp. = 0,5–1 mg i.v.,
wobei die weitere Zufuhr nach Blutdruckkontrollen zu steuern ist.
Auch mit Presinol (1–2 Amp.) läßt sich eine gut steuerbare Behandlung durchführen.

Wichtig: Sowohl bei der Behandlung der Hypotonie als auch bei der Hypertonie sollten große behandlungsbedingte Druckschwankungen vermieden werden!

Zu 7. Da es aus den verschiedensten Gründen zu einer Hypoxämie kommen kann (z. B. chronische Lungenerkrankungen, zerebral oder peripher bedingte Hypoventilation usw.), sollte grundsätzlich *Sauerstoff* (etwa 3 l/min) über eine Nasensonde verabreicht werden. Kontrollen der arteriellen Blutgaswerte sind unerläßlich.

Zu 8. Eine *Antibiotikabehandlung* sollte als prophylaktische Therapie stets zum Behandlungsprogramm gehören. Der Kranke mit einem Hirninfarkt ist immer einer erhöhten Infektionsgefahr ausgesetzt (z. B. Pneumonie, Pyelonephritis usw.).
Zur Anwendung kommen:
Tetracyclin, Ampicillin, Cephalothin.

Zu 9. Hochgradige *Arrhythmien* (z. B. durch Extrasystolie), tachykarde Zustände, aber auch bradykarde Rhythmusstörungen führen zu starken Blutdruckschwankungen und -erniedrigungen. Neben einer meist notwendigen Digitalisierung (s. a. unter 4) müssen zusätzlich entsprechende antiarrhythmische Behandlungsmaßnahmen getroffen werden, um eine Regularisierung oder wenigstens eine Herzfrequenz zwischen 70 und 90/min zu erreichen.

Bei bradykarden Rhythmusstörungen ist eine Schrittmacherbehandlung zu erwägen.

Zu 10. Bei Vorliegen einer thrombotischen Veränderung im Halsbereich ist die *Thrombendarteriotomie* mit den Gefäßchirurgen zu diskutieren.

Ein chirurgischer Eingriff auch bei Stenosen und Verschlüssen der Arteria subclavia zentral vom Abgang der Arteriae vertebralis sollte erwogen werden.

Zu 11. So früh wie möglich muß mit peroraler *Ernährung* – bei bewußtseinsgetrübten oder bewußtlosen Patienten immer über die Magensonde – begonnen werden. Eine besondere Diät ist nicht einzuhalten. Nach der Verabreichung der Mahlzeit durch die Sonde sollte der Oberkörper des Kranken für mindestens 1 Stunde auf 20–30° angehoben werden. Bei fehlenden Hustenreflexen Intubation mit Blockung erforderlich!

Zu 12. Während der akuten Phase des Hirninfarktes sind *Antikoagulantien* kontraindiziert. Dagegen kann nach Abklingen der akuten Erkrankung – frühestens nach 2 Wochen – oder bei Kranken mit intermittierender Ischämie, bei denen nichtoperable intra- oder extrakraniale, arteriosklerotisch bedingte Stenosierungen vorliegen (Nachweis durch Angiographie), eine Dauertherapie mit Antikoagulantien zur Vermeidung weiterer Thrombosen günstig sein.

Hirnembolie

Zu 1. Siehe bei Hirninfarkt.

Zu 2. Siehe bei Hirninfarkt.

Zu 3. Die Behandlung mit hyperosmolaren Lösungen, kombiniert mit *Saluretika*, sollte in den ersten 5 Tagen durchgeführt werden. Das Vorgehen entspricht dem bei Hirninfarkt geschilderten.

Zu 4. Da bei Kranken mit Hirnembolie sehr häufig eine Herzerkrankung vorliegt, sollte die Indikation zur *Digitalisbehandlung* großzügig gestellt werden. Eine zusätzliche Indikation ist gegeben, wenn Rhythmusstörungen bestehen, die durch herzwirksame Glykoside günstig zu beeinflussen sind (z. B. absolute Arrhythmie bei Vorhofflimmern).

Zu 5. Aus den oben (unter 4) erwähnten Gründen ist bei der *Volumenzufuhr* eine häufige Kontrolle der kardialen und pulmonalen Verhältnisse (zentraler Venendruck) von großer Wichtigkeit. In den ersten Tagen werden hauptsächlich Infusionen von Rheomacrodex zur Steigerung der Hirndurchblutung und zur Herabsetzung der Blutviskosität zur Anwendung kommen.

Zu 6. *Rhythmusstörungen* werden nach den auf S. 1 ff. aufgeführten Richtlinien behandelt. Eine Kardioversion bei Vorhofflimmern sollte wegen der Gefahr erneuter Embolie im akuten Stadium unterbleiben.

Zu 7. Siehe bei Hirninfarkt.

Zu 8. Siehe bei Hirninfarkt.

Zu 9. Siehe bei Hirninfarkt.

Zu 10. Ist unter Antikoagulantientherapie eine Hirnembolie aufgetreten, so muß die Behandlung abgebrochen bzw. die Wirkung der Antikoagulantien blockiert werden (z. B. Cumarin durch Konakion), da Blutungen in dem Infarktbereich auftreten können. Bestehen keine Kontraindikationen, so sollte frühestens am 14. Tag die gerinnungshemmende Therapie wieder – oder neu – begonnen werden.

Hirnmassenblutung:

Zu 1. Siehe bei Hirninfarkt.

Zu 2. Siehe bei Hirninfarkt.

Zu 3. Siehe bei Hirninfarkt.

Zu 4. Bei der hypertonen Massenblutung kann der Blutdruck auf seiner alten Höhe bleiben, er kann stark absinken, oder er kann über die ursprüngliche Höhe ansteigen (hypertone Krise).

Eine vorsichtige Drucksenkung sollte durchgeführt werden, wenn der systolische Wert höher als 180 mm Hg beträgt.

Diesen Kranken ist Serpasil oder Presinol (s.o.) zu verabreichen.

Bei hypertonen Krisen (Werte 240–280 mm Hg) wird man mit den oben angeführten Substanzen nicht den gewünschten Erfolg erzielen. Für diese Kranken eignet sich Isoptin (10 mg) = 2 Amp. i.v., nach 20 Minuten erneut Isoptin (10 mg) oder Isoptin per infusionem (Maximaldosis 240 mg/die).

Bei stark erniedrigten Blutdruckwerten kommt die unter 6a (Hirninfarktbehandlung) angegebene Therapie zur Anwendung.

Zu 5. Siehe bei Hirninfarkt.

Zu 6. Siehe bei Hirninfarkt.

Zu 7. Siehe bei Hirninfarkt.

Zu 8. Siehe bei Hirninfarkt.

E. Überwachung

Tab. 24. Überwachung bei Schlaganfall.

Überwachung	Kontrollen (zeitl. Abstand)
Ekg, Puls, (Temperatur, Atmung)	fortlaufend (Monitor)
Art. Blutdruck, Puls, Atmung	30 Minuten
Ausscheidung	1 Stunde
Zentr. Venendruck, neurologischer Status	4 Stunden
Art. Blutgasanalyse	6 Stunden
BSG, Blutbild, Harnstoff, Kreatinin, Urin (Sediment, Eiweiß, Zucker), Blutzucker, Serumelektrolyte, evtl. EEG, EKG, Augenhintergrund	24 Stunden
Elektrophorese, Gesamteiweiß, Rö-Thorax	einmalig

G. Häufige Fehler

1. Mangelhafte Flüssigkeitsbilanz (Einfuhr-Ausfuhr-Kontrolle). Durch die entwässernde Therapie kann sich eine Hypovolämie entwickeln.
2. Übersehen anderer Erkrankungen
   (z. B. Vergiftungen, endogene Komata usw.).
3. Orale Nahrungszufuhr bei bewußtseinsgetrübten Kranken (Aspirationsgefahr!).
4. Mangelhafte Lagerung (Entwicklung von Spätschäden).
5. Den Kranken zu früh aufgeben.

III. Der Schock*

A. Pathophysiologie

Unter dem Begriff „Schock" sind sämtliche Zustände zu verstehen, die mit einer akuten peripheren Mangeldurchblutung einhergehen. In der Regel ist der Schock als Folge anderer Erkrankungen anzusehen, die mehr oder minder schnell zu einer verminderten Gewebsperfusion führen, wobei die folgenden Ursachen verantwortlich sind (922):

a) Akute Verminderung des zirkulierenden Blutvolumens (Tab. 25)

b) Akute Erweiterung der Gefäßkapazität (Tab. 26) (Venolen, Kapillaren; Sequestration)

c) Akute Verringerung des Herzzeitvolumens (Tab. 27)

Nachfolgend soll eine kurze Übersicht über die verschiedenen Schockformen und deren Pathogenese gegeben werden.
Auf Einzelheiten und spezielle neuere Untersuchungsergebnisse aus Tierversuchen und deren Deutung kann in diesem Rahmen nicht eingegangen werden. (Es ist in diesem Zusammenhang u.a. zu verweisen auf: 227, 612, 866, 888, 922, 940.)
Diesen in den Tabellen aufgeführten Ursachen liegt zwar eine unterschiedliche Genese zugrunde, sie führen aber alle bei entsprechender Ausprägung zu den gleichen hämodynamischen Funktionsstörungen, d.h. zu einem Defizit des zirkulierenden Blutvolumens, zu einer Reduktion des venösen Rückflusses und damit zu einer meist akut einsetzenden Mangelperfusion der Peripherie. Mit der beträchtlichen Minderung des Herzzeitvolumens wird eine Entwicklung eingeleitet, die zu schweren hämodynamischen und metabolischen Störungen und gleichzeitig zu Organschädigungen führt und die schließlich mit dem Zusammenbruch aller geordneten Funktionsabläufe enden kann.

* Bearbeitet von K.-D. GROSSER

Tab. 25. Akute Verminderung des zirkulierenden Blutvolumens.

Bezeichnung	Ursache	Pathogenese
Hypovolämischer Schock:		
a) Hämorrhagischer Schock	*Blutverlust:* innere und äußere Blutungen	
b) Dehydrationsschock	*Gastrointestinal:* Erbrechen, Durchfall, Fistel	Verminderung des venösen Rückstroms infolge Sequestration
	Renal: Salzverlierende Nephritis Salzverlustsyndrom bei NNR-Erkrankungen, polyurische Phase	
	In den 3. Raum: Peritonitis, Pankreatitis	
	Gemischt: Coma diabeticum Verbrennungen	

Dabei sind verschiedene Phasen zu unterscheiden, deren Kenntnis für die Beurteilung und Behandlung des Schockzustandes von zentraler Bedeutung sind (922, 983):
Durch die Hypovolämie und den damit verbundenen Blutdruckabfall kommt es infolge Stimulation der Baro- und Chemorezeptoren zu einer Ausschüttung von Adrenalin und Noradrenalin. Diese sympathikotone Reaktion bewirkt eine Konstriktion der präkapillaren Arteriolen (Sphinkter) und der postkapillaren Venolen in bestimmten Organen und in der Peripherie, in Abhängigkeit von der sympathiko-adrenergen Organinnervation (Alpha- und Beta-Rezeptoren). Der periphere Widerstand wird durch die Vasokonstriktion erhöht. Auf diese Weise wird der Blutdruckabfall abgefangen; das heißt jedoch, daß bei ausreichender Regularisierung der Blutdruck kein Parameter für das Ausmaß der Hypovolämie ist. Diese sympathikotone Reaktion ist der Beginn der

Tab. 26. Akute Erweiterung der Gefäßkapazität.

Bezeichnung	Ursache	Pathogenese
Septischer Schock	*Septische Infektionen:* Sequestration von Wasser, Elektrolyten und Plasma	Verminderung des venösen Rückstromes infolge Sequestration
Anaphylaktischer Schock	*Allergisch-anaphylaktische Reaktionen:* Sequestration von Blut; Vasokonstriktion und Kongestion der Lungenstrombahn	Verminderung des venösen Rückstroms infolge Sequestration
Neurogener Schock (einschließlich Schock bei Vergiftungen)	*Schädigung des ZNS:* (traumatisch, hypoxisch) (Intoxikationen)	Verminderung des venösen Rückstromes infolge Vasodilatation und evtl. Sequestration
„Vasomotorenkollaps"	*Vago-vasale Reaktionen:* Erweiterung der Arteriolen	Verminderung des venösen Rückstromes infolge Vasodilation

Tab. 27. Akute Verringerung des Herzzeitvolumens.

Bezeichnung	Ursache	Pathogenese
Kardiogener Schock	*a) Funktionsstörungen des Herzens:* Herzinfarkt Myokarditis, Rhythmusstörungen, traumatische Klappenläsionen bzw. Septumdefekt-Perforation *b) Behinderung der Herzfüllung:* Herzbeuteltamponade, Perikarditis exsudativa, Lungenembolie.	Primäre Verminderung des Herzzeitvolumens

sogenannten *Zentralisation*, die in der ersten Phase als sinnvolle Reaktion aufzufassen ist, da es sich hierbei um eine Drosselung der Durchblutung von Haut, Muskulatur, Nieren und Splanchnikusgebiet handelt, zugunsten einer nicht behinderten Durchblutung von Herz, Gehirn und Nebennieren. Eine weitere Reaktion auf die Hypovolämie ist die vermehrte Produktion und Ausscheidung von Renin-Angiotensin und Aldosteron. Daraus resultiert u. a. eine Natriumretention und eine Verminderung der Urinausscheidung.

Der Übergang zur *zweiten Phase* erfolgt fließend und wird weitgehend diktiert durch die weitere Ausbildung der Zentralisation. Diese zunächst günstige Reaktion des Organismus führt nun zu sekundären Störungen in der Peripherie, die ihrerseits den Verlauf entscheidend verschlechtern:

Infolge der Strömungsverlangsamung und der gleichzeitig sich entwickelnden *Hyperkoagulabilität* wird die *Mikrozirkulation* zunehmend beeinträchtigt. Durch die Strömungsverlangsamung und durch die Viskositätserhöhung kommt es zu einer Thrombozyten- und später Erythrozytenaggregation bis zur Mikrothrombenbildung und zur intravasalen Gerinnung. Die Mikrothromben bestehen aus Thrombozyten und Erythrozyten sowie aus Granulozyten, die häufig Fetteinschlüsse aufweisen. Dadurch werden die kleinen, enggestellten Gefäße verlegt, die Zirkulation kommt in diesem Bereich zum Erliegen. Nach 48 Stunden erreicht die intravaskuläre Gerinnung die stärkste Ausprägung. Die größte Anzahl der Mikrothromben findet sich in Lunge und Leber, aber sie sind auch in der Niere und im Herzen anzutreffen (526, 979). Da bei manchen Schockformen der protrahierte Verlauf entscheidend durch die Mikrozirkulationsstörungen bedingt ist und frühzeitige prophylaktische Therapie sowie spätere sehr spezifische Behandlungsmaßnahmen angezeigt sind, sollen nochmals Voraussetzungen und fördernde Faktoren in der nachstehenden Übersicht zusammengestellt werden.

Die Störungen der Mikrozirkulation sind zu befürchten, wenn zwischen folgenden Teilfaktoren Kombinationen auftreten:

1. *Verlangsamung des Kapillarflusses, bedingt durch:*

   a) arterielle Hypotension,
   b) arterielle Vasokonstriktion,

c) simultane Dilatation aller Kapillaren,
d) Eröffnung arterio-venöser Kurzschlüsse.

2. *Hyperkoagulabilität und Induktion der Blutgerinnung:*
   a) Azidose,
   b) Hämolyse,
   c) erhöhte Konzentration der Gerinnungsfaktoren,
   d) bakterielle Toxine,
   e) nekrotisches Gewebe oder Tumor,
   f) Fremdsubstanzen im Blut (Fruchtwasserembolie),
   h) Schlangen- und Insektengifte,
   i) Hämokonzentration.

Die Folge einer massiven Mikrothrombenbildung ist die *Verbrauchskoagulopathie*. Durch den Verbrauch gerinnungsaktiver Substanzen besteht die Möglichkeit, daß es anschließend zu einer ausgeprägten *hämorrhagischen Diathese* kommt.

Die beschriebenen Störungen beginnen in Phase 2 und erreichen in Phase 3 zunehmende Ausprägung. Diese Phase 3 ist vornehmlich gekennzeichnet durch metabolische Veränderungen, die ihrerseits wieder auf die Hämodynamik einwirken. Außerdem stellt sich jetzt immer stärker eine O_2-Untersättigung des arteriellen Blutes ein, die auf Gasaustauschstörungen in der Lunge zurückzuführen ist.

Mit dem Abfall des Blutdrucks im großen Kreislauf sinkt – allerdings nicht in gleicher Ausprägung – der Druck in der Arteria pulmonalis. Das Blut strömt dann nur noch durch die am tiefsten gelegenen Alveolarkapillaren; die höher gelegenen bleiben ventiliert, aber undurchblutet, d.h. die Totraumbelüftung nimmt in dem Maße zu, in dem die Durchblutung der Alveolarkapillaren abnimmt. So führt eine solche hydrostatische Lungendurchblutungsstörung zu einer hochgradigen Totraumvergrößerung mit den entsprechenden Gasaustauschstörungen. Zusätzlich wird der Gasaustausch beeinträchtigt durch die oben beschriebenen Mikrothrombenbildungen (910).

Arterielle Hypoxämie und unzureichende Gewebsperfusion führen zwangsläufig zu einer Hypoxie des Gewebes. Die unmittelbare Folge ist ein Anstieg saurer Stoffwechselprodukte, hervorgerufen durch das Einsetzen der anaeroben Glykolyse und gefördert durch die gestörte Leber- und Nierenfunktion. Der Laktatspiegel im Blut steigt beträchtlich an, so daß sich eine hochgradige lokale und allgemeine *metabolische Azidose* entwickeln wird. Der Abfall des pH-Wertes, der – wie geschildert – auch intrazellulär erfolgt, verändert die Reaktion der Gefäßmuskulatur. Die in der ersten und zweiten Phase durch die vermehrt ausgeschütteten Katecholamine konstringierten präkapillaren Arteriolen werden diesen Substanzen gegenüber refraktär und dilatieren, während die Konstriktion der postkapillaren Venolen aufgrund der unterschiedlichen pH-Empfindlichkeit fortbesteht.

Die Änderungen im Kapillargebiet führen bei gleichbleibendem arteriellem Einstrom (und bei blockiertem venösem Abstrom) und infolge der hypoxiebedingten erhöhten Kapillarpermeabilität zu einem Austritt von Flüssigkeit und Plasma.

Durch diesen als Sequestration bezeichneten Vorgang wird der venöse Rückstrom zunehmend reduziert, so daß es zu einem weiteren Absinken des Herzzeitvolumens kommt.

Zusammen mit dieser hämodynamischen Verschlechterung schreitet auch die vorwiegend hypoxiebedingte Zellstoffwechselstörung fort.

Es wird vom Ausmaß der primären Schädigung und von der Schnelligkeit der ablaufenden pathologischen Reaktion abhängen, wann die Verschlechterung der Organfunktion und die zunehmenden Störungen der Hämodynamik zum totalen Zusammenbruch des Organismus führen.

(Literatur u.a. bei 8, 24, 526, 544, 979, 983).

A. u. B. Kurze Pathophysiologie der verschiedenen Schockformen

1. Hypovolämischer Schock

Ein hypovolämischer Schock kann durch Blutverlust, Plasmaverlust oder Verlust von extrazellulärer Flüssigkeit entstehen. Verbrennungen führen hauptsächlich zu Plasmaverlusten. Eine starke Minderung der extrazellulären Flüssigkeit wird herbeigeführt durch Zustände, die eine massive Exsikkose oder Natriummangel bewirken. Große Bedeutung kommt dem gastrointestinalen Flüssigkeitsverlust zu. Beim hypovolämischen Schock besteht immer eine Reduktion des venösen Rückstroms und folglich ein verringertes Herzzeitvolumen. Der daraus resultierende Blutdruckabfall wird zunächst durch einen Anstieg des peripheren Widerstandes kompensiert. Bei stärkerem Volumenverlust – oder bei Vorschädigung – reicht jener Kompensationsmechanismus jedoch nicht aus. Im Verlauf des hypovolämischen Schocks sinkt der hydrostatische Kapillardruck ab, und es tritt Flüssigkeit aus dem Gewebe in die Blutbahn. Dadurch wird ein gewisse Volumenauffüllung erreicht. Diese Volumenauffüllung wird als weiterer Kompensationsversuch aufgefaßt. Bei fortschreitendem Volumenverlust reichen die oben beschriebenen Kompensationsversuche nicht aus. Es treten auch hier die sekundären hämodynamischen und metabolischen Veränderungen und die Störungen des Gerinnungssystems auf.

(Auch bei Fällen von Volumenmangel kann der Schock im Endstadium mit einer hämorrhagischen Diathese einhergehen.)

(Literatur siehe bei 61, 393, 457, 612, 922).

Weitere Einzelheiten s. bei: Gastrointestinale Blutungen und im Kapitel: Störungen des Wasser- und Elektrolythaushaltes.

2. Septischer Schock

Bei Infektionen mit gramnegativen Bakterien ist der septische Schock eine gefürchtete Komplikation. Betroffen werden hauptsächlich abwehrgeschwächte ältere Kranke mit Leberzirrhose, mit Diabetes mellitus oder mit malignen Tumoren. Die häufigste Eintrittspforte der Bakterien ist der Urogenitaltrakt. Danach folgen der Verdauungskanal und die Gallenwege. Außerdem kann das Tracheostoma (besonders nach Kanülenmanipulation) oder der Vena-cava-Katheter als mögliche Eintrittspforten in Frage kommen.

Eine besondere Stelle nimmt der septische Abort ein (siehe unten). Von den Erregern sind am häufigsten Kolibakterien nachzuweisen. Danach folgen nach der Häufigkeit ihrer Beteiligung Aerobacter aerogenes, Klebsiellen, Proteus und Salmonellen.

Es ist heute anerkannt, daß die bakteriellen Endotoxine die auslösende Ursache für den septischen Schock sind. Diese Endotoxine sind ein Bauelement der Bakterienzellwand, werden beim Untergang der Bakterien freigesetzt und gelangen dann in die Blutbahn (7).

Mitunter lassen sich 2 Phasen im Verlauf des septischen Schocks unterscheiden, wobei in der ersten Phase die hämodynamischen Veränderungen das Geschehen bestimmen. In der zweiten Phase treten metabolische Störungen der Mikrozirkulation bis zur intravaskulären Gerinnung und Verbrauchskoagulopathie hinzu. Diese Störungen bewirken zusätzlich eine Verschlechterung der Hämodynamik. Es gelingt allerdings in der Klinik nur selten, die erste

Phase zu erfassen, da häufig sehr rasch Veränderungen auftreten, die der Phase 2 zuzuordnen sind.
Wahrscheinlich wird initial durch die Endotoxine Histamin und Serotonin freigesetzt. Dadurch kommt es zu Permeabilitätsstörungen, zu Flüssigkeitsaustritt und zur Sequestrierung. Der reduzierte venöse Rückfluß führt dann, wie oben beschrieben, zu einem erniedrigten Herzzeitvolumen mit den bekannten Folgen. Frühzeitige Beeinträchtigung der Lungenfunktion führt zur Hyperventilation. In anderen Fällen findet man initial ein normales bis erhöhtes Herzzeitvolumen, einen erniedrigten peripheren Widerstand mit erniedrigten Blutdruckwerten und erhöhter Herzfrequenz. Der zentrale Venendruck ist dabei erhöht. Wahrscheinlich beruht diese Reaktion auf der stets stark erhöhten Körpertemperatur und der Zunahme arterio-venöser Kurzschlußverbindungen.

Daraus ergeben sich folgende Frühsymptome:
a) Klinisch: Hyperventilation, warme trockene Extremitäten.
b) Zirkulatorisch: Hypotension, Normovolämie, hoher zentraler Venendruck, erniedrigter peripherer Widerstand, Oligurie.
c) Biochemisch: Respiratorische Alkalose, Laktatvermehrung im Blut.

Im weiteren Verlauf stehen die Störungen der Mikrozirkulation im Vordergrund. Verantwortlich dafür sind zunehmende Zentralisation und – typisch für diesen Schock – Aktivierung des Gerinnungssystems durch Endotoxine. Aus diesem Grund ist das weitere Bild entscheidend geprägt durch Gerinnungsstörungen, ausgehend von der Bildung von Mikrothromben bis zum völligen Verbrauch von Gerinnungsfaktoren und sich daraus entwickelnder hämorrhagischer Diathese. Dabei wirken diese Mikrozirkulationsstörungen wieder auf die Hämodynamik, so daß sich eine ständige Verschlechterung daraus ergeben muß.
(Literatur u.a. bei 7, 8, 61, 281, 415, 525, 844, 979.)

Der Schock bei septischem Abort
In der Mehrzahl der Fälle geht diesem Schockzustand eine Infektion des unreifen Schwangerschaftsproduktes voraus. Es handelt sich dabei meist um aufsteigende Infektionen, wobei die Erreger durch Manipulationen oder durch Spülflüssigkeit eingebracht werden. Es entwickelt sich rasch eine intrauterine Infek-

tion mit bakterieller Besiedlung der Tuben. Schnell kommt es zur Einschwemmung von Endotoxinen in die Blutbahn. Nach Erschöpfung der Abwehrfunktion des retikulo-endothelialen Systems führt die Überschwemmung des Kreislaufes mit Endotoxinen zu den bekannten Reaktionen wie: Vasokonstriktion, Permeabilitätsstörungen mit Austritt von Plasma in das Gewebe, Hyperkoagulabilität und schließlich disseminierte intravasale Gerinnung (7, 8, 281, 525, 974).

Mikrothrombisierung findet sich vorwiegend in der Niere, Lunge und im ZNS. Besonders wichtig sind die Funktionsstörungen der Niere: Die Obstruktion von Glomerula hat akutes Nierenversagen und sekundäre partielle oder totale Nierenrindennekrose zur Folge. In der Lunge führen Mikrothromben zur Widerstandserhöhung im Pulmonalkreislauf und später zur Rechtsinsuffizienz bzw. zum Rechtsherzversagen. An den Nebennieren stellt man nicht selten eine hämorrhagische Erweichung fest.

Klinisch finden sich frühzeitig Zeichen der Zentralisation mit fieberhaften Reaktionen und Schüttelfrost. Schmerzzustände werden häufig angegeben. Relativ früh sind Verbrauchsreaktionen im Gerinnungssystem festzustellen. Charakteristische Befunde: frühzeitig Thrombozytenzahl erniedrigt, Thromboplastinzeit verlängert, Fibrinogen vermindert, Fibrinspaltprodukte und Fibrinmonomere im Plasma vermehrt.

Therapeutisch ergibt sich daraus die Konsequenz, bei jedem hochfieberhaften Abort die Frage der Heparinbehandlung zu prüfen, da nach Literaturangabe nur bei frühzeitiger Heparinbehandlung eine Aussicht auf Überwindung des Schockzustandes besteht.

3. Anaphylaktischer Schock

Zu einer Auslösung des allergisch-anaphylaktischen Schocks können die verschiedensten Substanzen führen. Heftige Reaktionen sind bekannt bei Antibiotika oder nach Seruminjektion bzw. Bluttransfusion.

Nach einer Reaktion von zugeführten Antigenen mit frei im Serum zirkulierenden Antikörpern wird Histamin, Serotonin und Bradykinin freigesetzt. Die Wirkung dieser Substanzen besteht in einer generalisierten Vasodilatation (mit Herabsetzung des systolischen und diastolischen Blutdrucks infolge starker Erniedrigung des peripheren Widerstands) und einer Hämokon-

zentration durch Plasmaverlust. Bedingt durch den reduzierten venösen Rückfluß sinkt das Herzzeitvolumen ab.
Neben der hämodynamischen Veränderung wird sich außerdem eine bronchiale Konstriktion mit Ateminsuffizienz einstellen. In Abhängigkeit vom Allergiegrad und Applikationsweg kann der Schockzustand innerhalb von Minuten bis innerhalb einer Stunde eintreten.
Bei dramatischem Verlauf kommt es zu einem raschen Blutdruckabfall auf nicht meßbare Werte, verbunden mit Schwindel, Erbrechen und Bewußtlosigkeit. Gleichzeitig entwickelt sich eine hochgradige Bronchospastik. Die Ausbildung eines Lungenödems ist nicht selten.
In diesen Fällen hilft nur eine sofortige Gabe von Kortikosteroiden, Volumensubstitution und evtl. Sympathikomimetika.
Bei lansamer Entwicklung werden sich auch bei dieser Schockform Mikrozirkulationsstörungen und ihre Folgezustände ausbilden.
(Literatur u. a. bei 20, 281, 363, 393, 922).

Serumkrankheit:

Bei gleichen pathophysiologischen Vorgängen zeigt sich bei der Serumkrankheit ein langsamerer und milderer Verlauf. Es wird angenommen, daß Antigendepots für diese Verlaufsform verantwortlich sind. Klinische Zeichen: Fieber, Krankheitsgefühl, Urtikaria, Exanthem, Hypotonie und Tachykardie, Atemstörung (Bronchospastik), evtl. Durchfälle, Proteinurie und Gelenkschmerzen.

4. Neurogener Schock

Der neurogene Schock ist Folge einer traumatischen, hypoxischen oder toxischen Schädigung des bulbären Kreislaufzentrums. Sehr häufig findet sich diese Schockform bei Schlafmittelintoxikation.
Diese zentrale Schädigung des Vasomotorenzentrums führt zu einem verminderten Gefäßtonus im arteriellen und venösen Gefäßbereich. Der periphere Widerstand ist erniedrigt, der venöse Rückstrom reduziert. Außerdem entwickelt sich eine Verminderung der myokardialen Kontraktilität. Ein starkes Absinken des Blutdruckes ist die Folge. Oft ist das Plasmavolumen vermindert, so daß angenommen wird, daß ein relativer oder absoluter Volumenmangel besteht. Auf Volumengabe sprechen die Schockfor-

men gut an. In Fällen, in denen durch Volumenzufuhr der Verlauf nicht beeinflußt werden kann, ist eine vorsichtige Applikation von vasokonstriktorisch wirksamen Substanzen angezeigt. (Literatur u.a. bei 281, 922).

5. „Vasomotorenkollaps"

Bei dem Vasomotorenkollaps handelt es sich um eine vagovasale Fehlregulation nach Wirksamwerden eines starken Vagusreizes. Auslösende Ursachen sind entweder direkte Vagusreizung (Bauchtrauma, Hodenquetschungen, Boxschlag auf den Plexus solaris) oder indirekte Einwirkungen, wie z.B. starker Schmerz (Kolikschmerz, Pleuraschmerz bei Punktion usw.), längere Belastung (z.B. Orthostase) oder außergewöhnliche psychische Anlässe (z.B. Angst, Anblick von Blut, Blutentnahme, Injektionen). Infolge der extremen Vagusreaktion kommt es vor allem zu einer Erweiterung der Arteriolen, besonders in der Skelettmuskulatur. Ein Absinken des peripheren Widerstandes ist die unausweichliche Folge. Bei gleichbleibendem oder sogar gering erhöhtem Herzminutenvolumen führt dies zu einer plötzlich einsetzenden ausgeprägten Hypotonie. Da kein Kompensationsmechanismus einsetzt, führt diese Änderung der Hämodynamik zu plötzlicher Mangeldurchblutung verschiedener Organgebiete. Im Mittelpunkt des Geschehens steht die schlagartige Hypozirkulation des Gehirns mit Bewußtseinsverlust. (Es handelt sich dabei um die sog. „banale Ohnmacht").

Sobald der Kranke horizontal gelagert wird (evtl. mit angehobenen Beinen), tritt die Erholung rasch ein. Sympathikomimetische Substanzen können die Erholung beschleunigen.

Zu bedenken ist allerdings, daß diese vagovasale Reaktion der Beginn eines Ablaufes sein kann, der in einen echten Schock übergehen kann, z.B. bei sehr schmerzhaften Traumen oder bei hochgradigem Blutverlust. Eine sehr heftige direkte Vagusreizung (z. B. Tiefschlag beim Boxen) kann unmittelbar zum Tode führen.

6. Kardiogener Schock

Pathophysiologie und Behandlung s. S. 133.

C. u. D. Sofortmaßnahmen und Intensivtherapie

Das therapeutische Vorgehen richtet sich nach der Pathogenese des Schocks. Aus diesem Grund sollen die Behandlungsmaßnahmen für die verschiedenen Schocktypen gesondert abgehandelt werden.

1. Hypovolämischer Schock

Sofortmaßnahmen und Intensivtherapie sind in den speziellen Kapiteln ausführlich besprochen (s. z.B. Gastrointestinale Blutung, Coma diabeticum, Pankreatitis, Störung des Elektrolyt- und Wasserhaushaltes).

2. Septischer Schock

Voraussetzungen für die Behandlung:

a) Vena-Cava-Katheter
b) Blasenkatheter
c) Respirator bereitstellen
d) Magensonde
e) Evtl. arterieller Druck (blutig)
f) Evtl. Möglichkeit der Messung des Blutvolumens (Volumetron)
g) Evtl. Möglichkeit der Messung des Herzzeitvolumens (Thermodilution, Farbstoffverdünnung)
h) Möglichkeit gerinnungsphysiologischer Untersuchungen
i) Evtl. Druckmessung in der Arteria pulmonalis

Therapieschema
1. Antibiotika-Therapie
2. Kortikosteroide
3. Medikamentöse Vasodilatation
4. Evtl. medikamentöse Vasokonstriktion
5. Infusionstherapie
6. Heparinisierung
7. Beatmung
8. Azidosebekämpfung
9. Sedativa
10. Herzwirksame Glykoside
11. Magensonde applizieren

Zu 1. *Antibiotika-Therapie:* Die Behandlung muß mit einem bakteriziden Breitband-Antibiotikum (z.B. Ampicillin, Cephalosporine, Gentamycin usw.) durchgeführt werden. Obwohl die Gefahr besteht, daß durch diese Therapie vermehrt Endotoxine freigesetzt werden und der Schock zunächst verstärkt werden kann, muß diese Behandlung konsequent erfolgen.

Möglichst schnell muß eine bakteriologische Untersuchung und Resistenzbestimmung angestrebt werden. In einigen Fällen wird die chirurgische Beseitigung der Infektionsquelle zu diskutieren sein.

Zur Beachtung: Vor Therapie Blut für Blutkulturen abnehmen!

Zu 2. *Kortikosteroide:* Der genaue Wirkungsmechanismus der hochdosierten Therapie mit Kortikosteroiden beim septischen Schock ist nicht bekannt. Es wird vermutet, daß diese Behandlung u. a. zur Wiederherstellung der normalen Ansprechbarkeit der Gefäßwand auf körpereigene Wirkstoffe führt.

Dosierung: z. B. Hydrocortison 3 g/die mittels Infusion (z. B. Hydrocortison Hoechst)
oder Prednison/Prednisolon 1500 mg/die

Zu 3. *Medikamentöse Vasodilatation:* In der Mehrzahl der Fälle besteht eine hochgradige Vasokonstriktion mit den Zeichen der Zentralisation. In diesen Fällen ist die Behandlung mit vasodilatatorisch wirksamen Substanzen indiziert. Zur Verfügung stehen α-Rezeptoren- blockierende Stoffe (z. B. Hydergin oder Dibenzylin).

Die Dosierung richtet sich nach dem klinischen Effekt, d. h. eine genaue Dosierung für den Einzelfall kann nicht angegeben werden.

Zur Beachtung: Fortlaufende Kontrolle des Blutdruckes und des Venendruckes ist unbedingt erforderlich, da ein „relativer Volumenmangel" eintreten kann. Für gleichzeitige streng kontrollierte Volumenzufuhr muß daher gesorgt werden.

Zu 4. *Vasokonstriktorische Substanzen* können in den – allerdings seltenen – Fällen eingesetzt werden, bei denen ein erniedrigter peripherer Widerstand mit Vasodilatation besteht: z. B. Novadral oder Arterenol als Tropfinfusion.

Zu 5. Eine *Volumenzufuhr* muß stets unter strenger Kontrolle des Venendruckes erfolgen. Zur Verbesserung der Mikrozirkulation sollte Rheomacrodex zur Anwendung kommen. Außerdem sollten Elektrolyte und alkalisierende Substanzen mittels Tropfinfusion bei Bedarf zugeführt werden. Bei hohem Venendruck müssen die Lösungen eine höhere Konzentration der benötigten Stoffe enthalten, um die Volumenzufuhr gering zu halten.

Zu 6. *Heparinbehandlung:* Aufgrund der bisherigen experimentellen und klinischen Erfahrungen kann als gesichert gelten, daß die Heparinbehandlung entscheidend zur Überwindung des septischen Schockzustandes beitragen kann. Aus diesem Grund ist zu raten, daß schon bei Verdacht auf das Vorliegen eines septischen Schocks die prophylaktische Heparinisierung einzuleiten ist.
Die Zufuhr sollte über eine Infusionspumpe erfolgen.
Dosis: 30 000 E Heparin/24 Std. (z.B. Liquemin).
Die 12stündliche Kontrolle des Gerinnungsstatus ist dabei unumgänglich.

Zu 7. *Beatmung:* Gasaustauschstörungen führen rasch zu arterieller Hypoxämie. Da ein zu geringes Sauerstoffangebot an Organe und Peripherie den Verlauf des Schocks ungünstig beeinflußt, sollte mit der Beatmung nicht zu lange gezögert werden.
Wenn unter Sauerstoffzufuhr (Nasensonde, O_2-Brille, Sauerstoffzelt) die O_2-Sättigung nicht über 90% ansteigt bzw. der O_2-Druck unter 50–60 mm Hg bleibt, sollte der Kranke intubiert und beatmet werden.

Zu 8. *Azidose-Bekämpfung:* Nach Berechnung des Basendefizits sollte versucht werden, die Azidose vollständig zu kompensieren. Zur Verfügung stehen Natriumbikarbonat-Lösung (neuerdings auch als Infusion 250 ml = 250 mval) oder Trispuffer.

Zu 9. *Sedierung:* Bei stark unruhigen Kranken sollten sedierende Substanzen verabreicht werden. Zuvor muß geprüft werden, ob die Unruhe nicht durch andere Ursachen, z.B. erniedrigten Blutdruck, Hypovolämie oder Hypoxämie, bedingt ist, die dann zunächst nach Möglichkeit zu korrigieren sind.

Besteht gleichzeitig – wie meist – eine Vasokonstriktion, so empfiehlt sich ein sog. lytischer Cocktail:

z. B. Atosil 50 mg
Verophen 20 mg
Dolantin Spez. 100 mg
Von dieser Lösung wird 1 ml i.m. oder ½ ml i.v. in Abständen fraktioniert verabreicht. (Intramuskuläre Injektionen nicht bei Heparinbehandlung!)

Zu 10. *Digitalisierung:* Eine Behandlung mit herzwirksamen Glykosiden ist in allen Fällen als prophylaktische Maßnahme durchzuführen. Der Serum-Kaliumspiegel sollte vorher bestimmt werden.

Zu 11. Eine Magensonde sollte immer eingelegt werden. Dadurch wird der Patient vor Erbrechen und nachfolgender Aspiration weitgehend geschützt. Außerdem kann durch Nahrungszufuhr oder Gaben von Antazida einer Übersäuerung begegnet werden, die sonst in Verbindung mit hochdosierter Kortikosteroid-Therapie rasch zu Ulzerationen führen kann.

Überwachung
Siehe S. 239.

Häufige Fehler
1. Zu langes Zögern oder Unterlassen der Heparinisierung.
2. Verzögerung der Respiratorbehandlung.
3. Verabreichung von vasokonstriktorischen Substanzen bei bereits bestehender Zentralisation.
4. Verabreichung von Trasylol.

3. Anaphylaktischer Schock
Wichtig: Der schwere Verlauf endet innerhalb kürzester Zeit mit asystolischem oder tachysystolischem Herzstillstand. In diesen Fällen müssen sofort alle Maßnahmen der Reanimation eingesetzt werden! (Mund-zu-Mund-Beatmung, externe Herzmassage). An-

schließend muß eine gezielte Wiederbelebung (Schrittmacherbehandlung, Defibrillation) durchgeführt werden.

> *Therapieschema:*
> 1. Antihistaminika
> 2. Vasokonstriktorische Substanzen
> 3. Kortikosteroide
> 4. Volumenzufuhr
> 5. Evtl. Lasix (Bei Ödembildung, Hirnödem, Glottisödem)
> 6. Euphyllin bei Bronchospastik
> 7. Evtl. Beatmung

Zu 1. Da es sich initial sehr wahrscheinlich um eine Histaminfreisetzung handelt, sollten *Antihistaminika* verabreicht werden:
z.B. Atosil 25 mg i.v.
im Abstand von 30 min
(Nebenwirkung: gelegentlich blutdrucksenkend)
oder: Calcium gluconicum (10%ig) 10 ml langsam i.v.

Zu 2. *Vasokonstriktion:* Da es sich um eine generalisierende Vasodilatation handelt, sind in diesen Fällen vasokonstriktorische Substanzen angezeigt:
z.B. Suprarenin (1:1000),
im Abstand von 1 Std. 0,25–0,5 ml langsam i.v.
oder Novadral 1 Amp. i.v.,
zu wiederholen bei neuerlichem Blutdruckabfall.

Anschließend: Tropfinfusion
z.B. Macrodex 500 ml
+ Novadral 100–200 mg
Tropfgeschwindigkeit nach Effekt.

Zu 3. *Gleichzeitig* sollten *immer Kortikosteroide* verabfolgt werden:
z.B. Prednisolon 100–200 mg i.v.
(z.B. Ultracorten, Urbason, Solu-Decortin H).

Zu 4. Die *Volumenzufuhr* muß unter Kontrolle von Blutdruck und Venendruck erfolgen; es besteht häufig eine relative Hypovolämie:

z. B. Rheomacrodex
oder Macrodex.

Zu 5. *Furosemid* (Lasix) 20–40 mg i.v. (wenn Zeichen des Hirnödems auftreten, oder ein Glottisödem befürchtet werden muß).

Zu 6. Zusätzliche *Infusionen* mit *Euphyllin* als unterstützende Therapie bei Bronchospasmus sind angezeigt:
z. B. Sterofundin 500 ml
+ Euphyllin 6 Amp. á 0,24 g
Einlaufzeit: 6–8 Std.

Zu 7. Bei respiratorischer Insuffizienz und medikamentös nicht zu beherrschendem Bronchospasmus sowie bei der Entwicklung eines Lungenödems muß die Behandlung mit dem Respirator über einen orotrachealen Tubus vorgenommen werden.

4. Neurogener Schock
(s. auch bei: Exogene Vergiftung)
1. Volumenzufuhr
2. Applikation von vasokonstriktorischen Substanzen.

Bei dieser Schockform handelt es sich um eine Minderung des venösen und arteriellen Gefäßtonus. Dadurch entwickelt sich eine starke Hypotonie und eine relative Hypovolämie.

Die Behandlung muß aus diesen Gründen kombiniert erfolgen:
z. B. Macrodex 500 ml
+ Novadral 100–200 mg,

zusätzlich bei sehr niedrigem Venendruck gleichzeitig Rheomacrodex 500 ml.
Venendruckkontrolle ist bei dieser Behandlung stets engmaschig durchzuführen.

5. „Vagovasaler Kollaps"
1. Patient flach lagern, Beine anheben
2. Evtl. Novadral 1 Amp langsam i.v.

E. Überwachung

Tab. 28. Überwachung bei Schock.

Überwachung	Kontrollen (zeitl. Abstand)
Ekg, Puls, evtl. Blutdruck (blutig)	fortlaufend (Monitor)
Blutdruck, Atmung	30 Minuten
Zentraler Venendruck, evtl. Körpertemperatur (rektal und axillar), evtl. Pulmonalisdruck, Urinausscheidung	1 Stunde
Arterielle Blutgasanalyse, vollständiges Ekg, evtl. Herzzeitvolumen	4 Stunden
Hb, Hkt, Erythrozyten, Thrombozyten (evtl. häufiger), Fibrinogen, Leukozyten, Thromboplastinzeit, Na, K, Ca, Cl, Laktat, Pyruvat	12 Stunden
Harnstoff, Kreatinin, Na im Serum und im Urin, evtl. Blutvolumen (Volumetron), SGOT, SGPT, GLDH, LDH, Blutzucker, Rö-Thorax	24 Stunden

IV. Erkrankungen der Atemwege und der Lunge*

IV.1. Verlegung der großen Atemwege:

A. Pathophysiologie

Folgende Ursachen können zur Verlegung der großen Atemwege bzw. zur Behinderung der Atmung führen:

a) Entzündliches bzw. seröses Larynxödem:
durch ätzende Dämpfe oder Gase als Folge örtlicher Stauung,
bei ödemerzeugenden Allgemeinerkrankungen,
bei allergischen Reaktionen,
bei entzündlichen Prozessen
(Diphtherie, Influenza, exanthematische Erkrankungen).

b) Mechanische Einengungen mit und ohne Ödem:
bei Tumoren von Pharynx und Larynx,
bei stumpfen Traumen (Commotio laryngis mit Ödem und submukösen Blutergüssen),
bei chirurgischen – kieferchirurgischen – Eingriffen, besonders in Verbindung mit hämorrhagischen Diathesen,
bei stenosierender Struma,
bei Lähmung der Kehlkopfmuskulatur (Myasthenie, Polyradikulitis).

c) Fremdkörperaspiration
Zur Beachtung: Aufmerksamkeit ist wegen der schnellen Entwicklung eines Ödems geboten bei Inhalation von Dämpfen und Gasen, allergischen Reaktionen (Muschelvergiftungen, Quincke-Ödem), bei Insektenstichen, bei Diphtherie und Erysipel und bei Fremdkörpern.

* Bearbeitet von K.-D. GROSSER

B. Diagnostische Hinweise

Bei Fremdkörperaspiration: sofort Atemnot, Hustenanfälle, Erstickungsanfälle und meist ein schmerzhaftes Fremdkörpergefühl.
Bei protrahiert verlaufender Stenosierung: zunehmende Atemnot, Tachypnoe, manchmal Hustenanfälle, Erstickungsanfälle.
(Die Atembehinderung wird dem Kranken erst deutlich, wenn die Einengung bis auf die Hälfte der lichten Weite fortgeschritten ist).

Befund: Deutlich hörbares pfeifendes Atemgeräusch, besonders bei der Einatmung („inspiratorischer Stridor"), angestrengte In- und Exspiration. In der Einatmungsphase Einziehen der Zwischenrippenräume, Anspannung der Hals- und Zwerchfellmuskulatur, deutliche Zyanose.
In der Entwicklungsphase ist mitunter eine konvulsive Atmung mit gleichzeitigen konvulsiven Bewegungen der Atemhilfsmuskulatur zu beobachten, im Extremfall rhythmische Zuckungen von Armen und Beinen. Daran schließen sich klonische Krämpfe an. Nach einer kurzen Phase von bradypnoischer Schnappatmung erlischt die Atmung. Der Blutdruck ist während der ganzen Zeit meist erhöht, der Puls frequent.

Laryngoskopisch zeigt sich beim serösen Ödem eine Verlegung des Kehlkopfeinganges durch ödematöse Schleimhautwülste, bei entzündlichem Ödem eine hochrote Anschwellung, zuweilen eine bis fingerdick angeschwollene hochrote Epiglottis.

C. u. D. Sofortmaßnahmen — Intensivtherapie

a) Bei Fremdkörperaspiration:

1. Kurzer Versuch mit Abklopfen des Brustkorbs bei Kopftieflagerung, um den Fremdkörper abhusten zu lassen.
2. Entfernen des Fremdkörpers mit Hilfe des Laryngoskopes und einer langen, gebogenen Zange.
3. Bei bedrohlicher Atemnot und vergeblichen Maßnahmen nach 1. und 2. muß die Nottracheotomie durchgeführt werden.

b) Entzündliche oder mechanische Einengung:

1. *Medikamentös:* Calcium gluconicum 10% 20 ml langsam i.v., evtl. wiederholen nach 15–30 min; Solu-Decortin H 50–100 mg i.v. (Vorsicht mit Calcium i.v. bei digitalisierten Kranken!) Absaugen von meist reichlich vorhandenem Sekret und an-

schließend Spray mit Privin. Außerdem Eiskrawatte oder kalte Umschläge.
2. *Bei zunehmendem Stridor:* Intubation und anschließend Absaugen oder – wenn dies nicht gelingt – Nottracheotomie. Zusätzlich muß eine Sedierung vorgenommen werden, z.B. Valium oder Luminal.

c) *Spezifische Maßnahmen:*
Bei Diphtherie: Antitoxisches Serum, das individuell nach Schwere der Erkrankung, Konstitution und Alter dosiert werden muß! Mittlere Richtdosis für Erwachsene: 500 IE/kg i.v. (*Cave:* Allergie! In der Klinik i.v. Applikation nur nach Intrakutanprobe!) + gleiche Dosis i.m. Zusätzlich: 10–20 Mega Penicillin/24 h.
Bei tetanisch bedingtem Laryngospasmus: Calcium gluconicum 10% 20 ml i.v.

Anhang

Maßnahmen bei Ertrunkenen:

Durch die Aspiration von Wasser kommt es rasch zur Asphyxie. Ein nervös ausgelöster Laryngospasmus oder ein Kälteschock (Freiwerden von Histamin bei Kälteurtikaria) können hinzukommen.

Behandlung:

1. Kopftieflage durch Anheben des Körpers an den Beinen bis 90°, damit das eingedrungene Wasser aus den Atemwegen ablaufen kann.
2. Reinigen des Mundes von Wasser und Schleim.
3. Wiederbelebungsmaßnahmen (s. S. 81).
4. Besteht ein Laryngospasmus, Intubation bzw. Nottracheotomie.

Merke: Bei in kaltem Wasser Ertrunkenen müssen die Reanimationsmaßnahmen länger als bei anderen Notfällen durchgeführt werden und sind auch bei späterem Einsatz erfolgversprechend.

IV.2. Pleuraerkrankungen

IV.2.1. Pleuritis exsudativa

A. Pathophysiologie

Die exsudative Pleuritis tritt bei folgenden Erkrankungen als Begleitkrankheit auf: Tuberkulose, Infarkt, Pneumonie, Abszeß, entzündliche Erkrankung des Bauchraumes (Peritonitis, subphrenischer Abszeß, Leberabszeß, Cholezystitis, Pankreatitis); nach

Herz- oder Lungenoperationen, Dressler-Syndrom und bei der rheumatischen Polyarthritis.

Außerdem finden sich Pleuraergüsse bei Herzinsuffizienz, bei Tumoren der Lunge oder der Pleura, bei Nephrose, Urämie, Hungerödem oder Mediastinaltumoren.

Durch große Ergußbildung wird die Vitalkapazität stark herabgesetzt (137). Entwickelt sich der Erguß sehr rasch, so machen sich die subjektiven Erscheinungen stärker bemerkbar. Besonders nachteilig wirken sich große Flüssigkeitsansammlungen bei Herzinsuffizienz aus, da die Behinderung des venösen Rückstroms durch den Erguß ein schon stark vorgeschädigtes Herz betrifft. Mitunter kommt es durch große Ergußbildung zur Umstülpung des Zwerchfells und damit zu einer weiteren Behinderung der Atmung und der Kreislaufverhältnisse.

B. Diagnostische Hinweise

In der Anamnese finden sich häufig Angaben über starke, atemabhängige Schmerzen, die einige Tage, aber auch schon längere Zeit zurückliegen können. In dieser Zeit besteht meist ein starker Hustenreiz *(Pleuritis sicca)*. Nach einer verschieden langen symptomfreien Zeit stellen sich Dyspnoe und gelegentlich Tachypnoe ein. Die Leistungsfähigkeit ist herabgesetzt. Es wird eine halbsitzende Schonhaltung eingenommen und die Lagerung auf die kranke Seite bevorzugt. Die erkrankte Seite hängt beim Atmen deutlich nach.

Befund: Bei der Inspektion fällt eine deutliche Dyspnoe und eine mehr oder weniger stark ausgeprägte Zyanose auf. Die Interkostalräume sind evtl. verstrichen und druckschmerzhaft. Der Herzspitzenstoß kann von der betroffenen Seite weg verlagert werden. Im Bereich des Ergusses ist der Klopfschall verkürzt oder es besteht eine deutliche Dämpfung. Oberhalb des Ergusses ist der Klopfschall hypersonor, an der Grenze ist auskultatorisch Bronchialatmen (Atelektase!) festzustellen. Im Bereich der Dämpfung ist das Atemgeräusch abgeschwächt oder aufgehoben. Ebenfalls ist der Stimmfremitus abgeschwächt, oder er fehlt.

Röntgenologisch zeigt sich eine homogene Verschattung, die nach oben an Dichte abnimmt. Das Zwerchfell steht tief, seine Beweglichkeit ist eingeschränkt.

Durch die Untersuchung des Punktates kann geklärt werden, ob es sich um ein entzündliches Exsudat oder um einen Hydrothorax (Transsudat) handelt:

Exsudat: Spez. Gewicht über 1015,
Eiweißgehalt über 3 g %
(Rivalta-Probe positiv)

Transsudat: Spez. Gewicht unter 1015,
Einweißgehalt unter 3 g %
(Rivalta-Probe negativ).

Ein Hämatothorax weist auf ein Karzinom oder auf eine Blutung (z.B. bei Thrombolyse- oder Antikoagulantien-Therapie) hin. Ein Chylothorax ist ebenfalls stark verdächtig auf ein Karzinom.

Differentialdiagnostisch muß eine Totalatelektase durch die Röntgenuntersuchung abgeklärt werden: Im Gegensatz zum Erguß besteht hier eine Verkleinerung der befallenen Thoraxseite mit Herüberziehen des Mediastinums.

C. u. D. Sofortmaßnahmen — Intensivtherapie

Therapieschema:
1. Lagerung des Kranken: halbsitzend
2. Sedierung: z.B. Valium
3. Behandlung des Grundleidens
4. Pleurapunktion, Indikationen:
a) Probepunktion zur Untersuchung des Punktats,
b) Ausdehnung über Schulterblatthöhe, Atemnot, Verdrängung des Mediastinums,
c) aus diagnostischen Gründen vor einer Röntgenuntersuchung.

In Zweifelsfällen soll man sich für ein Abpunktieren der Flüssigkeitsansammlung im Pleuraraum entscheiden, da dadurch nicht nur die Bildung von Kompressionsatelektasen verhindert wird, sondern auch die Entwicklung von späteren, respiratorisch schädlichen Verschwartungen verhütet wird.

Wichtig: Ein Hämatothorax sollte immer punktiert werden!

Technik:
Der Patient muß abgestützt sitzen, so daß er ohne Anstrengungen in dieser Position verweilen kann. Die Hand der zu punktierenden

Seite legt der Kranke auf die gegenseitige Schulter. Nach Vorlage des Röntgenbildes und nochmaliger vergleichender Perkussion und Reinigung der Haut mit einem Antiseptikum wird dicht oberhalb einer Rippe, meistens im 6. Interkostalraum, etwas innerhalb der hinteren Axillarlinie nach Hautanästhesie mit einer dünnen Nadel und ständiger Infiltration von Anästhesielösung eingegangen. Bei Auftreffen auf die Pleura parietalis gibt der Kranke einen leichten Schmerz an. Von diesem Zeitpunkt an werden Aspirationsversuche vorgenommen unter vorsichtigem weiterem Vorgehen. Nach Aspiration von Flüssigkeit wird die Punktionskanüle auf dem gleichen Wege vorgeführt und an eine Rotanda-Spritze angeschlossen.

Anmerkungen zur Pleurapunktion:
1. Eine Begrenzung der abzupunktierenden Menge ist entgegen früher vertretenen Ansichten nicht erforderlich. Es ist sogar wünschenswert, daß die gesamte Menge entfernt wird, da dadurch die respiratorische Behinderung vollständig wegfällt. Die Gefahr eines Lungenödems oder eines Kollapses nach Punktion großer Mengen ist gering.
2. Wichtig ist die Vermeidung eines Pneumothorax, vor allem beim Wechsel der Spritze (z.B. von 20 ml-Spritze auf Rotanda-Spritze).

D. Überwachung

Tab. 29. Überwachung bei Pleuritis exsudativa.

Überwachung	Kontrollen (zeitl. Abstand)
Blutdruck, Puls, Atemfrequenz	1 Stunde
Temperatur	8 Stunden
Ekg, Rö-Thorax, Blutgaswerte, Elektrolyte im Serum, Gesamteiweiß, BSG, Blutbild, Urinausscheidung	24 Stunden

Weitere Kontrollen nach Grundkrankheit.

IV.2.2. Der Pneumothorax

A. Pathophysiologie

Unter einen Pneumothorax versteht man eine Luftansammlung in der Pleurahöhle.

Der *traumatische* Pneumothorax entsteht entweder durch äußere Brustwandverletzungen (Stich, Schuß) oder durch Verletzung der Pleura visceralis, z. B. bei Rippenfrakturen (u. a. externe Herzmassage), intrakardialer Punktion, Punktion der Vena anonyma (533, 971).

Beim *Spontanpneumothorax* kommen als Ursachen neben tuberkulösen Prozessen an der Lungenoberfläche subpleurale Emphysemblasen, Gangrän, Tumor und Bronchiektasen in Frage (166, 918).

Für die Entstehung des sog. *idiopathischen Spontanpneumothorax* wird eine konstitutionell bedingte Zerreißlichkeit der Pleura visceralis, des pleuralen Bindegewebes und des pleuranahen Lungengewebes verantwortlich gemacht (918). Doppelseitiges Auftreten ist bei 5–10% der Fälle zu beobachten. Rezidive sind häufig (730, 850).

Man unterscheidet:

1. den geschlossenen Pneumothorax,
2. den offenen Pneumothorax,
   a) den äußeren offenen,
   b) den inneren offenen,
   c) den Spannungspneumothorax.

Zu 1. Besteht keine Kommunikation zur Außenluft, so liegt ein geschlossener Pneumothorax vor. Zu einer starken Beeinträchtigung der Atmung führt dieser Krankheitszustand, wenn er sehr ausgedehnt ist, wenn gleichzeitig ein Erguß vorliegt oder wenn bereits vorher eine respiratorische Insuffizienz bestand.

Zu 2. Der offene Pneumothorax besitzt eine durchgängige Verbindung zur Außenluft, entweder durch Öffnungen an der Brustwand (äußerer offener Pneumothorax) oder über das Bronchialsystem (innerer offener Pneumothorax).

a) Beim *äußeren offenen Pneumothorax* wird bei der Einatmung das Mediastinum zur gesunden Seite gezogen (Mediastinalflattern). Außerdem ändert die kollabierte Lunge ihre Ausdehnung, da während des Expiriums ein Teil der Ausatmungsluft in die kollabierte Lunge einströmt und während des Inspiriums von der gesunden Seite wieder angesaugt wird. Diese stark CO_2-angereicherte Pendelluft bewirkt zusätzlich eine Verschlechterung der respiratorischen Verhältnisse.

Die Rückwirkungen auf den Kreislauf sind durch Verlagerung des Herzens, durch Drosselung des venösen Rückstroms und durch die beeinträchtigte diastolische Entfaltung bedingt. Außerdem bewirkt die behinderte Durchblutung der kollabierten Lunge einen erhöhten pulmonalen Widerstand und eine Minderung des zirkulierenden Herzzeitvolumens.

b) Beim *inneren offenen Pneumothorax*, bei dem eine innere Fistel zum Bronchialsystem besteht, ändert die kollabierte Lunge ihre Ausdehnung nicht. Allerdings kommt es auch hierbei zu einer atemabhängigen Verlagerung des Mediastinums.

c) Spannungspneumothorax: Der *inspiratorische Typ* liegt vor, wenn bei Inspiration die Luft in den Pleuraraum eindringt, infolge eines Ventilverschlusses der inneren Fistel – seltener der äußeren Fistel –, bei der Exspiration die Luft jedoch nicht zurückströmen kann.

Sehr selten ist der *exspiratorische Typ*, bei dem durch den Wundschmerz ein Glottiskrampf und Preßatmung besteht. Hierbei wird bei der Exspiration Luft von der gesunden Seite in die kollabierte Lunge und durch die Fistel in den Pleuraraum gepreßt. Durch Ventilverschluß kann sich auch hier ein Spannungspneumothorax entwickeln.

Durch die rasch zunehmende Luftansammlung tritt eine zunehmende bleibende Verdrängung des Mediastinums ein (kein Mediastinalflattern!). Damit geht eine Abknickung und Kompression des Herzens und der Gefäße mit starker Behinderung des venösen Rückstromes einher. Eine massive obere Einflußstauung ist die Folge.

Auch die gesunde Lunge ist in ihrer Ausdehnung und Belüftung beeinträchtigt. Unbehandelt führt dieses Krankheitsbild zum Schockzustand und zur Asphyxie.

B. Diagnostische Hinweise

Plötzlich einsetzende Atemnot und starke stechende Schmerzen in der betroffenen Thoraxseite. Bei langsamer Entwicklung sind diese Symptome allmählich spürbar und beginnen mit einem Beklemmungsgefühl und Herzklopfen.

Bei schon bestehender eingeschränkter Lungenfunktion kommt es auch bei partiellem Pneumothorax zu schwerster Atemnot. Durch die paradoxe Atmung bei offenem äußerem Pneumothorax entwickelt sich eine Tachypnoe und ein Erstickungsgefühl. Bei

Spannungspneumothorax klagen die Kranken über rasch zunehmende Atemnot (Dyspnoe und Tachypnoe), später über Erstickungsgefühl. Häufig besteht ein Hustenreiz.

Befund: Bei der Inspektion fallen die verstrichenen Interkostalräume und die eingeschränkten Atemexkursionen der betroffenen Seite auf. Die Kranken sind zyanotisch, dyspnoisch und tachypnoisch. Bei der physikalischen Untersuchung werden tiefstehende, gering oder gar nicht bewegliche Lungengrenzen festgestellt. Der Klopfschall klingt hypersonor, mitunter tympanitisch, der Stimmfremitus ist abgeschwächt, das Atemgeräusch ist stark abgeschwächt oder aufgehoben.

Es besteht Tachykardie, abfallende Tendenz des Blutdruckes und zunehmende Einflußstauung. Die Herzgrenzen sind zur gesunden Seite verschoben.

Der zentrale Venendruck ist leicht – bei bedrohlichen Zuständen stark – erhöht.

Röntgenologisch ist bei totalem Pneumothorax die Lunge zu einem faustgroßen Gebilde zusammengeschrumpft und das Mediastinum nach der gesunden Seite verlagert. Ein gleichzeitig diagnostischer und therapeutischer Eingriff bei Spannungspneumothorax ist die Pleurapunktion mit einer dünnen Nadel an der vorderen Thoraxseite im 3. ICR:

Entweicht Luft unter Druck, so handelt es sich um einen Spannungspneumothorax.

Über diese Nadel kann mit einem Pneumothoraxapparat der Druck in der Pleurahöhle gemessen werden.

Differentialdiagnosen

Bei starken Schmerzen und uncharakteristischer Symptomatik müssen Pleuritis, Lungenembolie, Herzinfarkt und Perikarditis ausgeschlossen werden. Bei der physikalischen Untersuchung können Lungenemphysem (große Emphysemblasen), Lobärpneumonie, Pleuraerguß oder große Kavernen zu Fehldiagnosen führen.

C. Sofortmaßnahmen

Bei Verdacht auf Pneumothorax sollte der Kranke in jedem Fall zur stationären Behandlung eingewiesen werden.

Für den Transport: Sedierung durch Valium oder Luminal. Bei bedrohlichen Situationen mit Verdacht auf Spannungspneumo-

thorax sollte vor dem Transport mit einer großkalibrigen Punktionskanüle in den 3.–4. ICR in der Medioklavikularlinie eingegangen werden und
a) der Thorax entlastet werden (bei Überdruck),
b) zusätzlich mindestens 500 ml Luft abpunktiert werden.
Bestand ein erheblicher Überdruck, verbleibt für den Transport ein Tiegelventil (s. S. 251) im Pleuraraum. Bei starkem Hustenreiz sollten Antitussiva, z. B. Codeintropfen, verabreicht werden.

D. Intensivtherapie

a) Bei geschlossenem Pneumothorax:

Therapieschema

1. Bettruhe
2. Sauerstoffgabe (2–4 l/min)
3. Sedierung mit Luminal 0,2 i.m.
   oder Valium 10 mg i.m. oder Psyquil 1 Amp. (10 mg) i.m.
4. Schmerzmittel:
   Dolviran-Tabl. (nach Bedarf) oder Novalgin 1 Amp. i.m.
   oder Dolantin Spez. 1 Amp. i.m.,
   bei starken Schmerzen und sicherem Ausschluß zusätzlicher respiratorischer Störungen: Morphium hydrochl. 1 Amp. (0,01 g) +Atropin sulf. 0,25 mg i.m.
5. Hustenmittel: z.B. Dicodid 1 Amp. i.m. oder
   Silomat 1 Amp. i.m.
6. Stuhlregulierung, damit der Kranke beim Stuhlgang nicht pressen muß.
7. Da die Luft relativ rasch resorbiert wird und jede Punktion eine Infektionsgefahr darstellt, soll die einmalige oder dauernde Saugbehandlung nur angewendet werden,
   (1) wenn der Lungenkollaps mehr als 40% beträgt,
   (2) wenn der Pneumothorax durch seine Größe Komplikationen bewirkt (Einflußstauung, Schock),
   (3) wenn gleichzeitig ein Pleuraerguß oder ein Hämatothorax besteht,
   (4) wenn gleichzeitig respiratorische Störungen vorliegen und durch den Pneumothorax eine Ateminsuffizienz eingetreten ist,
   (5) bei Verdacht auf Spannungspneumothorax,
   (6) bei anhaltender Dyspnoe.

Unmittelbar vor der ersten Punktion muß eine Röntgenaufnahme durchgeführt werden; besteht innerhalb der ersten 2–3 Stunden nach Punktion der klinische Verdacht, daß sich der Pneumothorax wieder ausgedehnt hat, muß eine zweite Röntgenaufnahme veranlaßt werden.

Bestätigt sich dadurch der klinische Verdacht, so muß eine Dauersaugdrainage eingelegt werden.

b) Bei äußerem offenem Pneumothorax:

Die Versorgung wird in chirurgischen Kliniken vorgenommen. Erstmaßnahmen für den Transport:

1. Analgetika: Dolantin Spez. 1 Amp. i.m. oder
   Morphium hydrochl. 0,02 g i.m. + Atropin 0,25 mg i.m.
2. Verschließen der Brustwunde:
   Abdecken mit sterilen Kompressen und vollständiger Verschluß mit Pflasterstreifen. Bei Entwicklung eines Spannungspneumothorax Behandlung s. S. 251.
3. Bei bedrohlicher respiratorischer Insuffizienz:
   Endotracheale Intubation und evtl. Beatmung.

c) Bei innerem offenem Pneumothorax:

1. Sedierung (Valium, Psyquil, Atosil)
2. Analgetika (Novalgin, Dolantin Spez.)
3. Absaugung durch Punktionskanüle (3. ICR-Medioklavikularlinie).
   Schonender ist es, auch bei einmaligem Absaugen durch eine Kanüle einen dünnen Katheter einzuführen und nach Entfernung der Kanüle durch diesen Katheter die eingedrungene Luft aus dem Pleuraraum zu entfernen, da durch den Katheter keine Verletzungen der Pleura visceralis oder der Lunge vorkommen können, wie es durch die Punktionskanüle geschehen kann. Läßt sich kein Unterdruck im Pleuraraum herstellen, so besteht die offene Verbindung noch fort.
4. Bei Fortbestehen des Pneumothorax:
   Dauersaugdrainage. Diese kann mit dem unter 3. beschriebenen Katheter durchgeführt werden – oder es wird eine Drainage nach Bülow im 2. ICR parasternal mit einem Schleifenkatheter angelegt.
5. Dehnt sich die Lunge trotz dieser Maßnahmen nicht aus, so muß unter Allgemeinnarkose der Kranke intubiert und mit

einem Matras-Katheter gezielt abgesaugt werden. Anschließend muß durch die Saugdrainage ein kräftiger Unterdruck erzielt werden und gleichzeitig durch kräftige Insufflation über den Orotrachealtubus die Ausdehnung der Lunge unterstützt werden (442).
6. Bei respiratorischer Insuffizienz ist nach endotrachealer Intubation die künstliche Beatmung einzusetzen.
Wichtig: Mit der Beatmung darf erst begonnen werden, wenn über Kanüle oder Drainage ein Druckausgleich hergestellt ist.
7. Führen die bisher angeführten Maßnahmen innerhalb von 5–7 Tagen nicht zu einer bleibenden Ausdehnung der Lunge, so muß eine chirurgische Behandlung erfolgen (Einzelheiten s. bei 442, 675, 918, 971).

d) Notmaßnahmen beim Spannungspneumothorax:

1. Einstechen einer dicken Kanüle durch die Brustwand: 3. ICR parasternal. Bis zur Behandlung mit einer Dauersaugdrainage Versorgung mit Tiegelventil (Gummifingerling um das herausragende Ende der Kanüle binden und mit einer Öffnung versehen. Luft kann dann aus dem Thorax austreten, aber nicht zurückströmen).
2. Analgetika
3. Hustenmittel
4. Endotracheale Intubation und Beatmung
5. s. unter c) 5–7.

E. Überwachung

Tab. 30. Überwachung bei Pneumothorax.

Überwachung	Kontrollen (zeitl. Abstand)
Ekg	fortlaufend (Monitor)
Blutdruck, Atemfrequenz, Pulsfrequenz Auskultation u. Perkussion	1 Stunde
Arterielle Blutgaswerte, Kontrolle des Absauggerätes	12 Stunden
Rö-Thorax, Vollständiges Ekg	24 Stunden

IV.3. Respiratorische Insuffizienz bei obstruktiver Emphysembronchitis

A. Pathophysiologie

Als *Ursache* für die primär chronischen Bronchitiden sind rezidivierende Atemwegsinfektionen und Irritationen der Bronchialschleimhaut durch chemische, thermische oder mechanische Schädigung zu nennen, wobei eine individuelle Irritabilität des bronchopulmonalen Sytems diskutiert wird (598). Andererseits kann sich die chronische obstruktive Emphysembronchitis häufig als Begleitkrankheit zu langdauernden oder rezidivierenden Lungenerkrankungen gesellen, z.B. Asthma bronchiale, Lungenfibrosen, Sarkoidosen, Pneumokoniose, Tuberkulose, Bronchialkarzinom, chronische Stauungslunge, Lungenabszeß oder Bronchiektasen.

Bei den zu schwerer respiratorischer Insuffizienz führenden Formen lassen sich zwei Haupttypen unterscheiden (191, 403).

1. Der *dyspnoisch-pulmonale Typ* („pink puffer") (Typ A).
2. Der *zyanotisch-bronchiale Typ* („blue bloater") (Typ B) (s. Tab. 31).

Pathologisch-anatomisch besteht beim Typ A eine fortgeschrittene Parenchymdestruktion, während bei Typ B die Parenchymzerstörung mäßig ausgeprägt ist. Eine Zuordnung ist mitunter schwierig, da die beschriebenen Typen Extremfälle einer breiten Skala von *Mischformen* darstellen. Aus therapeutischen und prognostischen Gründen ist es jedoch wichtig, eine Differenzierung vorzunehmen, da die *akute Verschlechterung* (z.B. durch eine Bronchitis) bei Typ A eine späte, oft terminale Komplikation ist, während bei Typ B eine entzündungsbedingte Exazerbation mehrere Male im Jahr auftreten kann und therapeutisch günstig zu beeinflussen ist.

Der akuten Verschlechterung, die zu einer respiratorischen Insuffizienz führt, gehen jahrelange Schädigungen voraus, die zu einer zunehmenden Bronchialobstruktion führen. Ursachen der zunehmenden Obstruktion sind (399):

1. Bronchialspasmus
2. Schleimhautschwellung
3. Sekretauflagerung
4. Bronchialwanderschlaffung
5. Erschlaffung des Lungengerüstes

Tab. 31. Klinische und pathophysiologische Kriterien der beiden Haupttypen der respiratorischen Insuffizienz (403).

	Dyspnoisch-pulmonaler Typ	Zyanotisch-bronchialer Typ
Anamnese	progressive Dyspnoe, vorgerücktes Alter, mäßige Bronchitis mit wenig Sputum	geringe Dyspnoe, mittleres Alter, viele Jahre Husten mit viel Sputum
Körperbau	schlank bis mager	untersetzt bis adipös
Radiologie	Emphysemzeichen, normales bis schmales Herz	wenig Emphysemzeichen, verbreitertes Herz
Rechtshypertrophie	selten	häufig
Rezidivierende Herzinsuffizienz	selten	häufig
Polyglobulie	ungewöhnlich	häufig
pCO_2 in Ruhe	normal oder erniedrigt, präfinal erhöht	meist erhöht
pO_2 in Ruhe	normal oder erniedrigt	erniedrigt, klinisch Zyanose
Totale Lungenkapazität	vergrößert	oft verkleinert

Infolge der exspiratorischen Abnahme der Lungenspannung wird während der Ausatmung das Bronchialsystem enger als bei der Einatmung. Eine Behinderung, die durch die Faktoren 1–3 bewirkt wird, wirkt sich demzufolge verstärkt auf die Ausatmung aus. Dadurch kommt es zu einer Zunahme des Strömungswiderstandes in der Ausatmungsphase. Die Folge ist eine Überblähung der Alveolen, die bei länger anhaltenden erhöhten Strömungswiderständen definitiv wird (404). Außerdem führen chronische Entzündungen zu Schädigungen der elastischen Faserstruktur des Lungengewebes. Diese entzündlichen und in der Folge degenerativ-atrophischen Vorgänge bewirken einen Alveolar- und Kapillarverlust. Daraus resultiert einerseits eine Verkleinerung der gesamten Alveolaroberfläche, außerdem jedoch eine Verringerung der Retraktionskraft (914). Parallel zu diesen pathologischen Veränderungen wird durch die oben angeführten Faktoren auch das Bronchialsystem geschädigt. Es entwickelt sich dabei über eine Atrophie eine Wanderschlaffung der Bronchiolen. Bedingt durch den erhöhten exspiratorischen Strömungswiderstand wird ein erhöhter transmuraler Druck aufgebracht, der bei vermehrter Nachgiebigkeit der Bronchialwand einen exspiratorischen Kollaps der kleinen Bronchien bewirken kann, bevor die Alveolen entlüftet sind („Air trapping") (136).

Als wesentliche *Folgen* der Obstruktion sind Störungen des Gasaustausches und Erhöhung der Atemarbeit anzusehen. Durch die regional verschieden stark ausgebildete Stenosierung wird das ventilierte Luftvolumen bei der Inspiration unterschiedlich verteilt (911). In den stark unterventilierten Lungenbezirken wird das durchströmende Blut nur unzureichend arterialisiert, so daß sich eine Hypoxämie ausbilden wird. – Ein Anstieg des CO_2-Druckes im Blut tritt bei einer solchen *Verteilungsstörung* noch nicht auf. – Zudem tragen die örtlich unterschiedlich großen Strömungswiderstände zu einer zeitlich differenten Entlüftung der verschiedenen Alveolarbezirke bei. Man bezeichnet dies als sukzessive Ausatmung mit verspätetem Einsetzen der stenosierten Einheiten (912, 913).

Bei ausgeprägter Obstruktion oder bei erhöhter Atemfrequenz kann die verzögerte Exspirationsphase bis in das Inspirium reichen, so daß es zur *Parallelventilation* kommt. Dabei wird die verbrauchte Luft in die gut belüfteten Lungenbezirke inspiriert, d. h., es entsteht eine Vergrößerung des funktionellen Totraumes. Bei sehr starker Lungenüberdehnung und großer atemsynchroner Druckdifferenz zieht das Zwerchfell inspiratorisch die Thoraxwand nach innen. Hierdurch geht Kraft für die Ventilation verloren. Dieser *„Zwerchfell-Thoraxwand-Antagonismus"* führt ebenfalls zur Parallelventilation und damit zur Zunahme des funktionellen Totraumes (911). Eine ausreichende Abatmung der Kohlensäure ist jetzt in Frage gestellt.

Infolge der durch Atrophie und Kapillarschwund bedingten verkleinerten Atemfläche treten O_2-Diffusionsstörungen auf, die mit verantwortlich für eine arterielle Hypoxämie sind. Eine weitere Ursache für die arterielle Hypoxämie kann der vaskuläre Kurzschluß bei gleichzeitig bestehender pulmonaler Hypertension oder die weiterbestehende Zirkulation in atelektatischen oder pneumonischen Lungenbezirken sein. Schließlich kann sich infolge alveolärer Hypoventilation eine zunehmende *Globalinsuffizienz*, d. h. Hypoxämie und Hyperkapnie, entwickeln. Die Ursache hierfür liegt in einer zunehmenden Erschöpfung durch die extrem gesteigerte Atemarbeit, die zur Überwindung des Strömungswiderstandes aufgebracht werden muß, und in der Totraumvergrößerung infolge Tachypnoe, Parallelventilation und Zwerchfell-Thoraxwand-Antagonismus (Lit. u. a. bei 233, 282, 387, 405, 977). Im fortgeschrittenen Stadium bleiben die pathologischen Veränderungen nicht auf Lungenparenchym und Bronchiolen und damit auf die Atemmechanik beschränkt, vielmehr kommt es mit zunehmender Verschlechterung auch zu Rückwirkungen auf den Lungenkreislauf (782) (Abb. 2).

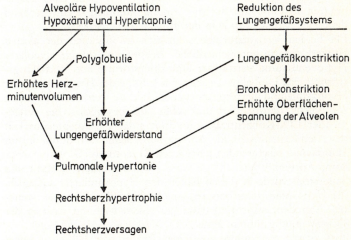

Abb. 2. Auswirkungen der respiratorischen Insuffizienz.

Als entscheidende *pathogenetische Faktoren* sind die alveoläre Hypoventilation und die anatomisch nachweisbare Reduktion des Lungengefäßsystems anzusehen. Die durch die alveoläre Hypoventilation entstehende alveoläre Hypoxie und Hyperkapnie bewirken eine Vasokonstriktion und damit eine Widerstandserhöhung der pulmonalen Strombahn, aus der ein Druckanstieg in der Arteria pulmonalis resultiert (228). Zusätzlich verantwortlich sind wahrscheinlich die Azidose, die Polyglobulie und ein erhöhtes Herzminutenvolumen. Je nach Ausprägung sind obliterierende Gefäßveränderungen als Ursachen der Hypertension mit verantwortlich zu machen. Im weiteren Verlauf entwickelt sich ein *Cor pulmonale*. In diesen Stadien sind die Kranken nicht nur durch die respiratorische Insuffizienz, sondern zusätzlich auch durch eine Rechtsherzinsuffizienz und ein Rechtsherzversagen gefährdet. *Von praktischer*

Bedeutung ist dabei, daß sich nicht selten im Rahmen der akuten respiratorischen Verschlechterung eine Rechtsherzinsuffizienz ausbildet. Klinische Symptome wie Erhöhung des Jugularvenendruckes, Lebervergrößerung, Aszites und Ödeme lassen diese Entwicklung erkennen.

Akute Verschlechterungen der Atemfunktion werden ausgelöst durch Infektionen des Bronchialsystems, durch Bronchopneumonie oder andere Erkrankungen, wie Herzinsuffizienz, Operation usw.

Dabei wird es in Abhängigkeit vom Atemtyp entweder zu einer extrem gesteigerten Dyspnoe (Tachypnoe) oder zu einer ausgeprägten Zyanose mit flacher Atmung kommen – entsprechend dem Typ A bzw. Typ B in der Tabelle 31 (s. S. 253).

Bei beiden Verlaufsformen stellt sich im Rahmen der akuten Exazerbation in unterschiedlicher Ausprägung infolge alveolärer Hypoventilation, verstärkter Diffusionsstörung und Verteilungsstörung eine Globalinsuffizienz ein. Infolge der Hyperkapnie, der Hypoxämie und der respiratorischen Azidose werden die Kranken somnolent, desorientiert und schließlich bewußtlos. Bei zunehmender CO_2-Konzentration im Blut sinkt die Ansprechbarkeit des Atemzentrums ab, die Atmung wird schließlich durch die auf Hypoxämie reagierenden peripheren Rezeptoren (Glomus caroticum, Aortenkörperchen) gesteuert. Unkontrollierte Zufuhr von Sauerstoff würde in diesen Fällen den Hypoxämiereiz aufheben, die Hypoxämie zwar bessern, gleichzeitig jedoch zu einer weiteren Atemdepression und damit zu einem weiteren Anstieg der CO_2-Spannung führen. Eine „CO_2-Narkose" wäre die Folge.

Aus diesen pathophysiologischen Reaktionen bei chronischer Emphysembronchitis ergibt sich, daß eine *Notfallsituation* sich aus *bronchopulmonalen* oder *kardialen Komplikationen* entwickeln kann.

B. Einige diagnostische Hinweise

Warnsymptome:

Unruhe
Dyspnoe – Tachypnoe
vermehrte Schleimproduktion
Zyanose
Fieber
Hustenparoxysmen
Lethargie – Sopor – Koma

Tachykardie – Arrhythmie
Hypoxämie – metabolische Azidose
Hyperkapnie – respiratorische Azidose
erhöhter zentraler Venendruck
Venenstauung – Aszites – Ödeme

C. Sofortmaßnahmen

1. *Respiratorische Insuffizienz bei bewußtseinsklaren Kranken*

a) Euphyllin (Aminophyllin) 0,24 g langsam i.v.
   (über 0,12 g nur am liegenden Kranken und langsam injizieren!)
b) Prednisolon, z.B. Solu-Decortin H 50 mg i.v.
c) Bisolvon 1 Amp. (2 ml = 4 mg) i.v.
d) Glykosid-Therapie:
   z.B. Lanicor oder Lanitop oder Cedilanid i.v. oder andere Herzglykoside in äquivalenter Dosis
e) bei ausgeprägter Zyanose:
   zentrale Atemstimulantien,
   z.B. Micoren 2 Amp. i.m. oder Daptazile 150 mg i.m.
f) Begleitung in die Klinik.

2. *Respiratorische Insuffizienz bei bewußtlosen Kranken*

a) Bei Zeichen insuffizienter Atmung
   (tiefe Zyanose – sehr flache Atmung – Schnappatmung):
   Künstliche Beatmung:
   α) Reinigung der Mundhöhle
   β) Reklination des Kopfes und Vorziehen des Unterkiefers
   γ) Mund-zu-Mund-Beatmung oder Beatmung über Safartubus, besser: sofortige endotracheale Intubation.
b) Prednisolon (Solu-Decortin H) 100 mg i.v. (oder i.m.)
c) Daptazile   150 mg i.v. (oder i.m.)
d) Euphyllin   0,24 g langsam i.v. oder
e) Euphyllin   0,36 g (2 ml + 0,02 g Lidocain) i.m.
f) Bisolvon   1 Amp. (2 ml = 4 mg) i.v. oder i.m.

Wichtiger Hinweis: Wird man so spät gerufen, daß eine künstliche Beatmung notwendig wird, so ist diese intermittierend oder dauernd bis zur Krankenhausaufnahme durchzuführen, da die Prognose bei den heutigen Möglichkeiten der apparativen Beatmung nicht ungünstig ist.

Anmerkung zur Mund-zu-Mund- bzw. Safar-Beatmung:

Die Mund-zu-Mund-Beatmung kann ohne jedes Hilfsmittel durchgeführt werden. Der Kopf des Kranken wird überstreckt, der Unterkiefer nach vorn gezogen. Der Arzt hyperventiliert für einige Sekunden und bläst dann etwa die Hälfte seiner Ausatmungsluft dem Kranken ein (die Nase des Kranken wird dabei zugehalten). Nachdem er wieder einige Male hyperventiliert hat, wird erneut insuffliert. Bequemer ist die Beatmung von Kranken mit drohendem Atmungsversagen mit dem Ambubeutel unter Verwendung einer Gesichtsmaske oder nach Intubation. Aus diesem Grunde sollten ein Laryngoskop, endotracheale Tuben und Beatmungsbeutel im Notfallkoffer nicht fehlen!

D. Intensivtherapie

Therapieschema

1. *Bei lebensbedrohlicher respiratorischer Insuffizienz: sofortige Intubation und Beatmung.*

    Vor Intubation muß ein venöser Zugang geschaffen werden – bei den meist sehr gestauten Venen genügt zunächst eine flexible Kanüle, z. B. Braunüle.

    Wichtig: Vor Beginn der weiteren Therapie
    Blut für möglichst schnelle Blutgasanalyse abnehmen.
2. Lagerung (Sekretdrainage!)
3. Infusionstherapie (Venendruckkontrolle!)
    a) Broncholytika
    b) Atemstimulantien
    c) Substitution des Elektrolyt- und Säure-Basen-Haushalts.
4. Broncholyse (Euphyllin, Alupent)
5. Sekretolyse (Kalium jodatum, Bisolvon, Ozothin)
6. Antibiotika, z. B. Tetracycline, Ampicillin, Cephalosporine
7. Herzwirksame Glykoside
8. Kortisonderivate
9. Aerosolbehandlung:
    a) bronchodilatatorisch (z. B. Aludrin, Alupent, Mikronephrin)
    b) sekretolytisch (z. B. Bisolvon)
    c) oberflächenaktive Substanzen
        (z. B. Mukolytikum Lappe, Fluimucil, Tacholiquin, α-Chymotrase)

d) Antibiotika: Nebacetin. (Die Inhalation von Antibiotika ohne Vortestung beinhaltet stets die Gefahr einer – dann meist letalen – allergischen Reaktion.)
10. O_2-Zufuhr (evtl. mit Atemstimulantien, z. B. Daptazile)
11. Antitussiva (z. B. Codein, Dicodid, Dionin)
12. Respirator-Therapie:
    a) assistierte Beatmung über Mundstück
    b) assistierte Beatmung über endotrachealen Tubus
    c) kontrollierte Beatmung

Zu 1. Nach Intubation wird in allen Fällen eine Respiratorbehandlung notwendig sein (siehe bei 12.).

Zu 2. Zur Förderung der *Sekretdrainage* muß ein häufiger Lagewechsel vorgenommen werden (Sekretdrainage gelingt nur in Verbindung mit Sekretolytika; s. u.).

Zu 3. Die *Infusionstherapie* wird über einen Vena-cava-Katheter durchgeführt. Dadurch werden Venenwandreizungen weitgehend vermieden, und außerdem kann jederzeit der zentrale Venendruck kontrolliert werden (Rechtsinsuffizienz!).

Für die Flüssigkeitszufuhr gibt es keine allgemeingültigen Hinweise. Zu berücksichtigen ist einerseits eine bestehende Rechtsinsuffizienz, andererseits können Exsikkose, zähes Bronchialsekret und trockene Rasselgeräusche Indikation einer gesteigerten Volumenzufuhr sein. Tägliche Bilanzierung des Wasserhaushaltes ist unbedingt erforderlich.

Merke: Bei erhöhtem zentralem Venendruck streng kontrollierte Volumenzufuhr.
(Die unten angegebenen Medikamente müssen dann als i. v. Injektionen verabreicht werden.)

a) Anstelle der i. v. Applikation von Euphyllin bzw. Alupent (s. unter 4) können diese Medikamente auch im Dauertropf verabreicht werden:
z. B. Glukose 5% 500 ml + Euphyllin 6 Amp. à 0,24 g (in 4–6 Std. einlaufen lassen). Maximaldosis in 24 Std. 2 g; Vorsicht bei älteren Patienten oder jungen Hypotonikern!
oder Glukose 5% + Alupent 10 mg (Einlaufzeit ca. 6 Std.),

Pulskontrolle, Ekg-Kontrolle, Tropfgeschwindigkeit reduzieren, wenn Herzfrequenz über 120/min angestiegen ist. Außerdem Kontrolle der Atemfrequenz!

b) In Verbindung mit der O_2-Zufuhr (s. unter 10) wieder mittels Tropfinfusion zentral wirksame *Atemstimulation:*
1. Sterofundin 250–500 ml + Daptazile 8 Amp. (1 Amp. = 150 mg) (Einlaufdauer 8 Stunden)
2. *oder* (als Substanz der 2. Wahl): Sterofundin 250–500 ml + Micoren 10 Amp. (1 Amp. = 225 mg) (Einlaufzeit 8 Stunden) (Einzelheiten zu dieser Therapie s. unter 10)

c) Neben einer *respiratorischen Azidose* ist mitunter bei zyanotischen Kranken eine metabolische Azidose anzutreffen (insbesondere bei beginnendem Schock), da die Hypoxämie eine Hemmung des Zellstoffwechsels verursachen kann. Dadurch verschiebt sich der pH-Wert im Blut zur sauren Seite und wirkt verschlechternd auf die Atmung und wahrscheinlich auch auf die Kontraktilität des Myokards. Bei diesen Zuständen ist es notwendig, neben einer Verbesserung der Ventilation und Sauerstoffzufuhr eine Normalisierung der metabolischen Azidose anzustreben. Aus diesem Grund wird der Infusion Natriumbikarbonat oder Trispuffer in der errechneten Menge (s. S. 465 ff.) zugeführt.

Zu 4. Langsame (!) intravenöse Injektion von Euphyllin 0,24 g (344, 333).
Mögliche Nebenwirkungen: Nausea oder Erbrechen, Kollaps, Herzrhythmusstörungen. Die Wirkung hält kurz an, so daß nach 2 Std. die Injektion wiederholt werden muß.

Eine etwas längere Wirkung und einen stärkeren broncholytischen Effekt besitzt Alupent (0,5 mg), intramuskulär im Abstand von 3–4 Stunden zu injizieren. Nebenwirkung: Sinustachykardie bei zu hochdosierter Verabreichung. Dieser Effekt tritt erst bei höherer Dosierung als der bronchodilatatorische Effekt auf. Deshalb Reduzierung oder Absetzen der Therapie bei Herzfrequenz über 120/min.

Zu 5. Zur *Verflüssigung von Schleim*
oral: Kaliumjodatum 4,0 Aqua dest. ad 200,0
3 × tgl. 1 Eßlöffel
(Cave: Sekretüberschwemmung! Zeitlich begrenzt – Allergie, Schilddrüse!)

Bisolvon 1 Amp. (2 ml = 4 mg) 3–4 ×tgl. intravenös,
Ozothin (1 Amp. 5 ml) 2–3 × tgl. 1 Amp. i.v.

Zu 6. *Antibiotika:* Die Indikation ergibt sich aus den Symptomen Husten und Auswurf und aus dem Auskultationsbefund. Die Applikation braucht nicht von einer kulturellen Testung abhängig gemacht zu werden (705); diese bedeutet einen zu großen Zeitverlust. Allerdings sollten vor Beginn der Therapie Schleimportionen mit einem Absaugkatheter aus dem Bronchialgebiet entnommen werden, damit bei Komplikationen oder klinischer Unwirksamkeit anhand der kulturellen Testergebnisse die Therapie gezielt erfolgen kann.
Die Therapie wird eingeleitet mit:
Tetracyclin (z.B. Reverin, Terravenös, Vibramycin) oder Ampicillin (evtl. kombiniert mit Stapenor) oder Cephalotin.

Merke: Blutiges oder übelriechendes Sputum weist meist auf eine andere Erkrankung hin (z.B. Bronchiektasen, Tuberkulose, Lungenabszeß, Lungengangrän).

Zu 7. In jedem Fall sollte eine *Glykosid-Therapie* durchgeführt werden. Da mit der akuten Exazerbation häufig eine Rechtsinsuffizienz einhergeht oder sogar die auslösende Ursache war, wird man eine erfolgreiche Therapie nur in Verbindung mit einer konsequenten Digitalisierung durchführen können.
Eine Hypokaliämie ist auszuschließen!
Bei deutlichen Zeichen der Rechtsinsuffizienz muß eine mittelschnelle bis schnelle Sättigung (Monitorkontrolle!) und eine kombinierte Behandlung mit Diuretika erfolgen: z.B. Lasix oder Hydromedin. Zur Anwendung kommen: Digoxin, z.B. Cedilanid oder Novodigal oder Lanitop.

Die *Initialbehandlung* muß auf jeden Fall *intravenös* erfolgen (wegen unsicherer Resorption bei Rechtsherzinsuffizienz).

Zu 8. *Steroide:* Die therapeutisch wichtigste Wirkung ist die *Hemmung der Bronchorrhoe*. Eine Besserung des Zustandes ist auch dann zu erwarten, wenn der Einsatz von broncholytischen Substanzen nicht mehr zum Erfolg führt. Neben der Hemmung der Produktion von Bronchialsekret ist ein Rückgang der entzündlichen Schwellung und damit eine Besserung der Obstruktion zu erreichen. Zu Beginn sollte eine Dosis von 50–100 mg Prednison (bei fortbestehender Bronchospastik evtl. mehr) verabreicht werden. Anschließend genügt eine Dosis von 25 mg Prednison pro Tag (67, 704).

Zu 9. Vor Beginn der Therapie mit *Aerosolen* muß festgestellt werden, ob und in welcher Menge der Kranke vor Klinikaufnahme Inhalationen durchgeführt hat. Sind in den Tagen vor Aufnahme sympathikomimetische Substanzen in größerer Dosis als vorgeschrieben inhaliert worden, so dürfen diese Substanzen jetzt nicht verordnet werden!

Wenn dies nicht der Fall ist:

a) Bronchodilatatorisch wirksame Substanzen:
  Aludrin, Alupent, Mikronephrin.

Die Wirkung setzt rasch ein, da die Aerosole gut resorbiert werden (202). Sie wirken abschwellend, krampflösend und sekretionsmindernd (55). Sehr gut haben sich Dosieraerosole bewährt, die ihre Wirkung nach 2–3 Atemzügen entfalten (336). Eine ärztliche Kontrolle ist dabei erforderlich.

b) Sekretolytisch wirkende Substanzen:
  Bisolvon oder Mukolytium Lappe oder Fluimucil oder Tacholyquin oder α-Chymodrase (102).

c) Antibiotika:
  Gut bewährt hat sich das nur lokal wirkende Nebacetin. Bei der Inhalation ist darauf zu achten, daß die apparativ bedingte Teilchengröße nicht kleiner als 1 μ und nicht größer als 5 μ ist (504, 727).
  Länger als 10–15 Minuten sollte nicht inhaliert werden.

Wichtig: Vorher Test auf Allergie!

Zweckmäßig sind auch kombinierte Lösungen, wie z.B.:

Alupent (2%) 5–15 Trpf.
Bisolvon   10 Trpf.
Nebacetin   10 Trpf. (1 ml = 5 mg)
oder
Alupent (2%)   5 Trpf.
Euphyllin   20 Trpf. (1 ml = 0,12 g)
Tacholiquin (1,25%) 10 Trpf.

Zu 10. Im Rahmen der konservativen, d. h., nicht apparativen Behandlung nimmt die *dosierte Sauerstoffzufuhr bei gleichzeitiger Verabreichung von Atemstimulantien* eine wichtige Stellung ein. Besonders bei Kranken mir Zyanose und ohne wesentliche Einschränkung der Thoraxexkursionen sollte eine solche Behandlung eingeleitet werden (232, 364).

Besonders gut sprechen Kranke ohne erhöhten CO_2-Druck im arteriellen Blut auf die Behandlung an. Sehr vorsichtig muß die O_2-Zufuhr bei Kranken erfolgen, bei denen neben einer Hypoxämie bereits eine Hyperkapnie besteht. Bis zu einem pCO_2 von 60–65 mm Hg sollte jedoch immer ein Behandlungsversuch unternommen werden (es sei denn, weitere klinische Befunde machen eine sofortige apparative Beatmung notwendig). Während der Behandlung ist darauf zu achten, ob die Zyanose gebessert wird, ohne daß die Atmung flacher und die Frequenz niedriger wird, und ob nicht während der O_2-Zufuhr die CO_2-Spannung weiter ansteigt. Entscheidend bei dieser Therapie ist *die Dosierung der Sauerstoffzufuhr*. Das Ziel ist *nicht*, die Hypoxämie schnell und vollständig zu beheben, sondern eine leichte Besserung der O_2-Spannung des arteriellen Blutes herbeizuführen, ohne die Hyperkapnie zu verstärken.

Dabei muß die Regel beachtet werden:

Je niedriger die O_2-Spannung im arteriellen Blut, desto geringer das Sauerstoffangebot!
(Lit. bei 388, 634, 881).

Aus diesem Grund ist es wichtig zu wissen, welche Konzentrationen durch die Sauerstoffzufuhr über die Nasensonde erreicht werden, wobei diese Werte allerdings nur einen groben Anhalt vermitteln (386):

Sauerstoffzufuhr (l/min)	Alveoläre Sauerstoffkonzentration
1,0	20%
2,0	30%
5,0	40%
10,0	50%

In den meisten Fällen reichen 30% Sauerstoff in der Einatmungsluft aus, um den O_2-Druck auf 50 mm Hg (entsprechend einer O_2-Sättigung von 80%) anzuheben (634). Bei der *Applikation über die Nasensonde* bedeutet dies eine O_2-Zufuhr von 2 l/min.

Zusätzlich werden während dieser Therapie zentral wirkende Atemstimulantien intravenös, – besser noch in einer Dauertropfinfusion – zugeführt (633, 976) (s. a. unter 3. Infusionstherapie).

Kontraindikation: Hochgradige Dyspnoe mit Tachypnoe.

Das Mittel der ersten Wahl ist:

Daptazile 1 Amp. (150 mg) intravenös
[im Abstand von 1–2 Std. zu wiederholen (619)];

oder Sterofundin 250–500 ml + Daptazile 8 Amp.,
Einlaufzeit 8 Stunden,
kürzeste Zeit 5 Stunden;

oder Micoren 1 Amp. (225 mg) intravenös,
im Abstand von 30 Minuten
oder 60 Minuten zu wiederholen;

oder Sterofundin 250–500 ml + Micoren 10 Amp.,
Einlaufzeit 8–10 Stunden,
kürzeste Zeit 5 Stunden
(s. a. unter 3. Infusionstherapie).

Diese Therapie ist durch häufige arterielle Blutgasanalysen und sorgfältige klinische Beobachtungen zu überwachen.

Dabei sind *3 Verlaufsformen* möglich:

(1) Die arterielle Hypoxämie wird gebessert und der CO_2-Druck normalisiert sich (bzw. bleibt normal). Dies wird bei sog. leichteren Fällen zu erwarten sein.

(2) Die arterielle Hypoxämie wird gebessert, der CO_2-Druck steigt langsam an (etwa in den ersten 4–8 Stunden), um dann wieder langsam abzufallen. Dabei können Werte bis zu 80 mm Hg erreicht werden. Verschlechtert sich dabei nicht die zerebrale Situation im Sinne einer CO_2-Narkose und kommt es zu keiner deutlichen Abflachung der Atmung und Erniedrigung der Atemfrequenz, kann unter strenger Kontrolle bei gleichzeitiger sekretolytischer und evtl. auch broncholytischer Therapie die Behandlung fortgesetzt werden.

(3) Die arterielle Hypoxämie wird gebessert, der CO_2-Druck steigt jedoch rasch an (20–30 mm/Std.). Die Atmung wird deutlich flacher und die zerebrale Symptomatik verstärkt sich

(evtl. bis zum Eintreten eines Coma hypercapnoicum) (586, 755, 980).

Wird dieser Verlauf beobachtet, so muß das Sauerstoffangebot um die Hälfte reduziert werden (z.B. von 2 l/min auf 1,1 l/min) und nach einer halben Stunde nochmals die Untersuchung der Blutgaswerte vorgenommen werden.
Gleichzeitig mit der Erniedrigung des O_2-Angebotes muß die Dosierung der Atemstimulantien erhöht werden. Wenn eine Dosiserhöhung der Atemstimulantien und eine Reduzierung des Sauerstoffangebotes keine Besserung zeitigt, besteht eine *absolute*

Indikation zur Respiratorbehandlung.

Zu beachten ist bei dieser Verlaufsform, daß nicht jeder Kranke, der schläfrig und leicht desorientiert ist, eine exzessive Hyperkapnie aufweist. Nicht selten kann dieser Zustand durch die Erschöpfung bedingt sein, da eine verstärkte Atemarbeit und Schlaflosigkeit schon länger bestanden haben können. Aus diesem Grunde sind *häufige Analysen der arteriellen Blutgase* besonders wichtig (364). Die Behandlung mit der dosierten O_2-Zufuhr in Kombination mit Atemstimulantien ist so diffizil, daß neben der pflegerischen Betreuung durch eine Schwester eine ständige ärztliche Überwachung zusätzlich unumgänglich ist. Wenn man bedenkt, daß man dadurch dem Kranken unter Umständen die apparative Beatmung ersparen kann, sollte dieser Einsatz aufgebracht werden.
Kontraindikation: Massive Rechtsinsuffizienz. – Sofort Respiratorbehandlung!

Zu 12. *Respirator-Therapie:*

1. Stufe: Intermittierende assistierte Beatmung durch einen druckgesteuerten Respirator über ein Mundstück (401, 402, 950). Anstelle der Inhalationstherapie (evtl. auch anstelle der oben besprochenen O_2-Therapie) kann diese Beatmung schon frühzeitig – also auch bei nicht akut bedrohlichem Krankheitszustand – angewendet werden. Im Abstand von 30 Minuten oder 60 Minuten wird der Kranke mit einem Mundstück für 10–15 Minuten beatmet. Auf diese Weise gelingt es oft, die Atemarbeit zu verringern und eine bessere Belüftung, d.h. eine gleichmäßigere Verteilung der Einatmungsluft zu erreichen. Außerdem werden dadurch die inhalierten therapeutischen Substanzen besser an ihren Wirkungsort geführt als bei der Spontanatmung. Die richtige Einstellung des Respirators und das geduldige Üben mit dem Kranken durch den behandelnden Arzt ist die Voraussetzung für eine effektive Behandlung.

Technik

Es wird bei einem druckgesteuerten Respirator (z. B. Bird-Respirator) bei Luftbeatmung mit einem Zustrom von 2 l Sauerstoff ein endinspiratorischer Druck von 10 cm Wasser eingestellt. Mit einer Nasenklemme wird die Nase verschlossen. Das Mundstück muß fest umschlossen werden.
Die „Flow"-Einstellung (d. h., die Strömungsgeschwindigkeit) erfolgt unter Messung des Atemzugvolumens.[1]
Das Ziel dabei ist, mit einem möglichst niedrigen „Flow" ein großes Atemminutenvolumen (etwa 10–12 l/min) zu erreichen.
Gelingt dies mit dieser Einstellung nicht, kann der endinspiratorische Druck bis auf 15 cm H_2O erhöht und die Flow-Einstellung erneut vorgenommen werden.
Gleichzeitig müssen selbstverständlich alle medikamentösen Maßnahmen weiter durchgeführt werden.

Als *Zeichen der Besserung* sind anzusehen:
Anhebung des arteriellen Sauerstoffdruckes (ohne Zunahme einer Hyperkapnie), Sekretverflüssigung und Expektoration, Minderung der Dyspnoe und vor allem subjektive Erleichterung.
Verschlechtert sich der Zustand oder ist es nicht möglich, den Patienten zu einer Kooperation zu bringen, so muß auf die 2. Stufe der Respiratorbehandlung übergegangen werden:

2. Stufe: Assistierte Beatmung über endotrachealen Tubus

Folgende Indikationen machen es erforderlich, sofort mit der 2. Stufe zu beginnen (470, 708, 759):

(1) Hochgradige Atemnot (mit Tachypnoe)
(2) Körperliche Erschöpfung
(3) Trübung des Sensoriums, Bewußtseinsstörungen
(4) Hochgradige Hypoxämie und Hyperkapnie und Scheitern der O_2-Behandlung (s. S. 263).
(5) Zeichen der Rechtsherzinsuffizienz
(6) Sistieren der Urinausscheidung
(7) Koma

---

[1] Wright-Respirometer, British Oxygen.

Voraussetzung für diese Behandlungsart ist die Intubation oder die Tracheotomie. Die *Intubation* wird dann vorgenommen,

a) wenn es sich um eine Notfallsituation handelt, die keine Zeit für andere Maßnahmen erlaubt:
b) wenn abzusehen ist, daß die Beatmung längstens nach 3 Tagen beendet werden kann.

Daraus ergibt sich die Indikation für die *Tracheotomie:*

a) wenn der Zustand des Patienten erwarten läßt, daß die Beatmung länger als 3–4 Tage dauert,
z.B. wenn eine Bronchopneumonie vorliegt oder deutliche Zeichen der Rechtsherzinsuffizienz bestehen;

b) wenn die Beatmung länger als 3 Tage bei einem intubierten Patienten angedauert hat.

Der orotracheale bzw. nasotracheale Tubus muß möglichst groß gewählt werden, damit er nicht seinerseits als Strömungswiderstand wirkt.
Außerdem ermöglicht ein großlumiger Tubus ein schnelles und ausgiebiges Absaugen, das besonders dann erforderlich ist, wenn eine starke Verschleimung vorliegt, der Kranke aber nicht in der Lage ist, das Sekret abzuhusten. Im Zweifelsfall wird man die Intubation der Tracheotomie vorziehen, da nach Tracheotomie häufiger Spätschäden auftreten als nach Intubation (z.B. Epithelschädigungen, Trachealstenosen), die sich dann zusätzlich verschlechternd auf die bestehenden pathologischen respiratorischen Verhältnisse auswirken.
Wenn der Kranke nicht bewußtlos ist, wird die Intubation in Kurznarkose, z.B. Epontol oder Trapanal intravenös, oder in Halothan-Narkose durchgeführt. Bestehen dann noch Schwierigkeiten, so kann es notwendig sein, zusätzlich ein Muskelrelaxans, z.B. Succinylcholin, intravenös zu verabreichen. Die sich an die Intubation anschließende Beatmung wird sich nur in seltenen Fällen als assistierte Beatmung durchführen lassen.

Folgende Hindernisse einer guten Koordination zwischen Patient und Respirator können auftreten:

1. Hochgradige Tachypnoe

2. Schwerer Schwächezustand, wobei der Patient nicht in der Lage ist, das Beatmungsgerät zu steuern (d.h. der inspiratorische Sog zur Auslösung des Beatmungsmechanismus ist zu schwach)

3. Sehr starke Unruhe, bedingt durch:
   a) die Hypoxämie und respiratorische Azidose,
   b) das äußerst unangenehme Tubusfremdkörpergefühl,
   c) Hustenreiz.

Aus diesen Gründen wird in den meisten Fällen zu Beginn der Respirator-Therapie eine kontrollierte Beatmung erfolgen müssen. Nach 12–24 Stunden kann dann der Übergang auf assistierte Beatmung versucht werden. Allgemein gültige Richtlinien, wann und ob auf eine assistierte Beatmung übergegangen werden kann, gibt es nicht. Die Entscheidung muß von Fall zu Fall getroffen werden.

Ziel der Beatmung muß es sein, ein ausreichendes Atemminutenvolumen zu erreichen, so daß eine Besserung der Hyperkapnie und der Hypoxämie erreicht wird. Ein Minutenvolumen von mindestens 10–12 Litern ist hierfür erforderlich. Die Atemfrequenz wird auf 18–20/min eingestellt. Daraus ergibt sich für das Atemzugvolumen ein Wert von mindestens 500–600 ml (54, 401, 402, 867).

Aufgrund der Erfahrung der letzten Jahre wird von den meisten Autoren eine Beatmung mit einem druckgesteuerten Respirator empfohlen (z.B. Bird, Bennet, Dräger-Assistor). Zur Durchführung der kontrollierten Beatmung wird dabei das Gerät auf „Automatik" eingestellt. Der Vorteil dieser Geräte beruht darauf, daß inspiratorischer Druck und inspiratorischer Flow unabhängig voneinander reguliert werden können. Auf diese Weise läßt sich bei hohen Drücken die Stromstärke der Einatmungsluft relativ niedrig halten. Dies bedeutet nach der Untersuchung von Herzog (401) eine gleichmäßigere Belüftung von Bezirken mit unterschiedlichem Obstruktionsgrad (402).

Praktische Durchführung für Bird-Respirator:

1. Erste Einstellung: inspiratorischer Druck 15 mm Hg
   Flow 15
   Automatik/Frequenz 20/min

2. Erhöhung des inspiratorischen Druckes auf 25 mm Hg.
3. Nachregulierung der Strömungsgeschwindigkeit (Flow) unter fortlaufender Kontrolle des Atemzugvolumens.
4. Evtl. weitere Druckerhöhung und Flowregulierung, bis das Atemzugvolumen von 500–600 ml erreicht ist.

Die Beatmung erfolgt zunächst mit 100% Sauerstoff für 1–2 Stunden, dann mit atmosphärischer Luft (Druckluft) unter Zufuhr von 30–40 % Sauerstoff. Das heißt: Bei einem Atemminutenvolumen von 12 Litern werden 4 l Sauerstoff pro Minute zugeleitet.
Liegt der O_2-Druck im arteriellen Blut zwischen 80 und 100 mm Hg, so kann der O_2-Zusatz als optimal angesehen werden. Liegt der Druck höher, sollte man die O_2-Zufuhr unter weiterer Kontrolle reduzieren.
Wenn es nicht gelingt, trotz maximaler Drucksteigerung ein ausreichendes Atemzugvolumen und eine Normalisierung der Blutgaswerte zu erzielen, muß die kontrollierte Beatmung mit einem volumengesteuerten Respirator (Spiromat, Engström) durchgeführt werden.

3. Stufe: Kontrollierte Beatmung über endotrachealen Tubus

Praktische Durchführung für Spiromat:

1. Frequenzeinstellung (ca. 20/min)
2. Einstellung des Verhältnisses Inspiration:Exspiration = 1:2
3. Einstellung des Atemzugvolumens (ca. 600 ml)
4. Einstellung des inspiratorischen und exspiratorischen Arbeitsdruckes, bis das Volumeter im Ausatmungsteil ein Atemzugvolumen von 600 ml anzeigt
5. Zufuhr von Sauerstoff
   In der ersten Stunde eine 100%ige Sauerstoffbeatmung anstreben, dann auf 40% zurückgehen; das heißt z.B. bei einem Atemminutenvolumen von 12 Litern: 4 l/min Sauerstoff.

Medikamentöse Therapie für kontrollierte Beatmung:

Vor allem muß eine Sedierung durchgeführt werden, damit der Patient den Tubus besser toleriert. Zum anderen werden Medikamente zur Anwendung kommen, die eine noch bestehende Eigenatmung unterdrücken:

z.B. Valium 10 mg intravenös,
nach Bedarf auch in kurzen Abständen zu wiederholen;

oder Morphium hydrochloricum 0,01 g,
in Abständen zu wiederholen
(gut geeignet zur Unterdrückung der Eigenatmung);

oder Cocktail: Verophen (20 mg)
 Atosil (50 mg)
 Dolantin Spez. (100 mg)

in Dosen von 0,5 ml i.v.
+ Curarin (oder Imbetril „Lentia") als Einzeldosis oder in einer Dauertropfinfusion, je nach Wirkung.

Merke: Niemals ein Muskelrelaxans verabreichen ohne gleichzeitige Sedierung!

Zusätzlich zur Respiratortherapie muß selbstverständlich die medikamentöse Therapie konsequent weitergeführt werden (siehe 1–10).
Erfahrungsgemäß adaptiert sich der Kranke nach 36–38 Stunden an die Beatmung, so daß die Medikamente dann reduziert werden können.

Bei einem eingestellten Atemminutenvolumen von 10–12 Litern wird der pCO_2 in dem Verlauf der ersten Stunden zwar abfallen, aber sich nicht normalisieren. So ist ein pCO_2 von 50 mm Hg als *Behandlungsziel* für die ersten 24 Stunden durchaus ausreichend. Ist der pCO_2 vor der Verschlechterung des Krankheitszustandes nicht bekannt, oder ist zu vermuten, daß er bereits erhöht war, und ist eine hohe Bikarbonatkonzentration festzustellen, so sollte in den ersten 24 Stunden der pCO_2 nur bis 60 mm Hg gesenkt werden (881). Plötzlicher Abfall des pCO_2 durch Hyperventilation kann zu Blutdruckabfall und damit zu bedrohlichen Situationen führen. Da es sich hierbei um eine plötzliche starke Vasodilatation (Alkalose) handelt, wird man diesen Zustand erfolgreich mit vasokonstriktorischen Substanzen, z.B. Arterenol oder Effortil, behandeln können.
Außerdem kann es bei der Einstellung hoher inspiratorischer Drücke zu einem Blutdruckabfall in der ersten Phase der Beatmung kommen. Bei diesen Zuständen genügt es meistens, die Beine hochzulagern, um eine Normalisierung zu erreichen. Plasmaersatzmittel sollten sehr vorsichtig unter Kontrolle des Venendruckes verabreicht werden.
Weitere Maßnahmen siehe unter Respiratorbehandlung S. 281.

E. Überwachung

Tab. 32. Überwachung bei respiratorischer Insuffizienz.

Überwachung	Kontrollen (zeitl. Abstand)
Ekg, Puls, zentraler Venendruck (arterieller Druck), Atmung	fortlaufend (Monitor)
Arterieller Blutdruck (unblutig), Blutgasanalyse, O_2-Sättigung (in den ersten Stunden der Beatmung)	30 Minuten
Zentraler Venendruck (wenn nicht über Monitor), Urinausscheidung, Auskultation des Herzens und der Lunge	1 Stunde
1. und folgende Tage nach Beatmungsbeginn: arterielle Blutgasanalyse, zentraler Venendruck, vollständiges Ekg	6 Stunden
Körpertemperatur	8 Stunden
Elektrolyte im Serum	12 Stunden (später 24 Stunden)
Rö-Thorax, Flüssigkeitsbilanz, Elektrolytbilanz, Harnstoff, Kreatinin, GOT, GPT, LDH, CPK, Hämatokrit, rotes Blutbild	24 Stunden
Sputum-Bakterienkultur, Urin: Sediment, BSP, BSE	einmalig

F. Häufige Fehler

1. Unkontrollierte Sauerstoffzufuhr
2. Verwendung eines Sauerstoffzeltes (nicht dosierbare O_2-Zufuhr)
3. Unzureichende Atemgymnastik
4. Nicht ausreichend durchgeführte Sekretolyse
5. Unterschätzen der Rechtsherzinsuffizienz (Venendruckkontrolle, Einfuhr-Ausfuhr-Bilanzierung)
6. Zu rascher Rekompensationsversuch der Rechtsherzinsuffizienz
7. Orale oder unzureichende intravenöse Herzglykosidbehandlung
8. Ungenügende Überwachung der Respiratorbehandlung (Der Kranke bedarf ständiger personeller Betreuung!)

9. Unsachgemäßes Absaugen und nicht regelmäßig nach Plan durchgeführte Lagerung des Kranken

10. Unkorrekte und zu selten durchgeführte Kontrolle, besonders in der Initialphase der Respiratorbehandlung von:
    a) Blutgaswerten
    b) zentr. Venendruck
    c) Blutdruck und Puls
    d) evtl. Atemfrequenz
    e) Lage des Tubus
    f) Atemminutenvolumen
    g) Atemzugvolumen
    h) inspiratorischem und expiratorischem Beatmungsdruck
    i) evtl. „Flow"-Einstellung
    k) Respirator
       (z. B. „Leck"-Kontrolle, Sauerstoffmischung, Flüssigkeitsvorrat zur Anfeuchtung der Atemluft)

11. Unzureichende Sterilität.
    Die Voraussetzung für eine Beatmung ist ein spezieller Beatmungsraum mit Schleuse. Für diesen Raum (und auch für das Personal) sind Sterilitätsbedingungen einzuhalten, wie sie für einen Operationsraum vorgeschrieben sind.

IV.4. Der Asthma-bronchiale-Anfall

A. Pathophysiologie

Am häufigsten beruht der Asthmaanfall auf einer Allergie der Atemwege (10% der Menschheit leidet an allergischen Erkrankungen), latent sollen etwa 70% sensibilisiert sein (756). Das Ursachenspektrum pflegt sich rasch auszudehnen („Pathergisches Asthma" nach Hansen). Durch Reflexbahnung (74) kann es durch psychische Faktoren, durch Witterungseinflüsse oder Änderungen der Umweltbedingungen zur Auslösung des Anfalles kommen. Auch Thoraxtraumen mit und ohne entzündliche Begleiterscheinungen (nervös-reflektorisch oder bakteriell-entzündlich) werden als Ursache genannt. Eine Entzündung kann das Eindringen von Allergenen begünstigen und eine latente Allergie in eine manifeste überführen (756).

IV.4. Der Asthma-bronchiale-Anfall

Dem Asthmaanfall liegt eine relativ rasch einsetzende Behinderung der Luftströmung durch eine Verengung der Bronchiolen zugrunde, d. h. es kommt zu einer anfallsartig auftretenden Erhöhung der bronchialen Strömungswiderstände. Diese Obstruktion der Bronchiolen (760, 834, 917) beruht auf

a) *Spasmus der Bronchiolenmuskulatur*,

b) *Ödem der Bronchialschleimhaut*,

c) *Hypersekretion der Bronchialdrüsen* von viskösem, konsistentem Schleim (und dadurch bedingter Sekretverhaltung),

d) *exspiratorischer Kompression der Luftwege* infolge eines stark positiven intrathorakalen Druckes.

Sind die bronchialen Strömungswiderstände stark erhöht, so reicht die Lungen- und Thoraxelastizität für eine genügende Exspiration nicht mehr aus, und die auxilläre Atemmuskulatur muß in Aktion treten. Gleichzeitig kommt es zu einer Verlängerung der Exspiration. Die Folge davon ist ein erhöhter positiver intrathorakler Druck, der zu einer vorübergehenden starken Einengung der Bronchiolen führen kann. Daraus resultiert eine Überblähung der Alveolen, d. h., es entwickelt sich ein substantielles Emphysem. Außerdem führt die Obstruktion zu einer erheblichen Steigerung der Atemarbeit. Da die Strömungswiderstände in den Atemwegen in unterschiedlicher Ausprägung vorliegen, bildet sich eine Störung des Ventilations-Perfusionsverhältnisses aus. Die Folge einer solchen Verteilungsstörung ist ein Absinken des arteriellen Sauerstoffdruckes bei normalem Verhalten des Kohlensäuredruckes *(Partialinsuffizienz)*. Durch Ausbildung intrapulmonaler Shunts (z. B. Atelektasen, Pneumonie) kann die Hypoxämie noch verstärkt werden. Bei schweren, lang anhaltenden Asthmaanfällen kann sich allmählich eine alveoläre Hypoventilation ausbilden, wobei es neben einem weiteren Absinken des arteriellen Sauerstoffdruckes noch zusätzlich zu einem Anstieg des Kohlensäuredruckes kommt *(Globalinsuffizienz)*. Hierfür wird eine zunehmende Erschöpfung infolge extrem gesteigerter Atemarbeit (Grenzwert zur Überwindung des Strömungswiderstandes 0,6 mkg/min und Liter) oder ein Anstieg der intrapleuralen Druckdifferenz (Grenzwert 15–18 mm Hg/sec) verantwortlich gemacht. (Lit. u. a. bei 268, 400, 582, 721, 821).

B. Diagnostische Hinweise

Der akute asthmatische Anfall ist gekennzeichnet durch hochgradige Atemnot, Zyanose, Schweißausbruch und zunehmende Erschöpfung. Die extrem gesteigerte Atemarbeit, die diese Zustände verursacht, ist dabei auf die hochgradige Obstruktion zurückzuführen, die neben den schon beschriebenen Ursachen auf einer fast völligen Verlegung der kleinen Bronchien mit zähem, trockenem, viskösem Schleim beruht. In schweren Verlaufsformen kann der ganze Bronchialbaum mit solchen zähen Schleimmassen „ausgegossen" sein.

An zusätzliche krankhafte Veränderungen der Lunge, wie z.B. Bronchitis, Bronchopneumonie, Pneumothorax oder auch Atelektasen, muß – besonders bei älteren Patienten – gedacht werden.

Bei rezidivierenden Asthmaanfällen, die über Jahre auftreten, wird sich infolge Erhöhung des pulmonalen Gefäßwiderstandes und der Schädigung des Lungenparenchyms eine pulmonale Hypertonie und damit ein Cor pulmonale entwickeln. So ist besonders bei älteren Kranken mit langer Anamnese eher an eine Rechtsherzbelastung und evtl. eine Rechtsherzinsuffizienz zu denken als bei jungen Asthmakranken.

Warnsymptome:

Beklemmungsgefühl, trockener Husten, rasch zunehmende Atemnot bis zur Orthopnoe, Hustenanfälle mit Aushusten eines zähen, glasigen Schleims, hochgradiges Angstgefühl und Schwächezustand.

Oberflächliche, meist frequente, durch einen inspiratorischen Sog gekennzeichnete anstrengende Atmung, auskultatorisch fast kein wahrnehmbares Atemgeräusch (Versagen der Lungenventilation), Unruhe, Todesangst, Tachykardie.

Bedrohliche Zeichen:

Zeichen der Rechtsherzinsuffizienz, zunehmende Unruhe und Benommenheit, hochgradiger Schwächezustand, Bewußtlosigkeit.

Differentialdiagnosen:

Von besonderer Wichtigkeit ist die Abgrenzung gegen das Asthma cardiale (s. Tab. 33). Außerdem sind ein Tumor des Mediastinums oder eine retrosternale Struma, die zu einem inspiratorischen Stridor führen können, auszuschließen. Asthmaähnliche

Tab. 33. Differentialdiagnose von Asthma bronchiale und Asthma cardiale.

Asthma bronchiale	Asthma cardiale
Schon frühere Anfälle von Atemnot (jüngeres Lebensalter)	Erstmals Atemnot (nach dem 40. Lebensjahr oder später)
In der Anamnese: Allergie – Bronchitis	In der Anamnese: Kardiale Funktionsstörungen
Auffallende Nebengeräusche (Giemen, Pfeifen, Brummen), verlängertes Exspirium	Mittel- bis grobblasige feuchte Rasselgeräusche (oder nur basales Knistern), Nebengeräusche nicht nur auf das Exspirium beschränkt
Hypersonorer Klopfschall	Klopfschall gedämpft, Herz nach links verbreitert
Tiefstehende Zwerchfellgrenzen	Hochstehende Zwerchfellgrenzen
Wenig zähflüssiges, glasiges Sputum, manchmal eitrig, dann auch größere Menge	Dünnes wäßriges Sputum, manchmal blutig
Evtl. Galopprhythmus rechtsventrikulär	Evtl. Galopprhythmus linksventrikulär
Rö-Lunge: transparent, Herz nicht vergrößert	Rö-Lunge: Zeichen der Stauung, Herz meist vergrößert

Anfälle können auftreten bei obstruktivem Lungenemphysem, endobronchialer Tuberkulose und bei Bronchialkarzinom. Bei diesen Erkrankungen tritt das Pfeifen und Giemen bei Belastung meist mit zunehmender Intensität auf, während der Asthmabronchiale Anfall „aus heiterem Himmel" kommt, aber auch den Endpunkt zunehmender Verschlechterung einer spastischen Bronchitis darstellen kann.

C. Sofortmaßnahmen

1. Information über die Medikamenteneinnahme der letzten 3 Tage
2. Kortisonderivate
3. Sedierung
4. Antibiotika

Zu 1. Die *Kenntnis der bisher verabfolgten Medikamente* ist die wichtigste Voraussetzung für eine gezielte und erfolgreiche Therapie, da häufig ein Abusus von Asthmamitteln vorliegt.

Zu 2. Die wirksamste Therapie beim schweren Asthmaanfall ist die Behandlung mit Kortikosteroiden. Da häufig schon bei Patienten Broncholytika vor Eintreffen des Arztes eingenommen worden sind und deshalb eine weitere broncholytische Therapie nur einen unsicheren Erfolg hat, sollte man sofort Steroide verabreichen (39, 154, 442, 617, 760, 915).

z.B. Soludecortin H   50–100 mg i.v.
  Tagesdosis   250 mg
oder Urbason solubile   40 mg i.v.
oder Fortecortin-Mono   8 mg i.v.
oder Ultracorten-H
  wasserlöslich   50–100 mg i.v.

Zu 3. Wenn mit hoher Wahrscheinlichkeit ausgeschlossen werden kann, daß die starke Unruhe nicht durch Hypoxämie verursacht ist, so kann gleichzeitig mit der Steroidbehandlung eine Sedierung erfolgen:
z.B. Valium 5–10 mg i.m.
oder Atosil 50 mg i.m.

Merke: Zu meiden sind Medikamente aus der Gruppe der Phenothiazine (z.B. Megaphen, Truxal, Largactil), da sie zentral auf das Atemzentrum wirken und außerdem eine stark sekreteindickende Wirkung haben (581). Eine Ausnahme macht das zugleich antiallergische Atosil. Valium in sehr hoher Dosierung kann durch seine muskelrelaxierende Wirkung einen ungünstigen Effekt haben.

Zu 4. Zur *Infektabschirmung* bei Kortikosteroidtherapie, zur Prophylaxe oder weit häufiger gleichzeitig zur Behandlung eines Infektes der Luftwege muß ein Antibiotikum verabreicht werden:
z.B. Tetracyclin oder Ampicillin + Stapenor.

Im Anschluß an diese Behandlung sollte in jedem Fall – auch wenn eine Besserung erreicht wird – eine Klinikeinweisung erfolgen, da die Anfälle häufig rezidivieren.

D. Intensivtherapie

Therapieschema:
1. Sedierung
2. Sauerstoffbehandlung
3. Kortikosteroide
4. Broncholytika
5. Sekretolytika
6. Infusionsbehandlung
7. Antibiotika
8. Herzwirksame Glykoside
9. Aerosolbehandlung
10. Respiratorbehandlung
    a) Assistierte Beatmung über Mundstück
    b) Assistierte Beatmung über endotrachealen Tubus
    c) Kontrollierte Beatmung über endotrachealen Tubus

Zu 1. Bei der *Behandlung von Angst- bzw. Unruhezuständen* muß berücksichtigt werden, ob es sich um hypoxisch oder metabolisch bedingte Störungen handelt und ob durch die Sedierung eine unerwünschte Depression des Atemzentrums bewirkt oder der Hustenreflex beeinflußt wird.

Zur Anwendung kommt z.B.:
Atosil 25 mg i.v. oder i.m.
Valium 10 mg i.v. oder i.m.

Zu 2. Über eine Nasensonde werden 3 Liter *Sauerstoff* pro Minute verabreicht. Kontrollen der Atemfrequenz und der arteriellen Blutgase sind durchzuführen. Zentral wirkende Atemstimulantien, wie sie bei der O_2-Therapie bei respiratorischer Insuffizienz der chronischen Emphysembronchitis empfohlen werden, sind hier *nicht geeignet*, da bereits eine extrem gesteigerte Atmung besteht.

Zu 3. Gleichzeitig mit der Sedierung sollten *Kortikosteroide* verabreicht werden:

z.B. Solu-Decortin-H 50–100 mg i.v.
oder Hydrocortison 200 mg in 24 Stunden als Dauertropfinfusion
oder Urbason solubile 40 mg i.v.

oder Fortecortin-Mono 8 mg i.v.
oder Ultracorten-H „wasserlöslich" 50–100 mg i.v.

Um Ulzerationen im Magen-Darm-Trakt zu verhüten, sollte gleichzeitig eine Therapie mit Magensäure-bindenden Mitteln, z.B. Gelusil-Lac oder Phosphalugel, durchgeführt werden.

Neben den bisher erwähnten Substanzen wird in letzter Zeit (wiederum!) eine ACTH-Behandlung empfohlen (389), z.B. Synacthen Depot 1 mg/12 Stunden. Nach Abklingen des akuten Zustandes 1–3 Injektionen/Woche.

Zu 4. Als einleitende Therapie kann zunächst eine *Euphyllin-Injektion*,

z.B. Euphyllin 0,24 g langsam i.v., verabreicht werden. Im Anschluß daran erfolgt der Übergang auf eine Dauertropfinfusion,

z.B. Glukose 5% 500 ml + Euphyllin 6 Amp. à 0,24 g (4–6 Std. Einlaufzeit).

Bei Besserung der Obstruktion wird die nächste Infusion langsamer appliziert.

Merke: Bei Euphyllin-Verabreichung sollte stets gleichzeitig Sauerstoff, möglichst über einen Nasenkatheter, zugeführt werden. Trotzdem kommt es häufig zu tachykarden Rhythmusstörungen! Anstelle der Euphyllin-Infusion kann auch die in manchen Fällen wirkungsvollere Alupent-Infusion verabreicht werden:

z.B. Glukose 5% 500 ml + Alupent 10 mg,
Einlaufzeit 6 Stunden, bei strenger Puls- und Ekg-Kontrolle.

Eine Kombinationsbehandlung läßt sich mittels folgender Infusionsmischung durchführen (389):

Glukose 5% 500 ml
Euphyllin 5 Amp. (à 0,24 g)
Alupent 5 mg
Solu-Decortin-H 25 mg
Einlaufzeit 12 Stunden; anschließend wiederholen.

Zu 5. *Sekretolytika:* Als Mittel der Wahl gilt für den Status asthmaticus *Bisolvon* 1 Amp. langsam i.v., im Abstand von 4 Stunden.

Wichtig: Bisolvon muß gesondert injiziert werden, da es mit anderen Medikamenten leicht ausfällt (390).

Eine Absaugmöglichkeit und ein Intubationsbesteck müssen bereitgestellt werden, da bei zu schneller Sekretverflüssigung der erschöpfte Kranke nicht in der Lage ist, die Flüssigkeit abzuhusten!

Führt Bisolvon nicht zum gewünschten Erfolg:
Kalium jodatum 3 × 1 Eßlöffel (siehe oben).

Zu 6. In 24 Stunden sollten bis zu 3000 ml Wasser bei strenger Bilanzierung und häufiger Kontrolle des Venendruckes zugeführt werden (Kontraindikation – Rechtsinsuffizienz!).

Nach Straub u. Mitarb. (873) steigen der Hämatokrit und die Serum-Proteine im Status asthmaticus signifikant an. Nach Beendigung des Anfalles wird der sich häufig anschließende Schockzustand als hypovolämisch bedingt angesehen. Reichliche Flüssigkeitszufuhr während und nach dem Anfall kann diese bedrohliche Situation verhüten. Außerdem wird die Sekretverflüssigung gefördert bzw. in manchen Fällen erst möglich.

Diesen Infusionen werden *alkalisierende Substanzen* zugesetzt (z.B. Natriumbikarbonat 1,5 mval pro kg Körpergewicht), wenn die respiratorische Azidose nicht mehr voll kompensiert ist (616). Dadurch wird die Wirksamkeit sympathikomimetischer Substanzen erhöht, die bei zunehmender Azidose ihre bronchodilatatorische Wirkung verlieren.

Wichtig: Auch bei der Respiratorbehandlung (siehe unten) kann diese Behandlung empfohlen werden, da dadurch die Atemwegswiderstände erniedrigt werden und die inspiratorischen Druckwerte entsprechend niedriger eingestellt werden können.

Zu 7. Fortsetzung der bei den Sofortmaßnahmen unter Punkt 3 angegebenen Therapie.
Falls die Therapie außerhalb noch nicht eingeleitet worden ist, gehört die Verabreichung von einem *Antibiotikum* zu den wichtigsten Maßnahmen.

Zu 8. Bei älteren Kranken oder wenn eine Herzinsuffizienz vorliegt oder wenn bereits vor Klinikbehandlung eine *Digitalisierung* durchgeführt werden mußte, sollte gleichzeitig mit den therapeutischen Maßnahmen eine Digitalisbehandlung vorgenommen werden, z.B. mit einem Digoxin-Präparat.

Zu 9. Die *Inhalationsbehandlung* dient zur Bronchodilatation, zur Sekretolyse und zur lokalen Antibiotikabehandlung (Einzelheiten s. S. 262).

Außer den auf S. 262 angeführten Aerosolgemischen kann folgende Mischung verabreicht werden (242):

Alkohol (70%)   50 ml
NaCl-Lösung (5%) 50 ml
Kamillosan   20 ml
Nebacetin   20 Tropfen (= 1 ml = 5 mg)

Für eine Behandlung werden 2 ml dieser Lösung entnommen und mit 2 ml Fluimucetin gemischt und außerdem 4 Tropfen Micronephrin (2,25%ig) zugesetzt.
Die Inhalation erfolgt im Abstand von 1–2 Stunden.

Merke: Bei starker Überempfindlichkeit des Bronchialsystems wird kein Aerosol vertragen; die Asthmatiker reagieren dann mit einer Verschlimmerung der Obstruktion!

Zu 10. *Respiratorbehandlung:*

a) Die *assistierte Beatmung mit einem Mundstück* ist bei den stets vorliegenden hohen Bronchialwiderständen wenig geeignet.

b) *Beatmung über einen endotrachealen Tubus*
   Folgende Indikationen erfordern eine Respiratortherapie:
   1. Fehlender oder mangelhafter Erfolg der bisher durchgeführten medikamentösen Therapie.
   2. Weiterbestehende hochgradige Atemnot.
   3. Körperliche Erschöpfung.
   4. Trübung des Sensoriums, Bewußtseinsstörungen, Koma.
   5. Stark abgeschwächte Atemgeräusche und Nebengeräusche, die eine massive Verlegung vermuten lassen.

Bei den meisten Fällen wird man mit einer Intubation auskommen. Nach den bisher vorliegenden Erfahrungsberichten ist die Beatmungsphase so kurz, daß eine Tracheotomie meist umgangen werden kann.
Weitere Einzelheiten und Hinweise zum Vorgehen bei endotrachealer Beatmung mit einen druckgesteuerten Respirator s. S. 281.

c) *Beatmung mit einem volumengesteuerten Respirator* (kontrollierte Beatmung)

In Extremfällen reichen die von einem druckgesteuerten Respirator aufzubringenden Inspirationsdrücke nicht aus, um ein ausreichend großes Atemminutenvolumen zu erzielen, und es zeigt sich, daß eine weitere Drucksteigerung keine nennenswerte Erhöhung des Atemminutenvolumens mehr bringt. Die Ineffektivität einer solchen Beatmung erkennt man am klinischen Zustand. Objektiviert wird diese Beobachtung durch Kontrolle der Blutgaswerte, die jetzt vornehmlich einen weiteren Anstieg des Kohlensäuredruckes und eine Zunahme der respiratorischen Azidose aufweisen. Die Ineffektivität der Beatmung mit druckgesteuertem Respirator beruht auf hochgradigen Atemwegswiderständen, die durch Schleimpfröpfe in fast allen kleinen Bronchien verursacht werden. In diesen Fällen füllen Schleimpfröpfe die kleinen Bronchien zu einem großen Teil völlig aus (949).

Die dadurch bedingten hochgradigen Strömungswiderstände sind die Ursache der ineffektiven Beatmung mit druckgesteuerten Respiratoren. Eine erfolgreiche Beatmung bringt in diesen Fällen der Einsatz eines volumengesteuerten Respirators (12, 575, 651, 708, 760). Nicht selten müssen dabei Arbeitsdrücke bis zu 100 cm H_2O eingestellt werden. Zur Unterdrückung der Eigenatmung hat sich die Verabreichung von Morphiumhydrochlorid bewährt. In aussichtslos scheinenden Fällen wird die Durchführung einer Halothan-Narkose mit gleichzeitiger kontrollierter Beatmung für ein bis zwei Tage empfohlen (534).

Hinweise zur Beatmung für Spiromat s. S. 289.

E. Überwachung

Siehe bei: Emphysembronchitis (S. 271).

IV.5. Die Respiratorbehandlung

Durch den Einsatz der künstlichen Beatmung wird die Spontanatmung unterstützt oder ersetzt. Der Organismus wird von der häufig stark erhöhten Atemarbeit entlastet. Darüber hinaus führt die Beatmung zu einer Verbesserung des Gasaustausches in der

Lunge. In allen Fällen hängt jedoch die effektive Respiratortherapie von einem noch funktionierenden Thorax-Bronchus-Lungen-System ab, auch wenn dieses hochgradig geschädigt ist. Abgesehen von akuten Notfällen ist die Einleitung der Beatmung nur dann vorzunehmen, wenn bei dem zugrundeliegenden Krankheitsprozeß Aussicht auf Besserung besteht. Somit ist die apparative Beatmung als Behandlungsmethode anzusehen, die durch *zeitweilige* Unterstützung einer vitalen Funktion dem behandelnden Arzt die Voraussetzungen schafft, durch gezieltes therapeutisches Vorgehen die Ursachen der respiratorischen Insuffizienz zu beheben bzw. die Schädigung so weit zu bessern, daß wieder eine Spontanatmung möglich ist (45, 217, 406, 644).

Die *Indikationen* für die Respiratorbehandlung ergeben sich aus der Beurteilung des klinischen Zustandes, durch wiederholt durchzuführende Blutgasanalysen und durch Messung der Ventilation. Während bei einem apnoischen Kranken die Indikation zur Beatmung sich von selbst ergibt, bedarf es bei sich *anbahnenden* respiratorischen Störungen großer Erfahrung, den richtigen Zeitpunkt zur Beatmung zu erkennen.

In Anlehnung an Herzog (406) werden folgende klinische Zeichen der respiratorischen Insuffizienz bei Hypoxie bzw. bei Hyperkapnie zu erwarten sein:

Tab. 34. Klinische Zeichen der respiratorischen Insuffizienz bei Hypoxie bzw. Hyperkapnie.

Hypoxie	Hyperkapnie
1. Unruhe: gestörte Motorik	1. Kopfschmerzen
2. Verwirrtheit, Delir	2. Schwindel
3. Bewußtlosigkeit	3. Verwirrtheit
4. Hypotonie	4. Bewußtlosigkeit
5. Tachykardie, Arrhythmie	5. Muskelzuckungen, Flapping-Tremor
6. Warme Extremitäten	6. Miosis, überfüllte Venen des Augenfundus, Papillenödem
	7. Hypertonie
	8. Schwitzen

Wichtige Hinweise ergibt die blutgasanalytische Kontrolle des arteriellen Blutes, wobei pO_2 unter 60 mm Hg und pCO_2 über

50 mm Hg die Veranlassung geben sollten, die bisherige Therapie zu überprüfen und eine Respiratortherapie in Erwägung zu ziehen. Erschwert wird die Beurteilung durch die unterschiedliche Symptomatik, d. h., unterschiedliche Funktionsstörungen der Kranken mit respiratorischer Insuffizienz. So wird ein Teil der Kranken durch extrem gesteigerte Atemarbeit noch temporär in der Lage sein, den pulmonalen Gasaustausch aufrechtzuerhalten und die Atemgase im Normbereich zu halten. Bei einer anderen Gruppe dagegen zeigt sich die respiratorische Insuffizienz in einer ausgeprägten Zyanose, flacher Atmung und niedrigem pO_2 und oft stark erhöhten pCO_2-Werten. Zweifellos ist bei der ersten Gruppe die Entscheidung zur apparativen Behandlung schwerer als bei der zweiten Gruppe.

Den Atemstörungen, die einer künstlichen Beatmung bedürfen, liegen ganz unterschiedliche Ursachen zugrunde. Die nachfolgende Tabelle gibt eine Übersicht über die wichtigsten Krankheitsbilder und ihre Ursachen (392, 643, 732) (Tab. 35).

Tab. 35. Atemstörungen und ihre Ursachen.

I. Störungen der zentralen Atemsteuerung:
   a) Vergiftungen (Schlafmittel, Opiate, Narkotika, Insektizide)
   b) Entzündliche Hirnerkrankungen (Meningitis, Enzephalitis)
   c) Akute Hirndrucksteigerung (Hirntrauma)
   d) Zerebrale Hypoxie

II. Störungen der neuralen Erregungsleitung und der neuromuskulären Übertragung:
   a) Entzündliche und toxische Veränderungen (z. B. Poliomyelitis, Polyneuropathien, Polyradikulitis)
   b) Traumatische Veränderung (Querschnittlähmung)
   c) Myasthenie
   d) Medikamentöse Verhinderung von Krämpfen, Cholinesterasehemmer (z. B. bei Tetanus, Tetanie, Eklampsie nach Krampfgiften)

III. Störungen der Lungenfunktion:
   a) Obstruktives Emphysem, chronische Bronchitis, Status asthmaticus
   b) Lungenödem
   c) Pneumonie, Atelektasen
   d) Nach thorakalen Operationen
   e) Restriktive Veränderungen des Atemapparates (interstitielle Fibrose, Pleuraerguß, Pleuraschwarte)

Hinsichtlich der medikamentösen, besonders aber auch der apparativen Behandlung genügt die Aufteilung der respiratorischen Insuffizienz nach ihren Krankheitsursachen allein nicht. Vielmehr sollte eine *Einteilung der respiratorischen Insuffizienz nach ihren pathogenetischen Mechanismen* erfolgen, da hiervon sehr wesentlich die Wahl des Respirators, die zusätzliche medikamentöse Behandlung und die Prognose abhängen. Dabei sind zu unterscheiden (406):
1. Hypoventilation,
2. Veränderungen des Ventilations-Perfusions-Verhältnisses und venöse Beimischung,
3. Störung der Diffusion und des Gasaustausches.

Zu 1. Die alveoläre *Hypoventilation* hat eine unzureichende O_2-Aufnahme bei gleichzeitiger ungenügender CO_2-Abgabe zur Folge, d. h., es kommt zu einer Globalinsuffizienz. Diese Unterbelüftung des Alveolarraumes *ohne* andere bronchopulmonale Funktionsstörungen findet sich bei Störungen der zentralen Atemregulation, der neuralen Erregungsleitung und der neuromuskulären Übertragung. Außerdem kann sich jedoch auch eine alveoläre Hypoventilation bei obstruktiven und restriktiven Lungenerkrankungen entwickeln. Die obstruktive Hypoventilation beruht dabei auf einem extrem gesteigerten Strömungswiderstand und seinen Folgen, während die restriktive Hypoventilation durch eine hochgradig verminderte Dehnbarkeit von Lunge und Thorax bedingt ist. In beiden Fällen ist der Übergang in eine Globalinsuffizienz ein deutlicher Hinweis auf eine massive Verschlechterung der respiratorischen Insuffizienz.

Zu 2. Diese Veränderungen finden sich bei Emphysem, chronischer Bronchitis, Pneumonie, aber auch bei Thromboembolie oder intrapulmonalen Kurzschlüssen. Vorwiegend handelt es sich dabei um *Verteilungsstörungen* infolge Fehlverteilung der Ventilation, während die Fehlverteilung der Durchblutung selten ist. Eine Hypoxämie ist bei dieser Form immer anzutreffen, während eine Hyperkapnie nicht die Regel ist (136).

Zu 3. *Diffusionsstörungen* werden sich entwickeln bei Lungenfibrose, Pneumokoniose, Sarkoidose, bei Lungenödem und obliterierenden Erkrankungen der Lungengefäße, außerdem auch teilweise bei der Pneumonie. In allen diesen Fällen ist der Übertritt der Atemgase von Alveolen in das Kapillarblut behindert. Je nach dem Ausmaß der Störung findet man eine mäßige bis mittlere Hypoxämie. Eine Hyperkapnie tritt nicht auf, da CO_2 wesentlich besser diffundiert als O_2.

IV.5.1. Formen der Respiratorbehandlung

1. Assistierte Beatmung

Die assistierte Beatmung setzt eine Eigenatmung des Kranken voraus, durch die der Respirator gesteuert wird, d. h. durch den Sog der Einatmung wird das Gerät veranlaßt, seinerseits mit positivem Druck das Atemzugvolumen zu erhöhen. Somit paßt sich das Gerät an die Atemfrequenz des Patienten an, solange der negative Druck ausreicht, das Gerät zu triggern. Es muß daher Sorge getragen werden, daß die *Eigenatmung* während der Beatmung – und dies gilt vor allem in der ersten Phase der Beatmung – nicht flacher wird oder sogar aussetzt.

Folgende Faktoren können dazu führen:
1. Zunehmende Erschöpfung des Kranken,
2. Abnahme der Hypoxämie durch hohes O_2-Angebot (bei bleibender oder sich verstärkender Hyperkapnie),
3. zentral sedierende Medikamente.

Bei Frequenzen über 25/min ist eine wirksame Beatmung infolge vergrößerter Totraumventilation nicht mehr möglich.

2. Kontrollierte Beatmung

Bei der kontrollierten Beatmung insuffliert der Inspirator ohne Bezug auf die Eigenatmung des Kranken mit vorgegebener Frequenz, Inspirationsdruck und festgelegtem Expirationsverhältnis ein ebenfalls vorprogrammiertes Atemzugvolumen. In erster Linie wird diese Form der Beatmung zur Anwendung gelangen, wenn die Spontanatmung fehlt, wie z. B. bei zentralen Atemlähmungen. Weiterhin ist die kontrollierte Beatmung der assistierten Form vorzuziehen bei extrem erhöhter Atemarbeit sowie bei schwerer respiratorischer Insuffizienz mit rascher, flacher Atmung.

Bei Kranken mit aktiven Atembewegungen ist zunächst der Versuch zu unternehmen, durch Hyperventilation und hohes O_2-Angebot den hypoxisch bedingten Atemstimulus zu beseitigen und damit die Eigenatmung aufzuheben. Hierfür eignet sich die initiale manuelle Beatmung mit dem Ambubeutel (881). Erst wenn diese Maßnahmen keinen Erfolg haben, sollten Medikamente eingesetzt werden, die die Empfindlichkeit des Atemzentrums herabsetzen oder die Atemmuskulatur relaxieren.

3. Wechseldruck- und Überdruckbeatmung

Bei der *Wechseldruckbeatmung* („Positive-Negative Pressure Ventilation" PNPV) wird in der Inspirationsphase mit Überdruck das Atemzugvolumen in die Lunge gebracht und im Exspirium durch Sog die Ausatmung aktiv unterstützt. Dagegen wird bei *Überdruckbeatmung* („Intermittent-Positive Pressure Ventilation" = IPPV) das Atemvolumen mit positivem Druck insuffliert, die Ausatmung jedoch nicht unterstützt, sondern durch die Eigenelastizität des Thorax und der Lunge bewirkt.

Während bei normalen Ventilationsverhältnissen beide Methoden ohne wesentliche Nachteile angewendet werden können, ist bei Erkrankungen der Bronchien und der Lunge bei der Wechseldruckbeatmung eher mit Komplikationen zu rechnen als bei der Überdruckbeatmung. Obwohl die Einzelheiten noch nicht eindeutig geklärt sind, kann man heute davon ausgehen, daß vorwiegend durch den negativen Druck im Exspirium ein Bronchiolenkollaps auftreten und zur Minderbelüftung und später zu Atelektasen bzw. Bronchopneumonien führen kann. Diese Gefahr des „Airtrapping" ist bei intermittierender Überdruckbeatmung wesentlich geringer.

In letzter Zeit wurde darauf hingewiesen, daß bei IPPV durch Vorschalten eines Strömungswiderstandes in den Ausatmungsschenkel der Druckabfall in der Exspirationsphase verzögert werden und somit eine schonendere und gleichzeitig vollständigere Entlüftung erreicht werden kann (PEEP = „Positive End-Exspiratory Pressure Ventilation") (406). Diese Maßnahme ist von besonderer Wichtigkeit, wenn wegen hoher Strömungswiderstände, z. B. bei chronischer obstruktiver Atemwegserkrankung, sehr hohe inspiratorische Drücke notwendig sind und in der Exspirationsphase wegen der Obstruktion die Entlüftung der Alveolen nur verzögert erfolgen sollte.

Hohe positive inspiratorische Drücke führen zu hohen positiven intrathorakalen Drücken, die sich *nachteilig auf den venösen Rückstrom* auswirken können, da der venöse Druckgradient zwischen Peripherie und rechtem Herzen verringert wird. Während dies bei stabilen Kreislaufverhältnissen nur selten zur Komplikation führt, können sich bei Zuständen mit schon verringertem Blutvolumen Hypotension und Schockzustände entwickeln. Da bei der Wechseldruckbeatmung nur geringe intrathorakale Druckanstiege auftreten, ist diese Beatmungsform für den Kreislauf günstiger.

Bei einem *Vergleich aller Vor- und Nachteile* der beiden Beatmungsarten muß jedoch der Überdruckbeatmung der Vorzug gegeben werden, da die Auswirkungen auf die Ventilationsverhältnisse bei der Wechseldruckbeatmung tiefgreifendere und nachteiligere Folgen haben (45, 732).

Bei der Einstellung sollte ein Zeitverhältnis zwischen Inspiration und Exspiration von 1:2 bis 1:3 angestrebt werden. Das Ziel bei der intermittierenden Überdruckbeatmung besteht darin, mit einem möglichst niedrigen Druck ein großes Atemzugvolumen zu erreichen. Die Frequenz sollte nicht viel höher als 15/min liegen. Um ein hohes Atemminutenvolumen zu erreichen, sollte dann das Atemzugvolumen 800–1000 ml betragen. Bei stärker ausgebildeter pulmonaler Schädigung kann man sich nicht nach dem Ventilationsnomogramm richten, sondern muß weit höhere Atemminutenvolumina anstreben (z. B. 12–15 l/min), um eine adäquate Ventilation zu erreichen. Die Kontrolle erfolgt durch die arterielle Blutgasanalyse.

Beatmungsgeräte

In überwiegendem Maß müssen auf einer inneren Intensivpflegestation Patienten mit pulmonal bedingten respiratorischen Insuffizienzen einer Respiratorbehandlung unterzogen werden (406, 643, 867). In den meisten Fällen wird für diese Behandlung ein druckgesteuertes Beatmungsgerät mit einer vom Inspirationsdruck getrennt einzustellenden Strömungsgeschwindigkeit (Flow) genügen. Für Langzeitbeatmung extrapulmonaler exspiratorischer Insuffizienz kann es von Vorteil sein, ein zeit- bzw. volumengesteuertes Gerät einzustellen (Indikationen siehe unten).

Entscheidend für die Beatmung sind genaue Kenntnisse über die pathophysiologischen Grundlagen der respiratorischen Insuffizienz sowie über die technischen Eigenschaften des zur Verfügung stehenden Respirators. Ständige Überwachung des Patienten und sorgfältige Instruktion des Pflegepersonals sind die weiteren Voraussetzungen für eine exakt durchzuführende Respiratorbehandlung.

Die am häufigsten gebrauchten Respiratoren sind:

a) Bird-Respirator,
b) Spiromat,
c) Engström-Respirator.

a) Bird-Respirator

Dieses Beatmungsgerät gehört zu der Gruppe der druckgesteuerten Respiratoren. Von diesem Gerät wird nach der Inspiration das Atemgas so lange in die Lunge insuffliert, bis ein vorher eingestellter Druck in den oberen Luftwegen erreicht ist. Damit ist das Ende der Inspirationsphase erreicht, und die Exspiration beginnt. Die resultierende Größe ist das bis dahin eingebrachte Atemzugvolumen, das bei wenig dehnungsfähigen Lungen, d.h. bei herabgesetzter Compliance, entsprechend geringer ausfällt als bei gut dehnbaren Lungen. Weiterhin hängt das Atemzugvolumen von der Ausprägung der Atemwegswiderstände ab. Dies bedeutet, daß kurzfristige Kontrollen des Exspirationsvolumens durchgeführt werden müssen, da sich während der Beatmung die Compliance und die Obstruktion ändern können.

Sinkt das Atemzugvolumen ab, z.B. infolge zunehmender Obstruktion, muß der Inspirationsdruck erhöht werden. Dabei ist von großer Wichtigkeit, daß die Strömungsgeschwindigkeit unabhängig vom Druck reguliert werden kann. Es ist anzustreben, den Flow möglichst niedrig zu halten, da dies aus folgenden Gründen von ausschlaggebender Bedeutung ist (407):

1. Der bronchiale Strömungswiderstand wird durch niedrige Strömungsgeschwindigkeit direkt herabgesetzt, da er durch den Quotienten aus Alveolardruck und Flow definiert ist.

2. Der Druck (nach dem Gesetz von Poiseuille), der zur Erhaltung einer laminären Strömung notwendig ist, verhält sich proportional zur Stromstärke, wenn die Strömung laminar ist. Wird der Gasstrom turbulent, dann wird der Druck zum Quadrat der Stromstärke proportional. Bei turbulenter Strömung ist somit ein vielfach größerer Druck notwendig, um ein bestimmtes Ventilationsvolumen zu erzeugen. Turbulente Strömung entsteht indessen in einem verengten Bronchialsystem um so leichter, je größer die Stromstärke und die Luftgeschwindigkeit sind.

3. Gut zu belüftende Lungenareale werden bei höherer Strömungsgeschwindigkeit überbläht und stärker durch die Obstruktion betroffene Gebiete schlechter belüftet, d.h. es kommt zu einer Verstärkung der Verteilungsstörungen.

Aus diesen Gründen ist eine individuelle Einstellung der Beatmungsgrößen zu fordern, die nach Kontrollen zu korrigieren ist.

Der Bird-Respirator kann sowohl bei der assistierten wie auch bei der kontrollierten Beatmung eingesetzt werden. Dabei sind Einstellungen möglich, die die Übergänge von der einen zur anderen Beatmungsform möglich machen. Durch Einschalten einer negativen Phase kann außer der Überdruckbeatmung auch eine Wechseldruckbeatmung mit diesem Gerät durchgeführt werden. (Einzelheiten bei 392, 407, 411.)

b) Spiromat 662

Dieses Gerät kann zur Überdruckbeatmung und zur Wechseldruckbeatmung eingesetzt werden. Auch bei diesem Typ ist eine assistierte und kontrollierte Beatmung möglich. Der Spiromat ist ein zeitgesteuertes Gerät, das volumenkonstant arbeitet. Durch elektrische Einstellung wird das Ende der Inspirationsphase bestimmt. Die resultierende Größe ist der inspiratorische Druck, der bei geringerer Compliance hoch ist und bei gut dehnbarer Lunge entsprechend niedriger liegt. Für manche Fälle kann die Einstellung sehr hoher Inspirationsdrücke, die bei diesem Gerät möglich sind, von Vorteil sein (siehe bei: Status asthmaticus).

Zur Prophylaxe von Atelektasen erfolgt ein periodisches Aufblähen der Lungen, in dem automatisch nach 100 Atemminutenzügen der Atemwegswiderstand in dem Ausatmungsschenkel für 3 Atemzüge erhöht wird.

Dieses Gerät ist leicht überschaubar und einfach in der Bedienung. Es wird vor allem für Langzeitbeatmung bei extrapulmonal bedingten Atemstörungen einzusetzen sein. Außerdem muß ein solches Gerät besonders für schwierige Beatmungsfälle, wie z.B. hochgradige Adipositas, Status asthmaticus, Restriktion durch Zwerchfellhochstand infolge eines intraabdominellen Prozesses, zur Verfügung stehen, da in diesen Fällen der druckgesteuerte Respirator nicht ausreicht, ein genügend hohes Atemminutenvolumen aufzubringen. (Einzelheiten über Technik und Aufbau bei 49, 392.)

c) Engström-Respirator

Es handelt sich um ein volumen- und zeitgesteuertes Gerät. Die Umstellung von Inspiration zu Exspiration erfolgt, wenn ein vorgegebenes Volumen in einer bestimmten Zeit insuffliert worden ist. Das Atemminutenvolumen wird am Apparat direkt eingestellt. Während der Inspiration wird die Geschwindigkeit des Luftstromes automatisch in Abhängigkeit vom Atemwegswiderstand reguliert. Dadurch ist die Möglichkeit geschaffen, die gewünschten Atemvolumina mit dem geringstmöglichen Druck zu verabreichen. Steigt der Atemwegswiderstand an, so erfolgt automatisch eine Verlangsamung der

Strömungsgeschwindigkeit. Dadurch werden Tubulenzen mit ihren oben beschriebenen nachteiligen Auswirkungen weitgehend vermieden. Das Gerät ist für die kontrollierte Beatmung einzusetzen. Besonders bei Langzeitbeatmung und komplizierten Lungen- und Thoraxverhältnissen hat es sich bewährt. Die Indikationen sind die gleichen wie für den Spiromaten.
(Technische Einzelheiten bei 49, 217, 389, 392.)

IV.5.2. Praktische Durchführung

Einleitung der Beatmung

Die künstliche Beatmung setzt eine direkte Verbindung zwischen Respirator und Trachealsystem voraus. Diese wird entweder durch eine endotracheale Intubation oder durch eine Tracheotomie und anschließende Einbringung einer Trachealkanüle ermöglicht.

Endotracheale Intubation

Bei bewußtseinsklaren Patienten muß dieser Eingriff in Kurznarkose, z.B. Epontol, durchgeführt werden. Bestehen bei stark bewußtseinsgetrübten Patienten Schwierigkeiten bei der Einführung des Laryngoskops, so muß eine muskelrelaxierende Substanz, z.B. Succinylcholin, verabreicht werden.
Als dritte Möglichkeit kann die Intubation nach lokaler Anästhesie des Rachens und des Kehlkopfeinganges erfolgen.

Folgende **Ausrüstung** für die endotracheale Intubation muß zur Verfügung stehen:

Medikamente:

Epontol-Amp., Trapanal-Amp.,
Succinylcholin-Amp., Solu-Decortin-Amp.,
Atropin sulf.-Amp., Calciumglukonat-Amp.,
Alupent-Amp.,
Kehlkopfspray (Anästhetikum).

Instrumente:

Macintosh-Laryngoskop,
orotrachealer Tubus (verschiedene Größen),
nasotrachealer Tubus (verschiedene Größen),
Katheterführungsstab,
Blockerspritze,

2 armierte Klemmen,
Güdel-Tuben verschiedener Länge,
4 Absaugkatheter mit end- und seitenständiger Öffnung,
Gummikeil,
Ambubeutel,
Schere,
breites Heftpflaster,
verschiedene Adaptionsstutzen für orotrachealen Tubus.

Ausführung der Intubation:
a) Schaffung eines venösen Zuganges
b) Anästhesie
c) Intubation

Flachlagerung des Patienten, Unterpolsterung der Schultern, so daß eine leichte Überstreckung des Halses erfolgt. Mit der rechten Hand wird der Mund des Patienten geöffnet, mit der linken Hand wird der Spatel an der rechten Mundseite eingeführt. Durch das Profil des Spatels wird die Zunge nach links abgedrängt. Der Spatel wird dann bis in den Winkel zwischen Zungengrund und Epiglottis vorgeschoben. Wird das Laryngoskop jetzt nach oben angehoben (nicht angewinkelt!), so legt sich die Epiglottis nach vorn und gibt den Kehlkopfeingang frei (evtl. Absaugen).
Vom rechten Mundwinkel wird der Tubus auf der Spatelschiene vorgeschoben und unter ständiger Beobachtung in die Trachea eingeführt. Anschließend wird ein Güdel-Tubus oder ein Mundkeil eingelegt, der Tubus mit der Blockerspritze geblockt und das Laryngoskop entfernt. Sodann wird der Tubus sofort mit Heftpflaster fixiert.

Eine *Intubation* wird durchgeführt,
a) wenn ein akuter Notfall vorliegt,
b) wenn voraussichtlich die Beatmung nach 3 Tagen beendet werden kann,
c) wenn eine Langzeitbeatmung erforderlich ist, eine Tracheotomie aus organisatorischen Gründen jedoch nicht sofort durchgeführt werden kann,
d) aus Sicherheitsgründen vor jeder Tracheotomie.

Eine *Tracheotomie* wird durchgeführt,
a) wenn die Beatmung voraussichtlich länger als 72 Stunden durchgeführt werden muß,

b) wenn eine massive Hypersekretion zu befürchten ist,
c) wenn nach 48 Stunden eine weitere Beatmung notwendig ist (666).

Die Tracheotomie sollte von einem Chirurgen oder HNO-Arzt durchgeführt werden. Für diesen Eingriff wird eine Lokalanästhesie als ausreichend angesehen.

Beginn der Respiratorbehandlung

Nach der Herstellung eines Zuganges zum Bronchialsystem (Intubation, Tracheotomie) erfolgt als erste Maßnahme steriles Absaugen, das nicht länger als 20 Sekunden dauern sollte. Anschließend wird der Kranke mit einem Ambubeutel – mit Sauerstoffzuleitung – beatmet. Dies dient einmal zur Überbrückung bis zum Anschluß an den Respirator, zum anderen wird damit der Versuch unternommen, die Sauerstoffuntersättigung und die Kohlensäureretention zu beheben. In vielen Fällen bildet diese Globalinsuffizienz die Ursache der Dyspnoe und Tachypnoe. Die manuelle Beatmung sollte mit einer Frequenz von 20–25/min durchgeführt werden. Besteht noch Eigenatmung, muß man sich mit der manuellen Beatmung zunächst dieser Eigenfrequenz anpassen.

Bleibt trotz der Hyperventilation die Tachypnoe und Dyspnoe bestehen und zeigt die Blutgasanalyse annähernd normalen pO_2 und pCO_2, so müssen andere Ursachen für die Atemstörung in Erwägung gezogen werden. So würde z.B. eine Herzinsuffizienz, ein Lungenödem, schwere Hypoxie oder metabolische Azidose in Betracht kommen.

Zur Durchführung einer kontrollierten Beatmung (siehe unten) müssen bei diesen Krankheitszuständen – aber auch wenn die Ursachen der Atemstörung unentdeckt bleiben – sedierende Behandlungsmaßnahmen zur Anwendung kommen, z.B. Morphin. hydrochl., oder eine Dauerrelaxierung mit Curarin oder mit Imbretil erfolgen.

Daraus ergibt sich, daß in den meisten Fällen nach Intubation, aber auch nach Tracheotomie zunächst mit einer kontrollierten Beatmung begonnen werden muß.

Indikationen

Zusammengefaßt kann man folgende Indikationen für die *kontrollierte Beatmung* anführen:

- wenn keine oder nur sehr flache oberflächliche Eigenatmung besteht,
- wenn der Patient bewußtlos ist,
- wenn die sedierenden oder relaxierenden Behandlungsmaßnahmen eine effektive assistierte Beatmung fraglich erscheinen lassen,
- wenn eine Tachypnoe höher als 25/min besteht,
- wenn bei extrem gesteigerter Atemarbeit bald mit zunehmender Erschöpfung zu rechnen ist.

Für die *assistierte Beatmung* gelten folgende Indikationen:
- wenn Spontanatmung besteht mit einer Atemfrequenz unter 25/min und die Atmung ausreicht, um die Triggerung des Respirators auszulösen.

Sauerstoffzufuhr

Zu Beginn der Beatmung sollte wegen der fast immer bestehenden arteriellen Hypoxämie eine hohe Sauerstoffkonzentration in der Einatmungsluft gewährleistet sein. Durch eine gesonderte Zuleitung ist eine gute Dosierung möglich. Dabei sollte die Zufuhr so eingestellt werden, daß ein Sauerstoffpartialdruck von mindestens 80 mm Hg im arteriellen Blut erreicht wird. Werden 100 mm Hg überschritten, sollte die O_2-Zufuhr gedrosselt werden. Kann trotz 100%iger Sauerstoffbeatmung der O_2-Partialdruck nicht auf 100 mm Hg angehoben werden, so muß man daraus schließen, daß schwere pulmonale Veränderungen vorliegen. Bis zu 6 Stunden kann eine Beatmung mit 100% Sauerstoff ohne bleibende Schädigungen durchgeführt werden. Bei längerer O_2-Beatmung muß mit bronchialen Reizungen und Schädigungen der Alveolarmembran gerechnet werden.

Bei der assistierten Beatmung besteht die Gefahr, daß durch Besserung der Hypoxämie der hypoxische Atemreiz schwächer wird und dadurch unter Umständen infolge zunehmend flacher werdender Atmung der inspiratorische Sog für die Triggerung nicht mehr ausreicht.

In diesen Fällen kann es notwendig werden, neben der Revision der Belüftung (Reduzierung des Atemminutenvolumens) und Reduzierung der O_2-Zufuhr Atemanaleptika, z.B. Daptazol, zu verabreichen.

Wichtige praktische Hinweise:

Mit dem Bird-Respirator kann bei Verwendung von Sauerstoff als Antriebsgas eine 100%ige O_2-Beatmung durchgeführt werden. Durch den Airmix-Knopf wird eine Mischung von Sauerstoff zu Raumluft im Verhältnis 40:60 abgegeben. Mit zunehmender Anhebung des inspiratorischen Druckes und des Flow steigt der Sauerstoffanteil an und kann Konzentrationen bis zu 90% erreichen. Die sicherste Kontrolle wird durch ein Oxymeter, das im Einatmungsschenkel installiert ist, erreicht.

Anfeuchtung der Atemluft

Durch Umgehung der Mund- und Nasenatmung, durch die Unfähigkeit zu husten und durch die häufig vorhandenen Bronchialschädigungen ist der Kranke weitgehend des natürlichen Schutzmechanismus der Luftwege beraubt. Weiterhin ist zu berücksichtigen, daß für eine normale Zilientätigkeit eine 100%ige Wasserdampfsättigung erforderlich ist, die durch einen Schleimhautfilm gewährleistet wird. Bei einer Wasserdampfsättigung von 70% ist die Beweglichkeit der Zilien stark eingeschränkt, bei 50% sistiert nach kurzer Zeit ihre Tätigkeit.

Die Austrocknung der Tracheobronchialschleimhaut und schlechte Pflege des Tracheostoma führen innerhalb kurzer Zeit zu *nekrotisierender Tracheobronchitis*. Da die Atemgase, besonders der zugeführte Sauerstoff, trockene Gase sind, ist eine ausreichende Anfeuchtung von größter Wichtigkeit. Die mit den Respiratoren gelieferten Anfeuchtungseinrichtungen sind erprobt und als ausreichend anzusehen. Während der Respiratorbehandlung müssen allerdings regelmäßige Kontrollen durchgeführt werden, um festzustellen, ob auch noch genügend Flüssigkeit in den dazugehörigen Behältern vorhanden ist.

Überwachung

1. Kontrolle des Gerätes:

Zu Beginn der Beatmung müssen folgende Werte schriftlich fixiert werden: Atemzugvolumen, inspiratorischer Druck, Atemminutenvolumen, Frequenz (evtl. exspiratorischer Druck), evtl. Flow und O_2-Konzentration.
In regelmäßigen Abständen (zu Beginn stündlich, später 4stündlich) müssen diese Einstellungen kontrolliert bzw. neu gemessen werden. Die ermittelten Werte sind schriftlich zu fixieren. In gleichen Abständen müssen die Flüssigkeitsbehälter für die Anfeuchtung und die Schlauchanschlüsse kontrolliert werden. Weiterhin ist in kurzen Abständen zu prüfen, ob die Kondenswasserfänger entleert werden müssen.

Von besonderer Bedeutung ist die Prüfung der Kontaktstellen zwischen Tubus und dem zuführenden Schlauchsystem des Gerätes.

2. Kontrolle des Patienten:

Die ständige Überwachung des beatmeten Kranken ist unerläßlich. Besonders der relaxierte Kranke ist unbeaufsichtigt in ständiger Lebensgefahr. In der Hauptsache wird die Aufgabe des Überwachungspersonals darin bestehen, alle wichtigen Messungen, wie z.B. Blutdruck, Venendruck, Puls, Atmung, Atemminutenvolumen, Frequenz und Ausscheidung, in den vorgeschriebenen Abständen durchzuführen. Außerdem muß besonders auf das *Verhalten und Aussehen des Kranken* geachtet werden (z.B. motorische Unruhe, Zyanose, „paradoxe" Atembewegungen, Schwitzen, Änderung der Bewußtseinslage). Hierzu gehört auch die aus der Erfahrung gewonnene Beurteilung, wann der Kranke abzusaugen ist, so daß die Intervalle nicht zu groß gewählt werden; auf der anderen Seite jedoch dürfen diese Maßnahmen nicht zu häufig durchgeführt werden.

Unbedingt erforderlich ist eine *Ekg-Überwachung* durch einen Monitor, da Herzrhythmusstörungen fast bei jeder Respiratorbehandlung auftreten. Des weiteren gehört zur guten Überwachung eine tägliche Röntgenkontrolle. Wünschenswert sind die Druckmessung in der Arteria pulmonalis und in schweren Fällen die Bestimmung des Herzzeitvolumens.

Die wichtigste Kontrolle besteht in der *regelmäßigen Bestimmung der Blutgaswerte*. Anzustreben sind ein pO_2 zwischen 80 und 100 mm Hg und ein pCO_2 von 35 mm Hg. Da nach dem Ergebnis die Einstellung des Respirators besonders zu Beginn der Behandlung korrigiert werden muß und nach der Neueinstellung im Abstand von ½ Stunde die Blutgasanalyse zu wiederholen ist, sind häufige Bestimmungen am Anfang nicht zu vermeiden.

3. Allgemeine Richtlinien für die Überwachung und Betreuung:

a) Absaugen
b) Intubation
c) Tracheostoma
d) Lagerung
e) Ernährung – Abführen – Blasenkatheter
f) Spezielle Pflege bei Bewußtlosen
g) Anforderung an das Pflegepersonal

Zu a) Die endotracheale und endobronchiale *Absaugung* muß in den ersten Stunden der Beatmungsphase – bei starker Sekretion auch später – in Abständen von ½ Stunde durchgeführt werden. Diese Maßnahmen dienen der Offenhaltung des Tubus und der Atemwege. Damit soll in erster Linie ein Sekretstau verhindert werden, der eine Infektion begünstigen würde.
Besonderer Wert muß auf die Sterilität bei dieser Manipulation gelegt werden. So sollte jedesmal ein steriler Einmal-Katheter verwendet werden, der mit sterilen Handschuhen oder steriler Pinzette eingeführt wird. Genauso wichtig ist das schonende, „atraumatische" Vorgehen. Der Katheter muß ohne Sog (am besten durch Zwischenschalten eines Y-Stückes) tief eingeführt und langsam ohne Hin- und Herbewegungen nach außen geführt werden. Durch verschieden gebogene Spitzen kann der Katheter in den linken bzw. rechten Stammbronchus eingeführt werden. Diese Katheter werden bevorzugt, wenn jeweils nach einer Lagerungsperiode (siehe unten) die entsprechende Lungenpartie abzusaugen ist. Durch Vibrationsmassage werden diese Maßnahmen unterstützt. Im Anschluß an jeden Absaugvorgang hat sich das mehrmalige Überblähen mit einem Ambubeutel sehr bewährt.

Zu b) Wird die Beatmung über einen *orotrachealen Tubus* durchgeführt, so muß ein Gummiteil oder Güdel-Tubus in den Mund eingeführt werden, um ein Abklemmen des Tubus durch festes Zusammenbeißen zu verhüten. Weiterhin muß eine häufige Mundpflege erfolgen, da sich sonst um den Tubus ein Sekretstau mit bakterieller Infektion bildet (eitrige Parotitis!). In regelmäßigen Abständen muß man sich durch Auskultation am Mund vergewissern, daß die Blockung ausreichend ist. Die gleichen Maßnahmen gelten für die Pflege und Überwachung eines *nasotrachealen* Tubus.
Bevor der Tubus entfernt wird, sollte der Kranke Atropin (Atrop. sulf. 0,5 mg i.v.) und Solu-Decortin-H (50 mg i.v.) erhalten. Außerdem muß vorher eine besonders sorgfältige Reinigung des Mundes und des Kehlkopfeinganges unter Zuhilfenahme eines Laryngoskopes vorgenommen werden. Nach der Extubation sollte mindestens einstündig eine Sitzwache die Atmung überwachen, da sich im Anschluß an diese Maßnahmen u.a. ein Glottisödem entwickeln kann.

Zu c) Die *Umgebung des Tracheostoma* muß täglich gereinigt und steril abgedeckt werden. Im Abstand von 2 Tagen muß die Trachealkanüle gewechselt werden. Nach jedem Wechsel hat sich der behandelnde Arzt von dem einwandfreien Sitz der neuen Trachealkanüle zu überzeugen. Die häufigste Komplikation ist die Verlegung der Kanüle durch Schleim. Die gefährlichste Komplikation ist die Blutung.

Zur Behandlung dieser Komplikationen muß stets ein *Notbesteck* bei dem Patienten bereitgestellt sein:

(1) Spreizer,
(2) orotrachealer Tubus verschiedener Größen,
(3) Blockerspritze,
(4) armierte Klemme,
(5) 2 kleine Gefäßklemmen,
(6) 2 Kocherklemmen,
(7) eine Handoperationslampe,
(8) ein Ambubeutel.

Weitere Komplikationen, mit denen gerechnet werden muß:
Ulzeration im Bereich der Blockung oder des Randes der Trachealkanüle. Dadurch kann es zu Perforationen in den Ösophagus kommen.
Entwicklung eines ausgeprägten Hautemphysems, wenn die Blockung nicht exakt sitzt.
Verlegung des Lumens durch verkrusteten Schleim oder Blutkoagula (236).

Zu d) Um hypostatische Atelektasen der Lungen zu vermeiden, ist ein häufiger *Lagewechsel* vorzunehmen. Im stündlichen Wechsel wird der Patient auf die rechte Seite – auf die linke Seite – auf den Rücken gelagert.
Nachdem der Patient Nahrung erhalten hat, wird eine Stunde lang der Oberkörper auf etwa 45 Grad angehoben. Diese Positionswechsel dienen außerdem dazu, Dekubitalgeschwüre zu verhüten.
Zusätzlich sollte häufig eine aktive und passive Bewegungsübung der Extremitäten erfolgen, um einer Inaktivitätsatrophie vorzubeugen.
Zur Erleichterung für das Pflegepersonal empfiehlt es sich, die Kranken in ein motorgetriebenes Spezialbett zu legen.

Wichtig: Handelt es sich um eine einseitige Lungenaffektion (Pneumonie, Aspiration, Atelektase), so darf der Patient nicht auf die gesunde Seite gelagert werden.

Zu e) Ohne Verzögerung sollte vom ersten Behandlungstag an mit der oralen *Ernährung* über eine Magensonde begonnen werden. Einzige Ausnahme und Indikation für eine parenterale Ernährung: Fehlende Darmperistaltik!
Rechtzeitiger Beginn der Ernährung verhindert in hohem Maße die sonst relativ häufig auftretenden Magen-Darm-Blutungen, verursacht durch eine Gastritis erosiva oder durch Ulzerationen. In den ersten Tagen erfolgt die Ernährung über eine Dauersonde. Später wird der tracheotomierte Kranke wieder selbständig schlucken können – oder die Sonde wird zu festgesetzten Zeiten jeweils eingeführt. Über längere Zeit liegende Sonden führen zu Drucknekrosen des Oesophagus und der Trachea im Bereich der Trachealkanülen, da dort der Druck von zwei Seiten ausgeübt wird!
Falls die Entwöhnungsphase erreicht ist, sollte während der Nahrungszufuhr die Blockungsmanschette der Trachealkanüle wieder aufgeblasen werden.

Merke: Bei Verdacht auf Trachea-Oesophagus-Fistel wird Haferschleim mit Methylenblau angefärbt. Erfolgt dann nach der Nahrungszufuhr eine endotracheale Absaugung, so kann festgestellt werden, ob ein Übertritt von Nahrung in das Bronchialsystem erfolgt ist.
Für eine adäquate *Flüssigkeitszufuhr* – zum Teil parenteral, zum Teil oral – ist durch tägliche Einfuhr-Ausfuhr-Bilanzierung Sorge zu tragen. Dazu ist in den ersten Tagen ein Blasenkatheter meist unumgänglich. Als weitere Kontrollen sind täglich die Serum-Elektrolyte und der Hämatokrit zu bestimmen und in Abständen von 4 bis 6 Tagen das Serum-Eiweiß. Eine ausgewogene Flüssigkeitstherapie unterstützt die tracheobronchiale Sekretverflüssigung

Zu f) Außer den bisher genannten Maßnahmen ist bei bewußtlosen Patienten besondere Sorgfalt auf die *Augen- und Hautpflege* zu verwenden. Des weiteren muß die Lagerung der Extremitäten so erfolgen, daß Dauerkontrakturen verhindert werden. Beson-

ders bewährt haben sich Lammfellschuhe, die die Füße vor Druckulzerationen schützen.
Physikalische Therapie ist gleichfalls erforderlich.

Zu g) Patienten, die mit einem Respirator behandelt werden, bedürfen einer lückenlosen *personellen Überwachung.* Das Pflegepersonal muß eine genaue Kenntnis von der Arbeitsweise des Respirators besitzen und über alle möglichen Komplikationen unterrichtet sein. Die Reanimationsmaßnahmen müssen beherrscht werden. Das Erkennen von Rhythmusstörungen am Ekg-Monitor ist wünschenswert (307).

Entwöhnung vom Respirator

1. Vorgehen bei Kranken, bei denen nur kurzfristig eine Beatmung notwendig war (z. B. Lungenödem, Vergiftung, Zustand nach Reanimation u. a.):
Die Entscheidung, die Beatmung zu beenden, wird bestimmt vom klinischen Zustand – vor allem von der Bewußtseinslage – und von den Ergebnissen wiederholter Blutgasanalysen. Zur Beurteilung der respiratorischen Verhältnisse ist es dabei notwendig, die arteriellen Blutgaswerte nach verschiedenen Einstellungen des Respirators zu überprüfen. Dabei hat sich folgendes Vorgehen bewährt:
Kontrolle der Blutgaswerte bei assistierter Beatmung und atmosphärischer Luft. (Die Blutgaskontrollen erfolgen jeweils nach einer mindestens halbstündigen Beatmung nach vorgeschriebenem Muster.)
Eine Extubation kann nach diesen Kontrollen vorgenommen werden, wenn die CO_2-Spannung nicht angestiegen ist und wenn die noch bestehende Hypoxämie durch eine O_2-Zufuhr weitgehend ausgeglichen werden kann.

2. Entwöhnung vom Respirator nach Langzeitbeatmung. Hierbei handelt es sich um eine schwierige und mit viel Umsicht vorzunehmende Maßnahme. Voraussetzung für die Wahl des richtigen Zeitpunktes ist die ständige Kontrolle der pulmonalen Verhältnisse durch Röntgenaufnahmen, klinische Untersuchungen und Kontrolle spezieller respiratorischer Größen.
Wird der Kranke kontrolliert beatmet und muß die Respiratorbehandlung mit relaxierenden Maßnahmen unterstützt werden, so

ist der erste Schritt zur Entwöhnung der Übergang auf assistierte Beatmung und Absetzen der sedierenden und relaxierenden Substanzen. Als einfache Methode zur Feststellung der pulmonalen Situation hat sich die tägliche Blutgasanalyse unter festgelegten Beatmungseinstellungen bewährt:

a) Die Bestimmung der Blutgaswerte wird durchgeführt nach einer mindestens 30 Minuten langen Beatmung mit 100% Sauerstoff. (Solange dabei der O_2-Druck nicht über 90–100 mm Hg ansteigt, ist von einleitenden Maßnahmen der Entwöhnung abzusehen).
b) Eine zweite Bestimmung der Blutgaswerte wird durchgeführt nach einer mindestens 30 Minuten dauernden Druckluftbeatmung (= 20%ig Sauerstoff). Dabei muß berücksichtigt werden, daß stets mit der gleichen Respiratoreinstellung beatmet wird.

Sobald sich durch die klinischen, röntgenologischen und die oben beschriebenen Untersuchungen Hinweise auf eine Besserung der respiratorischen Insuffizienz ergeben, können kurze *Perioden der Spontanatmung* eingeschaltet werden.

Diese kurzen Perioden, die am Anfang 5–10 Minuten betragen, sollten mehrmals am Tag in den Behandlungsplan eingebaut werden, da dadurch der Inaktivität und damit der Atrophie der Atemmuskulatur vorgebeugt werden kann. Außerdem kann während dieser Zeit die Blockung gelöst werden, so daß eine kurzfristige Entlastung der umliegenden Trachealwand zustande kommt.

Wird der Kranke während dieser Pausen schnell zyanotisch, so sollte in den Tubus eine Sauerstoffsonde eingelegt werden und 2–4 Liter Sauerstoff/min zugeführt werden.

Hält der Kranke eine Periode von 30 Minuten Dauer durch, sollten Blutgaswerte abgenommen werden. Dadurch ist es möglich, die für den Kranken richtige Sauerstoffdosis zu ermitteln und dann die Perioden zu verlängern. Mehrfache Atemminutenvolumen-Bestimmungen werden gleichfalls in dieser Periode durchgeführt. So erhält man einen guten Überblick über die noch bestehenden Funktionsstörungen und über den Verlauf.

Bei zunehmender Besserung der respiratorischen Insuffizienz können die Perioden verlängert und die Frequenz gesteigert werden, bis der Kranke lange Perioden am Vormittag und am Nachmittag durchhält. Eine permanente Beobachtung während dieser

Zeit ist unerläßlich. Über Nacht sollten die Pausen erst ausgedehnt werden, wenn der Kranke mindestens an zwei aufeinanderfolgenden Tagen ohne Respirator ausgekommen ist.
Bereits während der assistierten Beatmung mit Druckluft – aber auch bei den kurzen Perioden der Spontanatmung – ist besonders auf den klinischen Zustand zu achten. Nicht ausreichende Ventilation zeigt sich besonders in Herzrhythmusstörungen, Kreislauferscheinungen (Hypotonie, aber auch Hypertonie), Dyspnoe, Tachykardie, Schwitzen, motorischer Unruhe und einer zunehmenden Zyanose. Auch ist auf starken Hustenreiz sowie auf starke Verschleimung und damit Verlegung des Tracheobronchialsystems bzw. des endotrachealen Tubus zu achten. Häufig gelingt es dem Kranken nicht, den Schleim zu expektorieren, so daß auch in dieser Phase noch immer abgesaugt werden muß. Um ganz sicher zu gehen, daß die Spontanatmung auch bei Mund-Nasen-Atmung ausreicht, wird einen Tag vor Dekanülierung eine kleine Kanüle ohne Blockung eingelegt und mit einem Korken abgestöpselt. Auch diese Maßnahme wird durch Blutgasanalyse kontrolliert. Wenn sich hier gute Werte ergeben und der klinische Zustand sich nicht verändert, wird die Kanüle entfernt und das Tracheostoma mit einem Dachziegelverband verschlossen.
Entspricht der Verlauf bei Abstöpselung nicht den Erwartungen, d.h. verschlechtert sich der Zustand oder besteht eine starke, unbeeinflußbare Schleimsekretion, so sollte die Frage der Dauerkanüle diskutiert werden.
Eine Sonderstellung bei der Entwöhnung nehmen die *Kranken mit chronischer Lungenerkrankung*, insbesondere mit chronisch-obstruktiver respiratorischer Insuffizienz, ein. Hier kann nicht erwartet werden, daß die pathologischen Befunde, die auf eine respiratorische Insuffizienz hingewiesen haben, sich völlig normalisieren, da bekanntlich diese Kranken häufig schon jahrelang mit pathologischen Werten leben. Wenn bei diesen Kranken keine Vorbefunde bekannt sind – was in der Mehrzahl der Fall ist –, so ist der klinische Befund entscheidend. Ein erhöhter pCO_2 bzw. eine leichte bis mittelgradige Hypoxämie ist bei diesen Kranken kein Grund, die Beatmung weiter fortzusetzen oder wieder aufzunehmen. Die richtige Einschätzung dieser Befunde bedarf zweifellos großer klinischer Erfahrung.

IV.6. Hinweise auf einige spezielle Beatmungsbedingungen

IV.6.1. Poliomyelitis

Nur selten wird ein fieberhafter Katarrh, der dem paralytischen Stadium vorausgeht, als Frühsymptom einer Poliomyelitis erkannt. Verdächtig sind rasch einsetzende, unsymmetrische und unsystematische Lähmungen. Fieber und Meningismus sind häufige Begleiterscheinungen. Die Bestätigung der *Diagnose* bringt die virologische Untersuchung (Blut, Rachensekret, Liquor und Stuhl). Die Liquoruntersuchung gibt entscheidende Hinweise (746). Von besonderer Bedeutung im Hinblick auf die Respiratortherapie ist die spinale Verlaufsform (29), da es hier bei Übergreifen der Lähmung auf die Mm. intercostales zu einer erheblichen Beeinträchtigung der Atmung kommen kann. Paresen der Auxiliarmuskulatur, des Zwerchfells und der Bauchwand erhöhen die Gefahr. Der respiratorischen Insuffizienz liegt dabei eine alveoläre Hypoventilation zugrunde. Am sichersten zu erkennen ist die Entwicklung durch die wiederholte Untersuchung der Blutgaswerte. Hinweise auf eine beginnende respiratorische Insuffizienz erhält man durch regelmäßige Kontrollen von Atemfrequenz, Atemzugvolumen, Atemminutenvolumen und Vitalkapazität. Die Indikation zur Beatmung ist gegeben, wenn die Vitalkapazität auf $1/3$ bis $1/4$ des Normalwertes abgefallen ist (932) und/oder wenn der arterielle pCO_2 auf 50 mm Hg angestiegen ist (502). Da es sich stets um eine Langzeitbeatmung handelt, ist die sofortige Tracheotomie der Intubation vorzuziehen. Außerdem ist zu berücksichtigen, daß der bewußtseinsklare Kranke weniger unter der Tracheotomie und der eingeführten Kanüle als unter einem oralen oder nasotrachealen Tubus zu leiden hat.

Bei der *bulbären Form* (Ausfall der Hirnnerven IX–XII) kommt es zu Lähmungserscheinungen, die sich besonders auf den Schluckakt auswirken. Dies kann zur Folge haben, daß sich innerhalb weniger Stunden ein bedrohlicher Zustand entwickeln kann. Durch die Unfähigkeit zu schlucken sammeln sich in kurzer Zeit Sekretmassen im Hypopharynx und in der Mundhöhle an. Die Stimmbandlähmung verhindert ein Abdichten des Kehlkopfes, so daß Schleimmassen in die Trachea eindringen können. Eine wirkungsvolle Expektoration ist ebenfalls nicht möglich, so daß es zu einer zunehmenden Aspiration kommt. Zudem können Störungen der vegetativen Funktionen auftreten, die in Form von Atemstörungen und zentralen Kreislaufdysregulationen in Erscheinung treten.

Die *Soforttherapie* besteht in einer Reinigung der Mundhöhle und Freimachen der Atemwege. Wenn es nicht möglich ist, eine endotracheale Intubation durchzuführen, sollte der Kranke unverzüglich in Kopftieflage gelagert werden.

In der Klinik ist als erste Maßnahme die Tracheotomie durchzuführen. Der klinische Zustand – Aspirationspneumonie, Atelektasen usw. – wird dann die weitere Behandlung auf der Intensivstation bestimmen.

IV.6.2. Akute Polyneuritis

Der akut entzündlichen Polyneuritis (z. B. in Form einer Landry-Paralyse oder eines Guillain-Barré-Syndroms) geht ein fieberhafter Katarrh 2–3 Wochen voraus. Die Sensibilitätsstörungen und Lähmungserscheinungen beginnnen meist distal und symmetrisch; sie steigen nach proximal auf. Diese Lähmungserscheinungen können sich sehr rasch ausbreiten, so daß die Atemlähmung oft überraschend auftritt und nur wenig Zeit für Notmaßnahmen bleibt (502). Aus diesem Grund muß der Kranke bei den ersten Hinweisen der auftretenden und aufsteigenden Lähmung zu einer Überwachungsstation gebracht werden, wo die Möglichkeit der Intubation besteht. Auch auf dem Transport sollte die Intubation möglich sein. In der Klinik darf mit der Tracheotomie nicht lange gezögert werden, da die Freihaltung der Atemwege meist schwierig ist, damit ferner bei akut bedrohlicher Entwicklung sofort mit der Beatmung begonnen werden kann. Unmittelbar nach Einsetzen der Beatmung tritt nicht selten ein Blutdruckabfall auf. Durch eine kombinierte Volumen- und Vasopressoren-Therapie läßt sich diese Komplikation beherrschen. Die Beatmung muß 4–8 Wochen durchgeführt werden. In der Zwischenzeit sind differentialdiagnostische Maßnahmen zur Klärung der Ursache der Polyneuritis einzuleiten, um zusätzliche kausale oder halbkausale Behandlung einzuleiten. Die Prognose ist in der Regel gut.

IV.6.3. Myasthenia gravis

Das Krankheitsbild ist gekennzeichnet durch eine krankhafte Ermüdbarkeit der Muskulatur, die unter Belastung auftritt oder sich darunter verstärkt. Dies beruht auf einer pathologischen Hemmung oder Zerstörung des Acetylcholins an den motorischen Endplatten.
Eine akute respiratorische Insuffizienz droht bei der *myasthenischen* oder *cholinergischen* Krise.
Der *myasthenischen Krise* liegt ein Acetylcholinmangel zugrunde, der eine Erschwerung oder Blockierung der neuromuskulären Impulsübertragung zur Folge hat. Die auslösenden Ursachen der sich oft rasch entwickelnden krisenhaften Verschlechterung sind schwere körperliche Belastung, Operation, Infektionskrankheiten u. ä.
Die *cholinergische Krise* beruht auf einer Überdosierung von Cholinesterasehemmern. Die übermäßige Anreicherung von Acetylcholin an den motorischen Endplatten führt zu einem Curare-Effekt.
Eine *Unterscheidung* der beiden Formen ist klinisch schwierig. Diagnostische Versuche der Differenzierung dürfen in keinem Fall den Beginn der Respiratorbehandlung verzögern!
Folgende *klinische Zeichen* sind charakteristisch für die akute Verschlechterung: Speichelfluß, Erbrechen, hochgradige Muskelschwäche, Bronchokonstriktion, Bradykardie und Schweißausbrüche.
Die **Behandlung** besteht in unverzüglicher Intubation bzw. Tracheotomie und künstlicher Beatmung. Besonders wichtig ist die Reinigung des Tracheal-Bronchial-Systems durch gezieltes Absaugen. Durch die Respiratorbehandlung wird Zeit gewonnen zur Klärung der Diagnose. (Führt die Verabreichung von Cholinesterasehemmern zu einer Reduzierung der Vitalkapazität, so muß daraus geschlossen werden, daß es sich um eine cholinergische Krise handelt. Beobachtet man dagegen nach dieser Medikation eine Erhöhung der Vitalkapazität oder keine Veränderung, so ist eine myasthenische Krise wahrscheinlich).
Die gefürchtetste Komplikation ist die Aspirationspneumonie!
Die Respiratorbehandlung erfolgt nach den oben beschriebenen Richtlinien (s. S. 290).

IV.6.4. Tetanus

Der Tetanus oder Wundstarrkrampf ist eine schwere Allgemeininfektion, die durch das Neurotoxin der vegetativen Formen von Clostridium tetani ausgelöst wird. Wahrscheinlich auf dem Blutweg gelangt das Toxin zum Hirnstamm und zum Rückenmark. Seine Wirkung hat eine Minderung bzw. Aufhebung der inhibitorischen Afferenzen der Motoneuronen zur Folge. Dadurch besteht eine Übererregbarkeit der Vorderhornzellen für Impulse aus den höheren Abschnitten des Zentralnervensystems. Dies erklärt die Übererregbarkeit der Muskeln durch die verschiedensten Reize, die Anspannung der Muskulatur und die Krampfneigung.

Für die *Beurteilung des Schweregrades* ist die Dauer der Inkubation von Bedeutung. Außerdem wird als wichtiges Kriterium der Zeitraum vom Auftreten der ersten klinischen Zeichen bis zur Ausbildung des Vollbildes angesehen.

Die ersten *Hinweise* sind Mattigkeit, Erbrechen und Kopfschmerzen. Bald tritt ein Spannungsgefühl der Kiefer- und Halsmuskulatur hinzu, und bei zunehmender Ausbildung sind Kieferklemme und Trismus zu beobachten. Innerhalb kurzer Zeit entwickelt sich dann ein Spannungszustand der Rumpf- und Gliedmaßenmuskulatur. Durch geringfügige Reize werden in diesen Stadien generalisierte Krampfanfälle ausgelöst (231, 728).

Akute Gefährdung besteht durch den während der Krampfanfälle auftretenden Laryngospasmus. Die dabei auftretende Hypoxämie kann sich deletär auf das Herz- und Kreislaufsystem auswirken. Zum anderen führen die eingeschränkte Atmung und Dysphagie zur Hypoxämie, zur Aspiration, zu Atelektasen und Pneumonien.

Behandlung

Es wird unterschieden zwischen kausaler und symptomatischer Therapie.

I. Kausale Therapie

1. Operative Versorgung

Wenn eine Verletzung, die als Eintrittspforte für den Erreger in Frage kommt, noch sichtbar ist, erfolgt breite Exzision.

Dieser – häufig sehr kleine – operative Eingriff hat dazu geführt, daß die Tetanuskranken in Chirurgischen Kliniken behandelt werden, obwohl diese Erkrankung zweifellos ein internistisches Leiden ist. Dies löst allerdings heute keine Diskussionen mehr aus, da sich alle darüber einig sind, daß der Tetanuskranke in einer Intensivabteilung versorgt werden muß, in der die Langzeitbeatmung zur Routinebehandlung gehört, ganz gleich, ob es sich um eine anästhesiologische, interne oder neurologische Station handelt!

2. Immunisierung

a) Passive Immunisierung:

Humanes Antitetanus-Globulin (z.B. Tetanus-Hyperimmun-Globulin Behring): 1. Tag 10000 IE, 2. u. 3. Tag je 3000 IE.

b) Aktive Immunisierung:

α) wenn aktiv immunisiert wurde, d.h. früher mindestens 2 Injektionen Tetanus-Absorbat-Impfstoff gegeben wurden: Wiederauffrischung mit 1 ml (z.B. Tetanol);

β) wenn keine regelrechte Impfung durchgeführt wurde: Aktive Schnellimpfung (648): 1 ml Tetanus-Absorbat-Impfstoff subkutan. Im Abstand von 48 Std. 4 weitere Injektionen von 0,5 ml (Tetanol oder Tetratoxoid).

Während die Wirkung der passiven Immunisierung zweifelhaft ist, ist die aktive Immunisierung von Bedeutung, da das Toxoid die Antigenproduktion wesentlich stärker anregt als dies durch die freigesetzten und abgegebenen Toxine bewirkt wird (341).

3. Antibiotika

Diese Substanzen sind zwar gegen die Toxine wirkungslos, und es bestehen Zweifel, ob sie an den Ort gelangen, wo sich die Bakterien befinden. Da sich jedoch häufig Superinfektionen einstellen und eitrige Prozesse in der Umgebung die Toxinbildung durch die Clostridien begünstigen, wird diese Therapie als Prophylaxe angesehen. (Empfohlen werden 10 Millionen Einheiten Penicillin pro die.)

II. Symptomatische Therapie

Da es bisher noch keine Möglichkeit gibt, die an ihrem Wirkungsort fixierten Toxine zu inaktivieren, ist das Hauptziel der Therapie, durch symptomatische Behandlung solange zu behandeln, bis die Toxinwirkung nachgelassen hat. Daher besteht die Behandlung zunächst darin, den Patienten zu sedieren und so abzuschirmen, daß keine Reize von außen Krampfanfälle provozieren können.

a) Sedierung:
Das Mittel der Wahl für die Sedierung ist Valium in hoher Dosierung, beginnend mit 20 mg i.v. (200–300 mg/die).
Reicht diese Behandlung nicht aus, so kann zusätzlich ein mittellang wirkendes Barbiturat, z.B. Nembutal, verordnet werden. Während dieser Behandlung müssen in kurzen Abständen 4–6 stündlich die arteriellen Blutgaswerte kontrolliert werden. Bei Zeichen der respiratorischen Insuffizienz (O_2-Sättigung unter 90%, pO_2 unter 70 mm Hg und pCO_2 über 50 mm Hg), muß die Tracheotomie durchgeführt und *assistiert* beatmet werden. Außerdem muß eine Tracheotomie durchgeführt werden, wenn die Blutgaswerte zwar normal, jedoch Schluckreflexe nicht mehr erhalten sind, oder die Kranken aufgrund der hohen Dosen der verabreichten sedierenden und leicht relaxierenden Medikamente nicht mehr ansprechbar sind, so daß die Gefahr einer Aspiration droht (951).

b) Relaxierung – kontrollierte Beatmung:
Treten trotz der bisher durchgeführten Maßnahmen immer noch Krampfanfälle auf, so muß der Kranke einer Dauerrelaxation unterzogen werden, die stets mit einer *kontrollierten* Beatmung einhergehen muß. Für diese Behandlung hat sich Hexacarbacholinbromid (Imbretil) sehr bewährt.
Dosierung: Zu Beginn 0,02–0,08 mg/kg i.v., dann im Abstand von 30 Minuten 2–3 mg i.v. oder Valium in der unter a) angegebenen Dosierung.
Hinsichtlich der Pflege und Überwachung von Kranken mit assistierter bzw. kontrollierter Beatmung gelten die allgemeinen Richtlinien (s. S. 290).

Nach kontrollierter Beatmung bereitet die Entwöhnung häufig große Schwierigkeiten. Dabei ist zu berücksichtigen, daß die Ateminsuffizienz durch die Inaktivität der Atemmuskulatur und durch pulmonale Schädigung noch lange die Zeit überdauern kann, in der eine Relaxierung notwendig war. In diesen Fällen kann die Entwöhnungsphase bis zu 2 Wochen dauern. Blutgaskontrollen während Spontanatmung und Messung der Vitalkapazität informieren dabei über die respiratorischen Verhältnisse (728, 951).

IV.6.5. Aspiration

1. Aspiration von soliden Partikeln
2. Aspiration von Magensaft

1. Aspiration von soliden Partikeln

Eine Gefährdung durch Aspiration von festen Partikeln besteht bei gedämpften oder fehlenden Schutzreflexen der Atemwege. *Begünstigende Faktoren* sind schwere Allgemeinerkrankungen, postoperative Zustände und hochdosierte Therapie mit Sedativa und Analgetika. Besonders darauf zu achten und durch entsprechende Untersuchungen danach zu forschen ist bei Kranken, die bewußtlos zur Aufnahme kamen oder vor der Klinikbehandlung eine Periode der Bewußtseinstrübung durchlaufen haben. Die sich an eine Aspiration anschließenden möglichen Komplikationen sind Atelektasen, Pneumonien, Lungenabszesse, Lungengangrän. Die klinische Symptomatik ist unterschiedlich und wird von der aspirierten Menge und vorbestehenden Lungenschädigungen abhängen. Aspirationspneumonien sind im allgemeinen viel ausgedehnter (Mehr-Lappen-Pneumonien) und von schwererem Verlauf als die meisten anderen Pneumonien. Abszeßbildungen sind häufig.

Die *Soforttherapie* besteht in intrabronchialem Absaugen in steiler Kopftieflage mit langem Saugkatheter. Bestehen bei diesen Maßnahmen Schwierigkeiten oder ist diese Behandlung ineffektiv, so muß der Kranke intubiert werden. Ergibt die Röntgenaufnahme Hinweise auf Bronchialverlegungen, so muß unter bronchoskopischer Kontrolle nochmals gezielt abgesaugt werden.

Von einer *Bronchialspülung* sollte abgesehen werden, da die bisherigen derartigen Therapieversuche unterschiedliche Beurteilung fanden (173, 840, 897). Bei einer Bronchialspülung wurde beobachtet, daß sich die Hypoxämie verstärkte und die Compliance zunahm. Des weiteren besteht die Möglichkeit, daß das aspirierte Material in bis dahin nicht affizierte Lungenpartien verschleppt wird. Eigene Therapieversuche führten zu deutlichen Verschlechterungen.

Die sich anschließende Behandlung besteht in Sauerstoffzufuhr, Antibiotikagabe, Digitalis- und Steroidapplikation. Bei spastischen Zeichen werden zusätzlich Broncholytika verabreicht.

Eine Respiratorbehandlung muß erfolgen, wenn sich Zeichen der respiratorischen Insuffizienz einstellen, sei es wegen schon vorbestehender Lungenerkrankungen oder sei es wegen der großen Ausdehnung der Aspiration. Blutgaswerte und Röntgenkontrollen sind für die Weiterbehandlung von ausschlaggebender Bedeutung. In der Regel wird eine assistierte Beatmung genügen.

2. Aspiration von Magensaft

Nach Aspiration von saurem Magensaft – auch in kleinen Mengen – entwickelt sich ein typisches Krankheitsbild [Mendelson-Syndrom (594)].
Begünstigende Faktoren sind auch hier wie unter 1. Krankheitszustände, die den Schutzmechanismus der Atemwege herabsetzen. Vorwiegend tritt dieses Krankheitsbild in Zusammenhang mit Schwangerschaft und Geburt auf (175, 594, 761). Dabei werden besondere Faktoren, wie z.B. Zwerchfellhochstand, erhöhter intraabdominaler Druck und funktionelle Insuffizienz der Cardia verantwortlich gemacht. Dazu kommt, daß es sich bei geburtshilflichen Eingriffen häufig um Notfalloperationen bei nicht vorbereiteten Kranken handelt.
Klinik: Nach einer Latenz von 2–12 Stunden kommt es zu Bronchopasmus und Schleimhautschwellung, mitunter auch zu einem Glottiskrampf mit inspiratorischem Stridor. Nachfolgend stellen sich Dyspnoe, Zyanose, Tachykardie, Blutdruckabfall und subfebrile Temperaturen ein. Bei weiterer Ausprägung entwickelt sich ein Lungenödem.
In leichteren Fällen wird die *Behandlung* mit hohen Dosen von Steroiden (z.B. im Abstand von 4–6 Std. 100 mg Prednison) und Broncholytika (z.B. Euphyllin-Dauertropfinfusionen – maximal 2 g/24 Std.) in Verbindung mit Sauerstoffapplikation genügen. Zusätzlich wird eine Digitalisierung und Aerosolbehandlung durchgeführt. Zur Vermeidung von Infektion sind Antibiotika angezeigt. Neben der allgemeinen Überwachung sind Untersuchungen der arteriellen Blutgaswerte im Abstand von 4–6 Std. von besonderer Bedeutung.
In schweren Fällen (besondere Kriterien: rasche Entwicklung der respiratorischen Insuffizienz!) steht die Intubation mit nachfolgendem intratrachealem und intrabronchialem Absaugen und anschließender Beatmung an erster Stelle. Um ein ausreichendes

Atemminutenvolumen zu erhalten, muß bei diesem Krankheitszustand meist ein hoher inspiratorischer Druck eingestellt werden. Zu Beginn der Respiratorbehandlung wird fast immer die Anwendung der kontrollierten Beatmung notwendig sein. Da sich die Beatmungsperiode meist länger als 48 Std. hinzieht, wird man sich bald zur Tracheotomie entschließen müssen. Zusätzlich kommen alle medikamentösen Maßnahmen zur Anwendung, die für die leichteren Fälle angeführt sind (s.o.).
Von einer bronchoskopischen Bronchialtoilette ist abzusehen, da dadurch ein Bronchospasmus verstärkt werden kann. Ebenfalls sollte keine Bronchialspülung unternommen werden.
Die Überwachung wird nach den auf S. 240 erwähnten Gesichtspunkten durchgeführt.

IV.6.6. Respiratorbehandlung des Lungenödems

Die Behandlung des Lungenödems mit einem Respirator ist indiziert, wenn die konservative Therapie ineffektiv bleibt, oder wenn bereits ein sog. „sprudelndes Lungenödem" vorliegt, so daß als erste Maßnahme die Intubation mit anschließendem Absaugen erfolgen muß.

Pathophysiologische Vorbemerkungen
Die Hauptkraft, die Flüssigkeit aus den Kapillaren treibt, ist der pulmonale Kapillardruck, der normal annähernd bei 10 mm Hg liegt. Dieser Kraft wirkt der onkotische Druck des Blutes (normal 23–30 mm Hg) entgegen, wobei als weiterer Faktor die unversehrte Alveolar-Kapillaren-Membran eine Rolle spielt. (In den Alveolen beträgt der mittlere Druck 0 mm Hg.) Übersteigt der Pulmonal-Kapillardruck den onkotischen Druck um 2–5 mm Hg, so kommt es zu einem Austritt von Flüssigkeit aus den Kapillaren in das Interstitium. Dies führt zu einer Veränderung und Schädigung der Kapillaren-Membran. Die Folge ist ein *interstitielles Ödem* mit den klinischen Zeichen der Hypoxämie infolge der dadurch hervorgerufenen Diffusionsstörung. Bei Fortschreiten der Störung (weitere Erhöhung des Pulmonal-Kapillardruckes, zunehmende Kapillar-Permeabilitätsstörung) tritt Flüssigkeit in die Alveolen über *(alveoläres Ödem)*. Durch Hustenstöße gelangt die Flüssigkeit bald in die Bronchien. Da jetzt ein Teil der

Alveolen am Gasaustausch nicht mehr teilnimmt, entwickelt sich eine *Störung des Ventilations-Perfusions-Verhältnisses* mit zunehmender venöser Beimischung (intrapulmonaler Rechts-Links-Shunt). Außerdem verursacht die in den Bronchien befindliche Flüssigkeit eine *Erhöhung der bronchialen Strömungswiderstände* (2, 16, 569, 837). Durch diese Störungen der Lungenfunktion entwickeln sich: eine sich steigernde Hypoxämie, zunehmende Atemarbeit und fortschreitende myokardiale Schädigung. – Bei meist noch stabilen Kreislaufverhältnissen hält der venöse Rückstrom unvermindert an und erhöht – vor allem bei der häufigsten Ursache des Lungenödems, der Linksinsuffizienz – das pulmonale Blutvolumen.

Indikation

Die Indikation zur Respiratortherapie ergibt sich fast ausschließlich aus dem *klinischen Befund*. Ausgeprägte Dyspnoe und fehlende Besserung auf die medikamentöse Therapie sind wichtigere Parameter als z.B. die Blutgasanalyse. Außer einer Hypoxämie wird sonst meist keine Veränderung angetroffen, da durch die forcierte Atmung die Kohlensäure noch gut abgeatmet werden kann. Zuweilen beobachtet man sogar eine respiratorische Alkalose.

Die Anwendung der Überdruckbeatmung mit 100% Sauerstoff hat zum Ziel, allen eben beschriebenen Störungen entgegenzuwirken (2, 142, 546).

1. Durch den hohen inspiratorischen Druck erhöhen sich der intrapulmonale und der intraalveoläre Druck, so daß der Druckgradient zwischen Kapillaren und Alveolen abnimmt. Dadurch wird die weitere Exsudation von Flüssigkeit in die Alveolen vermindert oder verhindert.
2. Durch die bessere Belüftung der Alveolen, die durch Überwindung der Strömungswiderstände erreicht wird, tritt eine Besserung des gestörten Ventilations-Perfusions-Verhältnisses und damit eine Reduzierung des intrapulmonalen Shunts ein.
3. Die Dyspnoe wird gebessert, wahrscheinlich durch Reduzierung der Atemarbeit.
4. Die Erhöhung des mittleren intrathorakalen Druckes führt zu einer Herabsetzung des venösen Rückstroms und damit des intrapulmonalen Blutvolumens.
5. Durch die Oxygenierung des Blutes wird die Sauerstoffversorgung des Myokards und damit die Kontraktionskraft gebessert.

Weitere Hinweise für die Beatmung

Besteht eine Tachypnoe, so sollte eine kontrollierte Beatmung mit *Relaxierung* durchgeführt werden. Trotz der vielen Flüssigkeit in den Atemwegen muß eine Anfeuchtung der Atemluft vorgenommen werden, da im Verlauf der Behandlung eine Eindickung des Sekretes möglich ist. Der Aerosolflüssigkeit kann ein *Alkoholzusatz* (20–40%) beigefügt werden zur Herabsetzung der Oberflächenspannung und zur Reduktion der Schaumbildung. In der Regel handelt es sich um eine kurzfristige Beatmung, so daß eine Intubation ausreicht. Sorgfältige Kontrollen des Atemzugvolumens in ½–1stündlichem Abstand sind notwendig, da bei Besserung des Ödems eine Zunahme des Atemzugvolumens eintreten wird. Wird dies übersehen, so kann es zu einer respiratorischen Alkalose erheblichen Ausmaßes kommen. Während der Beatmung darf auf keinen Fall die medikamentöse Therapie (Glykoside, Diuretika, Sedierung; s. S. 290) vernachlässigt werden.

IV.6.7. Respiratortherapie bei Pneumonie

Nur selten nimmt eine Pneumonie bei vorher Gesunden einen so bedrohlichen Verlauf, daß man zur Beatmung gezwungen ist. Gefährdet sind besonders ältere Kranke, bei denen bereits eine Vorschädigung der Respirationsorgane und des Herzens besteht. Einschränkungen oder Veränderungen der Thoraxbeweglichkeit durch Wirbelsäulenveränderungen (Kyphoskoliose, Morbus Bechterew usw.), Pleuraschwarten oder -ergüsse sowie durch Funktionsausfall der Atemmuskulatur, z.B. bei Poliomyelitis, Tetanus, Polyneuritis u.ä., können ebenfalls zu einer Verschlechterung des Krankheitsverlaufes beitragen. Solche erschwerende Bedingungen werden sich in einer respiratorischen Insuffizienz bemerkbar machen. Häufig zu beobachten ist ein *Partialinsuffizienz*, bedingt durch Diffusionsstörungen oder durch Störungen des Ventilations-Perfusions-Verhältnisses, oder – wenn auch seltener – eine zunehmende *Globalinsuffizienz*, der eine Hypoventilation zugrunde liegt (408).

Der klassische Verlauf mit hochfieberhaftem Beginn, erheblichem Krankheitsgefühl, Schallverkürzung bei massiver Infiltration, Pleuraschmerzen und Husten mit rostfarbenem Auswurf, Bronchialatmen und Zyanose pflegt keine diagnostischen Schwierigkeiten zu bereiten. Dagegen kann der Beginn einer Pneumonie, insbesondere eine Bronchopneumonie, bei bettlägerigen Kranken durch die vorher aufgetretenen Erkrankungen oder sogar durch Antibiotika, die wegen anderer Krankheiten verordnet werden mußten, überdeckt sein.

Verdächtige Zeichen sind in diesen Fällen ein plötzlicher Fieberanstieg, Anstieg der Puls- und Atemfrequenz, Husten mit Pleuraschmerzen, sich verstärkende Zyanose. Durch Auskultation und Perkussion sowie durch Röntgenuntersuchungen wird dann die Diagnose gesichert. Bei älteren, entkräfteten Patienten kann das Fieber ausbleiben.

Bei der *medikamentösen Behandlung* stehen die *Antibiotika* an erster Stelle. Anzustreben ist die gezielte Therapie nach bakteriologischer Vortestung (580).

Besonders bei älteren Kranken muß eine *Digitalisierung* durchgeführt werden. Daneben werden Analgetika, Broncholytika und Antitussiva verabreicht werden müssen. Die Sauerstoffapplikation sollte unter Kontrolle der Blutgaswerte erfolgen. Durch diese Untersuchungen, aber auch durch Überwachung des klinischen Verlaufes wird sich bei schweren Verlaufsformen die Indikation zur Tracheotomie und anschließenden assistierten Beatmung ergeben. Sinkt die O_2-Spannung des arteriellen Blutes bei O_2-Zufuhr auf 70–60 mm Hg ab und/oder steigt die CO_2-Spannung auf 50 mm Hg – oder wird eine zunehmende Dyspnoe mit ansteigender Atemfrequenz beobachtet, so sollte man mit dem Einsatz des Respirators nicht mehr zögern. Beeinflußt und erleichtert wird die Indikation bei zusätzlich bestehenden anderen schweren Erkrankungen.

In erster Wahl kommen bei der Antibiotika-Therapie Tetracycline (Terravenös Ledermycin, Vibravenös, Reverin) in Betracht, da sie außer einem breiten antibakteriellen Spektrum (allein) auch die für viele Pneumonien verantwortlichen „großen" Viren beeinflussen, ferner Ampicillin oder Cephalosporin. Chloramphenicol hat zwar ein breites Spektrum, aber auch das Risiko einer Knochenmarkschädigung.

V. Akute exogene Vergiftungen*

V.1. Einleitung

In der internen Notfallbehandlung nehmen die akuten Vergiftungen eine besondere Stellung ein, da durch eine Vielzahl von Substanzen ganz unterschiedliche Krankheitszustände ausgelöst werden können. Prinzipiell wird jede Substanz zu abnormen Körperreaktionen führen, d.h. als Gift wirken, wenn ihre wirksame Dosis oberhalb der individuellen Verträglichkeit liegt. Die mannigfachen klinischen Erscheinungsformen, die sich aus den organischen Funktionsstörungen und pathologischen Körperreaktionen bei den verschiedenen Giften ergeben, bereiten dem toxikologisch unerfahrenen Arzt oft große diagnostische Schwierigkeiten. Bei der zahlenmäßigen Zunahme der Vergiftungen (ihr Anteil an den Krankenhausaufnahmen beträgt bis zu 8%, in einigen amerikanischen Statistiken sogar über 10%) wäre jedoch schon viel gewonnen, wenn der erst-gerufene Arzt die Intoxikation in seine differentialdiagnostischen Erwägungen mit einbezöge, besonders dann, wenn es sich um ein akutes Krankheitsgeschehen handelt. Hier muß daran erinnert werden, daß es im Verlauf jeder akuten Vergiftung – mitunter sehr rasch – zu einer Beeinträchtigung oder Aufhebung der wichtigen Elementarfunktionen (Kreislauf, Atmung, Temperaturregulation, Stoffwechsel) und damit zu einem lebensbedrohlichen Zustand kommen kann. Daraus ergibt sich die Forderung, daß die Bemühungen der ersten ärztlichen Kontaktperson darauf gerichtet sein müssen, eine bedrohliche Entwicklung durch entsprechende Maßnahmen (Giftentfernung, Giftneutralisation) hintanzuhalten. Haben sich bereits vitale Funktionsstörungen ausgebildet, so sind sofort die entsprechenden Notmaßnahmen (z.B. künstliche Beatmung, Herzmassage, Schockbehandlung) einzuleiten und bis zum Eintreffen in die Klinik weiterzuführen.

* Bearbeitet von K.-D. Grosser und H.-G. Sieberth.

Einteilung

Im Erwachsenenalter stehen an erster Stelle die Vergiftungen in *suizidaler Absicht*. 70 bis 80% dieser absichtlichen Vergiftungen liegt eine Einnahme von Schlafmitteln oder Sedativa zugrunde. Bei den übrigen suizidalen Vergiftungen werden ganz verschiedene Substanzen angetroffen, wobei Kohlenmonoxyd, Alkohol, Säuren und Laugen, Pflanzenschutz- und Insektenvertilgungsmittel, Alkaloide und Lösungsmittel besonders zu nennen sind.

Zu *akzidentellen Vergiftungen* führt die unbeabsichtigte Einnahme von Substanzen mit toxischer Wirkung. Besonders häufig sind diese Vergiftungen im Kindesalter anzutreffen. Bei Erwachsenen wird die akzidentelle Vergiftung leider immer wieder nach Trinken aus falsch etikettierten Flaschen mit giftigen oder ätzenden Substanzen beobachtet.

Gewerbliche Vergiftungen sind wesentlich seltener als die genannten Intoxikationen. Durch die strengen gewerbehygienischen Vorschriften liegt auch in den Industriegebieten der Prozentsatz unter 10%.
(Neuere Übersichten bei 194, 240, 620).

V.2. Sofortmaßnahmen bei Vergiftungen*

(Hausärztliche Behandlung)

A. Allgemeine Fragen durch den Hausarzt (am Telefon):

1. Ist der Patient bewußtlos?
2. Wie alt ist der Patient?
3. Was hat der Patient zu sich genommen?
4. Welche Menge?
5. Wann (Uhrzeit)?
6. Welche Symptome liegen vor?

Geht aus den Antworten hervor, daß es sich um einen Ingestionsfall handelt, erfolgen folgende telefonische Anweisungen:

B. Telefonische Anweisungen bei Kindern (auch Kleinkindern)

1. Erbrechen auslösen:

Trinkenlassen von Wasser (oder mit Wasser verdünntem Himbeersaft) – mindestens 2 Tassen oder 2 Wassergläser, wenn möglich mehr (altersentsprechend). Anschließend das Kind bäuchlings mit herunterhängendem Kopf über das Knie eines sitzenden

---

* Verzeichnis der Giftinformationsstellen s. S. 581.

Erwachsenen legen und mit dem Finger oder Löffelstiel den Rachen reizen, bis es zum Erbrechen kommt. Diese Prozedur 1- bis 2mal wiederholen, bis das Erbrochene klar ist.
Diese Maßnahmen sind auch dann durchzuführen, wenn das Kind zuvor spontan erbrochen hat.

2. Anweisungen zum Transport in die Klinik:
(Diese Anweisungen gelten nur dann, wenn die Klinik schnell erreichbar ist, d.h. Fahrzeit maximal 30 Minuten). In der gleichen Lage – bäuchlings über dem Knie – im PKW zum Krankenhaus. Wenn die Fahrzeit länger als 30 Minuten und die Anfahrt des Arztes kürzer ist, sollte der Arzt den Patienten aufsuchen. Vorher: Anruf bei einer Giftinformationszentrale!

C. Telefonische Anweisungen bei nicht bewußtlosen Erwachsenen

1. Erbrechen auslösen:
¾ bis 1 Liter warmes Salzwasser trinken (1–2 Kaffeelöffel auf ein Glas Wasser). Dann durch Rachenreizung Erbrechen provozieren. Wiederholung, bis Wasser klar zurückkommt.
Wichtig: Kontraindikationen für Erbrechen sind Bewußtseinstrübung, Benzin- und Petrolvergiftungen, Verätzungen (Säure, Laugen, Möbelpolitur).

2. Anschließend *mit PKW in die nächste Klinik* transportieren lassen.
Bei längerer Fahrzeit (über 30 Minuten) und bei Vorliegen beginnender oder ausgeprägter Intoxikationssymptomatik muß der Kranke vom Arzt sofort aufgesucht werden!

3. Verpackung und evtl. *Reste der eingenommenen Susbtanz* zur Klinik mitbringen.

Spezielle Hinweise: Keine Milch trinken! Ausnahme: Säure, Schwermetalle. *Bei Laugen:* Zitronenwasser oder verdünntes Essigwasser. *Bei Säuren:* Reines Wasser trinken lassen und kein Erbrechen auslösen.

Nach telefonischer Beratung, *bevor* man zu dem Patienten aufbricht:

Auskunft bei Giftinformationszentrale einholen:
a) wenn nur der Firmenname bekannt ist,
b) wenn Unklarheit über die Giftwirkung besteht,
c) wenn nicht bekannt ist, ob bei der vorliegenden Menge eine Giftwirkung zu erwarten ist.

D. Telefonische Anweisungen bei Bewußtlosen (an Hilfspersonen)

1. Lagerung des Kranken: stabile Seitenlage oder Bauchlage
2. Freihalten der Atemwege: Prothesen entfernen, Mund reinigen. Unterkiefer nach vorn ziehen und festhalten.
3. Bei Inhalationsvergiftungen: Den Kranken aus der Gefahrenzone entfernen lassen. Dann sofort den Kranken aufsuchen.

E. Maßnahmen in der Wohnung

Bei bewußtseinsklaren Patienten:
1. *Information* (s. telef. Fragen 1–6, S. 315).
2. *Verdacht auf Intoxikationen:*
   Erbrechen auslösen:
   a) mit Salzwasser bzw. Himbeerwasser
   b) medikamentös:
      bei Erwachsenen: Apomorphin 0,01 g + Novadral 0,01 g i.m.
      bei Kindern: die halbe Dosis i.m.
      (nicht bei Kleinkindern und Säuglingen!)
   Nach dem Erbrechen: Lorfan 1 mg (= 1 Amp.) i.v. (unterbricht die Apomorphinwirkung).
3. Vorbereitung zum Transport ins Krankenhaus:
   Lagerung, achten auf freie Atemwege, Kreislaufkontrolle. Die ärztliche Begleitung muß von der Art der Vergiftung und von dem klinischen Zustand abhängig gemacht werden.

Bei bewußtlosen Kranken:
1. *Information* durch Angehörige
2. *Giftreste*, leere Packungen, Flaschen *sicherstellen*
3. *Inspektion:* Hautfarbe, Schockzeichen, Ätzspuren, Foetor, Injektionsstellen, Verletzungen

4. Untersuchung:

(Bei nicht augenfälliger Gifteinnahmestelle:
Kranken entkleiden und dann untersuchen!)
Puls, Blutdruck, Atmung (Stridor?), Zeichen äußerer Gewalteinwirkungen

5. Behandlung:

a) *Bei eingeschränkter Atmung* (Schnappatmung, vereinzelte ineffektive Atemzüge oder tiefe Zyanose, Hypersekretion, starker Stridor):
Beatmung: Mundreinigung (Speisereste, Erbrochenes, Prothesen entfernen), dann entsprechende Lagerung (Kopf nach hinten überstrecken, Unterkiefer nach vorn ziehen).
Atemspende: Ambubeutel mit Maske
Am besten: Endotracheale Intubation und Ambubeutelbeatmung.

b) *Bei Kreislaufversagen* (Hypotonie, Schocksymptomatik):
Hochlagern der Beine (keine gestreckte schräge Kopftieflage!), Venenpunktion mit flexibler Kanüle und Infusion von Rheomacrodex 500 ml i.v.; evtl. bei warmer Peripherie: Novadral 1 Amp. i.v.

c) *Bei Herzstillstand* (kein Blutdruck, keine Herztöne, Pulslosigkeit, zerebrale Symptomatik):
Reanimation: Herzmassage und Beatmung (s. S. 81).

d) *Antidottherapie:* s. S. 338 ff.

6. Vorbereitung zum Transport zur Klinik:

a) Anmeldung des Kranken (Telefon, Funk).
b) Begleitschein mit den wichtigsten Befunden und bisher durchgeführten Therapiemaßnahmen.
c) Leere Packungen und Giftreste mitschicken (Asservate).
d) Lagerung im Krankenwagen: stabile Seitenlagerung, Bauchlagerung, auf keinen Fall Rückenlagerung!
e) Begleitung des Bewußtseinsgetrübten oder bewußtlosen Kranken durch ärztliche Begleitperson. (Gefährlichste Komplikation: Erbrechen und Aspiration. Außerdem achten auf zunehmende Giftwirkung, Atemstillstand, Kreislaufverschlechterung.)

F. Spezielle Maßnahmen

1. bei Vergiftungen durch intramuskuläre oder subkutane Injektion, durch Biß oder Stich;
2. bei perkutanen Vergiftungen;
3. bei Inhalationsvergiftungen;
4. bei Augenverätzungen;
5. Antidotbehandlung.

Zu 1. *Injektion, Biß oder Stich:*

a) Bei Injektion oder Biß in die Extremitäten wird proximal von der Stichstelle eine Umschnürung vorgenommen (*venöse Stauung!*); nur innerhalb der ersten 15–30 Minuten wirksam!
b) Umspritzung der Injektionsstelle mit verdünnter Adrenalinlösung (z. B. Suprarenin 0,5 ml einer $1^0/_{00}$igen Lösung $+$ 5 ml physiologische NaCl-Lösung).
c) Auflegen eines Eisbeutels.
d) Evtl. Exzision in Lokalanästhesie (bei sichtbaren Infiltrationen).

Zu 2. Kontakte mit der Haut können bei fettlöslichen Substanzen (z. B. Alkylphosphat (E 605), Anilin, Phenol usw.) durch Resorption zu lebensbedrohlichen Zuständen führen. Deshalb:

a) Entfernung der durchtränkten Kleidung,
b) gründliches Waschen der benetzten Haut mit reichlich Wasser und Seife (Gummihandschuhe anziehen!).

Zu 3. In der Regel ist durch die Örtlichkeiten und die Begleitumstände eine Inhalationsintoxikation schnell zu erkennen.

a) Entfernung aus der Gefährdungszone (offenes Fenster oder ins Freie). **Wichtig:** Schutz für den Helfer (Gasmaske, Seilsicherung). Dabei muß beachtet werden, daß die Gasmaske zwar vor toxischen Substanzen, jedoch nicht vor Hypoxie schützt; deshalb für den Helfer O_2-Versorgung!
b) Wenn möglich, Sauerstoffzufuhr oder, wenn erforderlich, Atemhilfe.

Zu 4. Zur Vermeidung von Dauerschäden und um eine weitere Resorption zu verhüten, muß bei Ätzspuren an den Augen sofort eine Augenspülung mit Leitungswasser erfolgen: Die Augenlider werden gespreizt, und für 10–15 Minuten wird bei schwach laufendem Wasserstrahl die Spülung vorgenommen. Anschließend augenfachärztliche Behandlung.

Zu 5. Bei einigen Intoxikationen besteht die Möglichkeit, durch **Antidote** die Giftwirkung zu verhindern, aufzuheben oder zu vermindern. Die frühzeitige Anwendung ist dabei oft lebensrettend!

a) *Bei Vergiftungen durch Opiate* (z. B. Morphium, Polamidon, Dromoran, Dolantin, Eukodal, Dilaudid, Pantopon, Ticarda, Codein):
Lorfan 1 Amp. (= 1 ml = 1 mg) intravenös; evtl. einmal wiederholen.

b) Bei *Vergiftungen durch Phosphorsäureester* (Alkylphosphat – am bekanntesten ist E 605):
(1) Atropin. sulf. 2 mg i.v. (bei Kindern 1 mg i.v.), im Abstand von jeweils 3–10 Minuten wiederholen, bis Pupillenerweiterung, Haut- und Mundtrockenheit auftreten (Näheres s. S. 357).
(2) Toxogonin 250 mg (= 1 Amp.) langsam i.v. (evtl. nach 30–60 Minuten wiederholen, wenn nach der ersten Injektion eine Wirkung beobachtet werden konnte.)

c) *Kohlenmonoxydvergiftung:*
Sauerstoffzufuhr auch während des Transportes.
Natriumbikarbonat 40–60 ml (= 40–60 mval) i.v.

d) *Bei toxischem oder allergischem Lungenödem oder Glottisödem* (Stridor!), z.B. bei Muskarinvergiftung, Insektenstich: Prednisolon, z.B. Solu-Decortin-H 100 mg i.v., und Calcium 10%, z.B. Calcium gluconicum 10 ml langsam i.v.

e) *Bei Vergiftungen mit Antikoagulantien* vom Cumarol- und Indandion-Typ:
Konakion 1–2 Amp. (= 20–40 mg) i.v. bei fehlender Peristaltik, sonst per os.
Bei Blutungen: PBSP (1 Ampulle) i.v. (s. S. 202).
(Lit. u.a. bei 128, 343, 508).

Folgende Bücher zur Information über Intoxikationen möchten wir aufgrund eigener Erfahrungen besonders empfehlen:

1. Für die *Arzttasche:*
   R. Ludewig, K. Lohs:
   Akute Vergiftungen.
   Gustav Fischer Verlag, Stuttgart 1970
2. Für die *Praxisbibliothek:*
   W. Wirth, G. Hecht, C. Gloxhuber:
   Toxikologiefibel.
   Georg Thieme Verlag, Stuttgart 1967
   Moeschlin, S.
   Klinik und Therapie der Vergiftungen
   Georg Thieme Verlag, Stuttgart 1969
   O. R. Klimmer:
   Pflanzenschutz- und Schädlingsbekämpfungsmittel.
   Hundt-Verlag, 1971

V.3. Hinweise zur Intensivtherapie der akuten Vergiftung in der Klinik

Zur Beachtung: Jeder Kranke, bei dem der Verdacht einer Intoxikation besteht, ist als lebensbedrohlich gefährdet einzustufen, unabhängig davon, ob zum Zeitpunkt der Aufnahme eine klinische Symptomatik besteht oder nicht.

A. Voraussetzungen für eine optimale Behandlung akuter Vergiftungen

1. Diagnostik

Untersuchungen, die bei Tag und Nacht durchzuführen sind:

a) Sorgfältige Anamnese (Fremdanamnese)
b) Inspektion des entkleideten Kranken (Eintrittspforte des Giftes, äußere Verletzungen, Spuren von Erbrochenem, Blutungen, spontaner Urin- und Kotabgang usw.)
c) Klinisch-interne Untersuchung - Ausschluß anderer Erkrankungen - (damit Beginn der protokollarischen Registrierung von Puls, Blutdruck, Atmung und Temperatur).
d) Klinisch-neurologische Untersuchung (damit Beginn der protokollarischen Registrierung).
e) Giftnachweis
(Asservierung von Blut, Urin, Mageninhalt, Stuhl, Sicherstellung von mitgebrachten Tablettenröhrchen, Flaschen, Packungen, evtl. Untersuchung mit dem Gasspürgerät.)

Serum- und Urinelektrolyte (K, Na, Ca, Cl)
Fermente (CPK, GOT, GPT, LDH)
Blutzucker, Urinzucker, Aceton
Harnstoff
Blutbild (Leukozyten, Erythrozyten, Hb)
evtl. Thrombozyten, Hämatokrit
evtl. Methämoglobin
Blutgruppe (Kreuzprobe)
Blutgasanalyse
Gerinnungsstatus
BSG
Osmolarität
Ekg
Röntgen (Thorax, Abdomen)
Venendruck (zentral)
Augenhintergrund
Liquor (Lumbalpunktion)
Bronchoskopie
EEG
(Gasspürgerät)
Asservierung von toxischen Substanzen.

2. Therapie

Venenpunktion (auch Vena anonyma, Vena subclavia)
Venae sectio
Dauertropfinfusion (Perfusor)
Blasenkatheterisierung
Magensonde
Intubation
Tracheotomie
Absauganlage
Respiratorbehandlung
Reanimation
Elektrokardiotherapie (Defibrillator, Schrittmacher)
Monitor (Ekg, Puls, Temperatur, Atmung)
Antidotvorrat
evtl. Dialyse

B. Hinweise zur Behandlung

Neben den bisher noch seltenen Möglichkeiten einer spezifischen Antidottherapie muß die Behandlung der akuten Vergiftungen darauf ausgerichtet sein:

1. die vitale Funktion zu sichern bzw. wiederherzustellen,
2. für eine rasche Elimination des Giftes Sorge zu tragen.

1. Sicherung der vitalen Funktionen

Am Anfang jeder Behandlung steht die Kontrolle
a) der Respiration und
b) der kardiovaskulären Funktionen.

Zu a) *Kontrolle der Respiration*
Der Gasaustausch in den Lungen kann beeinträchtigt sein:
durch Verlegung der Atemwege,
durch periphere Beeinträchtigung der Atmung,
durch zentrale Atemstörungen.

Untersuchungen:
Inspektion der Mundhöhle und des Nasen-Rachenraumes, Auskultation der Lunge, Rö-Aufnahme, arterielle Blutgasanalyes, evtl. Laryngoskopie und Bronchoskopie.

Therapeutisches Vorgehen:
Freimachen und Freihalten der Atemwege.
Mundreinigung (Sekret, Erbrochenes, Prothese).
Achten auf zurückfallende Zungenwurzel (Esmarch'scher Handgriff, evtl. endotracheale Intubation).
Verhinderung oder Behandlung von Glottiskrampf und Glottisödem (Steroide, Calcium, endotracheale Intubation).
Verhinderung oder Behandlung von Aspiration, Sekretstau, Hypersekretion. Lungenödem (Bronchialtoilette durch Absaugen, endotracheale Intubation, evtl. „gezieltes" bronchoskopisches Absaugen, evtl. Nottracheotomie).
Behandlung einer *„peripheren" Beeinträchtigung* der Atmung (Lähmung der Atemmuskulatur, Krämpfe, Verletzungen, Pleuraerguß, Pneumothorax), evtl. künstliche Beatmung: Ambubeutel mit Maske, endotrachealer Tubus und Ambubeutel – Respiratorbehandlung.
Behandlung einer *zentralen Atemlähmung,* bedingt durch Intoxikation oder Hypoxie (künstliche Beatmung; s. S. 290).

Kontrolluntersuchungen:
Arterielle Blutgaswerte, Atemfrequenz, Atemzugvolumen, evtl. Vitalkapazität.

Zu b) *Kontrolle der kardiovaskulären Funktionen*

Sie beinhaltet die in regelmäßigen Abständen zu wiederholenden Messungen von Blutdruck, Puls, zentralem Venendruck, Urinausscheidung, die Registrierung des Ekg und die Überprüfung der Bewußtseinslage.

Ursachen und Maßnahmen

Den Funktionsstörungen können folgende Ursachen zugrunde liegen:

1. Volumenmangel
2. toxische Gefäßschädigungen
3. myokardiale Schädigungen.

Zu 1. Häufig ist bei schon länger anhaltender Bewußtlosigkeit eine hypovolämisch bedingte Hypotonie anzutreffen. In ausgeprägter Form kommt es zum hypovolämischen Schock.
Vorbeugende bzw. korrigierende Maßnahmen:
Hochlagerung der Beine, evtl. Auswinkeln der Beine, schnelle intravenöse Volumenzufuhr (Plasmaersatzmittel).
Bei starkem Erbrechen oder Diarrhoe: Elektrolytlösungen.

Zu 2. Zunächst Ausschluß einer Hypovolämie (zentraler Venendruck!). Bei warmer, gut durchbluteter Haut und warmen Extremitäten vorsichtige Applikation von vasokonstriktorischen Substanzen, z.B. Novadral, Effortil usw.) Ist der Venendruck nicht erhöht, empfiehlt sich eine gleichzeitige Volumenzufuhr.

Zu 3. Toxische und hypoxische Schädigungen, aber auch therapeutische Maßnahmen (wie z.B. forcierte Diurese, Dialyse, Überdruckbeatmung) können eine akute myokardiale Kontraktionsinsuffizienz oder Herzrhythmusstörungen bis zum Herzstillstand verursachen.
Als prophylaktische Maßnahme empfiehlt sich nach Bestimmung des Serumkaliumwertes eine Digitalisbehandlung bei strenger Flüssigkeitsbilanz und Venendruckkontrolle.
Zur sofortigen Behandlung des Herzstillstandes muß neben stets einsatzbereitem Gerät (Defibrillator, Schrittmacher) ein Reanimationsteam in Bereitschaft sein.

Therapeutischer Hinweis:

Schwere Schockzustände (mit Zentralisation), bei denen als ultima ratio hohe Dosen von vasopressorischen Substanzen zur Aufrechterhaltung eines meßbaren Blutdruckes eingesetzt werden müssen, stellen eine Indikation zur Behandlung mit Hämodialyse dar (823) (s. S. 333).

2. Giftelemination

a) Auslösen von Erbrechen
b) Magenspülung
c) Abführen
d) Forcierte Diurese
e) Dialyse
f) Antidottherapie

Zu a) *Auslösen von Erbrechen:*

Bei bewußtseinsklaren Patienten und erhaltenen Hustenreflexen:

α) Kinder (auch Kleinkinder): reichlich Trinkenlassen von Wasser (Himbeerwasser) und Rachenreizung (Einzelheiten s. S. 315).

β) Erwachsene: $3/4$–1 l Salzwasserlösung (1–2 Teelöffel auf 1 Glas Wasser) und Rachenreizung (s. S. 316).

γ) Apomorphin, kombiniert mit Novadral (vor der Injektion Wasser trinken lassen!).
Erwachsene: Apomorphin 1 Amp. = 0,01 g
+ Novadral 1 Amp. = 0,01 g i.m.
Schulkinder: Apomorphin 0,005 g = $1/2$ Amp.
+ Novadral 0,005 g = $1/2$ Amp. i.m.
Kleinkinder und Säuglinge kein Apomorphin.
Nach dem Erbrechen: Lorfan 1 Amp. = 1 mg i.v.
bzw. $1/2$ Amp. = $1/2$ mg i.v.
bei Kindern

Kontraindikationen: Bewußtseinstrübung, Verätzungen, Vergiftungen mit stark schäumenden Flüssigkeiten [z. B. Benzin, Äther, Waschmittel, Badeemulsionen (Aspirationsgefahr!)], Vergiftungen durch Antiemetika und bei klinischen Zeichen für eine bereits eingetretene Resorption (z. B. Blutdruckabfall, Herzrhythmusstörungen, Somnolenz, Lähmung des Brechzentrums).

Zu b) *Magenspülung:*

Führen die unter a) genannten Maßnahmen nicht zum gewünschten Erfolg oder ist der Patient bewußtlos, so sollte bei allen digestiven akuten Vergiftungen – *unabhängig vom Zeitpunkt der Giftaufnahme!* – eine Magenspülung durchgeführt werden (28, 440).
Diese Forderung gilt auch, wenn bei einem bewußtlosen Kranken bei Behandlungsbeginn die Giftaufnahme einige Tage zurückliegt (439) oder wenn von den Begleitpersonen geschildert wird, daß der Kranke erbrochen hat.

Als *Kontraindikationen* sind anzusehen:

Unzureichende Ausrüstung (z.B. fehlendes Intubationsbesteck) oder mangelhafte Technik.

Vorbereitung:

Kreislaufverhältnisse und Reflexe prüfen,
Prothesen entfernen,
venösen Zugang schaffen,
Atropin verabreichen (Atropin. sulf. 1 mg oder ½ mg i.v.),
Lagerung (bei nicht intubierten Patienten Bauchlagerung oder stabile Seitenlagerung),
Bereitstellung eines Absauggerätes,
(Intubation und Abdichten der Trachea mit der Luftmanschette bei bewußtseinsgetrübten u. bewußtlosen Kranken).

Ausführung:

(1) Bei bewußtseinsklaren Patienten:
Schlauch nicht mit Gewalt einführen!
Schluckenlassen eines weichen, dicken (18 mm) Magenschlauches.
Von der richtigen Lage überzeugen.
Absaugen von Mageninhalt versuchen:
Auskultation des Magens während Luftinsufflation von ca. 40 ml.
Abgesaugten Mageninhalt und erste Spülung asservieren.
Spülung mit lauwarmem Wasser,
besser mit physiologischer Kochsalzlösung,
d.h. 2 Teelöffel NaCl auf 1 l Wasser.

Spülportion von 200 ml einlaufen lassen und durch Senken des Trichters unter das „Magenniveau" wieder auslaufen lassen.
Spülung so lange wiederholen, bis Spülflüssigkeit klar ist. Anschließend Instillation von 30 g Carbo medicinalis und 30 g Natrium sulfur. oder Karlsbader Salz in Wasser gelöst.
Besteht Verdacht auf Intoxikation mit fettlöslichen Giften, wird abschließend Paraffinöl (3 ml pro kg Körpergewicht) durch die Sonde verabreicht.
Zuletzt Sonde abklemmen (!) und *dann* entfernen.

(2) Bei bewußtlosen Patienten:
Stets endotracheale Intubation und dicht abschließende Manschette!
Brust und Bauch von Kleidung befreien zur Beobachtung des Abdomens!
Dann gleiches Vorgehen wie oben!

Zusätzliche Hinweise:

Bei Vergiftungen mit Halogenwasserstoffen (z.B. Methylchlorid, Chloroform, Tetrachlorkohlenstoff, Trichloräthylen, Perchloräthylen u.a.) sollten Carbo medicinalis und Paraffinöl vor der Spülung gegeben werden.
Auch bei Säuren- und Laugenvergiftungen ist die vorsichtige Magenspülung indiziert (26, 34, 334, 440, 439, 732). Dabei wird mit einer den Gegebenheiten angepaßten Magensonde (nicht zu dünn!) mit klarem Wasser ohne Beimengungen gespült. Der Magenschlauch wird liegengelassen und erleichtert spätere Bougierungsbehandlungen (334). Auf die Gefahr einer Perforation muß hingewiesen werden, sie kommt jedoch in praxi sehr selten vor (34, 511).
Bei Bewußtlosen wird nach der Magenspülung eine dünnere Magenverweilsonde eingelegt, um bei der möglichen Magenatonie eine Daueraushebung und weitere Spülungen vornehmen zu können.

Zu c) *Abführen:*

Zur Entfernung von Giftmengen, die bereits in tiefere Darmabschnitte gelangt sind, ist die Anwendung von Natriumsulfat und Paraffinöl (besonders bei fettlöslichen Substanzen) von guter

Wirkung. Auch durch eine 70%ige Sorbitlösung – alle 2 Stunden 40 ml per os oder per Sonde – kann Diarrhoe ausgelöst werden. Hohe rektale Schaukeleinläufe tragen ebenfalls zur Elimination toxischer Substanzen aus dem Darm bei.

Anmerkungen: Bromhaltige Sedativa und Hypnotika lassen sich als schattengebende Substanzen im Magen oder Darm röntgenologisch nachweisen, vorausgesetzt, daß der Bromgehalt mindestens 8% beträgt und die Resorption noch nicht beendet ist (902). Damit ist die Möglichkeit gegeben, sich über den Erfolg der Magenspülung und über das Vorliegen von Substanz in den unteren Darmabschnitten zu informieren.
Röntgenologisch nachweisbar sind die in Tab. 36 aufgeführten Medikamente.

Zu d) *Forcierte Diurese:*

Prinzip: Eine Steigerung der Urinausscheidung führt zu einer beschleunigten Ausscheidung renal eliminierbarer Gifte. Dadurch verkürzen sich Dauer und Stärke der Toxinwirkung und damit die Phase, in der es zu gefährlichen Komplikationen kommen kann (265, 529, 653, 667).

Indikation: Diese Behandlungsmethode ist bei folgenden Substanzen indiziert (653):
Barbiturate, Thallium, Methanol, Chinin, Salizylate.
Bei barbituratfreien Schlafmitteln – Benzodiazepam (Valium, Librium, Mogadon, Adumbran) –, Tranquilizern und Hypnotika steht der Nachweis der Effektivität der forcierten Diurese noch aus (34).
Da es sich häufig um Vergiftungen mit mehreren Substanzen handelt, die im einzelnen dem Therapeuten nicht bekannt sind, sollte die Indikation großzügig gestellt werden. Unter Berücksichtigung der Kontraindikationen (s.u.) wird die Behandlung mit der forcierten Diurese bei schweren und mittelschweren Vergiftungen zum Einsatz kommen.

Kontraindikationen: Manifeste Herzinsuffizienz, beginnendes oder ausgeprägtes Lungenödem, fortgeschrittene Niereninsuffizienz (mit einem Serumkreatininwert über 3 mg%), Schockzustand, Symptomatik eines akuten Hirnödems.

Tab. 36. Übersicht über die im Handel befindlichen bromhaltigen Sedativa und Hypnotika, die unter bestimmten Bedingungen im Magen-Darm-Trakt nachweisbar sind.

Chemische Bezeichnung	Als Wirksubstanz u.a. enthalten in folgenden Präparaten
Carbromal (Bromdiäthyl-acetylcarbamid)	Adalin, Addisomnol, Dolestan, Dormopan, Doroma, Halbmond, Herbidorm forte, Lagunal (Saft, Tabl.), Lagunal 600, Nervolitan (Drag.), Profundol, Rebuso, Rejam, Sekundal, Somnosan, Somnupan, Tempidorm
Acetylcarbromal (Acetylbromdiäthyl-acetylcarbamid)	Abasin, Dolestan
Bromisoval (α-Bromisovalerianyl-harnstoff)	Bromural, Brom-Nervacit Dragees, Dolestan, Halbmond, Herbidorm forte, Nervibromin-Dragees, Nyktogen, Omnisedan, Rebuso, Rejam, Sekundal, Somnosan, Somnurol, Tempidorm
Bromide	Brom-Nervacit-Saft, Nervobromin forte, Nervolitan-Saft, Nervo·opt (Saft, Dragees)
Bromsubstituierte Barbiturate, z.B. Isopropyl-bromal-lylbarbitursäure	z.B. Noctal

Ausführung:

(1) Vorbereitung:
Venöser Zugang (Cava-Katheter),
Ekg-Registrierung,
wiederholte Blutdruckkontrollen,
Einführen eines Blasenkatheters,
Serumelektrolytbestimmung,
Serumkreatininbestimmung,
arterielle Blutgaswerte,
Hämatokritbestimmung,
Röntgenaufnahme des Thorax,
Augenhintergrund,
Neurologischer Status (als Basis für die Verlaufskontrolle),
Anlegen eines Überwachungsbogens zur laufenden Kontrolle von Blut-

druck, Puls, Atmung, Temperatur, Venendruck, Blutgaswerten, Einfuhr-Ausfuhr-Bilanz,
Bereitstellung von 10–15 Infusionsflaschen Lävulose 5%, Elektrolytlösung (z.B. Darrow, Sterofundin) und Elektrolytzusätzen (z.B. NaCl., KCl, NaHCO$_3$, KHCO$_3$)

(2) Durchführung:
Zur Beachtung: Die Anwendung der forcierten Diurese setzt stabile Kreislaufverhältnisse und eine intakte Nierenfunktion voraus. Wenn bei Aufnahme eine Exsikkose oder Hypotonie vorliegt – in der Regel bei Vergiftungskranken, die erst nach mehr als 12 Std. andauernder Bewußtlosigkeit zur Behandlung kommen –, werden zunächst 500–1500 ml Plasmaersatzlösung, z.B. Macrodex, und Elektrolytlösungen bis zur Stabilisierung des Kreislaufes infundiert (unter Kontrolle des zentralen Venendrucks; im Einzelfall auch größere Flüssigkeitsmengen). Dieses Auffüllvolumen wird in der weiteren Wasserbilanzierung als Überschuß geführt (264).

a) Alternierende Zufuhr von Lävuloselösungen (mit Bikarbonatzusatz s.u.) und isoionische Elektrolytlösungen in einer Dosierung von zunächst 500 ml/Std.
b) Stündliche Messungen der Ein- und Ausfuhr.
c) Wird innerhalb der ersten 2 Stunden nach Beginn weniger als 500 ml Urin ausgeschieden:
Lasix 1 Amp. i.v.
(alle 4 Stunden zu wiederholen)
oder Mannitol 20%ig 500 ml i.v.
(Einlaufzeit 6 Stunden, im Abstand von 8–12 Stunden zu wiederholen.)
d) Von der 3. Stunde an ein- oder zweistündliche Bilanzierung der Ein- und Ausfuhr. Bei der zuzuführenden Infusionsmenge richtet man sich jetzt nach dem ausgeschiedenen Harnvolumen, d.h. in den folgenden ein oder zwei Stunden wird die Menge zugeführt, die in den vorausgegangenen ein oder zwei Stunden ausgeschieden worden ist. Die Differenz sollte bei fortlaufender Bilanzierung ± 500 ml nicht überschreiten.
e) Nach 24 Stunden kumulative Bilanzierung:
Zum Ausgleich des extrarenalen Flüssigkeitsverlustes müssen bei dieser Bilanz 500 ml dazugerechnet werden. Extreme Flüssigkeitsverluste (Magenrückfluß über 100 ml, profuse Durchfälle) müssen außerdem berücksichtigt werden.
f) Bei der Aufnahme festgestellte Elektrolytverschiebungen im Serum werden durch entsprechende Zusätze ausgeglichen. Die im Verlauf der Behandlung auftretenden Elektrolytverluste

werden durch 6–8 stündliche Kontrollen des Serums und 12–24 stündliche Kontrollen des Urins festgestellt und ebenfalls ausgeglichen.
g) Besonders wichtig ist die Beobachtung, daß sich nach 4–6 Stunden häufig eine Hypokaliämie entwickelt. Es empfiehlt sich, von diesem Zeitpunkt an 10 ml KCl bzw. $KHCO_3$ der Stundenmenge zuzusetzen.
h) Bei neuerlichem Blutdruckabfall oder Rückgang der Diurese sollte eine Infusion mit Macrodex 500 ml zwischengeschaltet werden.

Außerdem muß bei Rückgang oder Sistieren der Diurese der Blasenkatheter überprüft werden!

Zu a) *Alkalisierung:*

Das Prinzip der Alkalisierung zur Eliminationsförderung von Derivaten schwacher Säuren beruht auf der Tatsache, daß die Dissoziation einer Substanz pH-abhängig ist und der dissoziierte Anteil die Zellmembran nicht passieren kann (non-ionic diffusion) (613).

Dies bedeutet, daß bei zunehmender Alkalisierung des Blutplasmas der undissoziierte Anteil der Säure abnimmt und entsprechend weniger in die Zelle diffundieren kann. Außerdem wird dann bei hoher intrazellulärer Konzentration eine stärkere Diffusion – entsprechend dem Konzentrationsgefälle – aus den Zellen stattfinden (642).

Gleichzeitig mit dem Anstieg des Blut-pH-Wertes wird auch der Urin-pH-Wert alkalischer, so daß sich auch dort der dissoziierte Anteil erhöht. Da die Tubuluszellen ebenfalls nur den undissoziierten Anteil reabsorbieren können und kein oder nur ein geringes Konzentrationsgefälle besteht, wird demzufolge die Ausscheidung der Substanz zunehmen (438, 490, 622, 642, 929). Ist der pK-Wert der Substanz bekannt, so kann die Alkalisierung gezielt erfolgen.

Der pK-Wert (= Dissoziationskonstante) gibt an, bei welchem pH-Wert die betreffende Substanz zu 50% in dissoziierter Form vorliegt, d.h. der dissoziierte Anteil der Säure wird mehr als 50% betragen, wenn der pH-Wert des Milieus höher liegt als der pK-Wert der Substanz.

Da der Urin normalerweise sauer ist, gelingt es bei Vergiftungen mit Säuren durch Zusatz von alkalischen Substanzen bei der forcierten Diurese, die Eliminationsgeschwindigkeit beträchtlich zu erhöhen (622, 852, 929).

Bei Vergiftungen mit basischen Verbindungen ist das Verhalten entgegengesetzt zu den oben geschilderten Vorgängen.

Eine verbesserte Ausscheidung ist hierbei durch Ansäuerung des Urins zu erreichen. Allerdings kommt es in diesen Fällen nicht oft zu nennenswerten Steigerungen der Eliminationsgeschwindigkeit, da der Urin-pH normalerweise bereits in einem sauren Bereich liegt (85).

Tab. 37 informiert über die pK-Werte einiger Substanzen.

Tab. 37. pK-Werte einiger chemischer Substanzen.

	Substanz	pK
Säuren:	Barbital	7,7
	Phenobarbital	7,3
	Pentobarbital	8,0
	Secobarbital	7,9
	Thiopental	7,4
	Salizylsäure	3,0
	Probenecid	3,4
	Phenylbutazon	4,4
Basen:	Chinin	8,4
	Aminopyrin	5,0
	Anilin	5,0
	Levorphanol	9,2

Eine Alkalisierung wird folgendermaßen durchgeführt:

Den Infusionen wird zugesetzt:

1. Stunde: Zusatz von 60 mval $NaHCO_3$-Lösg.
2. Stunde: Zusatz von 40 mval $NaHCO_3$-Lösg.
3. Stunde: Zusatz von 20 mval $NaHCO_3$-Lösg.
4. und jede weitere Stunde: Zusatz von 20 mval $NaHCO_3$-Lösg.

Der pH-Wert des Urins wird mit Indikatorpapier kontrolliert und die Dosierung entsprechend variiert.

Anzustreben ist ein Urin-pH von 8,0–8,5.

Zu d) Eine *Digitalisierung* ist in jedem Falle durchzuführen.

Zu f) *Antibiotikaverabreichung*, besonders wenn ein Blasenkatheter gelegt wurde, ist in jedem Falle als prophylaktische Therapie vorzunehmen.

Kontrolle der forcierten Diurese:

a) Überwachungsbogen,
b) Einfuhr-Ausfuhr-Bilanzierung (1–2 stündlich),
c) stündliche Venendruckkontrolle,
d) 2–3 stündl. Lungenauskultation,
e) 4–6 stündl. neurologische Untersuchung,
f) 6–12 stündl. Serumelektrolytbestimmung,
g) 8–12 stündl. Blutgasanalyse,
h) 12 stündl. Ekg-Registrierung,
i) 12–24 stündl. Elektrolytbilanz des Urins,
k) tägliche Blutbild- und Hämatokritbestimmung,
l) tägliche Thorax-Röntgenaufnahme,
m) Therapieplan nach Uhrzeit.

Häufige Fehler:

1. Ungenaue Flüssigkeitsbilanzierung (Überwässerung – Hypovolämie)
2. Übersehen einer Hypokaliämie
3. Ungenügende Anregung der Diurese
4. Übersehen eines Flüssigkeitsverlustes aus Magen und Darm
5. Diureserückgang bei mangelhafter oder unterlassener Blasenkatheter-Kontrolle

Zu e) Dialysebehandlung:

Die wirksamste Methode zur raschen Elimination toxischer Substanzen ist die **Hämodialyse.** Voraussetzung für ihre Anwendung ist die nachgewiesene Dialysierbarkeit des Giftes (571). Die Indikation ist gegeben, wenn eine sehr schwere Vergiftung vorliegt, oder wenn eine rasch fortschreitende Vitalbedrohung trotz Einsatzes der unter c) beschriebenen Entgiftungsmethoden zu beobachten ist, oder wenn für diese Maßnahmen Kontraindikationen vorliegen. Außerdem gibt es spezielle Indikationen, die dem behandelnden Arzt bekannt sein sollten, um sich – bei fehlenden Dialysemöglichkeiten – mit dem nächsten Dialysezentrum in Verbindung zu setzen.

Für eine erfolgreiche Dialyse müssen folgende *Voraussetzungen* erfüllt sein (571, 823):

1. Das aufgenommene Gift muß dialysabel sein, d.h. das Giftmolekül muß durch die Dialysemembran diffundieren können.

2. Die Verteilung des Giftes im Körper muß so sein, daß effektive Giftmengen durch die Dialyse entfernt werden können, d.h. der Ausgleich zwischen dem betroffenen Gewebe und dem Blut muß bei einer gut dialysablen Substanz ebenfalls beschleunigt sein. Dabei spielen die Proteinbindung, die Lipoidlöslichkeit, eine hohe intrazelluläre Konzentration oder eine hohe Konzentration in unerreichbaren Flüssigkeitsräumen (z.B. Liquorraum) eine entscheidende Rolle (184).

3. Zwischen der Blutkonzentration des Giftes und der Zeitdauer, während der der Körper dem zirkulierenden Toxin ausgesetzt ist, sollte ein solches Verhältnis bestehen, daß der Einsatz der Dialyse sinnvoll ist.

4. Unter Berücksichtigung der körpereigenen Abbau- und Eliminationsvorgänge muß durch die Dialyse eine beträchtliche zusätzliche Menge der toxischen Substanz entfernt werden können.

Indikationen für Dialyse

Aufgrund bisher vorliegender Erfahrungen (34, 474, 571, 823) bestehen folgende *Indikationen* für Dialyse bei akuten Vergiftungen:
a) die prophylaktische Dialyse,
b) die Dialyse zur Beseitigung der Intoxikationserscheinungen,
c) die Dialyse bei Vergiftungen mit nephrotoxischen Substanzen, die direkt oder indirekt zu Nierenparenchymschädigungen führen.

Zu a) Die prophylaktische Dialyse ist indiziert bei häufig tödlich verlaufenden Vergiftungen, z. B. Knollenblätterpilz, Arsen, Tetrachlorkohlenstoff(?), Methylalkoholvergiftung. Hier ist bereits bei Verdacht einer Giftaufnahme – ohne klinische Symptome abzuwarten! – mit der Dialysebehandlung zu beginnen.

Zu b) Indikationen sind vorwiegend Schlafmittelvergiftungen.

α) Indikationen von seiten der toxischen Substanz unter Berücksichtigung von Art und Dosis des Giftes.

Eine sichere Entscheidung wird durch Bestimmung der Serumkonzentration herbeigeführt. So ist z. B. bei kurzwirkenden Barbituraten bei einer Serumkonzentration von über 4 mg% und bei langwirkenden über 15 mg% eine Dialysebehandlung zu diskutieren (812).

β) Indikation von seiten der toxischen Substanz aufgrund ihrer organbezogenen Wirkung: z. B. kardiodepressive Wirkung bei Bromdiäthylacetylcarbamid (Adalin), Lungenödem bei Glutethimid (Doriden), Krämpfe bei Pyrazolonderivaten, oder wenn hohe Dosen pressorischer Substanzen zur Aufrechterhaltung des Kreislaufes erforderlich sind.

γ) Indikationen von seiten des Kranken: z. B. hohes Alter, reduzierter Allgemeinzustand, schwere Zweiterkrankung (chronische Niereninsuffizienz), Stoffwechselkrankheit, Herz- und Ateminsuffizienz (Pneumonie, massive Aspiration) oder Abkürzung der Bewußtlosigkeit und dadurch Vermeidung der Tracheotomie (besonders bei Struma, Einflußstauung, Blutungsneigung). Außerdem bei Kontraindikation für die Durchführung einer forcierten Diurese (s. S. 328).

Zu c) Die Indikation bei dieser Gruppe ergibt sich aus dem Auftreten eines akuten Nierenversagens, entstanden durch nephrotoxische Substanzen, wie z. B. Sublimat, Tetrachlorkohlenstoff u. a., oder durch Gifte, die indirekt durch Auslösung von Schock und Hämolyse zu Nierenschädigungen führen.

Wie bei anderem akutem Nierenversagen wird in diesen Fällen der Entschluß zur Dialyse von der Azotämie oder den Veränderungen im Elektrolyt-, Säure-Basen- und Wasserhaushalt bestimmt werden.

Indikationen für Peritonealdialyse

Für die Peritonealdialyse sind folgende Indikationen zu nennen (70, 101, 571):

1. Wenn keine Möglichkeit zur Hämodialyse besteht, jedoch eine der obengenannten Indikationen vorliegt. (Wegen der relativ einfachen technischen Durchführung kann diese Behandlung auch an kleineren Krankenhäusern vorgenommen werden.)
2. Bei sehr schlechten Kreislaufverhältnissen, so daß der Blutumlauf bei der Hämodialyse ungenügend ist.
3. Bei Gerinnungsstörungen und Tracheotomie.
4. Bei unterkühlten Kranken, da dadurch eine rasche Aufwärmung durch die erwärmte Dialyseflüssigkeit gelingt.
5. In Ergänzung zur Hämodialyse als Intervallbehandlung. Dadurch kann ein erneuter gefährlicher Anstieg der Giftkonzentration, der durch Nachresorption aus dem Darm verursacht wird, vermieden werden.
6. Schließlich besteht bei der Peritonealdialyse die Möglichkeit, durch Zusatz von besonderen Substanzen (z. B. Albumin, evtl. Fettemulsion) zur Dialyseflüssigkeit die Elimination zu verbessern.

Technische Einzelheiten, Durchführung, Überwachung und häufige Fehler bei Dialysebehandlung siehe bei: (474), (571), (823) und S. 510.

7. Ein *Antidot* im weitesten Sinne ist eine Substanz, die die Eigenschaft besitzt, die Giftwirkung eines anderen Stoffes möglichst spezifisch und akut aufzuheben, um den Organismus vor toxischen Sofortwirkungen und evtl. auch vor Dauerschäden zu bewahren (84).

Tab. 38. Dialysable Substanzen (modifiziert nach 571, 613, 952).

Chemikalien	enthalten u.a. in folgenden Präparaten
Barbiturate:	
Barbital	Medinal, Veronal, Quadronal
Phenobarbital	Luminal
Methylphenobarbital	Prominal
Butyl-brom-allyl-barbitursäure	Pernocton
Cyclobarbital	Phanodorm
Heptobarbital	Medomin
Pentobarbital	Centalun, Nembutal
Sedativa u. Tranquilizer:	
Glutethimid	Doriden
Bromdiäthylacetylcarbamid	Adalin (Doroma)
Diphenylhydantoin	Zentropil, Phenhydan
Ethinamat	Volamin
Meprobamat	Aneural, Cyrpon, Miltaun u.a.
Chloralhydrat	
Paraldehyd	
Heroin	
Analgetika:	
Salicylate	Aspirin, Acetylin, Colfarit
Pyrazolon-Derivate	Pyramidon, Butazolidin, Irgapyrin,
Phenacetin	Thomapyrin und zahlreiche Antineuralgika-Kombinationen
Alkohole:	
Methanol	
Äthanol	
Äthylenglykol	
Antibiotika:	
Streptomycin	
Kanamycin	
usw.	
Halogenverbindungen:	
Bromide	
Iodide	
Chloride	
Fluoride	

Tab. 38 (Fortsetzung)

Chemikalien	enthalten u. a. in folgenden Präparaten

Verschiedene Substanzen:
Zytostatika
Tetrachlorkohlenstoff (?)
Ergotamin-Abkömmlinge
K- u. Na-Chlorat
Amanita phalloides
Anilinabkömmlinge
Dichromat
Thallium

Dialyse wegen akutem Nierenversagen nach:
Essigsäure
Seife (intrauterin)
Schlangengifte
Schwermetallverbindungen, bes. Hg-Verbindungen

In der folgenden Übersicht sind die wichtigsten Substanzen zusammengestellt, die z. Z. als Antidot in Frage kommen. Außerdem ist angeführt, in welcher Menge diese Substanzen auf einer Intensivstation vorhanden sein sollen (Tab. 39).

Tab. 39. Antidote

I Toxische Substanz	II Antidot*	III Einzeldosis	IV Vorrat	V Bemerkungen
Acetylcholinesterasehemmer (z.B. Pflanzenschutzmittel E 605 usw.)	a) Atropinum sulfuricum	1 mg–200 mg (!) intravenös	200 Amp. (Amp. zu 1 mg)	Bei schwersten Vergiftungen im Abstand von 10 min nach Injektion von 1–2 mg, bis zum Überwiegen der Atropinwirkung. Nebenwirkung: Tachykardie, trokkene Schleimhaut, Mydriasis. Bei Glaukom nur in lebensbedrohlichen Situationen!
	b) Obidoximchlorid (Toxogonin)	4 mg/kg i.v. (höchstens 2 × wiederholen, nach 3 Stunden)	5–10 Amp. (Amp. zu 0,25 g)	Möglichst frühzeitige Anwendung. Nebenwirkung: Hitzegefühl, Tachykardie, Übelkeit, Erbrechen, Muskelschwäche, Sehstörungen. Wirkt nicht bei Dimethoat, Malathion, Diazinon, Endothion, Trichlorphin, Formathion.
Alkaloidvergiftung, orale	Kaliumpermanganat (KMnO$_4$)	300 ml der 0,1%igen Lösung	5 g	Zur Entfernung oxydabler Gifte Magenspülung mit KMnO$_4$, auch bei Glykolen (Bremsflüssigkeit!).
Anilin	s. Methämoglobinbildung			
Antikoagulantien vom Cumarol- und Indandiontyp	Phytomenadion (Konakion) Vitamin K$_1$	20–40 mg i.v.	100 Amp. (Amp. zu 10 mg) Kautabletten	Weiterbehandlung in den nächsten Tagen nach Thromboplastinzeit

Tab. 39. Antidote

I Toxische Substanz	II Anidot*	III Einzeldosis	IV Vorrat	V Bemerkungen
Antimon Arsen Atropin (Tollkirschen) s.a. Parasympathikolytika	s. Quecksilber s. Quecksilber Propranolol (Dociton)	Einschleichen mit 1 mg i.v. nach Pulsfrequenz (Frequenzabfall!), max. 10 mg i.v.	10 Amp. (1 Amp. = 1 ml = 1 mg oder 1 Amp. = 5 ml = 5 mg)	Nebenwirkung: Bronchospastik, negativ inotrop. Kontraindikation: Herzinsuffizienz!
Benzin, Benzol u. ä.	s. Lipoidlösliche Gifte			
Blei, Gold, Kupfer, Quecksilber, Zink	β-Dimethylcystein Penicillamin (Metalcaptase)	per os: 3 × 300 mg/die, max. 1800 mg tgl. bis zu 10 Tg. Spez.-Amp. 10 ml = 1,23 g	Packung zu 100 Tbl., 1 Tbl. à 300 mg 10 Spez.-Amp.	Kontraindikation: Penicillinallergie Nebenwirkung: Urticaria, Exanthem, Fieber, Nierenschädigung, Leukozytopenie
Blei, Eisen, Chrom, Kobalt, Kupfer, Zink. Auch bei radioaktiven Metallionen	Calciumdinatrium EDTA (Calciumedetat) (Calcium „Vitis")	10–15 mg/kg/die als Dauerinfusion für maximal 3 Tage	5–10 Amp. (Amp. zu 5 ml/1000 mg (Calciumedetat) Amp. zu 10 ml/100 mg (Calcium „Vitis")	*Cave:* Bei Nierenschädigung und Diabetes mellitus absetzen, wenn unter Therapie eine renale Schädigung auftritt. Ausreichende Verdünnung, sonst Venenwandschädigung! Nebenwirkung: Tränenfluß, Speichelfluß, Blutdruckanstieg.
Chrom Clostr.-botulinum-Toxin (in Fleisch-, Fisch- u. Gemüsekonserven)	s. Blei Botulismus-Serum (Behringwerke Marburg/Lahn)	100–200 ml i.v., Wiederholung nach 2–3 Tagen	5 Flaschen (1 Fl. = 50 ml)	Frühzeitige Anwendung, vorher Serumentnahme zum Giftnachweis. Allergie möglich.

Tab. 39. Antidote

I Toxische Substanz	II Antidot*	III Einzeldosis	IV Vorrat	V Bemerkungen
Codein Cumarol	s. Morphin s. Antikoagulantien			
Cyanid	Co$_2$-EDTA Kelocyanor (Laroche Navarron, Levallois-Seine, Rue Chaptal, Frankreich)	300–600 mg i.v., evtl. nach 30 min nochmals 300 mg i.v.	10 Amp. (1 Amp. = 300 mg)	Bei kreislauflabilen und herzinsuffizienten Patienten auf Ekg-Veränderungen, Ischämiezeichen achten! Nach Injektion kann es zu einem protrahierten Blutdruckabfall kommen. Gleichzeitig Verabreichung von Natriumthiosulfat. Nebenwirkung: Hypoglykämie.
Cyanid, Thallium	Natriumthiosulfat (S-hydril)	10–50 ml der 10%igen Lösung i.v. Wiederholung bis zu 100 ml in 2 Std.	25 Amp. (1 Amp. = 10 ml/10%)	Nebenwirkung: Übelkeit, Nausea bei Kombination mit einem anderen Cyanid-Antidot
Eisen s. a. bei Blei	Desferrioxamin (Desferal)	a) per os: 6–8 g, in Flüssigkeit gelöst, nach Magenspülung b) bis 2,0 g i.m. oder 1000 mg in 1000 ml Glukose 5% (max. 16 mg/kg/Stunde i.v.)	50 Inj.-Fl. + Aqua-bidest.-Amp. (Inj.-Fl. = 500 mg Trockensubstanz)	Kontraindikation: Schwangerschaft. Nebenwirkung: Blutdruckabfall, allerg. Hauterscheinungen, Magen-Darm-Irritationen.
Gold	s. Blei s. Quecksilber			

Tab. 39. Antidote

I Toxische Substanz	II Antidot*	III Einzeldosis	IV Vorrat	V Bemerkungen
Indandion	s. Antikoagulantien			
Kobalt	s. Blei			
Krampfgifte	Phenobarbital-Natrium, Luminal-Natrium	0,2 g (= 2 ml) i.v.	10 Amp. zu 0,2 g	Zur Durchbrechung generalisierter Krämpfe (O_2-Zufuhr!)
Kupfer	s. Blei			
Lipoidlösliche Gifte (Benzin, Benzol, Tetrachlorkohlenstoff usw.)	Paraffinöl, Paraffinum subliquidum	200 ml oral	300–500 ml	Häufig zusammen mit Natriumsulfat (verminderte Resorption lipoidlöslicher Gifte).
Methämoglobinbildung (Anilin, Nitrofarbstoffe), Nitrobenzol	a) Methylenblau	20 ml einer 1%igen Lösung langsam i.v. Weitere Applikationen nach Hämiglobingehalt; tolerabler Grenzwert 10% Hämiglobin	10 Amp. zu 10 ml (1%ig)	Zusätzlich Ascorbinsäure. Nebenwirkung: Schwindel, Blutdruckabfall.
	b) Thionin (Katalysin)	5–20–40 ml i.v. (0,2%ige Lösung)	10 Amp. (1 Amp. = 5 ml 0,2%ig)	Siehe oben.
Morphin (und sämtl. Opiate, auch bei	Levallorphan (Lorfan)	0,5 mg i.v. in Abständen bis zu 2,0 mg	5–10 Amp. (Amp. zu 0,5 mg)	Nach Injektion, bis Atmung und Reflexe normalisiert bleiben.

Tab. 39. Antidote

I Toxische Substanz	II Antidot*	III Einzeldosis	IV Vorrat	V Bemerkungen
Codeinvergiftung				*Cave:* Überdosierung. Bei nicht durch Morphin verursachten Atemdepressionen kann Lorfan zu einer bedrohlichen Verstärkung dieser Funktionsstörung führen.
Nitrobenzol	s. Methämoglobinbildung			
Nitrofarbstoffe	s. Methämoglobinbildung			
Opiate	s. Morphin			
Parasympathikolytika, z. B. Atropin	Pyridostigmin (Mestinon) (Prostigmin)	1–5 mg langsam i.v.	2 Org. Pck. zu 6 Amp. (1 Amp. = 1 mg)	Dosierung unter Kontrolle von Kreislauf, Speichelsekretion und Pupillen. Stärker, aber kürzer wirkend: (Prostigmin 0,5–2,5 mg i.v.)
Phosgen	Hexamethylentetramin (Urotropin)	0,1–0,2 ml/kg i.v.	6–12 Amp. (= 1–2 O. P.) (1 Amp. = 5 ml 40%)	Anwendung innerhalb der Latenzperiode!
Quecksilber, Arsen, Gold, Wismut, Nickel, Antimon s. a. bei Blei Radioaktive Metallionen	Dimercaptopropanol BAL (Sulfactin) s. Blei	2,5 mg/kg tief i.m. alle 4 Std. am 1. u. 2. Tag, später 2× tgl.	50 Amp. (Amp. zu 2 ml/100 mg)	Kontraindikation: Eisen- und Bleivergiftung, Niereninsuffizienz, Diabetes mellitus. Nebenwirkung: Erbrechen, Krämpfe.

Tab. 39. Antidote

I Toxische Substanz	II Antidot*	III Einzeldosis	IV Vorrat	V Bemerkungen
Schlangengift (Kreuzotter und andere europäische Giftschlangen) (Amerikanische und afrikanische Giftschlangen: besondere Antiseren!)	Schlangenserum (Behringwerke Marburg/Lahn)	10 ml Serum i.m, notfalls bis zu 50 ml i.v. (auch in der Umgebung der Bißstelle)	5 Amp. (1 Amp. zu 10 ml), 2 Dreierpackungen mit Antitoxin gegen amer. und afrik. Giftschlangen	Möglichst frühzeitige Anwendung. Allergie möglich.
Tetrachlorkohlenstoff	s. Lipoidlösliche Gifte			
Thallium	s. Cyanid			
Waschmittel	Silicone: a) Siliconentschäumer (Bayer) b) Sab simplex (Parke-Davis)	a) auf 5%ige Lösung verdünnen, davon 20–40 ml oral b) Sab Liquidum 15–20 ml durch die Magensonde	a) 1 Org. Fl. b) Flasche mit 150 ml Liquidum	Zur Entschäumung bei Vergiftung mit Waschmitteln. Leicht abführende Wirkung.
Wismut	s. Quecksilber			
Zink	s. Blei			

Tab. 39. Antidote

Weiterer Vorrat

I	II Antidot*	III Einzeldosis	IV Vorrat	V Bemerkungen
Als *universales Antidot*	Aktiv-Kohle Carbo medicinalis	50 g oral	500 g	Nebenwirkung: Obstipation
Als *Abführmittel* im Anschluß an die Magenspülung	Natriumsulfat (Glaubersalz) Natr. sulfuricum	10–20 g in Wasser lösen	100 g	Im Anschluß an die Magenspülung durch die Sonde.
Zur Auslösung von *Erbrechen*, z. B. bei Schlafmittel-, Alkoholvergiftung	Apomorphinum hydrochloricum	0,01 i.m./s.c. + 0,01 g Novadral i.m./s.c.	10 Amp. (1 Amp. = 0,01 g)	Nebenwirkung: Kreislaufkollaps, darum gleichzeitig Novadral. Zum Abblocken der Wirkung: Lorfan 1 Amp. i.v.

* Reihenfolge der Angaben bei den Antidoten: Chemische (Kurz-)Bezeichnung, Handelsname (in Klammer).

V.4. Hinweise zu häufigen akuten Vergiftungen

V.4.1. Schlafmittelvergiftungen

A. Pathophysiologie

Bei den Vergiftungen mit Schlafmitteln handelt es sich meist um Gifteinnahme mit suizidaler Absicht. Neben den barbiturathaltigen Schlafmitteln gewinnen barbituratfreie Mittel zunehmend Bedeutung. Ihre Gefährlichkeit wird häufig unterschätzt. Handelt es sich um barbiturathaltige Substanzen, wird der Krankheitsablauf entscheidend davon abhängen, ob es sich um ein kurz-, mittellang- oder langwirkendes *Barbiturat* handelt.

Bevorzugter Angriffspunkt der Schlafmittel sind die medullären und kortikalen Anteile des Zentralnervensystems. Der genaue Wirkungsmechanismus ist noch nicht ausreichend geklärt.

In Abhängigkeit von Dosis und Wirkungsdauer zeigt sich eine typische Symptomatik, die eine Einteilung in verschiedene Schweregrade erlaubt:

Stufe 1: Patient schläft, kann geweckt werden.

Stufe 2: Reaktion auf Schmerzreize, Reflexe erhalten, Benommenheit, vereinzelt Antworten.

Stufe 3: Geringe Reaktion auf Schmerzreiz, Bewußtlosigkeit, Reflexe meist erhalten.

Stufe 4: Keine Reaktion auf Schmerzreize, Schmerz und Hustenreflexe fehlen, Kornealreflex meist erhalten, Pupillenreaktion unterschiedlich, tiefe Bewußtlosigkeit.

Stufe 5: Keine Reaktion auf Schmerzreize, alle Reflexe einschl. Kornealreflexe fehlen, Anisokorie, stark verlangsamte Atmung, tiefe Bewußtlosigkeit.

Außer dieser neurologischen Symptomatik sind bei Stufe 4 und 5 noch weitere pathologische Reaktionen zu beobachten.

Bei Stufe 4:
Leichte Globalinsuffizienz, evtl. bronchiale Sekretflut, Hypotonie (mit niedrigen diastolischen Werten), flacher Puls, meist nicht tachykard, mäßige Temperaturdysregulation. Leukozytose.

Bei Stufe 5:
Ausgeprägte Globalinsuffizienz, Zeichen der Zentralisation, Hypothermie.

Aus dem oben Geschilderten geht hervor, daß neben den Folgen zunehmender Bewußtlosigkeit die Hauptgefährdung auf Störungen des pulmonalen

Gasaustausches lokaler bzw. zentraler Genese beruht. Die sich daraus entwickelnde zunehmende *Hypoxydose* wirkt sich besonders nachteilig auf die Kreislaufverhältnisse aus (zentral: Vasomotorenzentrum-Lähmung, kardial: Myokardhypoxie, peripher: Gefäßlähmung, Dilatation) und ist ein entscheidender Faktor für die Ausbildung eines Schockzustandes.

Eine *Exsikkose*, mit der immer zu rechnen ist, wenn die Kranken erst nach mehr als 12 Stunden andauernder Bewußtlosigkeit zur Behandlung kommen, trägt ebenfalls zur Hypovolämie und damit zur Entwicklung des Schockzustandes maßgeblich bei.

Schwierigkeiten ergeben sich bei der Beurteilung des Schweregrades bei *Vergiftungen mit barbitursäurefreien Schlafmitteln*, da sie häufig nicht der oben dargestellten Einteilung entsprechen.

So kann z.B. bei der schweren Metaqualon-Vergiftung und bei der Gluthemid-Vergiftung Reflexsteigerungen und sogar Krampfneigung bis zum Finalstadium beobachtet werden (127, 438). Zu rasch einsetzender kompletter Atemlähmung kann die Resorption von nur wenigen Tabletten Vesparax führen. Eine frühzeitige Hypothermie ist bei Adalin-Intoxikation zu beobachten; bekannt ist bei dieser Substanz auch eine frühzeitig einsetzende kardiotoxische Wirkung. Schlaffer Muskeltonus ist bei Noludar-Intoxikation zu erwarten. Atemstörungen sind hierbei selten, häufig zeigt sich eine Anisokorie (104).

Weitere Hinweise bei 83, 565, 620.

Zur Beachtung: Bei Einschätzung des klinischen Gefährdungsgrades ist neben der aufgenommenen Giftmenge das Zeitintervall zwischen Giftaufnahme und Behandlungsbeginn und dadurch bedingte Schädigungen wie Dekubitalgeschwüre, hypostatische Pneumonie, extreme Hypothermie und gleichzeitig bestehende andere Erkrankungen zu berücksichtigen.

(Neuere Übersichten: 25, 34, 334, 507, 602, 654, 655, 668, 874.)

B. Diagnostische Hinweise

Differentialdiagnosen
(auch für andere akute Vergiftungen maßgebend):

1. Akute zerebrale Ereignisse:

    a) Intrakranielle Blutung
    b) Zerebrale Mangeldurchblutung
    c) Gedecktes Schädelhirntrauma
    d) Zustand nach zerebraler Hypoxie unterschiedlicher Genese

2. Neurologisch-psychiatrische Erkrankungen:
   a) Meningitis, Enzephalitis
   b) Psychogene Erkrankungen (z. B. Abklärung eines Stupors gegen Bewußtlosigkeit)
3. Interne komatöse Zustände:
   a) Urämie
   b) Hypo- oder Hyperglykämie
   c) Hyperkapnie (akut dekompensiertes Cor pulmonale)
   d) Coma hepaticum
   e) Komatöse Zustände bei endokrinologischen Erkrankungen
   f) Elektrolytkoma

Zur endgültigen Diagnose führt der Giftnachweis:

a) durch objektiv beobachtete Gifteinnahme,
b) durch chemischen quantitativen Giftnachweis.

Einzelheiten siehe bei (438).

C. Sofortmaßnahmen

1. Einschätzung von Art und Schwere der Vergiftung (Anamnese von Angehörigen, Nachbarn).
2. Bei bewußtseinsklaren Patienten:
   Giftelimination (erbrechen lassen, Apomorphin s. S. 316).
   Bei bewußtlosen Patienten:
   a) Sicherung der Vitalfunktionen:
      Freimachen der Atemwege, evtl. Beatmung, Intubation; Kreislaufkontrolle, evtl. Kreislaufstabilisierung; intravenöse Zufuhr von Plasmaersatzmitteln (z. B. Macrodex) mit flexibler Plastikkanüle.
   b) Vorbereitung zum Transport:
      Lagerung im Krankenwagen: stabile Seitenlagerung, bei Hypotonie: Beine hochlagern.
3. Suchen nach Tablettenresten, Packungen usw.
4. Anmeldung im Krankenhaus.
5. Begleitzettel ausfüllen: Kurzer Befund, Vergiftungsverdacht, bisherige Therapie.
6. Begleitung des Kranken zum Krankenhaus:
   Kontrolle während der Fahrt:

a) Lagerung einhalten (Schutz vor Wärmeverlust),
b) freie Atemwege (Aspiration!),
c) Kreislaufüberwachung.

D. Intensivtherapie

Voraussetzungen für die Therapie:

a) Venöser Zugang
b) Magensonde (bei Bewußtlosen nach Intubation)
c) Blasenkatheter
d) Arterielle Punktion
e) Röntgenaufnahmen: Thorax und Abdomen
f) Untersuchungen zur Differentialdiagnose

Therapieschema:
1. Lagerung (Dekubitusprophylaxe, Verhinderung von Nervenschädigungen durch Druck oder Zerrung).
2. Evtl. Elementarhilfe: Kontrolle von Atmung und Kreislauf; Beatmung (Intubation)
   Schockbehandlung – Volumensubstitution,
   evtl. Reanimation (s. S. 81)
3. Giftelimination:
   (s. S. 324)
   Erbrechen lassen
   Magenspülung,
   Abführen, Einlauf,
   forcierte Diurese,
   evtl. Dialysebehandlung.
4. Infusionstherapie:
   a) zur Kreislaufstabilisation,
   b) zur parenteralen Ernährung.
5. Digitalisierung
6. Antibiotika-Verabreichung
7. Allgemeine Pflege (Mundpflege, Augenpflege usw.)

E. Überwachung

Tab. 40. Überwachung bei Schlafmittelvergiftung.

Überwachung	Kontrollen (zeitl. Abstand)
Ekg, Puls, Atmung, Temperatur – wenn möglich, zentraler Venendruck	fortlaufend (Monitor)
Puls, Blutdruck (unblutig), Atmung, Temperatur rektal	30 Minuten
zentraler Venendruck, Urinausscheidung (Einfuhr-Ausfuhr-Bilanz, Urin-pH), Neurologischer Status (Auskultation von Lunge und Herz)	1 Stunde
Serumelektrolyte (K, Na), arterielle Blutgaswerte, Hämatokrit, Ekg	6 Stunden
Harnstoff, kumulative Flüssigkeitsbilanz Blasenkatheter (Blasenspülung)	12 Stunden
Serumeiweiß, Fermente, Gerinnungsstatus, vollständiges Blutbild, Fibrinogen, Blutzucker, Osmolarität, Urin-Sediment, Urineiweiß, Urinzucker, Röntgen-Thorax, evtl. EEG (bei tiefer Bewußtlosigkeit), Augenhintergrund, Kalorienbilanz	24 Stunden
Blutgruppe, Elektrophorese, Amylase i. Serum und Urin, evtl. Röntgen-Abdomenübersicht	einmalig

F. Häufige Fehler

1. Falsche Einschätzung des Gefährdungsgrades (besonders bei barbitursäurefreien Schlafmitteln).
2. Unterlassen der Magenspülung.
   (Die Behauptung, daß durch die Magenspülung ein Teil des Giftes in den Dünndarm gelange, ist als Argument gegen eine Magenspülung nicht haltbar, da bei Unterlassen der Magenspülung die *gesamte* Giftmenge im Magen-Darm-Trakt bleibt.)
3. Unterlassen der Intubation bei Bewußtlosen vor der Magenspülung.
4. Lückenhafte Beobachtung des Kranken mit „leichter" Vergiftung.

5. Unzureichende Ausführung der Darmreinigung durch Abführen.
6. Fehlende oder mangelhafte Asservierung (besonders wichtig bei später auftretenden forensischen Fragen).
7. Unzureichende differentialdiagnostische Abklärung: Auch wenn viele äußere Umstände für eine Intoxikation sprechen, müssen andere Erkrankungen, die zu Bewußtlosigkeit führen, ausgeschlossen werden!
8. Anwendung von Analeptika (z. B. Eukraton):

Bei Vergiftungen mit barbiturfreien Schlafmitteln und bei Schweregrad III und IV der Schlafmittelvergiftung mit barbitursäurehaltigen Medikamenten.
Einzige Ausnahme: Vorübergehende Anwendung bei erloschenen Reflexen und Atemstörungen, bis die Möglichkeit der Intibation gegeben ist. Sobald Reflexe auszulösen sind, muß das Analeptikum wieder abgesetzt werden.

V.4.2. Kohlenmonoxydvergiftung

A. Pathophysiologie

Kohlenmonoxyd entsteht bei unvollständiger Oxydation von Kohlenstoff oder kohlenstoffhaltigen Verbindungen, d. h. bei allen Verbrennungen mit ungenügender Luftzufuhr. Die praktisch wichtigsten *Giftquellen* sind Autoauspuffgase, Haushaltsgase und Kokereigase. Zu einer CO-Entwicklung durch unvollkommene Verbrennung kann es auch bei CO-armem bzw. CO-freiem Stadtgas an unsachgemäß benutzten Geräten kommen. Außerdem kann sich Kohlenmonoxyd bei gehemmter Verbrennung von Öl und Kohle an Öfen und Kesseln und durch Benzinverbrennung in Großgaragen entwickeln.

Bei Einatmung von Kohlenmonoxyd entsteht durch chemische Bindung an Hämoglobin Karboxyhämoglobin. Infolge der 225–300fach stärkeren Haftfähigkeit an Hämoglobin gegenüber Sauerstoff genügen schon sehr kleine Mengen von Kohlenmonoxyd, um einen großen Teil des Hämoglobins zu binden und für den Sauerstofftransport auszuschalten. Der Übertritt in die roten Blutzellen erfolgt sehr rasch. Es besteht demzufolge immer ein sehr niedriger pCO im Blut. Dadurch besteht – solange sich CO in der Einatmungsluft und damit in den Alveolen befindet – ein permanentes Konzentrationsgefälle von den Alveolen zum Blut, welches sich erst dann umkehrt, wenn kein CO mehr in der Einatemluft vorliegt.

Außerdem wird die Dissoziationskurve des verbliebenen freien Hämoglobins durch CO-Hb – in Abhängigkeit seines prozentualen Anteils – nach links verschoben und in seiner Form verändert. Dies hat zur Folge, daß die Sauerstoffabgabe an das Gewebe erschwert ist, so daß der verbleibende Rest des Oxyhämoglobins nicht entsprechend seinem Anteil für die Sauerstoffversorgung des Gewebes in Rechnung gesetzt werden kann. Darüber hinaus wird vermutet, daß CO noch eine zusätzliche Störung auf die Zellatmung über das Cytochromsystem bewirkt (75, 184, 227, 632, 666).
(Übersichten bei 394, 475).

Der *Schweregrad* einer akuten CO-Intoxikation ist von folgenden Faktoren abhängig:

1. Dauer der Exposition
2. Konzentration des CO in der Einatemluft
3. Stoffwechselgröße des Organismus (Ruhe, Arbeit, Fieber usw.)
4. Hämoglobingehalt des Blutes (Anämie!)

Abbildung 3 gibt eine Übersicht über die Symptome unter Berücksichtigung der Faktoren 1 und 2. Hierzu ist allerdings festzustellen, daß diese Zuordnung der klinischen Symptomatik zu dem CO-Hb-Gehalt nur für die *akute* CO-Intoxikation gilt.
Besonderer Beachtung bedarf die Tatsache, daß Personen, die ein Luftgemisch mit einem CO-Gehalt über 0,2% einatmen, schon nach kurzer Zeit infolge akuter Hypoxie ad exitum kommen.
Bei Klinikaufnahme besteht zwischen dem aktuellen CO-Hb-Gehalt und dem klinischen Bild meist keine verläßliche Beziehung, weil während des Transportes eine Beatmung mit Sauerstoff, zumindest jedoch eine Frischluftatmung erfolgt ist. In der Mehrzahl der Fälle, die die Klinik erreichen, handelt es sich um Kranke, die ein Luftgemisch mit einem CO-Gehalt unter 0,1% eingeatmet haben, wobei es trotz langer Exposition noch nicht zu einer tödlichen Hypoxie gekommen ist. Dieser Zustand mit seinen Folgeerscheinungen wurde von Neuhaus u. Mitarb. (105, 653) als *subakute CO-Vergiftung* bezeichnet.

Die Einteilung der subakuten CO-Vergiftung erfolgt nach der klinischen Symptomatik (105) (Tab. 41).

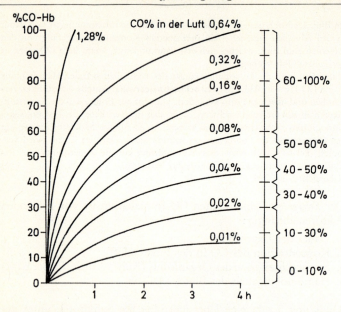

Abb. 3. CO-Intoxikation: Beziehungen zwischen CO-Gehalt der Luft und CO-Hb; klinische Erscheinungen. [Modif. nach (765) und (725).]

0–10%: Keine Beschwerden
10–30%: Kopfschmerzen, Ohrensausen, Erweiterung der Hautkapillaren, Nausea
30–40%: Heftige Kopfschmerzen, Schwindel, Sehstörungen, Übelkeit, Erbrechen
40–50%: Bewußtlosigkeit, Kollaps, Zunahme von Puls- und Atemfrequenz
50–60%: Tiefes Koma, Krämpfe, erhöhte Puls- und Atemfrequenz
ab 60%: Tod

Das klinische Bild wird geprägt durch die hypoxisch bedingten organischen Funktionsstörungen und durch die als Folge der Hypoxie entstandene kompensierte oder dekompensierte *metabolische Azidose* mit ihren klinischen Auswirkungen. So ist z.B. die oft beobachtete Hyperventilation nicht hypoxisch bedingt, sondern eine pulmonale Kompensation der metabolischen Azidose.

Tab. 41. Einteilung der subakuten CO-Vergiftung.

	Sensorium	Atmung	Kreislauf	Metabolische Azidose	Körpertemperatur
Stadium I	getrübt	normal	stabil	meist ausgeglichen	normal
Stadium II	tief bewußtlos	gesteigert	beginnender Kreislaufschock	+ +	normal bis erhöht
Stadium III	tief bewußtlos	gesteigert	ausgeprägter Kreislaufschock	+ + +	Hypothermie

B. Diagnostische Hinweise

Die früher als pathognomonisch bezeichnete hellrote Hautfarbe (Gesichtsfarbe) (358, 565) ist nur in Ausnahmefällen anzutreffen. Aus einer Untersuchung an 5000 CO-Vergifteten geht hervor, daß 42% eine normale, 40% eine blaß-fahle Gesichtsfarbe und 18% ein zyanotisches Aussehen aufweisen (248).

Wichtig: Die Messung der Sauerstoffkonzentration mit dem Oxymeter gibt falsch-positive Resultate, da CO-Hämoglobin in die Messung mit eingeht.

Schnellster Nachweis: Giftnachweis in der Ausatemluft mit dem Dräger-Gasspürgerät.

Qualitative Nachweise: Formalinprobe.

Katayama-Probe:
10 Tropfen Blut werden mit 10 ml Aqua dest. verdünnt und hämolysiert; dann 5–10 Tropfen 10%iges Ammoniumsulfid und anschließend 5–10 Tropfen 30%ige Essigsäure zusetzen.
CO-positiv: rötliche Verfärbung,
CO-negativ: schmutzig-grüne Farbe.

Warnsymptome:

Heftige Kopfschmerzen
Übelkeit – Erbrechen
Zeichen des beginnenden Schocks
Zunehmende Somnolenz
Auftreten von Krämpfen
Erniedrigter Blutdruck

Tachykardie
Tachypnoe
Oligurie
Beginnende Hypothermie
Metabolische Azidose
Ekg-Veränderungen.

C. Sofortmaßnahmen

1. Rasche Entfernung des Kranken aus der Gefahrenzone (ans geöffnete Fenster oder ins Freie bringen).
   Merke: Für den Helfer, der sich in den Gefährdungsbereich begibt, müssen alle erforderlichen Sicherungsmaßnahmen getroffen werden (Gasmaske, evtl. Anseilen usw.).
2. Bei **Atemstillstand**: Atemwege freimachen und sofort mit künstlicher Beatmung beginnen.
3. Bei **Schockzeichen**: Beine hochlagern, intravenöse Zufuhr von Plasmaersatzmitteln (z. B. Macrodex).
4. Wenn Patient noch selbständig atmet: O_2-Zufuhr; auch weiter fortsetzen, wenn Patient erwacht ist.
5. Schutz vor Wärmeverlust (warme Kleidung, Decken).
6. Anmeldung in der Klinik.
7. Nach Tablettenresten, leeren Packungen fahnden, da zusätzlich Tablettenvergiftungen vorliegen können.
8. Begleitung des Kranken bis in die Klinik (Lagerung), Kontrolle von Atmung und Kreislauf und evtl. entsprechende Maßnahmen.

Wichtiger Hinweis: Bei Herz- und Atemstillstand nicht zu früh aufgeben! Reanimationsbemühungen bis zur Krankenhausaufnahme fortsetzen.

D. Intensivtherapie

Voraussetzungen für die Therapie:
1. Venöser Zugang (zentraler Venendruck)
2. Magensonde
3. Blasenkatheter
4. Arterielle Blutgaswerte
5. Evtl. Intubation (oder bei nicht Bewußtlosen Sauerstoff, Nasenkatheter, Sauerstoffzelt usw.)

Therapieschema:
1. Lagerung
2. Sauerstofftherapie
   a) über Sonde
   b) kontrollierte Beatmung mit 100% Sauerstoff
   c) hyperbare Oxygenation
3. Infusionstherapie (bei Schock, Plasmaersatzmittel, Elektrolytlösungen, Lävulose 40%ig)
4. Azidosebehandlung (Infusion von Natriumbikarbonat oder THAM-Lösung)
5. Digitalisierung
6. Antibiotikatherapie

Wichtig: Gleichzeitig mit Schockbehandlung, Azidosebekämpfung und Sauerstofftherapie beginnen!
Atemunterstützung hat den Vorrang!

Zu 2. Mit der Applikation von *Sauerstoff* werden 2 therapeutische Ziele verfolgt:

a) Sauerstoff wirkt als kompetitiver Antagonist des an das Hämoglobin gebundenen Kohlenmonoxyds. Dabei ist die Dissoziation des CO-Hb vom Sauerstoffpartialdruck abhängig.
Bei Frischluftatmung beträgt die Halbwertzeit für CO-Hb etwa 4 Stunden, bei 100% Sauerstoffbeatmung 40 Minuten, bei hyperbarer Oxygenation (Überdruckkammer) – z.B. 2,5 atü – etwa 20–30 Minuten (siehe 184).

b) Rasche Beseitigung der Hypoxie durch zunehmendes Angebot von Sauerstoff an das Hämoglobin und durch Vermehrung des physikalisch gelösten Sauerstoffes im Plasma:

Bei Normalatmung liegt im Plasma 0,3 Vol% physikalisch gelöster Sauerstoff vor. Bei Einatmung von 100% Sauerstoff erhöht sich dieser Anteil auf etwa 2,0 Vol%, d.h. auf rund das Siebenfache. Da nach dem Fick'schen Gesetz die Diffusionsgeschwindigkeit von Gasen proportional dem Konzentrationsgradienten ist, kann man annehmen, daß in der Zeiteinheit 7 mal mehr Sauerstoff von Plasma in das Gewebe diffundiert (987).

Die *Beatmung* erfolgt über einen endotrachealen Tubus, vorzugsweise mit einem volumengesteuerten Beatmungsgerät in Form der kontrollierten Beatmung. Zur vegetativen Blockade wird in Abständen von 1–2 Stunden je 1 ml eines „lytischen Cocktails"

(Dolantin 50 mg, Atosil 25 mg und Verophen 20 mg) verabreicht.
Die Beatmung erfolgt nach den beschriebenen Richtlinien (s. S. 261).

Kontraindikationen bei der Behandlung von Kranken mit subakuter CO-Vergiftung: Alle zentralen Analeptika und Opiate. (Dies gilt für die Behandlung ohne Beatmung.)

Wenig erfolgversprechende Therapie: Verabreichung von Thionin und Cytochrom C (384).

Zu 4. Die Überlebensaussichten sind zum großen Teil von der sofortigen und hochdosierten Alkalisierung abhängig.
Therapievorschlag: In den ersten 8 Stunden mindestens 400 mval Natriumbikarbonat!

E. Überwachung:
Siehe Tab. 40.

F. Häufige Fehler
1. Übersehen einer gleichzeitig vorliegenden zusätzlichen Intoxikation (Schlafmittel, Alkohol usw.).
2. Verkennung des Schweregrades:
   (Der Patient kann aus der Bewußtlosigkeit zunächst erwachen und dann durch die hypoxischen Folgeerscheinungen in einen schweren Schock geraten).
3. Anwendung von Analeptika:
   (Auslösung von Krämpfen!).
4. Durchführung eines Aderlasses:
   (Dadurch Verminderung des Hämoglobins als Sauerstoffträger.) Auch von einer Austauschtransfusion muß abgeraten werden.
5. Unzureichende Behandlung des Hirnödems:
   (Konsequent dehydrierende Maßnahmen!)
6. Zusätzliche CO_2-Applikation zur Sauerstoffinhalationstherapie.
   (Nur in seltenen Fällen gelingt dadurch eine Steigerung der Ventilation. Da die Hyperventilation meist Ausdruck einer metabolischen Azidose ist, wird durch CO_2-Zufuhr die Kompensation durch die p_{CO_2}-Erniedrigung aufgehoben und die Azidose verstärkt).
7. Mangelhafte Azidosebehandlung.

V.4.3. Vergiftungen durch Phosphorsäureester (Alkylphosphate)

A. Pathophysiologie

Diese toxischen Substanzen sind in der großen Gruppe der Pflanzenschutz- und Schädlingsbekämpfungsmittel enthalten. Die Resorption erfolgt über die Schleimhäute (Lunge, Magen), aber auch über die Haut. Nach der Resorption blockieren die Alkylphosphate das Ferment Cholinesterase und verhindern damit die Spaltung des ständig an den Nervenendplatten entstehenden Acetylcholin. Die Folge ist eine Acetylcholin-Akkumulation und -Vergiftung.

Die stärkste Toxizität weisen auf:
Parathion („E 605"), Äthylparathion (TEPP), Systox (DFP) und OMPA.
Mittlere Toxizität besitzen: DDVP und Diazinon.
Geringe Toxizität liegt vor bei: Malathion, Chlorthion, Dipterex.

In unterschiedlicher Stärke können gemeinsam oder getrennt folgende Wirkungen unterschieden werden:
1. *Muskarinartige Wirkungen:* Miosis, Lakrimation, Ptyalismus, vermehrte Bronchialsekretion, Nausea, Erbrechen, Durchfall, bronchiale und intestinale Spasmen und Bradykardie.
2. *Nikotinartige Wirkungen:* Muskelschwäche, fibrilläre Muskelzuckungen, Myoklonie, evtl. tonisch-klonische Krämpfe.
3. *Zentralnervöse Wirkungen:* Kopfschmerzen, Angstgefühl, Ataxie, Koma, Krämpfe, Atemlähmung.

Zu beachten ist das Auftreten paradoxer Symptome wie Mydriasis, Tachykardie und Hypertonie bei sehr schwerem Verlauf. (Ausführliche Übersicht: 486; weitere Literaturhinweise: 221, 222, 395, 698.)

B. Diagnostische Hinweise

Typische Trias bei schweren Vergiftungen: Miosis, Koma mit Krampfanfällen, Lungenödem.
Bei verzögerter Resorption kann sich die Entwicklung von einem

leichten Krankheitsbild bis zu schwersten Vergiftungserscheinungen über Stunden hinziehen.

C. Sofortmaßnahmen

1. Für *freie Atemwege* sorgen, evtl. Atemspende.
   (Keine Mund-zu-Mund-Beatmung! Beatmung mit Atembeutel und Maske bzw. nach Intubation vornehmen).
2. *Giftentfernung:*
   a) Bei oraler Gifteinnahme und bewußtseinsklaren Kranken: erbrechen lassen.
   b) bei Giftaufnahme durch die Haut: Kleidung entfernen, Haut mit Seife waschen (Gummihandschuhe).
3. *Gleichzeitig* mit den unter 1. und 2. durchgeführten Maßnahmen, die auch ein Helfer nach Anweisung ausführen kann:
   a) Atropin sulf. 2 mg i.v. (im Abstand von 3–10 Minuten so oft wiederholen, bis die muskarinartige Wirkung verschwindet, und erneut injizieren, wenn sie später wieder auftritt.
   b) Toxogonin 1 Amp. (= 250 mg) langsam i.v.; evtl. wiederholen (meist nach 30 min), wenn sich nach der Erstinjektion ein Effekt eingestellt hat.
4. Bei Krämpfen: Valium 10 mg i.v. (in Abständen wiederholen).
5. Anmeldung in der Klinik.
6. Begleitzettel.
7. Begleitung des Kranken in die Klinik (evtl. Fortsetzung der Atropin-Therapie, Schutz vor Aspiration, evtl. Schockbehandlung).

D. Intensivtherapie

Voraussetzungen für die Therapie:

1. Venöser Zugang (Cava-Katheter)
2. Intubation vorbereiten (Absaugvorrichtung!)
3. Magenschlauch
4. Blasenkatheter
5. Große Mengen Atropin bereithalten (200 mg!)
6. Respiratorbehandlung vorbereiten
7. Arterielle Blutgasanalyse

Therapieschema:
1. Falls noch nicht durchgeführt:
   Bei Resorption durch die Haut: Kleidung entfernen, sorgfältige Waschungen mit Wasser und Seife.
   Bei Atemstörungen (bronchiale Hypersekretion, Lungenödem, Cheyne-Stokes'sche Atmung) oder beginnender Atemlähmung: Sofortige Intubation, Absaugen und künstliche Beatmung.
2. Fortsetzung oder Beginn der Atropin-Applikation:
   Atropin sulf. 2 mg i.v. im Abstand von 3–10 Minuten, bis Zeichen der Atropinwirkung auftreten!
3. Falls noch nicht erfolgt:
   Toxogonin 250 mg *langsam* i.v., evtl. einmal wiederholen.
4. Giftentfernung (bei oraler Aufnahme):
   Magenspülung (s. S. 326).
   Im Abstand von 2 Std. (insgesamt 4–5 mal) wiederholen, anschließend
   a) Carbo medicinalis
   b) Natrium sulfuricum 20–30 g durch den Magenschlauch instillieren.
5. Infusionsbehandlung:
   (*Zur Beachtung:* Flüssigkeitszufuhr stets unter Kontrolle des Venendruckes (Gefahr des Lungenödems!). Infusion nicht zu schnell, exakte Dosierung!).
6. Evtl. Azidosebehandlung.
7. Digitalisierung.
8. Antibiotika.
9. Bei Krämpfen: Valium 10 mg i.v. (Wiederholung nach Bedarf).

Zu 1. Zur Sofortbehandlung der *Ateminsuffizienz:*
Gleichzeitig mit dieser Maßnahme muß unbedingt die Atropin-Behandlung begonnen und weiter durchgeführt werden, da dadurch zum Teil die Ursache der Ventilationsstörungen beeinflußt werden kann!

Zu 2. Die intravenösen (!) *Atropin*-Injektionen sind so lange zu wiederholen, bis die Atropinwirkung dominiert:
Trockene Schleimhäute, Gesichtsrötung, Aufhören der Sekre-

tion, Tachykardie – evtl. Rückgang der Miosis (unzuverlässiges Zeichen!).
Nicht selten sind Atropingaben bis zu 100 mg und mehr erforderlich!
Bei Überdosierung: Pilokarpin 5–10 mg subkutan. Besonders zu beachten ist die Bronchial- und Trachealsekretion, da in den zu trockenen Luftwegen Borken auftreten und diese wiederum zu Komplikationen führen können (395).
Eine über Tage sich erstreckende Atropin-Therapie ist bei dem protrahierten Verlauf unumgänglich. In manchen Fällen kann sich die Behandlung über 20 Tage hinziehen!

Zu 3. Obwohl von einigen Autoren der Wert der *Toxogonin*-Behandlung bezweifelt wird, hat sich die überwiegende Zahl praktisch tätiger Toxikologen für die Anwendung dieser Therapie ausgesprochen (35, 127, 184, 296). Es muß allerdings darauf hingewiesen werden, daß dieser „Cholinesterase-Reaktivator" in der Frühphase der Behandlung verabreicht werden muß. Bei sichtbarem Erfolg der ersten Injektion sollte nach 30–90 min eine zweite Applikation erfolgen.
Auf keinen Fall darf bei dieser Behandlung auf die Atropin-Therapie verzichtet werden!
Toxogonin ist unwirksam bei: Dimethional, Malathion, Diazinon, Trichlorphan, Formothion, Endothion.

E. Überwachung
Siehe bei: Schlafmittelintoxikation (S. 349) Tab. 40.

F. Häufige Fehler
1. Keine oder zu geringe Atropinbehandlung.
2. Unterlassung der Magenspülung. (Durch wiederholte Spülungen kann unter Umständen ein großer Teil der noch nicht resorbierten toxischen Substanz entfernt werden.)
3. Anwendung von Morphium (Atemdepression).
4. Laxantienverabreichung in Form von Rizinusöl
   (Resorption wird beschleunigt – ebenso durch Milch).
5. Unkontrollierte Flüssigkeitszufuhr (Gefahr des Lungenödems!).

V.4.4. Akute Äthanolvergiftung

A. Pathophysiologie

Aufgrund seiner guten Lipoidlöslichkeit übt der Äthylalkohol eine starke Wirkung auf das Zentralnervensystem aus. Dabei kommt es zunächst zu einer Lähmung der hemmenden Funktion (Exzitation) und später der fördernden Funktionen des ZNS. Folgende Stadien werden unterschieden:

1. Stadium: Euphorisches Stadium.
Durch kleine Mengen Alkohol ausgelöst, ist dieser Zustand toxikologisch unbedeutend. Allerdings kann es bei manchen Personen bereits durch kleine Mengen zum „pathologischen Rausch" kommen mit starker Exzitation, Sinnestäuschungen und Gewalttätigkeit.

2. Stadium: Rauschstadium.
Gleichgewichtsstörungen, Verlust der Selbstkontrolle, Analgesie, Rauschzustände (Toben).

3. Stadium: Narkotisches Stadium.
Schwerer Rauschzustand, hochgradige Koordinationsstörungen, Verwirrtheit, Schwerbesinnlichkeit, Bewußtseinstrübungen, mitunter Lähmungen.

4. Stadium: Asphyktisches Stadium:
Tiefe Bewußtlosigkeit, Reflexlosigkeit, Zyanose, gestörte oberflächliche Atmung, Gefahr der Atemlähmung.

Die größte Gefahr der Äthanolvergiftung liegt in ihrer Bagatellisierung. Es ist jedoch zu bedenken, daß der im Stadium 2 Angetroffene durch weitere Resorption bis zum Stadium 4 gelangen kann und damit einer tödlichen Bedrohung ausgesetzt ist.

Die zweite Gefahr liegt darin, daß lebensbedrohliche akute Erkrankungen oder Vergiftungen, bei denen der Alkohol nur eine Nebenrolle spielt, durch den untersuchenden Azrt übersehen werden, wenn er verleitet durch den alkoholischen Foetor, von weiteren Untersuchungen absieht („Ausnüchterungszellen"!).

Wichtig: Die Alkoholwirkung wird verstärkt durch:
Schlaf- und Beruhigungsmittel (praktisch häufige Kombination!)
Antihistaminika
Phenothiazine
Morphin (-Derivate)
Der Alkoholabbau wird verzögert durch:
Disulfiram (Antabus, Abstinyl)

Calciumcarbimid (Dipsan, Temposil)
Tolbutamid (Rastinon)
Phenylbutazon (Butazolidin, Irgapyrin, Tanderil usw.)
(Literatur u.a. bei: 9, 127, 192, 621.)

B. Diagnostische Hinweise

Wichtig: Der alkoholische Geruch in der Ausatmungsluft genügt in keinem Fall zur Stellung der Diagnose!

Bei Bewußtlosen müssen bei entsprechenden Laboruntersuchungen andere Ursachen der Bewußtlosigkeit (Stoffwechselkoma, andere Vergiftungen, primäre zerebrale Erkrankungen) ausgeschlossen werden. Besonders sorgfältiges Vorgehen ist angezeigt, wenn eine Stellungnahme zur Überführung in eine „Ausnüchterungszelle" abgegeben werden soll.

C. Sofortmaßnahmen

Folgende Richtlinien gelten für Praxis und Klinik:
1. Bei starker Exzitation, die eine Sedierung erforderlich macht: Valium 10 mg i.v. (evtl. Wiederholung).
2. Bei nicht bewußtlosen Kranken:
   Zur Giftelimination Apomorphin 0,01 g (= 1 Amp.) + Novadral 0,01 g (= 1 Amp.) i.m.
3. Bei bewußtlosen Kranken: Sicherung der Vitalfunktionen (Atemhilfe, Kreislaufstabilisation) bis zur Klinikaufnahme.

D. Intensivtherapie

Wenn noch nicht durchgeführt: Vorgehen, wie unter Sofortmaßnahmen beschrieben.
Bei Bewußtlosen gelten die gleichen Richtlinien wie bei der Schlafmittelvergiftung (siehe dort). Giftelimination (Magenspülung, forcierte Diurese, evtl. Dialyse). Elementarhilfe.

E. Überwachung

Wie bei Schlafmittelintoxikation (Tab. 40).

F. Häufige Fehler

1. Unterlassene Giftelimination (dadurch totale Resorption).
2. Verabreichung von „potenzierenden" Substanzen (z.B. Barbiturate usw.).
3. Verabreichung von Morphium (Atemdepression).
4. Verabreichung von Distraneurin in der akuten Phase (Summationseffekt).
5. Übersehen anderer akuter Erkrankungen oder Vergiftungen.
6. Verkennung eines sich anschließenden Entzugsdelirs.

VI. Akute endogene Vergiftungen*
(Stoffwechselkrisen)

VI.1. Das Coma diabeticum

A. Pathophysiologie

Bei Kranken mit Diabetes mellitus kann es infolge unzureichender Insulintherapie oder Insulinresistenz, im Verlaufe von Infektionen, nach Diätfehlern, bei akuter Gastroenteritis oder bei Pankreatitis zu einem Coma diabeticum kommen. Bei einem Drittel der Fälle entwickelt sich ein Koma bei einem nicht behandelten oder bis dahin nicht bekannten Diabetes mellitus.

Ursache für die Entwicklung eines diabetischen Komas ist ein Insulinmangel. Die Folgen sind schwere Störungen des gesamten Intermediärstoffwechsels. Auswirkungen dieser Störungen zeigen sich im Elektrolyt- und Wasserhaushalt sowie im Säure-Basen-Haushalt. So stehen im Mittelpunkt des diabetischen Komas eine intra- und extrazelluläre Dehydratation und eine metabolische Azidose.

(Literatur u.a. bei 80, 503, 460, 669).

Abbildung 4 zeigt schematisch die *Pathogenese des Coma diabeticum*.

Zu 1. Insulin fördert die Glukoseaufnahme in die Zelle, die Wiederveresterung der freien Fettsäuren mit α-Glycerophosphat und hemmt dadurch die Abgabe freier Fettsäuren an das Blut (266). Unter dem Einfluß von Insulin werden vom Fettgewebe Glukose und Fettsäuren aufgenommen und die letzteren als Triglyceride gespeichert.

Bei Insulinmangel muß der Organismus die zur Aufrechterhaltung der Lebensvorgänge notwendige Energie durch eine vermehrte Verbrennung von Fettsäuren über eine Mobilisation der Fettdepots kompensieren. Diese *Lipolyse* wird zwar in erster Linie durch den Insulinmangel bestimmt, zusätzlich können aber durch die Ursachen des Komas – wie Infekte, akute Erkrankungen, Unfälle oder Streßsituationen – lipolysefördernde Substanzen z.B.

---

* Bearbeitet von K.-D. GROSSER

VI.1. Das Coma diabeticum

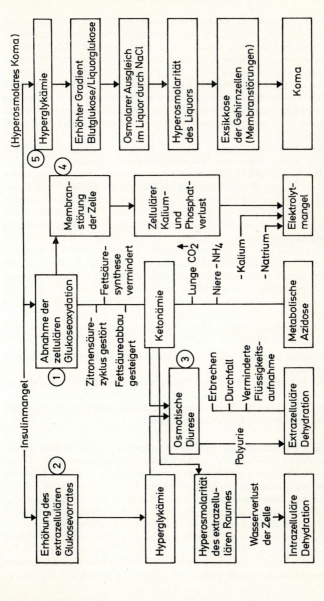

Abb. 4. Darstellung der Pathogenese der diabetischen Azidose und des hyperosmolaren Komas.

Adrenalin, Noradrenalin, Wachstumshormone, ACTH und Glucagon, ausgeschüttet werden. Durch ihre aktivitätssteigernde Wirkung auf die Fettgewebslipase wird die Freisetzung von Fettsäuren weiter gefördert (422). Da bei der Fettsäureoxydation weniger ATP-Äquivalente gebildet werden, fällt bei der Gewinnung gleicher Energiebeträge beim Fettabbau beträchtlich mehr Acetyl-CoA an als bei der Glykolyse. Der starken Anflutung von freien Fettsäuren und ihrer Coenzym-A-Derivate, der aktivierten Fettsäuren, ist die diabetische Leber nicht gewachsen. Es kommt zur Umwandlung der angestauten aktiven Fettsäuren in Acetessigsäure, aus der β-Hydroxybuttersäure und Aceton entstehen.

Verstärkt wird dieser Vorgang durch die *Hemmung der Lipogenese* – ebenfalls durch die aktiven Fettsäuren – bei weiterbestehender Lipolyse (877).

Die Überflutung des Organismus mit Ketosäuren führt zu einer starken metabolischen Azidose. Zunächst kann durch Bikarbonat und die anderen Puffersysteme des Blutes eine kompensierte metabolische Azidose gehalten werden. Dabei spielen Regulationsvorgänge durch die Lunge über verstärktes Abatmen von CO_2 (Kussmaul'sche Atmung) und durch die Nieren (vermehrte Bildung und Ausscheidung von NH_4) eine Rolle. Ferner sind Austauschvorgänge zwischen intra- und extrazellulärem Raum beteiligt, indem H-Ionen und Na-Ionen in die Zellen eintreten und Kalium austritt. Bei der Ausscheidung müssen Acetessigsäure und β-Hydroxybuttersäure, zum Teil auch Kationen neutralisiert werden. Auf diese Weise werden vermehrt Natrium, Kalium und Calcium ausgeschieden. Sinkt der pH-Wert des Blutes unter 7,2 ab, so besteht ein akut lebensbedrohlicher Krankheitszustand.

Dabei ist zu berücksichtigen, daß im Endstadium des Komas die Azidose noch verstärkt werden kann:

(1) durch die bei einem Schock entstehende hypoxiebedingte, vermehrte Laktatbildung,
(2) durch Anstieg harnpflichtiger Substanzen (herbeigeführt durch eine zunehmende Niereninsuffizienz),
(3) durch Lähmung des Atemzentrums und Anstieg des pCO_2 bei sich allmählich verstärkender Bewußtlosigkeit (800).

Zu 2 u. 3. Die Behinderung des Glukosetransportes in die Zelle führt zu einer beträchtlichen Erhöhung der extrazellulären Glukosekonzentration. Da die Glukosekonzentration die Osmolarität stark beeinflußt – bei einer Erhöhung um 100 mg% steigt die Serumosmolalität um 5,5 mosmol/l –, bildet sich eine zunehmende *Hyperosmolarität des Extrazellularraumes* aus. Entsprechend dem osmotischen Gefälle führt diese Hyperosmolarität zu einem Flüssigkeitsabstrom aus den Zellen. Die Folge ist eine *intrazelluläre Dehydration*.

Gleichzeitig wird durch die Hyperosmolarität eine starke osmotische Diurese in Gang gesetzt, die dann auch eine *extrazelluläre Dehydration* zur Folge hat. Zusätzlich verstärkt wird die osmotische Diurese durch die Ketonämie. Neben dem renalen Wasserverlust verliert der Organismus im Zustand des sich ent-

wickelnden Komas außerdem noch Flüssigkeit durch Erbrechen und Durchfall und durch die gesteigerte Atmung. Nicht unberücksichtigt darf auch die mangelhafte Flüssigkeitsaufnahme bei dem Dehydrationsvorgang bleiben (279).
Aus der extrazellulären Dehydration resultiert eine *Hypovolämie*, die letztlich in einen Schockzustand führt. An der Hämokonzentration und später an den Retentionswerten – Verminderung der Nierendurchblutung und Absinken des Glomerulumfiltrates – kann das Ausmaß der Hypovolämie orientierend beurteilt werden.

Zu 4. Der intrazelluläre Elektrolytverlust und hierbei in erster Linie der Kaliumaustritt beruhen auf der Azidose und einer *Membranstörung*. Das Membranpotential zerfällt, ein aktiver Ionentransport durch die Membran ist nicht mehr möglich, der Elektrolytaustritt bzw. -eintritt geht entsprechend dem osmotischen Gefälle vor sich. Die Kalium-Natrium-Pumpe, die von der Anlieferung energiereicher Phosphate abhängig ist, versagt (941). Bedingt durch die osmotische Diurese, durch Erbrechen und Durchfälle und durch die Bereitstellung von Kationen für die Neutralisation der fixen Säuren zeichnet sich gleichzeitig ein *Elektrolytverlust von Natrium und Kalium* ab.
Der tägliche Verlust von Elektrolyten wird bei einem Flüssigkeitsverlust von 4–8 Litern für Natrium mit 350–600 mval und für Kalium mit 350–700 mval angegeben (669).

Besonders wichtig ist die Tatsache, daß zu Behandlungsbeginn das Kalium im *Serum* normal oder sogar erhöht sein kann. Erst mit zunehmender Auffüllung des Kreislaufes und durch die Insulin-Glukosebehandlung zeigt sich dann das Defizit an Kalium, das substituiert werden muß.

Die *Beeinträchtigung des Bewußtseins* ist pathogenetisch noch nicht eindeutig geklärt. Man nimmt an, daß im wesentlichen eine zunehmende Dehydration in der Zelle verantwortlich zu machen ist. Der Glukosegehalt des Liquors liegt häufig unter dem des Blutes. Ein Ausgleich an die höher liegende Blutosmolarität wird durch einen Anstieg der Natriumchloridkonzentration erreicht. Dadurch kommt zu der intrazellulären Exsikkose ein gestörtes Elektrolytgleichgewicht, das als schädigendes Agens für das Membranpotential angesehen wird (266, 941).

B. Diagnostische Hinweise

In der Mehrzahl der Fälle handelt es sich um Patienten mit bekanntem Diabetes mellitus, so daß es meist um die Differentialdiagnose zwischen hypo- oder hyperglykämischem Koma geht. Die sicherste Maßnahme für den Hausarzt ist die Blutuntersuchung mit Dextrostix-Streifen, der eine Erhöhung des Blutzuckers über 200 mg und eine Erniedrigung unter 60 mg sicher erfaßt (283).

Ein weiteres differentialdiagnostisch wesentliches Kriterium ist die Beobachtung, daß ein hypoglykämischer Schockzustand schnell einsetzt, während einem hyperglykämischen Koma ein längeres, mitunter Tage anhaltendes Präkoma vorausgeht.

Bei Hyperglykämie ohne Acetongeruch und ohne Kussmaul'sche Atmung muß an das *hyperosmolare Koma* (s. S. 378) gedacht werden, das meist bei älteren, bisher mit oralen Antidiabetika behandelten Patienten bzw. bei nicht bekanntem Diabetes auftritt.

C. Sofortmaßnahmen

1. Sicherung der Diagnose durch Dextrostix.
   Zur Beachtung: Besteht bei bekanntem Diabetes auch nur der leiseste Zweifel, ob nicht ein hypoglykämischer Schock vorliegt, und ist eine Klärung durch Dextrostix nicht möglich, so gibt man probatorisch zunächst 40 ml 40%ige Glukoselösung i.v. und wartet das Ergebnis auf die Ansprechbarkeit ab.

2. a) Wenn eine Klinik innerhalb 1 Std. erreicht werden kann:
   Alt-Insulin 50 E i.v. anschließend:
   Wenn möglich, 500 ml Lävulose 5% als Dauertropfinfusion für den Transport. Wenn der Patient noch ansprechbar ist: *reichlich trinken lassen.*

   b) Wenn eine Klinik innerhalb 1 Std. nicht erreicht werden kann:
   Alt-Insulin 100 E i.v.
   Lävulose 5%, 500 ml
   + Alt-Insulin 100 E als Dauertropfinfusion für die nächsten 2 Stunden.
   Besteht keine Möglichkeit für eine intravenöse Infusion, muß der Patient begleitet werden und nach Ablauf 1 Std. nochmals 50–100 E Alt-Insulin intravenös erhalten.

   c) Bei Schocksymptomatik mit niedrigen oder nicht meßbaren Blutdruckwerten und Tachykardie: Rheomacrodex oder Hämaccel 500 ml als Dauertropfinfusion zusätzlich zu den o.g. Maßnahmen.

Merke: Keine Kreislaufmittel wie Effortil, Novadral usw.!

D. Intensivtherapie

Voraussetzungen für die Therapie:

1. Schaffung eines venösen Zuganges
2. Blasenkatheter
3. Magensonde
4. evtl. arterieller Zugang

Therapieschema:

1. Sicherung der Diagnose:
   (Dextrostix, Clinistix, Ketostix, AC-Test).
2. Insulin:
   a) erste Gabe intravenös,
   b) zweite und weitere Gaben in Dauertropfinfusion zur Senkung des Blutzuckers, der Osmolarität, der freien Fettsäuren, der Ketokörper und der Azidose (anstelle der Infusion kann Insulin auch ½ stündlich bis stündlich i.v. injiziert werden).
3. Hypotone Flüssigkeitszufuhr:
   Behebung der Exsikkose und der hypertonen Dehydratation.
4. Natrium-Zufuhr, zur Hälfte als Bikarbonat:
   Ausgleich von Natriumverlust und Azidose.
4a. Evtl. konzentrierte Bikarbonat-Zufuhr (Konzentratampullen).
5. Kaliumsubstitution ab 4. bis 6. Stunde:
   Ausgleich des Kaliumverlustes und der Kaliumverschiebung aus den Zellen.
6. Magensonde – Magenspülung – evtl. nach Intubation.
7. Herzwirksame Glykoside.
8. Antibiotika.
9. Weitere Ernährung.
10. Komplikationen:
    a) Behandlung eines Schocks
    b) Behandlung eines evtl. auftretenden Nierenversagens.

Für das unkomplizierte Koma wird folgendes *Infusionsschema* vorgeschlagen:

Infusionsschema

Nach einer intravenösen Verabreichung von Alt-Insulin 100 E in der

1. Stunde: 1000 ml hypotone Lösung[1])
2.–4. Std.: 1000 ml hypotone Lösung[1]) + Altinsulin 100 E
5.–12. Stunde: 1000–3000 ml hypotone Lösung[1]) + Altinsulin 50–200 E (nach Blutzuckerspiegel).

Beginn der Kaliumsubstitution (20–40 mval/h) bei abfallendem Blutzuckerspiegel und laborchemisch festgestellter Normokaliämie.

Bei einem Blutzuckerspiegel um 250 mg% die Hälfte der hypotonen Lösung durch Glukoselösung (5%) ersetzen.

13.–24. Stunde: 1000–2000 ml Glukoselösung (5%) + Altinsulin nach Bedarf + 60–100 mval Kaliumchlorid.

Zu 1. Die *Sicherung der Diagnose* gelingt durch die diagnostischen Schnellverfahren:

z. B. Dextrostix (Blutzucker semiquantitativ)
　　　Clinistix (Harnzucker)
　　　Ketostix (Ketosäuren semiquantitativ im Serum und Urin)
　　　Acetest (Aceton semiquantitativ im Urin)

Merke: Wertvolle Zeit verstreicht, wenn erst die Ergebnisse der Laboruntersuchungen abgewartet werden.

Zu 2. Da die biologische Halbwertzeit des zirkulierenden *Insulins* rd. 15 Minuten beträgt, müßten bei Einzelinjektionen Wiederholungen in kurzen Zeitabständen erfolgen. Aus diesem Grunde wird nach der ersten intravenösen Injektion Insulin mit einer Dauertropfinfusion verabreicht. Subkutane oder intramuskuläre Applikationen sollten wegen der nicht überschaubaren Resorptionsverhältnisse, besonders bei schlechten Kreislaufsituationen, nicht erfolgen. Eine unterschiedliche Dosierung entsprechend den Blutzuckerausgangswerten ist nicht erforderlich.

Vielmehr sollte sich die Verabreichung nach den stündlich durchzuführenden Blutzuckerkontrollen richten. Man kann davon ausgehen, daß der Insulinbedarf im Koma sehr hoch und eine Über-

---

[1]) „Hypotone" Lösungen:　$1/3$ physiologische NaCl-Lösung
　　　　　　　　　　　　　$1/3$ physiologische Bikarbonat-Lösung ($1/6$ molar)
　　　　　　　　　　　　　$1/3$ Lävulose 5%
oder: auf je 1000 ml Lävulose 5%-NaCl 70 mval/l + NaHCO$_3$ 40 mval/l.

dosierung mindestens anfänglich praktisch nicht möglich ist. Azidose, hoher Antikörpertiter, eine (oft nicht erkannte) Hämochromatose oder gleichzeitige Leberzirrhose erhöhen den Insulinbedarf.

Wichtig: Zeigt sich durch kurzfristige Blutzuckerkontrollen, daß der Blutzuckerspiegel nicht absinkt oder sogar ansteigt, so muß die zuvor verabreichte Insulindosis verdoppelt werden. In diesen Fällen empfiehlt sich die stündliche i.v. Injektion (Maximaldosen bis 1000 E Alt-Insulin) (800).
Hat der Patient das Bewußtsein wiedererlangt, ist der Wasserverlust ausgeglichen und kann die Flüssigkeit wieder oral aufgenommen werden, so kann die Umstellung auf subkutane Insulingaben erfolgen.

Zu 3. *Flüssigkeitszufuhr:* Ausgehend von der Tatsache, daß es sich beim diabetischen Koma um eine hypertone Dehydratation handelt, wobei der entscheidende fördernde Faktor der Hyperosmolarität die Hyperglykämie ist, kommt man zur Feststellung, daß das Defizit von Wasser dasjenige von Natrium übertrifft. Daraus ergibt sich, daß die Behandlung mit hypotonen Lösungen erfolgen sollte. Der *Wasserbedarf* beträgt zwischen 5 und 8 l (180). Während man bei jungen Patienten diese Menge innerhalb von 24 Stunden ersetzen darf, muß man bei älteren Patienten die Zufuhr vorsichtiger gestalten. Eine Kontrolle des zentralen Venendruckes ist in jedem Falle in kurzen Abständen durchzuführen.
Bei einem Blutzuckerspiegel von 250 mg% muß die Insulindosis reduziert und gleichzeitig die Hälfte der Flüssigkeit jetzt als Glukoselösung (5–10%) verabreicht werden, da sich sonst sehr rasch eine Hypoglykämie mit ihren bedrohlichen Komplikationen entwickeln kann. Außerdem wird dadurch das Energiedefizit besser ausgeglichen und die Ketose rascher abgebaut. Bevor die Umstellung auf diese Infusion vollzogen wird, sollte nach Möglichkeit die Osmolarität geprüft werden.

Zu 4. *Mittlerer Elektrolyt-, Basen- und Wasserbedarf:*

Na+ (mval/kg)	Cl- (mval/kg)	K+ (mval/kg)	H_2O (ml/kg)
6,5	5	5	90

Die *Natriumsubstitution* erfolgt einmal über die Verabreichung von Natriumchlorid und – da zusätzlich die metabolische Azidose behandelt werden muß – mittels Natriumbikarbonat. Der Natrium- und Chlorgehalt im Serum sollte in Abständen von 4–6 Stunden kontrolliert werden, ebenso der Säure-Basen-Haushalt. Auf diese Weise kann mit Hilfe von Konzentratampullen zusätzlich eine Substitution – allerdings erst nach der 8. Behandlungsstunde – erfolgen.

Wichtig: Bei ausgeprägter metabolischer Azidose (BE – 10) muß sofort nach Behandlungsbeginn – also bereits in der ersten Stunde – Natriumbikarbonat als Konzentrat langsam intravenös verabreicht werden.

Als Faustregel gilt, daß auf diese Weise – nach der Berechnung des Alkalidefizits (s. S. 471) – die Hälfte des Defizits ausgeglichen werden muß.

Von besonderer Bedeutung wird die Kontrolle der Elektrolytwerte im Serum und der Osmolarität nach 12–18 Stunden, da dann die Hyperosmolarität gewöhnlich behoben ist und sich aufgrund eines Elektrolytmangels eine Hypoosmolarität entwickeln kann (941). Ist es nicht möglich, die Osmolarität zu messen und kurzfristig Natrium-Kontrollen durchzuführen, so gilt als Regel, daß von der 18.–20. Stunde an bei normalisiertem Blutzucker isotonische Lösungen verabreicht werden sollen.

Zum Ausgleich der Azidose wird Bikarbonat verwendet. Auf Laktatgaben sollte verzichtet werden, da nicht auszuschließen ist, ob nicht eine Laktatazidose besteht.

Zu 5. Das *Kalium* im Serum ist anfänglich normal oder sogar erhöht, nur selten erniedrigt. Zu diesem Zeitpunkt besteht vorwiegend ein intrazellulärer Kaliummangel. Darüber hinaus wird durch die Hämokonzentration der wahre Kaliumwert im Serum verschleiert.

Ein Einstrom von Kalium in die Zelle – und damit ein Absinken des Serumspiegels – wird einsetzen, wenn die Zellen unter dem Einfluß von Insulin vermehrt Glukose zur Glykogensynthese aufnehmen. In der Regel ist von der 4. Behandlungsstunde an mit einer Hypokaliämie zu rechnen. Da jedoch – wenn auch selten – schon in der 2. Stunde ein Absinken des Kaliumspiegels eintreten kann, sind stündliche Kaliumkontrollen zu empfehlen. Eine

Kaliumzufuhr sollte bereits erfolgen, wenn durch Serumuntersuchungen eine Normokaliämie bestätigt ist. Vor früherer Zufuhr von Kalium muß gewarnt werden, da zu Behandlungsbeginn eine Niereninsuffizienz noch nicht sicher ausgeschlossen werden kann. Diese jedoch würde zu einer sehr vorsichtigen Kaliumsubstitution zwingen. Eine stündliche Zufuhr von 40 mval Kaliumchlorid kann als mittlere Richtdosis genommen werden. Sinkt der Serumkaliumwert unter 3,0 mval/h ab, so sollte die Dosis auf 50–60 mval/h erhöht werden (s. S. 473).

Zur Beachtung: Die intravenöse Kaliumzufuhr muß immer in einer Infusion erfolgen. Kontrollierte Zufuhr, wenn möglich, über einen Perfusor oder mit zusätzlicher Sicherung (Schraubenklemme) ist unbedingt erforderlich!

Zu 6. *Magensonde:* Evtl. Magenspülung, anschließend Gabe von Antazida (z.B. Gelusil Lac) und Abklemmen der Sonde. Bei Bewußtlosen sollte vor Legen der Sonde eine Intubation vorgenommen werden, um der Gefahr einer Aspiration aus dem Wege zu gehen.

Zu 7. Bis zum Ausgleich des Kaliumhaushalts (Ekg-Kontrolle als allerdings nicht ganz zuverlässiges Kriterium des Kaliumhaushaltes) und der Kontrolle des Säure-Basen-Haushaltes keine Glykosidbehandlung!

Im weiteren Verlauf ist eine *Glykosidtherapie* erforderlich:

a) wenn bereits zuvor Herzglykoside verordnet waren,
b) wenn *nach Ausgleich* des Elektrolyt- und Wasserhaushaltes Zeichen der Herzinsuffizienz beobachtet werden (Anstieg des zentralen Venendruckes über 10 cm H_2O, 3. Herzton, Zeichen der Lungenstauung). Die Therapie sollte mit Strophanthin, einem Lanata-Präparat oder einem Digoxin-Präparat durchgeführt werden.

Zu 8. *Antibiotika:* Wegen der herabgesetzten Infektresistenz und der meist vorliegenden, das Koma auslösenden Infektion, sollte mit einem Breitband-Antibiotikum behandelt werden:

z.B. Tetracyclin (Terravenös, Reverin usw.).

Zu 9. *Weitere Ernährung:* Bereits am 2. Behandlungstag sollte mit einer enteralen Ernährung begonnen werden (über Magensonde oder oral):

Ungesüßten Tee (ungefähr 500 ml), Haferschleim 5–6 kleine Portionen, entsprechend ungefähr 120 g KH).
3. Tag: Standarddiät (250 g KH, 80 g Eiweiß, 70 g Fett), entweder als Sondennahrung oder als passierte Kost in kleinen Portionen.
Besonders zu beachten ist, daß der Patient in den nächsten Tagen noch nicht in der Lage ist, seinen Flüssigkeitsbedarf oral zu decken, so daß auch über die nächsten 3 bis 4 Tage Infusionen verabreicht werden müssen.
So bald wie möglich sollte der Kranke wieder zum Trinken aufgefordert werden, weil der Patient auch rasch mobilisiert werden muß (Lunge!, Atmung!, Stoffwechsel-Mobilisierung durch insulinabhängigen Glukoseumsatz bei Muskelarbeit!).

Zu 10a) Bedingt durch den Volumenmangel liegt bei Aufnahme häufig ein *Schock* vor. Klinisch zeigen sich die Zeichen der Zentralisation (blasse, feucht-kalte Haut, bläulich-verfärbte Extremitäten, Blutdruck sehr niedrig mit kleiner Amplitude, hohe Pulsfrequenz, Oligurie bis Anurie). Bei dieser Komplikation müssen zusätzlich zu der Infusionstherapie Plasmaersatzmittel (Haemaccel bzw. Rheomacrodex) verabreicht werden.

Merke: Wegen der Hämokonzentration und der intrazellulären Dehydration ist immer freies Wasser erforderlich; Plasmaersatzmittel allein genügen nicht! Unter Kontrolle des Venendruckes kann es notwendig sein, in 3 Stunden bis zu 5 Liter Flüssigkeit zu verabreichen. (Vorsicht bei älteren Leuten: Diurese und klinische Zeichen der Überwässerung beachten!) Vasopressorisch wirkende Substanzen sind nicht indiziert. Bleibt nach ausreichender Volumensubstitution die Zentralisation bestehen, so kann mit Alupent (10 mg in 500 ml Infusion, z. B. Lävulose 5%) ein Therapieversuch unternommen werden.
Außerdem sollte gleichzeitig auch eine hochdosierte Steroidtherapie eingeleitet werden:

Bis zu 200 mg Prednisolon pro 24 Stunden in Einzelportionen (Der Insulinantagonismus des Prednisolons tritt gegenüber dieser Indikation zurück!)

Zu 10b) *Nierenversagen:*
Das entscheidende Kriterium zur Kontrolle der *Nierenfunktion* ist die Urinausscheidung. Voraussetzung für diese Kontrolle ist ein Blasenkatheter. Zeigt sich eine geringere Urinausscheidung als 30 ml pro Stunde, so sollte nach *ausreichender* Volumen- und Flüssigkeitszufuhr und normalisiertem zentralem Venendruck von der 6. bis 8. Stunde an eine diuretische Therapie eingeleitet werden, z.B. Lasix 40 mg i.v. im Abstand von 30 Minuten.

Wichtig: In jedem Fall muß vor diuretischer Behandlung das Flüssigkeitsdefizit aufgefüllt und ein Blutdruck von mindestens 100 mm Hg systolisch (bei Hypertonikern entsprechend höher) erreicht sein! Venendruckkontrolle!
Sollte dadurch die Ausscheidung nicht in Gang kommen, so empfiehlt sich eine hochdosierte Lasixtherapie,
z.B. 5%ige Lävulose 250 ml + 250 mg Lasix innerhalb von 1 bis 2 Stunden.
Besteht bei gleichbleibender ausreichender Volumensubstitution und ausreichender diuretischer Therapie die *Anurie* über 6 Stunden und ist ein ansteigender Venendruck zu beobachten, so muß mit der Vorbereitung der Peritonealdialyse begonnen werden.
Sehr wichtig ist die Kontrolle des Urinsediments, um eine *akute Pyelonephritis mit Papillennekrose* auszuschließen. Liegt diese Nephropathie vor, soll die Indikation zur Dialyse früh gestellt werden.
Gleichzeitig mit der Notfalltherapie ist es notwendig, nach den Koma-auslösenden *Ursachen* zu fahnden und eine entsprechende Therapie einzuleiten.

E. Überwachung

Tab. 42. Überwachung bei Coma diabeticum.

Überwachung	Kontrollen (zeitl. Abstand)
Ekg, Puls, zentraler Venendruck, Atmung, Temperatur, arterieller Druck (blutig)	fortlaufend (Monitor)
Puls, art. Blutdruck, Atmung (falls nicht mit dem Monitor möglich!)	30 Minuten
Urinausscheidung (stündlich Einfuhr-Ausfuhr-Bilanz!), Auskultation des Herzens und der Lunge	1 Stunde
Serumkalium (in den ersten 12 Stunden)	2 Stunden
Serumelektrolyte (Natrium-Chlor-Calcium am ersten Tag), Kalium im Anschluß an die 2-Stunden-Kontrolle. Blutzucker (am 2.–4. Tag), Hämatokrit (Hb u. Ery) (am ersten Tag), Glukose und Ketonkörper im Urin, vollständiges Ekg, Osmolarität des Blutes	4 Stunden
Harnstoff, Kreatinin im Serum	12 Stunden
Flüssigkeitsbilanz, Elektrolytbilanz, Leukozyten; Urin: Sediment, Amylase; Blut: Amylase, Cholesterin, SGDH, LAP, alk. Phosphatase, SGOT, SGPT, CPK	24 Stunden
Augenhintergrund, BSG, Gesamteiweiß, Elektrophorese, Thorax-Röntgen, Blutgruppe	einmalig

F. Häufige Fehler

1. Zu geringe Insulindosierung in der initialen Phase der Behandlung.
2. I.m. oder s.c. Injektionen von Alt-Insulin: Resorption im Koma unsicher!
3. Zu niedrige Einzelinjektionen von Insulin bei weiterem Blutzuckeranstieg. Da Insulin eine Halbwertzeit von 15 Minuten hat, sind von 100 E, intravenös verabreicht, nach einer Stunde noch 5 E wirksam. (Dieser Gefahr könnte man aus dem Wege gehen, wenn kurzfristig kleinere Dosen verabreicht würden.) Sinkt der Blutzucker nicht ab oder steigt er sogar noch an, muß

die Dosis verdoppelt werden, z.B.: Bz. 850 mg% – Insulin 100 E, i.v.; nach 1 Stunde Bz. 950 mg% – Insulin 200 E i.v.

4. Zu geringe Volumensubstitution:
   Unter Kontrolle des Venendruckes und der Urinausscheidung muß besonders bei Schocksymptomatik reichlich Flüssigkeit zugeführt werden. (Plasmaersatzmittel + freies Wasser!)
5. Verabreichung von vasokonstriktorischen Substanzen bei Schocksymptomatik.
6. Zu frühes Absetzen der parenteralen Flüssigkeitszufuhr. Selbst einen Tag nach Erwachen aus dem Koma ist der Patient noch nicht in der Lage, auf oralem Wege seinen Flüssigkeitsbedarf zu decken. Es besteht die Gefahr eines erneut einsetzenden Volumenmangelkollapses (941).
7. „Ansteuern" eines zu niedrigen Blutzuckerwertes, z.B. 120 mg%. Bei Blutzuckerwerten um 100 mg% besteht die Gefahr der Auslösung eines hypoglykämischen Schocks. Zielwerte zwischen 150 und 200 mg% sind gefahrloser. Dazu eignet sich bei der Infusionstherapie, wie oben erwähnt, eine Glukosetherapie (Glukose 5%).
8. Zu rascher Übergang von Alt-Insulin auf das weniger gut steuerbare Depot-Insulin. Erfahrungsgemäß schwanken die Blutzuckerwerte in den ersten 4–5 Tagen nach Behandlung des Komas erheblich, so daß ein Einstellen mit Depot-Insulin sich schwierig und für den Patienten gefährlich gestaltet. Während dieser Zeit sind 4stündliche Blutzuckerkontrollen am Tag erforderlich. Erst wenn sich dabei zeigt, daß eine Stabilisierung durch subkutane Alt-Insulin-Injektion erreicht worden ist, sollte die Umstellung erfolgen. Der Kranke wird in der Übergangszeit am besten mit kleinen Dosen von Alt-Insulin (16–18 E) vor jeder Mahlzeit geführt.

Zur grundsätzlichen Beachtung:

Mit der optimalen Therapie eines diabetischen Komas sind ein erfahrener Arzt, eine erfahrene Schwester und ein rasch arbeitendes Labor (d.h. eine MTA) *ausschließlich* beschäftigt. Eine Therapie neben anderen Aufgaben ist *nicht* möglich, da eine *dauernde* Bilanzierung und Therapiesteuerung erforderlich sind. Die Wiedereinstellung des Diabetes erfordert ebenfalls ein erfahrenes Team.

VI.2. Das hyperosmolare Koma

A. Pathophysiologie

Eine Sonderform des diabetischen Koma ist das nicht azidotische, hyperglykämische, hyperosmolare Koma (s. S. 365).
Diese Stoffwechselentgleisung beruht möglicherweise auf einem relativen Insulinmangel (452, 500, 591, 856). Dabei ist der Lipolyse-hemmende Effekt noch nicht aufgehoben, während der Kohlenhydratstoffwechsel schon erheblich gestört ist. Durch die dadurch sich entwickelnde Hyperglykämie werden alle die pathophysiologischen Vorgänge ausgelöst, die bereits beim Koma diabeticum beschrieben wurden (s. S. 364).
Während also die Ketonämie ausbleibt, führt die Hyperglykämie zu einer starken *Hyperosmolarität*, die eine intra- und extrazelluläre Dehydration (wie auf S. 364ff. beschrieben) bewirkt. Da der Glukoseanstieg im Liquor nicht so ausgeprägt ist wie im Blut, wird ein Osmolaritätsausgleich durch eine erhöhte Natrium- und Chloridkonzentration herbeigeführt. Zunehmende intrazelluläre Exsikkose ist wahrscheinlich der entscheidende Faktor für die Verwirrtheitszustände und die sich daran anschließende Bewußtlosigkeit.
Gegenüber dem ketoazidotischen Koma lassen sich folgende *Besonderheiten beim hyperosmolaren Koma* feststellen (196):

1. Bei ¾ der Kranken ist das Koma die Erstmanifestation eines Diabetes mellitus.
2. Die Kranken gehören meist der Altersgruppe über 50 Jahre an.
3. Die Blutzuckerwerte liegen in der Mehrzahl der Fälle über 1000 mg%.

Nach Überstehen des akuten Krankheitszustandes ist der Diabetes in der Regel diätetisch oder mit oralen Antidiabetika einzustellen.

B. Besondere diagnostische Hinweise

Im Gegensatz zum diabetischen ketoazidotischen Koma fehlen der Acetongeruch in der Ausatmungsluft und entsprechend auch Aceton im Urin. Außerdem fehlt die (azidotische) Kussmaul'sche

Atmung. Dagegen sind die Exsikkosezeichen auch hier vorzufinden, sogar in besonders starker Ausprägung.

C. u. D. Sofortmaßnahmen — Intensivtherapie
Siehe bei: Coma diabeticum (S. 368).

Folgende Punkte sind bei der Therapie besonders zu beachten:
1. Die Azidosebehandlung fällt weg. Es wird also in der *hypotonen* Lösung vorwiegend NaCl verabreicht (Ausnahme: Schockbedingte metabolische Azidose).
2. Trotz der höheren Werte ist keine höhere Insulinzufuhr, als im Schema angegeben, notwendig. Erst wenn sich eine Insulinresistenz zeigt, ist eine entsprechende Dosiserhöhung vorzunehmen (162).
3. Besonders sorgfältig ist die Osmolarität zu verfolgen. Da im Liquor die Osmolarität vorwiegend durch eine erhöhte Na-Konzentration bedingt ist, hält die Hyperosmolarität im Liquor länger an als im Blut. Werden hypotone Lösungen noch nach der Normalisierung der Blutosmolarität zugeführt, so kommt es zu einem Abstrom von Flüssigkeit in das Cerebrum mit der Gefahr, daß sich ein *Hirnödem* entwickelt!

E. Überwachung
Siehe bei: Coma diabeticum (S. 376).

VI.3. Die Milchsäureazidose

A. Pathophysiologie

Eine Anreicherung von anaeroben Stoffwechselprodukten, wie Milchsäure und Brenztraubensäure, wird vorwiegend bei schockbedingter Gewebshypoxie angetroffen. Nach Überschreiten der Pufferkapazität des Blutes erfolgt ein pH-Abfall. Daneben kann es bei verschiedenen nicht mit einem Schock einhergehenden Erkrankungen, wie z. B. Lebererkrankungen, Urämie, Leukämie und anderen malignen Systemerkrankungen sowie Diabetes mellitus, zu Laktatvermehrung und Azidose kommen. Eine auffallende Häufigkeit liegt bei Infektionen mit gram-negativen Erregern vor.

Von diesen sog. *sekundären Milchsäureazidosen* ist die *idiopathische Gruppe* abzugrenzen, bei denen keine Grundkrankheit, die zu dieser Stoffwechselentgleisung führen könnte, erkennbar ist (430).

Eine verstärkte Milchsäurebildung entsteht bei O_2-Mangel des Gewebes auf folgende Weise (283):
Versagen der Atmungskette und der oxydativen Phosphorylierung bei längerem Fortbestand der Glykolyse. Der Glukoseabbau bis zum Pyruvat verläuft anaerob, dann wird normalerweise Pyruvat über Acetyl-CoA in den Zitronensäurezyklus eingeschleust und zu CO_2 sowie H_2O oxydiert. Bei Mangel an molekularem Sauerstoff verschiebt sich das Redoxgleichgewicht. Es kommt zu einer vermehrten Hydrierung des Pyruvats zu Laktat. Im hypoxischen Gewebe sammeln sich im weiteren Verlauf Laktat und Pyruvat an, die ins Blut übergehen. So wird die metabolische Azidose in Gang gesetzt. Sie wird in späteren Stadien durch zusätzliche Laktabgabe der Leber vermehrt. Weiterhin wird die Laktatproduktion durch vermehrte Glukosefreigabe angekurbelt sowie durch Katecholamine gesteigert. Die Höhe des Exzeßlaktats gilt als Maßstab für die Schwere eines Schockzustandes. Patienten mit Laktaterhöhung über den kritischen Wert von 4 mmol/l haben eine schlechte Prognose. Werte von 7 mmol/l sind keine Seltenheit (905). (Normal: 9 mg% $\cong$ 1 mmol/l.)
Im Vordergrund des klinischen Erscheinungsbildes steht neben Verwirrtheit und zunehmender Bewußtseinstrübung bis zum Koma oft ein irreversibler Kreislaufschock. Außerdem werden Enzymerhöhungen, z.B. von SGOT, LDH und Amylase, angetroffen.

B. Diagnostische Hinweise

Bei Vorliegen einer metabolischen Azidose führt die Bestimmung von Laktat und Pyruvat zur richtigen Diagnose.

Wichtiger differentialdiagnostischer Hinweis:
Bei komatösen Diabetikern sollte eine Laktat-Azidose immer dann vermutet werden, wenn bei schwerer metabolischer Azidose die Ketonämie fehlt!

C. u. D. Sofortmaßnahmen — Intenvsivtherapie

1. Behandlung der metabolischen Azidose mit $NaHCO_3$ entsprechend der Berechnung (Base-Excess × kg Gewicht × 0,3). Beispiel: Base-Excess – 10, Gewicht 73 kg. Vorläufiger Bedarf 10 × 73 × 0,3 = 220 mval Natriumbikarbonat. (Bei THAM-Puffer entfällt Faktor 0,3, da schon ⅓ molar!)
2. Bei Zeichen der respiratorischen Insuffizienz sollte frühzeitig mit einer Respiratorbehandlung begonnen werden.

3. Stellt sich nach 3–4 Stunden nicht eine Besserung des Zustandes, insbesondere ein deutlicher Rückgang der Azidose ein, so sollte im Hinblick auf die sehr schlechte Prognose die Peritonealdialysebehandlung begonnen werden (176, 230). Dabei darf kein Laktatzusatz verwendet werden.
4. Gleichzeitig muß die Behandlung des Grundleidens konsequent durchgeführt werden (Therapie und Überwachung siehe dort).

Merke: Einige Fälle von Laktatazidose wurden bei Diabetikern festgestellt, die mit Biguaniden behandelt wurden. Bei diesen Patienten muß dieses Medikament sofort abgesetzt werden.

VI.4. Der hypoglykämische Schock

A. Pathophysiologie

Ursachen einer Hypoglykämie

1. „Perniziöser" Hyperinsulinismus:
Inseladenom; endokrin aktives Inselzellkarzinom
2. Exogene Hypoglykämie:
Insulin-Injektionen: Betazytotrope Substanzen wie Tolbutamid (z. B. Rastinon, Artosin), Glibenclamid (z. B. Euglucon). Alkohol (nur nach längerem Fasten).
3. Hypoglykämie bei Tumoren: Sarkome, Fibrosarkome, Leiomyosarkome, Nierensarkome (Wilms), Karzinome, Leberzellkarzinome, Nieren-, Magen-, Kolonkarzinome.
4. Hypoglykämie nach partieller Hepatektomie.

Bei unregelmäßig auftretenden Hypoglykämien sollte vor allem an eine Hypoglycaemia factitia gedacht werden (147)!
Entscheidend für die *Symptomatik* ist die Tatsache, daß das Gehirn seine Energie fast ausschließlich durch Glukoseverbrennung bezieht. Bei einem raschen Abfall der Glukosekonzentration im Blut ist der Energiebedarf des Gehirns nicht mehr gedeckt. Bei einem Umsatz von 4–5 g Glukose pro Stunde ist der Glykogenvorrat von 300–400 mg schnell verbraucht. Die herdförmigen zentral-nervösen Symptome (Spasmen, Konvulsionen, Lähmungen, positiver Babinski), die den Bewußtseinsverlust begleiten,

Tab. 43. Zerebrale Funktionsstörungen bei Hypoglykämie.

Stufe	Bezeichnung	Bewußtseinslage	Hauptsymptome	Rückbildungsfähigkeit
I	Kortikale Phase	Verlangsamung, Benommenheit, Somnolenz	Psychische Veränderung, psychotische Zustände, evtl. Herdstörungen, Schweißausbruch, Blutdruckanstieg, Tachykardie	voll reversibel
II	Subkortikale Phase	Sopor Bewußtlosigkeit	Motorische Reizerscheinungen (Schnalzen, Schmecken usw.), allgemeine Exzitation selten: zerebrale Anfälle	bis auf subtile Krampfschäden reversibel
III	Mesenzephale Phase	Koma	Tonische Krämpfe, Torsionsspasmen, Streckstarre der Beine, Beugungskrampf der Arme usw.	weitgehend reversibel
IV	Pontine Phase	Koma	Enthirnungsstarre (allg. Streckstarre mit Spontan-Babinski)	beginnende irreversible Schädigung
V	Medulläre Phase	Koma Tod durch Atemlähmung	Allgemeine nervöse Unerregbarkeit u. Atonie, Bradykardie, flache Atmung	schwere irreversible Hirnschäden

gelten als Ausdruck der ungleichen Glykogenverteilung und des unterschiedlichen Glukosebedarfs der einzelnen Abschnitte des Zentralnervensystems (90, 798, 941). Die Symptomenfolge verläuft sozusagen absteigend von der Rinde zur Medulla oblongata

(219) (Tab. 43). In der Regel zeigen sich die ersten Symptome bei einem Blutzucker unter 50 mg%. Je nach Intensität der körpereigenen Gegenregulation können die Symptome schon bei höheren, aber auch erst bei niedrigeren Werten auftreten, so daß kein absoluter Grenzwert angegeben werden kann. Hinzu kommt noch, daß die Symptomatik außer durch den realen Blutzuckerwert durch die Geschwindigkeit und Dauer des Blutzuckerabfalls geprägt ist. Die ersten Anzeichen der Hypoglykämie, wie Unruhe, Tremor, Schweißausbruch, wechselnde Röte und Blässe, Tachykardie und Reizbarkeit, sind nicht zentral bedingt, sondern beruhen auf einer Hyperadrenalinämie, die als Ausdruck der Gegenregulation des Organismus auf eine relative Hyperinsulinämie bei sinkendem Blutzuckergehalt aufgefaßt wird. Aus der Tabelle geht hervor, daß die Entwicklung eines hypoglykämischen Schocksyndroms schnell zu einem lebensbedrohlichen Zustand führen kann. Daraus ergibt sich die therapeutische Konsequenz, *sofort* mit der Therapie zu beginnen. Dies sollte vor allem wegen der Gefahr geschehen, daß häufige oder langanhaltende hypoglykämische Zustände zu dauernden hirnorganischen Schädigungen mit herdförmigen Ganglienzelldegenerationen führen können.

B. Diagnostische Hinweise

Warnsymptome

Gedankenabbruch
Konzentrationsschwäche
Müdigkeit
Hunger
Kopfschmerzen
Zittern
Kribbeln und andere Parästhesien
Schwitzen, Hitzewallungen
Heißhunger
Schwäche
Muskelrigidität
Puls- und Blutdruckanstieg
Nausea
Unruhe, Gereiztheit oder geistige Stumpfheit
Zerebrale Störungen
(Zerebrale Symptomatik s. Tab. 43)

Bei bewußtlosen oder bewußtseinsgetrübten Kranken wird der Blutzucker immer erniedrigt sein. Durch eine Blutuntersuchung mit Dextrostix ist die Diagnose zu sichern.

Differentialdiagnose gegenüber Coma diabeticum: s. Tab. 44. Außer der Differentialdiagnose gegenüber einem Coma hyperglycaemicum sind vor allem abzugrenzen: Epilepsie, Hirntumor, Tetanie, Enzephalitis, Alkoholvergiftung, Apoplexie (siehe u. a. bei 489).

Tab. 44. Differentialdiagnose von Coma hypoglycaemicum und Coma diabeticum.

	Coma hypoglycaemicum	Coma diabeticum
Anamnese	Diabetes mellitus meist bekannt; Insulinbehandlung; Entwicklung schnell; Hunger, Unruhe, Verwirrung etc., evtl. Krämpfe, Koma	Diabetes mellitus häufig unbekannt; Entwicklung langsam über mehrere Tage; Appetitlosigkeit, unstillbarer Durst, Übelkeit, häufig Erbrechen, Polyurie, Kopfdruck, evtl. Pseudoperitonitis, Koma
Befund	Atmung normal oder flach, Hydration normal, Muskeltonus erhöht, evtl. Crampi, Reflexe lebhaft, häufig Babinski positiv, Sympathikotonus erhöht: Schwitzen, Zittern, Tachykardie, große Pupillen, Blässe der Haut	tiefe, schnelle Atmung (Kussmaul), Exsikkose von Haut u. Schleimhäuten (Zunge, Bulbi), Muskeltonus schlaff, Reflexe abgeschwächt bis fehlend, Sympathikotonus nicht erhöht
Labor	Glukosurie neg. (+) Ketonurie (±) Ketonämie neg. Blutzucker niedrig	Glukosurie ++++ Ketonurie +++ (neg.) Ketonämie ++ (neg.) Blutzucker stark erhöht
Wirkung von Glukose i.v.	prompt (Dosis allerdings sehr unterschiedlich)	neg.

Zur Beachtung: Feuchte Haut spricht – bis zum Beweis des Gegenteils – *für* eine Hypoglykämie und gegen Coma diabeticum.

C. Sofortmaßnahmen

1. Glukose 40%, 40 ml i.v. – evtl. 1–2mal zu wiederholen.
2. Glukagon 1 mg i.m.
3. Tropfinfusion Glukose 10%, 500 ml

Diese intravenösen und intramuskulären Injektionen sollten auf jeden Fall *vor dem Transport*, die Infusionen während des Transportes zum Krankenhaus verabreicht werden, da sonst wertvolle Zeit verlorengeht (424, 739, 906).

D. Intensivtherapie

Therapieschema

1. Glukoseinjektion, bis der Kranke bewußtseinsklar ist: Glukose 40% 100–200 ml i.v. (maximal 500 ml = 200 g Glukose).
2. Auch wenn vom Hausarzt verabreicht, nochmals 1 mg Glukagon i.m.
3. Wenn Blutzucker wieder angestiegen und Patient ansprechbar ist: Glukose 20% 500 ml langsam i.v.; Laufzeit 3–4 Stunden.

   Glukagon führt zu einem Blutzuckeranstieg über eine Mobilisierung von Glukose aus Glykogen der Leber. Da es dadurch zu einem deutlichen Rückgang der Glykogenreserve kommt, müssen nach dem Erwachen Kohlenhydrate wieder zugeführt werden, um einen erneuten hypoglykämischen Zustand zu vermeiden.

4. Wenn trotz Normalisierung des Blutzuckers die Bewußtseinsstörung sich nicht bessert, so kann es sich um ein sog. posthypoglykämisches Koma handeln. Dieser Zustand beruht zum Teil auf einer reversiblen Gehirnschädigung infolge langdauernder Hypoglykämie (z.B. B-Zell-Tumor).

   Behandlung:

   Glukose 20% 500 ml i.v. als Tropfinfusion (die Einstellung muß so erfolgen, daß ein Blutzucker von etwa 200 mg% erreicht und gehalten wird). Wiederholung der Infusion über einen Zeitraum von 24–36 Stunden.

5. Weitere Abklärung des Krankheitsbildes in der Klinik.

E. Überwachung

Tab. 45. Überwachung bei Hypoglykämie.

Überwachung	Kontrollen (zeitl. Abstand)
Blutzucker; insgesamt über 4 Stunden bei posthypoglykämischem Koma, entsprechend dem Zustand im Abstand von 2 Stunden	1 Stunde
Urinausscheidung, Ekg, EEG, Blutgaswerte, Serumelektrolyte, Transaminasen, weißes und rotes Blutbild, Elektrophorese, Serumeiweiß. Seruminsulintest, evtl. Rastinontest, evtl. Hungertest, evtl. Zöliakographie	einmalig

F. Häufige Fehler

1. Eine Glukoseinjektion nicht als *diagnostisches* Kriterium verwenden, da zuweilen sehr hohe Dosen injiziert werden müssen, ehe es zu einer Bewußtseinsaufhellung kommt – bei geringen Dosen, die nicht zu einer Verbesserung der Bewußtseinslage führen, jedoch die Fehldiagnose Coma diabeticum gestellt wird. (Die nach dieser Fehldiagnose eingeleitete Insulintherapie wäre akut lebensbedrohlich!)

2. Insulininjektion:
   Ohne Blutuntersuchung und Feststellung eines hohen Blutzuckerspiegels ist eine Insulininjektion lebensgefährlich (s. unter 1.).

3. Untersuchung des in der Blase befindlichen Urins:
   Dieser Urin kann bei Diabetikern trotz eines hypoglykämischen Schockzustandes noch Glukose oder sogar Ketonkörper enthalten, wenn der Patient einige Stunden kein Wasser gelassen hat.

4. Verzögerte Glukosezufuhr:
   Nicht erst Klinikbehandlung abwarten, sondern *sofort* nach Klärung der Diagnose vor dem Transport Glukose i.v. verabreichen.

VI.5. Das Coma hepaticum

A. Pathophysiologie

Unter dem Begriff Leberkoma werden neuropsychiatrische Veränderungen zusammengefaßt, die auf Störungen der Hirnstammfunktion beruhen und durch verschiedene Lebererkrankungen verursacht werden können. Zur Diagnose der Lebererkrankungen führen anamnestische Angaben und klinische, biochemische und evtl. bioptische Befunde. Zur Beurteilung des Schweregrades sind allerdings z. Z. die neuropsychiatrischen Zeichen die frühesten und empfindlichsten Kriterien. Zudem werden wertvolle Hinweise zur Feststellung des Schweregrades durch elektroenzephalographische Untersuchungen gewonnen (Literatur u. a. bei 465, 496, 577, 765.)

Tab. 46. Gradeinteilung des Leberkomas und der elektroenzephalographischen Befunde.

Grad	Psychisch-neurologische Veränderungen	EEG-Befunde	Flapping Tremor
I Prodrome	Euphorie; depressive, fluktuierende leichte Verwirrung; Verlangsamung der psychischen Reaktionen, undeutliche Sprache, Schlafstörung	normal	(+)
II Drohendes Koma	Akzentuierung der Symptome des Grades I, zusätzliche Schläfrigkeit, Sphinkterkontrolle normal	mäßige, langsame Rhythmen	(+) oder +
III Stupor	Desorientierung in Raum und Zeit, inkohärente Sprache, Schläfrigkeit oder Delir, Reflexsteigerung, Hypermotorik, Sphinkterinkontinenz	immer abnorm, mäßig schwere Zeichen	++
IV Koma	Tiefe Bewußtlosigkeit, keine Schmerzreaktion, Areflexie	immer abnorm	ø

Tab. 47. Differentialdiagnose von endogenem und exogenem Leberkoma:

Kriterien	endogen (Leberzerfallskoma)	exogen (Leberausfallskoma)
Häufigkeit	selten	häufiger
Lebensalter	Jugend und mittleres Alter	Mittleres und höheres Alter
Vorgeschichte	kurz	lang
Auslösung	akute Hepatitis, Vergiftung usw.	Gastro-intestinale Blutung, medikamentöse Diurese (Kaliumverlust), Aszitespunktion, Diarrhoe, Erbrechen, Infekt, Alkoholexzeß, Proteinexzeß (Diätfehler), hochgradige Obstipation, portokavaler Shunt
Foetor hepaticus	++	ø oder +
Ikterus	vorhanden, mitunter fehlend	vorhanden oder fehlend, meist unverändert
Lebergröße	rasch abnehmend, Konsistenz weich	keine kurzfristige Änderung, Konsistenz hart
Aszites	ø oder selten	+
Bauchwand-Kollateralvenen	ø	+
Spider naevi	ø	+
Neurolog. Zeichen	meist pyramidale	vorwiegend extrapyramidale
Psychische Störungen	zunächst starke Erregungszustände, dann Koma	nicht so starke Erregung, dann Koma
Säure-Basen-Haushalt	zunächst Alkalose, später metab. Azidose	häufig Alkalose, (metab. u. respir.)
Quickwert	20% – 0%	erniedrigt
SGOT – SGPT	stark erhöht – später rasch abfallend	uncharakteristisch – mäßig erhöht
Blutammoniak	(+)	(+) – ++

Im Hinblick auf die Pathogenese, die Prognose und eine gezielte Therapie sind 2 Formen des Coma hepaticum zu unterscheiden (Tab. 47):

1. Das *endogene Leberkoma* (primäres Leberkoma, sog. Leberzerfallskoma), das durch eine rasch fortschreitende Bewußtseinsstörung gekennzeichnet ist, für die vorwiegend eine akute Leberinsuffizienz verantwortlich zu machen ist. Die häufigsten Ursachen sind die fulminante Virushepatitis (akute gelbe Leberdystrophie) und die toxisch bedingte Lebernekrose nach Vergiftung (z. B. Pilze, Tetrachlorkohlenstoff, Arsen, Phosphor, Iproniazid, Äthanol). Seltener entwickelt sich ein endogenes Leberkoma bei dystrophischen Schüben einer Leberzirrhose oder bei schnell wachsendem Leberkarzinom (542, 636, 957 u. a.).

2. Das *exogene Leberkoma* (sekundäres Leberkoma, sog. Leberausfallskoma) tritt vorwiegend in der Endphase einer chronischen Lebererkrankung auf. Häufigste Grundkrankheit ist die Leberzirrhose. Beginnende komatöse Episoden oder periodischer Stupor werden sowohl nach portokavalen Shunt-Operationen („Shunt-Enzephalopathie") als auch bei spontanen portokavalen Anastomosen beobachtet. Dabei erreichen toxische Stoffwechselprodukte aus dem Darm unter Umgehung der Leber das Gehirn (496, 579, 957). Am häufigsten ist in unseren Breiten die schwere Ösophagusvarizenblutung bei fortgeschrittener Leberzirrhose als auslösende Ursache zu nennen.

Mischformen von exogenem und endogenem Leberkoma sind relativ häufig. Es handelt sich dabei um akute Schübe einer Leberzirrhose, die teilweise mit massiven Leberzellnekrosen einhergehen (639).

VI.5.1. Das endogene Leberkoma

A. Pathophysiologie

Dem schweren Krankheitszustand, der durch eine rasch einsetzende Bewußtlosigkeit gekennzeichnet ist, liegt eine massive Parenchymstörung mit teilweisem oder gar vollständigem Zusammenbruch der Leberfunktion zugrunde. Ausdruck der Parenchymzerstörung ist ein extrem hoher Anstieg der SGOT und

SGPT, wobei charakteristisch für ein Fortschreiten des Gewebsuntergangs ein rascher Abfall der *Serumenzyme* bei zunehmender klinischer Verschlechterung ist. Es handelt sich dabei nicht um ein „Leerlaufen", sondern wahrscheinlich um eine Enzymhemmung (767). Dagegen sind hohe GLDH-Werte sowie LDH-Werte zu beobachten. Diese Dissoziation des Enzymmusters ist typisch für das Stadium einer fortschreitenden Lebernekrose (768). Der zwar nicht obligate, jedoch häufig festzustellende Ikterus beruht auf einem vermehrten Angebot von Bilirubin, einer Störung des Transportes des primär unkonjugierten Bilirubins und einer Störung der Bilirubinkonjugation bei gleichzeitig verminderter Bilirubinausscheidung (496). Der Abfall der Plasmakonzentration der *Gerinnungsfaktoren* II, VII, IX und X (Prothrombinkomplex) ist ein Indiz für die verschlechterte Synthesefähigkeit der Leberzellen. Eiweiße mit einer mittleren Halbwertzeit von 12 Stunden (Faktor V), 7 Stunden (Faktor VII), 28 Stunden (Faktor IX), 32 Stunden (Faktor X), 60 Stunden (Faktor II) informieren über den aktuell bestehenden hepatozellulären Schaden (763).

Als prognostisch ungünstig sind eine Thromboplastinzeit (Quickwert) von unter 20% der Norm und ein zusätzlicher Abfall von Faktor V auf unter 60% der Norm anzusehen. Von Koller (135) wurde der Faktor-II, -V, -VII-Index angegeben, der die Summe der Plasmakonzentrationen darstellt, wobei ein Index unter 80% Ausdruck einer schweren Synthesestörung sein soll. Diagnostisch wichtig ist die Untersuchung der Gerinnungsfaktoren deshalb, weil ein Abfall der Plasmakonzentrationen *vor dem Koma eintritt* (957).

Bei subakuten Verlaufsformen kommt es zum Absinken des Serumalbumins und auch der β-Globulin-Konzentration. Der Untergang des Leberparenchyms führt zu einer Überschwemmung mit toxischen Zerfallsprodukten. Verschlechterung der oxydativen Desaminierung und gleichzeitig verstärkter Anfall aus dem Darm läßt vermehrt *Abbauprodukte des Eiweißstoffwechsels*, wie Ammoniak, freie Phenolkörper, Indolderivate sowie pathologische Abbauprodukte schwefelhaltiger Aminosäuren, entstehen (Lit u. a. bei 276, 496, 558, 637, 662, 765).

Während sich meist nur eine geringe Ammoniakvermehrung im Blut zeigt, steigen die freien Aminosäuren exzessiv an, und es treten atypische Aminosäuren, wie Aminobuttersäure, auf (488).

Manche der im gestörten Aminosäurestoffwechsel entstehenden Metaboliten wirken hemmend auf den Hirnstoffwechsel (280, 496). Der schädigende Einfluß dieser Substanzen auf das Gehirn wird gefördert durch eine Herabsetzung der zerebralen Glukose- und Sauerstoffutilisation, wobei sich wiederum Intermediärprodukte des Krebszyklus im Gehirn anhäufen (637).

Änderungen der extra- und intrazellulären Kalium- und Natriumkonzentration können ebenfalls einen schädigenden Einfluß auf die Bewußtseinsstörungen haben. Schließlich werden Änderungen des *Säure-Basen-Haushaltes* beobachtet, die komaverstärkend wirken können: In der Regel findet sich eine respiratorische und metabolische Alkalose, die z. B. einen Transport von Ammoniak in die Zelle fördern würde. Gelegentlich werden jedoch auch metabolische Azidosen festgestellt, die bei genauer Untersuchung als Laktatazidose zu erkennen sind (183) (s. a. S. 379). Es ist bekannt, daß beim Coma hepaticum Störungen im Zitronensäurezyklus lokalisiert sind. Solche Veränderungen im zerebralen Stoffwechsel werden für die Bewußtlosigkeit dieser Patienten mit verantwortlich gemacht (176).

B. Diagnostische Hinweise

Für die Prognose des endogenen Leberkomas ist der frühzeitige Therapiebeginn von ausschlaggebender Bedeutung! Aus diesem Grunde müssen folgende Symptome als Warnsymptome besonders beachtet werden (577, 765, 767, 957):

1. Auftreten von psychischen Veränderungen (Grad I, Tab. 46).
   Die Stadien können beim endogenen Leberkoma innerhalb von 12–24 Stunden bis zum Schweregrad IV durchlaufen werden.
   Kontrolle durch: Häufige Schriftproben, Rechenproben, kurze Testgeschichten mit logischen Verbindungen.
   Achten auf: Launenhafte Verstimmung, nächtliche Unruhezustände, vermehrtes Schlafbedürfnis, vermindertes Interesse an der Umgebung.
2. Auftreten von motorischen Störungen.
   Achten auf: „Flapping Tremor"; er wird deutlich bei ausgestreckten dorsalflektierten Händen, deren Finger gespreizt sind. Das Phänomen kommt durch einen intermittierenden Tonusverlust zustande (765). Weiterhin ist auf Pyramidenbahnzeichen zu achten!

3. Abfall der hohen SGOT- und SGPT-Plasmaspiegel und damit Entwicklung der:
4. Dissoziation des Enzymmusters (s. S. 390).
5. Quickwertbestimmung (unter 20% bedrohlich).
6. Absinken des Faktor-II, -V, -VII-Index unter 80%.
7. Auftreten eines Foetor hepaticus vor der Bewußtlosigkeit!

C. Sofortmaßnahmen

Bei Verdacht auf ein sich anbahnendes Leberkoma ist die sofortige Überführung in eine Klinik – nach Möglichkeit mit Intensivpflegestation – zu veranlassen. Bis zur Klinikaufnahme strengste Nahrungskarenz. Der Kranke muß begleitet werden, wenn Bewußtseinsstörungen vorliegen, um durch Kontrolle der Lagerung eine Aspiration zu vermeiden.

D. Intensivtherapie

Voraussetzungen für die Durchführung der therapeutischen Maßnahmen:
1. Venöser Zugang (Vena-cava-Katheter)
2. Magensonde (evtl. Duodenalsonde)
3. Blasenkatheter
4. evtl. arterieller Zugang (Arteria radialis oder A. brachialis zur blutigen Druckmessung bzw. Untersuchung des arteriellen Blutes)
5. Möglichkeit der EEG-Registrierung

> *Therapieschema:*
> 1. Sedierung
> 2. Nahrungskarenz – Infusionstherapie
> 3. Intensives Abführen
> 4. Darmentleerung durch hohe Einläufe
> 5. Darmsterilisation durch Antibiotika
> 6. Kortikosteroide
> 7. Korrektur des Säure-Basen-Haushaltes
> 8. Vitamin-K-Zufuhr
> 9. Antibiotika

Merke: Die Therapie ist einzuleiten, wenn bei den kurzfristigen Kontrolluntersuchungen das erste Warnsymptom (s. S. 391) festgestellt wird!

Zu 1. *Sedierung:* Nur wenn nötig! Nur im erforderlichen Ausmaß! Andererseits belastet Unruhe den Stoffwechsel und die Prognose. Zur Ruhigstellung des Patienten sollen Präparate verwendet werden, die nur einen geringen Leberumsatz aufweisen (276), z.B. Atosil (25 mg i.v.) nach Bedarf – oder Distraneurin oral oder evtl. als Dauertropfinfusion (wenn möglich in Perfusor oder mit zusätzlicher Sicherung, da bei zu schnellem Einlauf ein Atemstillstand hervorgerufen werden kann). Bei schweren Unruhezuständen Scophedal „schwach", 1–3 Amp./Tag subkutan.

Zu 2. *Ernährung:* (Bei drohendem oder bestehendem Koma Nahrungskarenz!)

Parenterale Ernährung:

Glukose 20% 1000 ml = 200 g Glukose = 800 Kalorien
+ Lävulose 20% 1000 ml mit Elektrolytzusatz.

Die Infusionsmenge muß sich nach dem Venendruck und der Urinausscheidung richten. Durch Laevosan hochprozentig können in geringerer Flüssigkeitsmenge vermehrt Kalorien zugeführt werden. Fruktose bringt biochemisch keine Vorteile (276). Dagegen ist Glukose für den Hirnstoffwechsel unerläßlich und kann keinesfalls ganz durch Fruktose ersetzt werden (711).
Zusätzlich kann es erforderlich sein, zur Aufrechterhaltung des kolloidosmotischen Druckes Human-Albumin oder Plasmaersatzmittel zu verabreichen, z.B. Human-Albumin 20%ig (nach Bedarf weitere Dosierung). Allerdings sollte die Zufuhr von Human-Albumin nur in Notfällen geschehen, da die körperfremden Proteine und bis zu einem gewissen Grad auch die Plasmaexpander [Dextran (Macrodex)] die Leber zusätzlich belasten können und außerdem allergische Reaktionen beobachtet worden sind. Mittels der Infusionstherapie sollte die Behandlung mit Co-Faktoren erfolgen:

Vitamin B_1 100 mg/die
Coenzym A 120–240 mg/die
NAD 15 mg/die
Vitamin B_{12} 1–2,5 mg/die
Vitamin B_6 10–30 mg/die

Patienten mit Bewußtseinsstörungen weisen bei der Hepatitis und bei der Lebernekrose eine Störung im Pyruvatstoffwechsel auf. Es werden vermehrt Laktat, Pyruvat, Aceton und 2,3 Butylenglykol gebildet. Durch eine Zufuhr von Co-Faktoren, die für den oxydativen Abbau nötig sind, z.B. Coenzym-A, Liponsäure, Diphosphonucleotid, Cocarboxylase, sollen die zentral-nervösen und biochemischen Veränderungen günstig beeinflußt werden (893). Weitere Untersuchungen zur Erfolgsbeurteilung sind z.Z. im Gange (496, 712).

Zu 3. Intensives *Abführen* mit:
$MgSO_4$ 30%ig – 40 ml oral
oder durch die Duodenalsonde (542, 465). Anschließend durch die Sonde Tierkohle.

Zu 4. *Darmentleerung* durch hohe Einläufe mit Neomycin-Zusatz (Bykomycin) (579).

Zu 5. *Darmsterilisation* durch schwer resorbierbare Antibiotika, z.B. Neomycin (Bykomycin) 4–10 g/die oder Paromomycin (Humatin) 4–6 g/die.

Zu 6. Zusätzliche prophylaktische *Antibiotika-Behandlung*, z.B. Totocillin.

Zu 7. *Kortikosteroide*, z.B. insgesamt 100–300 mg Prednisolon/die i.v. in Abständen von 6 Stunden.
Der Wirkungsmechanismus ist noch unklar. Eine schädliche Wirkung, vor der früher gewarnt wurde (672), ist bei der oben angegebenen Dosierung nicht eindeutig nachgewiesen. In den letzten Jahren haben sich viele Autoren positiv über die Therapie mit Kortikosteroiden ausgesprochen (182, 465, 496, 542, 577, 712, 957). Markoff (577) empfiehlt Hydrocortison 1000 mg in der Dauertropfinfusion für 24 Stunden.

Zu 8. *Korrektur des Säure-Basen- und Elektrolythaushaltes:*
Zur Behandlung der metabolischen Azidose $NaHCO_3$ oder THAM-Lösung. Keine Laktat-Lösung!
Zur Behandlung der metabolischen Alkalose NaCl oder n/10 H Cl-Lösung.

Keine Ammoniumverbindungen!
Bei respiratorischer Azidose und gleichzeitiger Hypoxämie frühzeitiger Einsatz der Respiratorbehandlung!
Bei Elektrolytsubstitution auf Säure-Basen-Haushalt achten!
Zu 9. *Vitamin* K_1 = Konakion 1–2 × 10 mg/die i.v. Von der Verabreichung größerer Dosen Vitamin K sollte Abstand genommen werden, da diese hepatotoxisch wirken (519) und außerdem paradoxerweise zu einer weiteren Senkung des bereits erniedrigten Quickwertes führen können. Auch führen bei schweren Leberparenchymschäden Vitamin-K-Präparate gewöhnlich nicht zu einem Anstieg des Prothrombinkomplexes.

Neuere Behandlungsverfahren:

1. *Dialyseverfahren:*

Die bisher unternommenen zahlreichen Behandlungsversuche mit der Peritoneal- und der Hämodialyse brachten keinen nennenswerten Therapieerfolg, so daß von diesen Behandlungsmaßnahmen z. Z. abgeraten werden muß (276, 496).

2. *Austauschtransfusion:*

Ziel ist es, die toxischen Substanzen weitgehend zu eliminieren und damit der Leber zur Spontanregeneration Zeit zu geben. Darüber hinaus erfolgt auch eine Zufuhr von Substanzen, die zu diesem Zeitpunkt von der Leber nicht mehr synthetisiert werden können (907). Voraussetzung für eine erfolgreiche Behandlung ist der frühzeitige Beginn (496, 501, 577, 632). Dies bedeutet, daß schon bei Abfall der Gerinnungsfaktoren oder bei Eintreten der auf S. 391 erwähnten Warnsymptome die erste Austauschtransfusion durchgeführt werden muß (540).

Ist bereits das Koma eingetreten, so sollte durch neurologisch-klinische und EEG-Untersuchungen nach der ersten Austauschtransfusion festgestellt werden, ob ein Hinweis auf eine Besserung vorliegt. Nur in einem solchen Fall sollen weitere Austauschinfusionen vorgenommen werden.

Nach den bisher vorliegenden Berichten liegt die Überlebensrate unverändert zwischen 25 und 30% (siehe bei 501).

Technik:

1. Möglichkeit: venöse Zufuhr (Vena subclavia, Vena femoralis), arterielle Entnahme (Arteria femoralis, Arteria brachialis).

Das Blut des Patienten wird in Vakuumflaschen in der gleichen Strömungsgeschwindigkeit entnommen, in der das Austauschblut venös zugeführt wird.

2. Möglichkeit: Anlegen eines arteriovenösen Shunts (z. B. Scribner-Shunt).

3. Möglichkeit: Entnahme und Zufuhr erfolgt durch den gleichen zentralen Venenkatheter: In 10–15 Minuten werden 400 ml Blut entnommen und ebenso viel transfundiert. Für einen 90%igen Austausch wird z. B. das 2½fache der von Körpergewicht oder Geschlecht abhängigen Blutmenge des Empfängers benötigt, also z. B. bei einem 70 kg schweren Mann über 14 Liter.

Zu Beginn jedes Austausches ist eine Volumenbestimmung mittels des Volumetron R 131 (JASA-Technik) nötig. Ein eventueller zweiter Austausch 12 Stunden nach dem ersten soll das 1½fache des vorher bestimmten Blutvolumens betragen.

In jedem Fall soll frisch gespendetes, heparinisiertes Blut benutzt werden, das auf Zimmertemperatur gehalten wird. Am Schluß der Transfusion werden Protaminsulfat oder Protaminchlorid im Verhältnis 1:1 verabreicht, um die Wirkung des Heparins zu neutralisieren (501, 577).

Heterologe Leberperfusion:

Durch die extrakorporale Leberperfusion mit Schweineleber ist die Möglichkeit eines echten temporären Leberersatzes gegeben. Nach tierexperimentellen Voruntersuchungen wurde diese Methode von Eiseman (213) und Norman (663) und später von anderen (212) Arbeitsgruppen beim Menschen angewendet. Bei Eiseman führte die Behandlung von 47 tief komatösen Patienten in 50% der Fälle zu einer kurzfristigen Besserung der pathologischen neurologischen Befunde. Es überlebten allerdings nur 20%. (Technik der Ausführung siehe bei (501).

Gekreuzte Zirkulation:

Der erstmalig von Burwell (107) durchgeführte Kreuzaustausch zwischen einem Spender und einem Patienten mit identischen Blutgruppen ist zwar eine wirksame Möglichkeit für einen temporären Leberersatz, jedoch bei dem geringsten Verdacht einer Virushepatitis streng kontraindiziert. In den USA wurden 6 Patienten behandelt, von denen 2 überlebten und 2 vorübergehend bewußtseinsklar wurden, ehe sie 6 Wochen später verstarben (107, 193, 884).

Lebertransplantation:

Tierexperimentelle Transplantationsversuche und erste Transplantation am Menschen (114, 860) haben gezeigt, daß die Lebertransplantation grundsätzlich möglich ist. Starzl (861) hat bisher bei 14 Patienten die Operation durchgeführt, von denen 8 verstarben, davon 4 zwischen 4 und 6 Monaten nach der Operation. 6 Patienten überlebten die Operation, wobei die längste Überlebenszeit 13 Monate betrug.

Als Hauptindikationen für eine Lebertransplantation gelten:
1. Ausgedehnte Lebernekrosen (ohne Hepatitis),
2. malignes Primärcarcinome der Leber ohne Fernmetastasen,
3. inoperable Gallengangsatresien und -anomalien.

Die immunologischen Probleme sind auch bei diesen Transplantationen noch nicht gelöst.

E. Überwachung

Tab. 48. Überwachung bei endogenem Leberkoma.

Überwachung	Kontrollen (zeitl. Abstand)
Ekg, Puls, zentraler Venendruck, Atmung, Temperatur, arterieller Druck (blutig)	fortlaufend (Monitor)
Puls, Blutdruck, Atmung (falls nicht durch Monitor möglich)	30 Minuten
Zentraler Venendruck (falls nicht durch Monitor), Urinausscheidung (Einfuhr-Ausfuhr-Bilanz)	1 Stunde
Art. Blutgaswerte, Auskultation Herz-Lunge, Lebergröße, Serumelektrolyte (bei primär pathol. Werten), Blutzucker; Hämatokrit, Hb, Ery (besonders bei Blutungen), vollständiges Ekg, Haut- u. Schleimhautinspektion, Hämorrhagische Diathese)	4 Stunden
Gerinnungsstatus (wenn möglich, Faktor II, V, VII), Fibrinogen und Thrombozyten. Serum: Harnstoff, Kreatinin, SGOT, SGPT, GLDH, LDH, Bilirubin. EEG, neurologischer Status	12 Stunden
Urin: Sediment, spez. Gewicht, Na, K, Harnstoff, Einfuhr-Ausfuhr-Bilanz, Elektrolytbilanz, Cholesterin, Cholinesterase, Ammoniak, alkal. Phosphatase, saure Phosphatase, Rö-Thorax	24 Stunden
Blutgruppe, BSG, Serumeiweiß, Elektrophorese, Fettstatus, Amylase (im Blut und Urin)	einmalig

F. Häufige Fehler

1. Verzögerte Kalorienzufuhr (intravenös), dadurch kataboler Eiweißabbau (besonders bei Fieber!).
2. Zu wenig Kontrollen der Warnsymptome. Wir empfehlen das Anlegen einer Art von „Checkliste", so daß in regelmäßigen Abständen „abgefragt" werden kann.
3. Übersehen des beginnenden Nierenversagens (Urinausfuhrkontrolle!).
4. Ungenügende Beobachtung der Darmentleerung und Sterilisation. Besichtigung der Faeces! Mengenkontrolle!
5. Fehlende Blutkonserven. (Von dem ersten entnommenen Blut Blutgruppe bestimmen und Kreuzblut für 4 Konserven bereithalten.)
6. Zufuhr von Substanzen, die hepatotoxisch wirken können: Paraldehyd, Morphium und Derivate, Sulfonamide, Leberhydrolysate (Prohepar, Laevohepan), Aminosäuren (als Infusion), Ammoniumchlorid.
7. Übersehen einer Hypokaliämie (Serum, Ekg) – hypokaliämisches Koma!

VI.5.2. Das exogene Leberkoma

A. Pathophysiologie

Eine wesentliche Rolle für die Pathogenese des exogenen Leberkomas bei Leberzirrhose spielen folgende Faktoren (u.a. 496, 579, 957):

1. Der portokavale Kollateralkreislauf:
   a) als Folge der portalen Hypertension,
   b) als Folge einer operativen portokavalen Anastomose.

2. Die bakterielle Zersetzung von stickstoffhaltigem Material im Dickdarm und auch – bei pathologischer Besiedlung – im Dünndarm.

3. Die verminderte Funktion der Leberparenchymzellen.

Im Vordergrund des Krankheitsgeschehens steht die Funktionsstörung des Gehirns, die durch die Überschwemmung des großen

Kreislaufes mit toxischen Substanzen, vorwiegend Abbauprodukten des Eiweißstoffwechsels, verursacht wird. Unter bakterieller Einwirkung entstehen eiweißhaltige Substanzen (Nahrungseiweiß, Blut) vorwiegend im Kolon, aber auch – bei pathologischer Besiedlung – im Dünndarm Ammoniak und andere toxische Eiweißmetaboliten (z. B. Amine, Oligopeptide und Phenolkörper). Diese toxischen Substanzen werden durch den Umgehungskreislauf und die Parenchymschädigung nur unzureichend und verspätet in der Leber abgebaut (635, 814).

Die toxische Hirnfunktionsstörung beruht nicht in erster Linie – wie früher angenommen – auf einer Ammoniakwirkung. Es besteht zwar ein Zusammenhang zwischen Ammoniakspiegel und psychischer Symptomatologie, jedoch ist dieser quantitativ nicht eindeutig und läßt keine sicheren Schlußfolgerungen auf die Kausalität zu. So sind hohe Ammoniakspiegel im Blut bei Komagrad I und niedrige Blutspiegel bei Komagrad IV beobachtet worden (216, 606, 637). Auch konnte durch Senkung des Ammoniakspiegels, z. B. durch Dialyse, keine klinische Besserung erzielt werden (637). Allerdings liegen in der Mehrzahl der Fälle erhöhte Ammoniakspiegel bei Leberkoma vor, so daß in diesen Fällen der Ammoniakgehalt des Blutes als Indikator für die Resorption auch anderer toxischer Substanzen aus dem Darm angesehen werden kann (276). Müting (638) hat darauf hingewiesen, daß besonders bei intestinalen Blutungen ein Anstieg von Abbauprodukten schwefelhaltiger und aromatischer Aminosäuren im Blut und Liquor erfolgt. Außerdem konnte beobachtet werden, daß die Zunahme der freien Phenole wesentlich größer als die des Ammoniaks war und daß der Anstieg der freien Phenole bei Verlaufsbeobachtungen dem klinischen Bild weitgehend parallel verlief.

Während normalerweise im Serum und Liquor überhaupt keine Phenole (bei einer Untersuchungsmenge von 1 ml) nachweisbar sind, konnte mittels der Dünnschichtchromatographie eine Auftrennung und Identifizierung einzelner Phenolderivate, wie Phenol, Kresol und Oxybenzolsäure, im Serum und Liquor erreicht werden. Neben den Phenolen, die Abbauprodukte aromatischer Aminosäuren sind, kann es bei schweren Fällen von Leberkoma zu einem Auftreten von pathologischen Abbauprodukten schwefelhaltiger Aminosäuren, wie von Methioninsulfon und Methioninsulfoxyd, kommen. Sie entstehen bei unvollständiger Oxydation von Methionin und besitzen eine hirntoxische Wirkung. Eine

orale Verabreichung von Methionin (z. B. im Litrison, Dacomid) muß deshalb in solchen Fällen unterbleiben.
Nicht so selten führen gleichzeitig auftretende Nierenfunktionsstörungen zusätzlich zu einer Retention toxischer Eiweißprodukte.
Neben den bisher genannten Komaursachen, die vorwiegend auf einem reichlichen Eiweißangebot in der Nahrung oder auf Blutungen im Magen-Darm-Kanal zurückzuführen sind, sind noch andere Faktoren bekannt, die ebenfalls ein exogenes Leberkoma auslösen, unterhalten oder verstärken können:
An erster Stelle sind die Maßnahmen zu nennen, die eine Störung des Elektrolythaushaltes, besonders des Kaliumhaushaltes, bewirken, wie z. B. Diuretika oder wiederholte Aszitespunktionen. Weiterhin sind Sedativa, z. B. Morphinderivate, Phenothiazine, aber auch Infektionen und operative Eingriffe zu nennen. Von Wildhirt (957) wurde darauf hingewiesen, daß in Fällen nach Operation eines portokavalen Shunt ein sekundärer Hyperaldosteronismus besteht, der seinerseits durch Ödembildung zu Bewußtseinsstörungen führen kann.
Während es über die Hirnfunktionsstörungen bei Leberkoma bisher noch keine differenzierte pathophysiologische Erklärung gibt, ermöglichen es die Erkenntnisse über die Pathogenese früher unbeherrschbare Komaabläufe zu überwinden. Dabei ist es allerdings – wie auch beim endogenen Leberkoma – von größter Wichtigkeit, schon das drohende Koma zu erkennen.

B. Diagnostische Hinweise

Vor allen anderen klinischen und laborchemischen Zeichen werden sich *neuropsychiatrische Symptome* einstellen.
Psychische Zeichen: Launenhaftes Verhalten, Appetitlosigkeit, nächtliche Unruhe, Verwirrtheitszustände. Tägliche Schriftproben, Rechentests siehe bei 1 B.
Zu achten ist ferner auf den in etwa der Hälfte der Fälle bemerkbaren Foetor hepaticus.

Differentialdiagnostische Hinweise: s. Tab. 47.

Weitere Differentialdiagnosen: Abzugrenzen ist das sog. „falsche Leberkoma", das Coma hypokaliaemicum, dem ein mit Bewußtlosigkeit einhergehender Kaliummangelzustand zugrunde liegt. Am häufigsten treten diese Stoffwechselstörungen bei saluretischer

Therapie oder wiederholter Aszitespunktion bei hydropischer Leberzirrhose auf (465).

C. Sofortmaßnahmen

Zu Beginn muß die Einstellung der Zufuhr aller fakultativ komaauslösenden und leberschädigenden Mittel, z. B. Proteine, Alkohol, Morphium, Saluretika und Ammoniumchlorid, erfolgen. Besteht eine Ösophagusvarizenblutung oder eine Magenblutung, so muß vor dem Transport eine Infusion mit Plasmaersatzmittel, z. B. Rheomacrodex oder Haemaccel, angelegt werden.

Weitere Maßnahmen bei Ösophagusvarizenblutung bzw. Magenblutung s. S. 554, 569.

Der Patient muß in Begleitung des Arztes sofort in das nächstliegende Krankenhaus gebracht werden. Die Aufsicht ist erforderlich, da einmal auf dem Transport delirante Zustände auftreten können, zum anderen aber eine Schocksymptomatik sich ausbilden kann.

D. Intensivtherapie

Voraussetzung für eine gute Durchführung der therapeutischen Maßnahmen:

1. venöser Zugang (großlumiger Cava-Katheter),
2. bei Bewußtlosen: Magensonde, Blasenkatheter,
3. evtl. arterieller Zugang.

Therapieübersicht:

1. Darmreinigung und -sterilisation
   a) Natriumsulfat
   b) Hohe Einläufe
   c) Darmsterilisation durch Antibiotika
   d) Laktulosebehandlung
   e) Bifidus-Milch-Behandlung
2. Sedierung
3. Antibiotikatherapie
4. Blutersatz
5. Infusionstherapie
6. Vitaminbehandlung
7. Therapie bei gastrointestinaler Blutung (S. 554)
8. Ernährung

Zu 1. Die *Entfernung der im Darm befindlichen Substanzen* und die Entkeimung erfolgt:

a) mit Natriumsulfat, 10–20 g oral oder durch die Magensonde,
b) durch hohe *Einläufe*, die im Abstand von 4 Stunden zu wiederholen sind. Diesen Spülflüssigkeiten können Neomycin (Bykomycin) oder Laktulose (s. unten) beigefügt werden. Es sollte dann versucht werden, die Flüssigkeit 20 Minuten im Darm zu halten (577).

Merke: Beim exogenen Leberkoma ist die Darmreinigung, d.h. die Entfernung oder Neutralisation toxischer Substanzen, die wirksamste und am meisten zu beachtende Therapie. Eingeschlossen in diese Therapie ist eine vollständige Unterbrechung der Proteinzufuhr.

c) *Darmsterilisation* durch schwer resorbierbare Antibiotika, z.B. Neomycin (Bykomycin) 4–10 g/die oder Paromomycin (Humatin) 4–6 g/die, in Abständen von 4 Stunden oral oder durch die Sonde.

d) In leichten Fällen oder bei Kontraindikationen zur Antibiotikatherapie (Nierenschädigung): Laktulose (Dupholac) 70–120 g/die oral in 3 Einzelportionen.

Die Wirksamkeit dieser Substanz bei hepatoportaler Enzephalopathie ist noch nicht geklärt. Es handelt sich um ein nicht natürlich vorkommendes Disaccharid (Galaktose + Fruktose), das wegen des Fehlens eines entsprechenden Dünndarmenzyms nicht resorbiert wird. Durch zuckerspaltende Bakterien wird Laktulose in Milchsäure und zu kleinen Mengen zu Essig- bzw. Ameisensäure gespalten (832). Dadurch wird das Kolon-pH bis auf 5 herabgesetzt. In der Folge fällt die NH_3-Konzentration bei gleichzeitigem Anstieg der NH_4-Konzentration (878). Da NH_3 (im Gegensatz zum NH_4-Ion) durch die Darmwand diffundiert, kommt es zu einem Abstrom von Ammoniak aus dem Blut in das Darmlumen. Die laxierende Wirkung des Präparates ist in der akuten Phase vorteilhaft. Fettstühle werden nicht beobachtet. Treten mehr als 2 breiige Stühle pro Tag auf, sollte die Dosis reduziert werden.

e) Anstelle der Laktulose kann auch Bifidus-Milch (Eugalon forte, 3–4 g/Tag) verabreicht werden.

Zu 2. *Sedierung:* Atosil intravenös (25 mg) nach Bedarf oder Distraneurin-Tabl. oder evtl. Distraneurin als Dauertropfinfusion (*Cave:* Atemdepression!).

Zu 3. *Infektabwehr:* z. B. Totocillin oder Penicillin im Dauertropf.

Zu 4. *Blutersatz:* (wenn notwendig) Frischbluttransfusionen.

Zu 5. *Infusionstherapie:* Glukose 20% 1000 ml i.v. + Lävulose 20% 1000 ml i.v. pro 24 Stunden.

Eine ausreichende intravenöse Kalorienzufuhr muß von Anfang an gewährleistet sein. Gleichzeitig muß auf strenge Nahrungskarenz geachtet werden. Der Zusatz von Elektrolyten wird entsprechend den Serumkontrollen erfolgen.

Zu 6. *Vitaminbehandlung:* Bei erniedrigtem Quickwert wird Konakion in kleiner Dosierung 2×10 mg i.v. in 24 Stunden verabreicht. Außerdem wird Vitamin-B-Komplex 2 Amp. in 24 Stunden i.v. gegeben.

Zu 7. *Gastrointestinale Blutungen:* s. S. 554.

Zu 8. *Weitere Ernährung:* Wenn das Koma gebessert ist, Umstellung von der Infusionsbehandlung auf orale Zufuhr. Eine Woche lang nur Kohlenhydrate (2000 Kalorien). Anschließend langsam aufbauende eiweißarme Kost, beginnend mit 20 g Eiweiß täglich. In Abständen von 4 Tagen steigernd jeweils um 10 g, bis eine Eiweißzufuhr von 60 g erreicht ist. Durch tägliche Kontrollen gelingt so die Austestung der Proteintoleranz. Mit Gaben von darmwirksamen Antibiotika, Laktulose oder Bifidus-Milch kann die Eiweißtoleranz erhöht werden.

E. Überwachung
Siehe bei: Endogenes Leberkoma (S. 397).

VI.6. Die hyperthyreotische Krise

A. Pathophysiologie

Als hyperthyreotische Krise wird die akute, vital bedrohliche Entgleisung einer Hyperthyreose bezeichnet. Mit der Entwicklung dieses dramatischen Krankheitsbildes muß bei 2 bis 8% der stationär behandelten Schilddrüsenpatienten gerechnet werden.

Die *Übergänge* von einer schweren Hyperthyreose zu einer Krise sind fließend, so daß die stark schwankenden Häufigkeitsangaben sicherlich auf einer unterschiedlichen Interpretation in der Abgrenzung der beiden Krankheitszustände beruhen (958). In der Regel handelt es sich um Kranke mit einer diffusen Struma. Nur selten entwickelt sich die Krise bei einem toxischen Adenom oder bei einem Schilddrüsenkarzinom (676, 715).

Da sich die Krise oft nach schweren Belastungen entwickelt, wird angenommen, daß der akute Mehrbedarf eine plötzliche Entleerung der Schilddrüse auslöst (942). Außerdem kann durch unbeabsichtigte Stimulation der Schilddrüse mit mechanischen Manipulationen, durch Röntgenbestrahlung oder durch Medikamente, eine massive Überschwemmung des Organismus mit Schilddrüsenhormonen in Gang gesetzt werden (31, 33, 677).

Als auslösende Faktoren sind zu nennen:

1. Schilddrüsenferne Operationen bei nicht oder nur unzureichend behandelter Hyperthyreose.
2. Banale Infekte, z.B. Erkältungskrankheiten, besonders des Respirationstraktes.
3. Therapeutische Jodgaben (parenteral, oral, perkutan).
4. Jodhaltige Substanzen anderer Art (Medikamente, Röntgenkontrastmittel).
5. Röntgenbestrahlung der Schilddrüse. Radiojod-Therapie.
6. Unzureichende Vorbehandlung vor Schilddrüsenoperationen mit Jod oder Thyreostatika oder plötzliches Abbrechen der Behandlung ohne nachfolgende Operation.
7. Starke psychische Belastungen (Streß-Situationen).

Im Verlauf der hyperthyreotischen Krise können 2 Phasen unterschieden werden, wobei die Dauer der ersten Phase in erster Linie von der hyperthyreoten Ausgangssituation bestimmt wird.

In der *ersten Phase* dominiert der durch den extremen Hormonüberschuß verursachte *Hypermetabolismus*, der sich auf den gesamten Organismus auswirkt:

Herz- und Kreislauf reagieren mit Tachykardie, erhöhtem Herzzeitvolumen und hohen systolischen und erniedrigten diastolischen Werten (große Amplitude). Die Erregbarkeit des vegetativen Nervensystems ist zur sympathikotonen Seite verlagert und erheblich gesteigert. Gleichzeitig wird die Produktion und die Sekretion von Nebennierenhormonen stimuliert. Im Rahmen der

extrem gesteigerten Stoffwechselvorgänge wird aber auch der Abbau der zirkulierenden Hormone erheblich gesteigert (942).
Die ebenfalls gesteigerte Magen- und Darmtätigkeit zeigt sich in profusen Durchfällen und Erbrechen. Die Folge ist eine zunehmende Exsikkose, die durch die Hyperthermie und verstärkte Perspiratio insensibilis noch zusätzlich gefördert wird. Die Auswirkungen der Hormonüberschwemmung auf die Kontraktions-Erschlaffungsfähigkeit der Muskulatur macht sich in einem Myasthenie-ähnlichen Syndrom bemerkbar. Besonders betroffen ist das Hirnnervengebiet: Doppeltsehen, Akkomodationsschwäche, erschwertes Schlucken, Trockenheit des Halses, schlaffe und ausdruckslose Mimik (547).
Der Einfluß auf die Stoffwechselvorgänge zeigt sich in einer Minderung der Glykogenspeicherung und Steigerung der Glykogenmobilisation. Energiereiches Phosphat, darunter auch Kreatinphosphat, wird nur vermindert synthetisiert. Als Folge davon wird vermehrt Kreatin ausgeschieden. Fettsäuren werden vermehrt verbrannt, so daß der Fettgehalt des Serums und der Cholesteringehalt nachhaltig vermindert werden (483). Schließlich steigt infolge der gesteigerten Stoffwechselumsätze der Bedarf an den Verbrauchsvitaminen B_1 und C stark an. Funktionelle Schädigungen des Zentralnervensystems durch den gestörten Stoffwechsel zeigen sich in hochgradiger Unruhe, Verwirrtheit und Psychosen.

Die *zweite Phase* ist gekennzeichnet durch einen zunehmenden *Bewußtseinsverlust* bis zum tiefen Koma. Die Eigen- und Fremdreflexe, so auch der Korneal- und Lidreflex, sind abgeschwächt oder erloschen. Pathologische Reflexe, besonders die Pyramidenbahnreflexe, sind auslösbar. Nicht unbedingt gleichzeitig mit der Veränderung der Bewußtseinslage, zuweilen etwas später, kommt es zum Absinken des systolischen Blutdruckes auf hypotone Werte und zur Verkleinerung der Blutdruckamplitude. Die Peripherie ist schlecht durchblutet, die Haut kühl und zyanotisch. Zeichen der Exsikkose sind stets nachweisbar; eine Oligurie besteht in der Mehrzahl der Fälle.
Es ist nicht zu entscheiden, ob diese Verschlechterung in der zweiten Phase durch eine verstärkte Intoxikation bedingt ist und infolge Überbeanspruchung zur Insuffizienz einzelner Organfunktionen führt – oder ob die veränderte Symptomatik auf einer

Nebennierenrindeninsuffizienz beruht (652). So ist Lachnit (513) der Meinung, daß die Nebennierenrindeninsuffizienz und das Fehlen einer ausreichenden Funktionsreserve den Ausbruch eines Coma basedowicum begünstigen. Klein (484) faßt die hyperthyreotische Krise als Komplikation durch thyreogenes Versagen der Nebennierenrinde auf.

Betrachtet man die guten Behandlungsergebnisse des Coma basedowicum mit der Peritonealdialyse, die auf einer raschen Elimination kreisender Schilddrüsenhormone beruhen (161, 432), so ist man geneigt, eine im Grunde reversible Organschädigung einschließlich einer Hirnschädigung durch die Überschwemmung mit Schilddrüsenhormonen anzunehmen (320).

B. Diagnostische Hinweise

Die Symptomatik der beginnenden Krise wird oft durch ein Organsystem, das bereits eine Vorschädigung aufweist, bestimmt. Es kann daher zwischen einer neurozerebralen Form *(thyreotoxische Enzephalopathie)* (931), die mit neuromotorischen und psychischen Erscheinungen einhergeht, einer oft maskierten kardialen Form *(Thyreomyokardiopathie)*, die mit schweren Rhythmusstörungen in Erscheinung tritt, und einer *gastrointestinalen Form* mit Erbrechen und Durchfällen unterschieden werden. Der Übergang von einer schweren Hyperthyreose zur Krise ist fließend und die drohende Entwicklung um so schwerer absehbar, wenn die Symptome der Hyperthyreose maskiert sind, was besonders bei älteren Patienten der Fall sein kann. Auf folgende *Warnsymptome* sollte geachtet werden:

1. Tachykardie über 150/min, Herzrhythmusstörungen
2. Blutdruckanstieg mit erhöhter Amplitude (über 60 mm Hg)
3. Hyperthermie
4. Myasthenischer Symptomenkomplex:
   a) Mimische Starre
   b) Dysarthrie
   c) Schluckstörungen
5. Zerebrale Symptomatik:
   a) Verwirrtheit
   b) Hochgradige Unruhe
   c) Psychose
   d) Delta-Wellen im EEG

Merke: Wegen der starken Rückwirkungen auf Herz und Kreislauf, Temperaturregulation, Leber und Psyche werden atypische oder oligosymptomatische Hyperthyreosen leicht verkannt.

Tab. 49. Laborbefunde bei thyreotoxischer Krise.

Unspezifisch (meist vorhanden)	Spezifisch (nicht immer ausgeprägt)	Charakteristisch
Senkungsbeschleunigung, Leukozytose, erniedrigtes Cholesterin, erhöhte Kreatinausscheidung	erhöhter PBI-Wert, erniedrigtes T_3 (In-vitro-Test, Hamolsky-Test)	Erhöhung des freien Thyroxins oder Trijodthyronins

C. Sofortmaßnahmen

1. Sedierung: z.B. Atosil (25–50 mg) i.m. oder Valium 1 Amp. (10 mg) i.m.; indiziert bei starker motorischer Unruhe. (*Cave:* Durch zu starke Sedierung Verschleierung des zerebralen Zustandes!)
2. Infusion: Eine Plasmaersatzlösung, z.B. Haemaccel oder Rheomacrodex, ist indiziert bei ausgeprägter Exsikkose. Als Erstinfusion kann auch eine physiologische NaCl-Lösung ausreichen.
3. Rasche Klinikeinweisung mit ärztlicher Begleitung: Erbrechen – Aspirationsgefahr!

D. Intensivtherapie

Voraussetzungen für die Durchführung der Therapie:
1. Venöser Zugang (Cava-Katheter)
2. Magensonde
3. Harnblasenkatheter
4. Blutentnahme für PBI- und T_3-Bestimmung *vor Beginn* der Therapie
5. Bereitstellung einer Peritonealdialyseeinheit

Therapieschema:

1. Methylmercaptoimidazol (Favistan)
2. Jodtherapie (z.B. Endojodin)
3. Infusionstherapie
4. Kortikosteroide
5. Digitalisierung
6. Bei hohen Blutdruckwerten: Isoptin
7. Sedierung
8. Breitband-Antibiotika
9. Vitamine
10. Hibernisation
11. Opium bei anhaltenden Durchfällen
12. Peritonealdialyse

Zu 1. Favistan (Methylmercaptoimidazol) 6×40 mg in 24 Stunden, im Abstand von 4 Stunden i.v. mindestens für 4 Tage, dann in absteigender Dosierung, je nach Krankheitszustand. Durch dieses Medikament wird die Hormonsynthese blockiert, indem der Einbau von Jod in die Aminosäuren verhindert wird (742). Bis die Wirkung einsetzt, vergehen 24 bis 36 Stunden, da die schon synthetisierten Hormone noch in den Organismus abgegeben werden (32).

Beachte: Mercaptoimidazol und die Thiouracile sind durch eine besonders hohe Quote allergischer Agranulozytosen belastet. Deshalb muß das weiße Blutbild wenigstens zweimal wöchentlich kontrolliert und auf entzündliche Erscheinungen in der Mundhöhle und an den Tonsillen geachtet werden!

Zu 2. Im Abstand von 12 Stunden je 8–10 ml *Endojodin* (2 ml = 0,236 g Jod).
Zur Hemmung der Schilddrüsenaktivität muß Jod in hohen Dosen verabreicht werden. Durch hohe Jodgaben wird die Koppelung des intrathyreoidalen Jodes an Thyrosin blockiert und somit die Hormonsynthese gehemmt (483, 811). Auch die Hormonabgabe aus der Schilddrüse wird durch Jod blockiert (465). Die angegebene Dosierung sollte mindestens für 3 Tage beibehalten werden und kann dann im Laufe der nächsten 6 Tage langsam reduziert werden.

Zu 3. *Infusionstherapie:* Bei ausgeprägter Exsikkose wird neben einem Wassermangel in jedem Fall auch ein Elektrolytmangel bestehen (Erbrechen, Durchfall). Aus diesem Grund muß gleichzeitig mit der Auffüllung des Kreislaufes eine Elektrolyt-Substitution vorgenommen werden. Außerdem ist zu berücksichtigen, daß in den ersten Tagen eine parenterale Ernährung durchgeführt werden muß. Aus diesem Grund ist eine kombinierte Infusionstherapie erforderlich:

a) Lävulose 10% (–20%) 1500 ml in 24 Stunden
b) Sterofundin 1000–2000 ml in 24 Stunden
   (+ Elektrolytzusätze nach Bedarf)

Die Zugabe ausreichender und gut verwertbarer Energieträger (Dextrose, Lävulose) ist bei dem Hyperkatabolismus besonders wichtig.

c) Aminofusin 500 ml.

Bei Schockzuständen Plasmaexpander oder Plasmaersatzmittel gemeinsam mit Sterofundin einlaufen lassen, z.B. Macrodex 6%ig 500–1500 ml.

Intermittierende Venendruckkontrolle, Elektrolyt- und Hämatokritbestimmungen sind bei dieser Behandlung erforderlich. Die Flüssigkeitszufuhr in den nächsten Tagen richtet sich nach dem klinischen Bild und den gemessenen Werten.

Zu 4. *Kortikosteroide* in Form von Solu-Decortin-H oder ähnlicher Präparate, 100–200 mg in 24 Stunden, oder Hydrocortison (Hoechst), 200–400 mg in Dauertropfinfusion. Zusätzlich kann Pancortex 8 ml in einer Infusion (innerhalb von 24 Stunden) verabreicht werden. Nach 4 bis 6 Tagen kann die Dosis reduziert werden.

Bei der Verabreichung von Kortikosteroiden geht man davon aus, daß sich bei der krisenhaften Verschlechterung der Hyperthyreose eine relative Nebennierenrindeninsuffizienz entwickeln kann, die dann ihrerseits zusätzlich den Krankheitszustand verschlechternd beeinflußt; siehe dazu auch S. 405 und 406.

Zu 5. *Digitalisierung:* Große Zurückhaltung muß bei der Indikation zur Verabreichung von herzwirksamen Glykosiden geübt werden. Ihre positive Wirkung ist schon bei einfacher Hyperthyreose gering. Nur wenn eine Digitalisierung wegen einer

Herzinsuffizienz schon vor dem akuten Ereignis notwendig war, ist die Behandlung weiterzuführen. In anderen Fällen sollten nur klinische Hinweise (Lungenstauung usw.) oder hämodynamische Messungen, z. B. zentraler Venendruck, Druckmessung in der Arteria pulmonalis usw., Anlaß zur Therapie geben. Dabei sollte in den ersten Tagen mit einem gut steuerbaren (hohe Abklingquote!) Glykosid behandelt werden, z. B. mit Strophanthin oder Digoxin. Während der Digitalisierung muß eine strenge Kontrolle des Serumkaliums und eine besondere Überwachung des Ekgs (Herzrhythmusstörung!) erfolgen.

Zu 6. *Bei sehr hohen Blutdruckwerten:* Isoptin 5–20 mg, Injektionsdauer: 5 mg = 2 Minuten. Ist eine Dosis von 10 mg appliziert worden, kann nach 2 Stunden diese Applikation wiederholt werden. Während zur Behandlung der gewöhnlichen Hyperthyreose die Verabreichung von Betarezeptoren-blockierenden Substanzen nach umfangreichen Behandlungsstudien empfohlen wird (161, 246, 692, 925), muß bei der hyperthyreotischen Krise vor diesen Substanzen gewarnt werden. Wenn auch über Fälle berichtet wird, in denen eine gute Wirkung auf supraventrikuläre Tachykardien und auf Arrhythmien beobachtet werden konnte (687), sind doch im Einzelfall die kardiodepressiven Effekte dieser Substanzen nicht sicher zu beurteilen, da häufig bei den fast immer älteren Kranken eine myokardiale Vorschädigung oder eine spezifische toxische Myokardschädigung bestehen. Über die neuen, weniger negativ-inotrop wirkenden Präparate (Visken, Dalcic) kann noch nichts Abschließendes gesagt werden.

Zu 7. *Sedierung:* Bei starken Unruhezuständen sollte Atosil 25 mg oder Verophen 1 Amp. i.v. gegeben werden (Wiederholung nach Bedarf). Besonders, wenn gleichzeitig eine Hibernisation (s. unten) durchgeführt wird, muß eine stark sedierende zusätzliche Behandlung erfolgen, am besten mit einem sog. lytischen Cocktail (z. B. Atosil 1 Amp., Verophen 1 Amp., Dolantin Spez. 1 Amp.) in fraktionierten Dosen von 0,5–1 ml i.v. oder 1–2 ml i.m.

Zu 8. *Antibiotikatherapie:* In jedem Fall ist bei den stark infektgefährdeten Kranken die Behandlung mit einem Breitband-Antibiotikum indiziert, z. B. Totocillin 3×5 g i.v. pro 24 Stunden, oder Cephalotin.

Zu 9. Außerdem sollte in allen Fällen eine *Vitaminzufuhr* erfolgen, z. B. Vitamin C (Ascorbinsäure) 1000 mg pro 24 Stunden, Vitamin-B-Komplex, z. B. Polybion, Multivit-B, Becozym 2–3 Amp., Vitamin B_{12}, z. B. Aquo-Cytobion, 5 µg pro 24 Stunden.

Zu 10. *Hibernisation:* Bei Temperaturen (rektal gemessen) über 39° ist eine Behandlung mit einem Kältezelt (Klimakammer) indiziert. Besonders zu beachten ist bei dieser Behandlung, daß eine ausreichende Sedierung durchgeführt wird.

Zu 11. Bei anhaltenden Durchfällen hat sich als Mittel der Wahl *Opium* als Tinctura Opii (mehrfach 5–10 Tropfen) erwiesen.

Zu 12. Neben der Blockierung der Schilddrüsenhormonsynthese und -inkretion wird in letzter Zeit als weiteres Behandlungsprinzip die Behandlung mit der *Peritonealdialyse* empfohlen (315, 432). Ziel dieser Behandlung ist die rasche Eliminierung zirkulierender Schilddrüsenhormone aus dem Organismus. Obwohl die Zahl der auf diese Weise behandelten Fälle noch gering ist, ließ sich bei allen eine eindeutig verkürzte Komaphase beobachten. Außerdem konnte durch Thyroxinbestimmungen im Serum und im Dialysat bewiesen werden, daß zwischen 60 und 80% der Abnahme des Serum-Thyroxingehaltes auf die Dialysebehandlung zurückzuführen war (397). Zugleich wird durch diese Behandlungsmaßnahme die Funktion des Kältezeltes übernommen, da durch die Unterkühlung des Dialysates die Hyperthermie leicht normalisiert werden kann.

Zusätzlich zur angegebenen medikamentösen Therapie sollte, wenn keine Kontraindikationen vorliegen (umfangreiche postoperative Verwachsungen im Bauchraum, Blutungsübel, schwere pulmonale Prozesse mit Einschränkungen der Vitalkapazität), sofort mit der Peritonealdialyse begonnen werden, bei folgenden Indikationen:

a) bei bereits erkennbarer zerebraler Symptomatik;
b) wenn sich trotz medikamentöser Therapie nach 12–24 Stunden eine zerebrale Symptomatik zu entwickeln droht;
c) bei Unverträglichkeit von Jod und Thyreostatika;
d) wenn mit Perchlorat (z. B. Irenat, Anthyrinum) vorbehandelt

wurde und damit die Wirksamkeit einer Jodtherapie in Frage gestellt ist;
e) grundsätzlich, wenn ein Koma besteht.

Maßnahmen zur Verhütung einer Krise (36):

1. Sorgfältige Überwachung jeder Schilddrüsenbehandlung (Radiojod; medikamentös, chirurgisch).
2. Bei hyperthyreoter Stoffwechsellage sollten schilddrüsenferne, nicht lebensnotwendige Operationen unterbleiben.
3. Hyperthyreote Strumen müssen vor der Operation in einen euthyreoten Zustand gebracht werden.
4. Vorsicht bei der Verordnung von jodhaltigen Medikamenten bei Kranken mit Hyperthyreose (z. B. Mexaform S, jodhaltige Expektorantien oder Salben).

E. Überwachung:

Tab. 50. Überwachung bei hyperthyreotischer Krise

Überwachung	Kontrollen (zeitl. Abstand)
Ekg, Puls, zentraler Venendruck, Temperatur, arterieller Druck (blutig), Atmung	fortlaufend (Monitor)
Puls, arterieller Blutdruck (falls nicht durch Monitor möglich)	30 Minuten
Temperatur (falls nicht durch Monitor), zentraler Venendruck, Urinausscheidung (Einfuhr-Ausfuhr-Bilanz)	1 Stunde
Blut: T_3-Test, Cholesterin, SGOT, SGPT, CPK, LDH, GLDH, Amylase, Harnstoff, Kreatinin, Hämatokrit, rotes Blutbild, weißes Blutbild, Na, K, Ca, Cl, art. Blutgaswerte, Thrombozyten, Blutzucker, Osmolarität. Urin: Zucker, Eiweiß, Sediment, Kreatin, Amylase, Harnstoff, Na, K, Aceton, pH, Einfuhr-Ausfuhr (24-Stunden-Bilanz), EEG, Ekg (vollst.), Röntgen-Thorax, Gewicht (Bettwaage)	2 Stunden
PBI (vor Jodtherapie), Elektrophorese, Serumeiweiß, BSG, Blutgruppe, Gerinnungsstatus	einmalig oder in größeren Abständen

F. Häufige Fehler

1. Unterdosierung und zu späte Verabfolgung von Jod.
2. Übersehen einer Exsikkose (Hypovolämie), einer Hypokaliämie oder einer metabolischen Azidose.
3. Medikation von Perchlorat in der beginnenden Krise (oder bei schwerer Hyperthyreose). Dadurch wird die Jodtherapie ineffektiv oder sogar gefährlich (483).
4. Applikation von Betarezeptoren-Blockern. Diese Substanzen können bei einem thyreogen-toxisch geschädigten Myokard irreversible Schädigungen hervorrufen.
5. Glykosidtherapie in zu hoher Dosierung kann schnell zu Herzrhythmusstörungen führen. Glykoside sollen nicht in der Absicht verabreicht werden, die Frequenz zu senken oder die Tachyarrhythmie zu bessern, sondern lediglich zur Stützung des durch Insuffizienz gefährdeten Myokards.
6. Megaphen-Medikation: Kann zu Blutdruckabfall führen.
7. Übersehen der Krise bei älteren Patienten mit Fehldiagnose wie Myokarditis + Pneumonie (547), Koronarsklerose, Leberschaden.
8. Überweisung von Kranken mit einer psychiatrischen Symptomatik in eine Neurologische bzw. Psychiatrische Klinik. Zuvor sollten in jedem Fall die Schilddrüsen-spezifischen diagnostischen Maßnahmen durchgeführt sein!

VI.7. Das hypothyreotische Koma

A. Pathophysiologie

Das hypothyreotische Koma oder Myxödemkoma ist ein seltenes Ereignis. Zu dieser Stoffwechselentgleisung führen Infekte (z. B. Pneumonie), Traumen, Stress-Situation, verstärkte Kälteeinwirkung oder Pharmaka (z. B. Barbiturate, Chlorpromazin) bei bis dahin unbekannter oder bei behandelter Hypothyreose (958). Seltener führen partielles oder totales Absetzen der Substitutionstherapie zum Myxödemkoma. Postoperativ kann es nach operativer Verkleinerung unerkannt thyreoiditischer Strumen auftreten (677).

Die klinische Symptomatik ist geprägt von den durch den Hormonmangel verursachten Funktionsstörungen. Im Vordergrund steht eine ausgeprägte *Hypothermie*, die Werte unter 30° erreichen kann. Weiterhin ist eine *Bradykardie* mit einer Frequenz von 50 bis 40/min festzustellen. Infolge einer Schädigung des Atemzentrums entwickelt sich eine *Bradypnoe*, die eine durch Hypoventilation verursachte respiratorische Azidose zur Folge haben kann (466). Als 4. Leitsymptom ist die *Hypotonie* zu nennen.

Als bedrohliches Zeichen gilt nach Bansi (33) das Auftreten von Krämpfen. Die Peristaltik und der Tonus des Darmes sind mitunter stark herabgesetzt, so daß die Fehldiagnosen Ileus, Okklusion oder Aszites gestellt werden. Kaufmann weist darauf hin, daß eine Verdünnungshyponatriämie bestehen kann, die als Folge einer gesteigerten Sekretion von antidiuretischem Hormon („inappropriate secretion of ADH") zurückzuführen ist (Schwartz-Bartter-Syndrom) (465). Die Kranken zeigen ein pastöses Aussehen mit trockener, schilfriger, hartinfiltrierter Haut. Infolge der Ödembereitschaft kann es zu Perikard- oder Pleuraergüssen kommen. Im Ekg sind die folgenden Veränderungen häufig und in dieser Kombination für Myxödem fast pathognomonisch: Sinusbradykardie verlängerte PQ-Zeit, Niedervoltage.

B. Diagnostische Hinweise

Das eiweißgebundene Hormonjod ist stark erniedrigt, der T_3-Test ebenfalls. Der Cholesterinspiegel ist häufig, aber nicht immer erhöht. Eine Hypoglykämie spricht für eine sekundäre Hypothyreose und damit für eine hypophysäre Krise.

Warnsymptome sind bei bereits bekannter Hypothyreose:

progrediente Apathie,
auffallende Schläfrigkeit,
Nachlassen der Konzentrationsfähigkeit,
hochgradige Kälteintoleranz.

Die Behandlung kann nur in einer Klinik erfolgen, darum fallen Sofortmaßnahmen und Intensivtherapie zusammen.

C. u. D. Sofortmaßnahmen — Intensivtherapie

Therapieübersicht:
1. Hydrocortison-Dauertropfinfusion
2. Trijodthyronin-Verabreichung
3. Infusionstherapie
4. Antibiotikabehandlung
5. evtl. künstliche Beatmung

Zu 1. Vor der T_3-Therapie (Trijodthyronin allein oder in Kombination) muß unbedingt verabreicht werden: Hydrocortison 200 mg in einer Dauertropfinfusion über 24 Stunden. Nach 3–4 Tagen sollte die Dosis reduziert werden.

Zu 2. *Trijodthyronin:* z.B. Thybon forte 0,1 mg alle 12 Stunden über die Magensonde. Im Gegensatz zu Schwartz (801), Kaufmann (465) und Bansi (33), die eine T_3-Behandlung mit kleinen Dosen vorschlagen, empfehlen Oberdisse (676), Overzier (677) und Zaruk (975) eine Behandlung mit 0,2 mg in 24 Stunden. Bei koronarer oder zerebraler Mangeldurchblutung kann es bei dieser Dosierung zu Nebenwirkungen kommen, so daß bei Patienten mit anamnestisch bekannter Angina pectoris eine niedrigere Dosierung gewählt werden sollte. In den anderen Fällen sollte bei den akut bedrohten Patienten die höhere Dosierung vorgezogen werden.

Zu 3. *Infusionen:* Glukose 20% 1000 ml, Sterofundin 1000 ml, zusätzlich Elektrolytsubstitution nach Untersuchungsbefund

Zu 4. *Antibiotikabehandlung:* Breitband-Antibiotikum, z.B. Tetracyclin, Totocillin, Cephalotin.

Zu 5. Bei respiratorischer Azidose als Ausdruck einer Hypoventilation sollte mit der künstlichen *Beatmung* nicht gezögert werden.

Eine vorsichtige warme *Lagerung,* jedoch keine Aufwärmung (Gefahr des irreversiblen Kreislaufschocks) ist zu empfehlen.

D. Überwachung:

Tab. 51. Überwachung bei hypothyreotischem Koma.

Überwachung	Kontrollen (zeitl. Abstand)
Ekg, Puls, zentraler Venendruck, Blutdruck, Temperatur, Atmung	fortlaufend (Monitor)
Falls nicht durch Monitor möglich: Ekg, Puls, Temperatur, Atmung, Blutdruck	30 Minuten
Falls nicht durch Monitor möglich: zentraler Venendruck, Urinausscheidung	1 Stunde
Arterielle Blutgaswerte, neurologischer Status	4 Stunden
Elektrolyte, Blutzucker, Ekg vollständig, EEG, Hämatokrit	12 Stunden
Blut: SGOT, SGPT, CPK, LDH, GLDH, Amylase, T_3-Test, Harnstoff, Kreatinin, Cholesterin, Hb, Ery, Leukozyten, Lymphozyten. Urin: K, Na, Ca, Eiweiß, Zucker, Aceton, Amylase, Einfuhr-Ausfuhr-Bilanz, Rö-Thorax	24 Stunden
PBI, BSG, Elektrophorese, Gesamteiweiß, Blutgruppe, Gerinnungsstatus	einmalig

E. Häufige Fehler

1. Unterlassung gleichzeitiger Medikation von Nebennierenrindenhormon bei T_3-Substitution. Dadurch kann eine bedrohliche Verschlechterung der Nebennierenrinden-Insuffizienz auftreten. Daher in jedem Fall zunächst die Kortikosteroidtherapie einleiten.
2. Zu großer Zeitverlust durch diagnostische Maßnahmen.
3. Ungenügende Dosierung von Schilddrüsenhormonen.
4. Verabreichung von Barbituraten (Chlorpromazin), Morphin oder Scopolamin.
5. Nichtbeachtung von Zunahme der Angina pectoris.

VI.8. Die Addison-Krise

A. Pathophysiologie

Die Addison-Krise kann sich entwickeln als akute, evtl. terminale Komplikation einer chronischen Nebennierenrinden-Insuffizienz, oder sie kann abrupt bei vorher Gesunden durch bilaterale hämorrhagische Nebennierenrinden-Nekrosen auftreten. Seltener kommt es zur Addison-Krise als Folge oder im Rahmen einer akuten Verschlechterung anderer Erkrankungen, z.B. Nebennierenrinden-Metastasen oder nach Absetzen langdauernder Cortisontherapie (506).

Zu einem totalen Ausfall der Hormonproduktion führt die akute Nebennierenblutung, die im Verlauf einer Sepsis vorkommen kann (Meningokokken, andere gramnegative Erreger), besonders als generalisiertes Shwartzman-Sanarelli-Phänomen. Dabei zeigen sich neben einem Schocksyndrom Haut- und Schleimhautblutungen als Ausdruck einer Verbrauchskoagulopathie. Die Prognose wird mitbestimmt durch die gleichzeitigen Nebennierenrinden-Nekrosen. Neben diesem als Waterhouse-Friderichsen-Syndrom bekannten Krankheitsbild kann sich eine beidseitige hämorrhagische Nebennierenapoplexie bei Gravidität, Hypertonie oder unter Antikoagolantientherapie entwickeln (506, 958).

Der chronischen Nebennierenrinden-Insuffizienz liegt zu 50–70% die sog. idiopathische Atrophie der Nebennierenrinde zugrunde, die auf Autoimmunisierung zurückgeführt wird. Daneben sind als Ursachen Tuberkulose, Amyloidose oder Pilzerkrankungen von Bedeutung. Bei Kranken, bei denen noch keine oder eine ungenügende Substitutionsbehandlung durchgeführt wurde, kann durch zusätzliche Belastungen eine Krise ausgelöst werden. An auslösenden Faktoren sind zu nennen:

Bakterielle Infekte (z.B. Bronchopneumonie), Fieber jeder Genese, Erbrechen, Diarrhoe (Elektrolyt- und Flüssigkeitsverlust), Salzrestriktion (Diät), forcierte Diurese (Saluretika), Trauma, Unfälle, Narkose, Operationen (auch kleinere Eingriffe), zur Diagnostik erforderliche Untersuchungen (z.B. Wasserbelastung oder ACTH-Test, Insulin-Belastungstest). Daneben kann es auch nach verstärkter ungewohnter körperlicher Anstrengung zur Auslösung der Krise kommen. Unter diesen Bedingungen übersteigt der Bedarf an Nebennierenrindenhormonen abrupt das endogene oder exogene Angebot (943).

Tab. 52. Korrelation von hormoneller Störung und Klinik
bei NNR-Insuffizienz (506, 833).

	Androgene	Mineralokortikoide	Glukokortikoide
Hauptvertreter	Dehydroepiandrosteron	Aldosteron	Cortisol
Hauptwirkungen	Proteinsynthese Virilisierung	Na-Retention K-Abgabe der Zellen, sek. Flüssigkeitsretention	Glukoneogenese mit Hyperglykämie und Proteinabbau, Verhinderung des Wassereintritts in die Zellen
Ausfälle	Asthenie, Muskelschwund, Impotenz, Amenorrhoe, wenig ausgeprägte sekundäre Geschlechtsmerkmale	1. *Hyponatriämie – Hypochlorämie:* Allgem. Müdigkeit, Schwäche, Übelkeit, Erbrechen 2. *Hypotone Dehydratation (extrazellulär):* Tachykardie, Hypotonie, kleines Herz 3. *Hydratation (intrazellulär):* Apathie, Verwirrtheit, Bewußtseinsstörungen 4. *Hyperkaliämie:* Paresen, Arrhythmien, Hyperventilation, Bewußtseinsstörungen, Koma	1. *KH-Stoffwechsel:* Hypoglykämie, zerebrale Dysfunktion, Tachykardie, Atemstörung, Konvulsionen, Bewußtseinsstörungen, Koma 2. *Eiweiß u. Fettstoffwechsel:* Gewichtsverlust, Ketoazidose, Hypocholesterinämie 3. *Hämatopoetisches System:* Normozytäre Anämie, Leukopenie, Eosinophilie, Lymphozytose 4. *Einfluß auf ZNS:* Endokrines Psychosyndrom 5. *Vermehrte Ausscheidung von MSH:* Pigmentierung von Haut und Schleimhaut

Sofern sich die Krise aus einer chronischen NNR-Insuffizienz entwickelt, werden die in der Tabelle aufgeführten klinischen Veränderungen in verstärktem Ausmaß anzutreffen sein.

Der Ausfall der Mineralokortikoide geht mit Hyponatriämie, Hypochlorämie, Hyperkaliämie und Azidose einher (Tab. 52). Daraus entwickelt sich eine *Hypovolämie* auf dem Boden einer extrazellulären Dehydratation bei gleichzeitiger intrazellulärer Hydratation. Infolge dieser *Störungen des Elektrolyt-, Wasser- und Säure-Basen-Haushaltes* kommt es rasch zu klinischen Auswirkungen, beginnend mit Hypotonie, Tachykardie, Übelkeit, Erbrechen und Apathie bis zur Ausbildung eines Schocksyndroms, Verwirrtheitszustand und Bewußtlosigkeit.

Nicht selten sind *Herdsymptome* zu beobachten, die wahrscheinlich auf ein durch Flüssigkeitsverschiebungen vom Extra- zum Intrazellularraum verursachtes Hirnödem zurückzuführen sind.

Gefördert wird die extrazelluläre Dehydratation noch zusätzlich durch Diarrhoen und Erbrechen. Schließlich wird die Hypovolämie und der Blutdruckabfall eine Verminderung des Glomerulumfiltrates mit Oligurie und Anstieg harnpflichtiger Substanzen zur Folge haben (40, 286, 885).

Der Ausfall der Glukokortikoide führt zu *Störungen des Kohlenhydrat-, Fett- und Eiweißstoffwechsels* und zu beträchtlicher Insulinempfindlichkeit. Der Kohlenhydratabbau ist erhöht, die Glukoneogenese vermindert. Stets findet sich in der Krise eine Hypoglykämie, die zum großen Teil als Ursache für Schwindel, Schweißausbruch, Unruhe, aber auch für generalisierte oder fokale Krampfanfälle, Bewußtseinsstörungen und Koma angesehen werden muß. Nach Aufbrauch der Reserven an Kohlenhydraten werden Eiweiß und Fett mobilisiert und in den intermediären Stoffwechsel einbezogen. Gewichtsverlust und Asthenie sind die Folge.

Die *Pigmentierung* von Haut und Schleimhäuten ist auf eine gesteigerte Produktion von Melanozyten-stimulierenden Hormonen zurückzuführen. Sie kann als typisches (aber diagnostisch nicht obligates) Merkmal der Addison-Kranken gelten.

Bei akut einsetzenden Nebennierenrinden-Insuffizienzen fehlt *immer* diese Pigmentierung.

B. Diagnostische Hinweise

Folgende *Warnsymptome* für das Auftreten einer Krise müssen beachtet werden (Lit. u. a. bei 899, 958):

1. Typisch verstärkte Hautpigmentation
2. Hypotonie
3. Übelkeit und Erbrechen
4. Exsikkose
5. Oligurie
6. Passagere Herdsymptome, generalisierte oder lokale Krämpfe
7. Ausgeprägte Adynamie
8. Somnolenz

Davon sind Adynamie, Übelkeit, Brechreiz besonders wichtige Frühsymptome.
Brechattacken, wäßrige, explosive Diarrhoen und Bewußtlosigkeit, verbunden mit Schocksymptomatik, künden einen deletären Verlauf an. Nach Siegenthaler können zwei Verlaufsformen unterschieden werden, je nachdem, ob die mineralokortikoiden oder die glukokortikoiden Funktionen stärker betroffen sind (833).
Eine Hyponatriämie (Natrium kleiner als 130 mval/l) ist stets anzutreffen, meist auch eine Hyperkaliämie (Kalium größer als 5,0 bis 5,5 mval/l). Weiterhin besteht eine Hämokonzentration und häufig eine Harnstofferhöhung. Differentialdiagnostisch müssen ein Coma uraemicum und ein Coma basedowicum (Kombination im Koma der hypophysären Insuffizienz, s. S. 424) ausgeschlossen werden.

C. Sofortmaßnahmen

Bei Verdacht auf Addison-Krise vor dem Transport: Prednison oder Prednisolon, z. B. Solu-Decortin-H 50 mg i.v. + Aldocorten 1,0 mg (2 Amp.) i.v. (falls nicht verfügbar, Percorten „wasserlöslich" 50 mg i.v.) + Glukose 40% 50 ml i.v., *vor der Applikation Blutentnahme* zur Untersuchung in der Klinik (Na, K, Hämatokrit);
bei Hypotonie: Plasmaersatzmittel, z. B. Macrodex 500 ml;
bei Hypothermie: in gewärmten Decken transportieren.
Für den Transport: physiol. NaCl-Lösung 500 ml + 30 ml (= 30 mval) NaCl-Konzentrat als Tropfinfusion.

D. Intensivtherapie

Voraussetzungen für die Therapie:
1. Venenkatheter (Vena cava)
2. Blasenkatheter

> *Therapieschema:*
> 1. Lagerung
> 2. Glukoseinfusion
> 3. Substitutionstherapie und Infusionstherapie
>   (1) erster Tag,
>   (2) zweiter und folgende Tage
> 4. Antibiotikatherapie
> 5. Hyperthermiebehandlung

Zu 1. Flache *Lagerung*, bei Hypothermie in warme Decken hüllen, keine orale Nahrungszufuhr.

Zu 2. Wenn bei den Sofortmaßnahmen noch nicht erfolgt, *Glukose* 40%ig 60 ml i.v.

Zu 3. Fortsetzung der Substitutionstherapie oder, falls noch nicht eingeleitet, sofortiger Beginn:

Das Ziel ist zunächst, das hormonale Defizit auszugleichen und später auf eine Erhaltungsdosis einzustellen. Da das hormonale Wirkungsäquivalent in der Krise schlechter als unter „normalen" Verhältnissen ist, muß die Dosierung zu Beginn höher gewählt werden (943).

(1) Substitutions- und Infusionstherapie, 1. Tag:
a) Prednison oder Prednisolon
   Initialdosis 50 mg i.v.
   im Abstand von 4 Stunden 25 mg i.v.
b) Aldocorten 0,5 mg i.v. im Abstand von 8 Stunden (besonders bei Hyponatriämie und Hyperkaliämie)

oder:

aa) Hydrocortison 100 mg i.v. initial und anschließend 200 mg in 24 Stunden den Infusionen zusetzen.
bb) Percorten 150 mg in 24 Stunden den Infusionen zusetzen.

Zur Beachtung: Das physiologische Aldosteron (Aldocorten) kann im therapieüblichen Bereich kaum überdosiert werden, wohl aber Doca = Cortexon (z. B. Cortiron, Cortenil)

Infusionstherapie in den ersten 24 Stunden:
physiol. NaCl-Lösung 1500 ml + Glukose 150 g,
danach physiol. NaCl-Lösung 1000 ml + Glukose 50 g.

Kontrolle des Venendruckes und Hämatokrits, Berechnung des Na^+ und Cl^- Defizits und entsprechende zusätzliche Substitution (s. S. 469).
Bei hypotonen Zuständen: Plasmaersatzlösung,
z. B. Macrodex bis zu 1500 ml/24 Stunden.
Merke: Erst wenn nach Volumensubstitution und Mineralausgleich noch immer eine Hypotonie besteht, Behandlung mit vasopressorischen Substanzen, frühestens 4–6 Stunden nach Therapiebeginn, z. B. Zusatz von 2–5 mg Arterenol/500 ml Infusion (0,1 μg/kg/min). Falls nach 12 Stunden noch keine Besserung der Bewußtseinslage eingetreten ist, wird in der Annahme, daß noch immer hypoglykämisch bedingte Störungen vorliegen, Glukose 20% 500 ml/2 Stunden i.v. verabreicht (943).

(2) Substitutions- und Infusionstherapie, 2. und folgende Tage:
Isotonische Elektrolytlösung 2000 ml + 200 g Glukose,
evtl. Plasmaersatzmittel,
z. B. Macrodex 500 ml;
Prednison oder Prednisolon 25 mg i.v.
im Abstand von 6 Stunden,
+ Aldocorten 0,5 mg i.v.
im Abstand von 12 Stunden

oder: Hydrocortison 200 mg/24 Stunden + Percorten „wasserlöslich" 50 mg/24 Stunden der Infusion zusetzen.

Zu 4. *Antibiotika:* z. B. Reverin, Achromycin, Totocillin als prophylaktische Therapie.

Zu 5. Bei *Hyperthermie:* Wadenwickel und/oder
3 × 0,5 g Acetylsalicylsäure
oder 3 × 0,1 g Pyramidon
oder 3 × 1 Amp. Novalgin i.v.

D. Überwachung

Tab. 53. Überwachung bei Addison-Krise.

Überwachung	Kontrollen (zeitl. Abstand)
Ekg, Puls, zentraler Venendruck, Temperatur, evtl. art. Druck (blutig)	fortlaufend (Monitor)
Puls, art. Blutdruck (falls durch Monitor nicht möglich)	30 Minuten
Temperatur (falls nicht durch den Monitor möglich), zentraler Venendruck; Urinausscheidung (Einfuhr-Ausfuhr-Bilanz)	1 Stunde
Na, K, Cl, Blutzucker, neurologischer Status, Hämatokrit; auf Zeichen der Wassereinlagerung achten!	4 Stunden
Arterielle Blutgaswerte, Ekg (vollständig)	8 Stunden
Blut: Cholesterin, SGOT, SGPT, CPK, GLDH, LDH, Amylase, Harnstoff, Kreatinin, rotes Blutbild, weißes Blutbild (Eosinophilie!), Osmolarität. Urin: Zucker, Eiweiß, Sediment, Harnstoff, Na, K, Cl, pH, Aceton, Einfuhr-Ausfuhr-24-Std.-Bilanz, Rö-Thorax, Gewicht	24 Stunden
17-Ketosteroide, 17-Hydroxykortikosteroide im Urin, PBI, T_3-Test, Elektrophorese, Serumeiweiß, BSG, Blutgruppe, Gerinnungsstatus (bei hämorrhagischer Diathese 24-Stunden-Kontrolle)	einmalig

E. Häufige Fehler

1. Überdosierung von Mineralokortikoiden (außer Aldocorten) – Gefahr der Ödembildung, Hirnschwellung, Lungenödem, Hypertension.
2. Zu geringe Beachtung der Hypoglykämie.
3. Zu abrupte medikamentöse Fiebersenkung (Kollapsgefahr).
4. Zu geringe Kontrolle der Flüssigkeitszufuhr (Lungenödem!).
5. Gaben von ACTH oder Insulin.
6. Behandlung mit Morphin oder mit Barbituraten.

VI.9. Das Koma bei Hypophyseninsuffizienz

A. Pathophysiologie

Die Ursachen, die zu einem partiellen oder totalen Ausfall der Funktion des Hypophysenvorderlappens und damit zu einer insuffizienten Hormonproduktion führen, sind in erster Linie intrazelluläre Tumoren, Zysten oder Traumen und ihre operative Behandlung mit Total- oder Teilresektion der Hypophyse. Als seltene Komplikation ist die postpartale Nekrose des Hypophysenvorderlappens („Sheehan-Syndrom") zu nennen (436). Entzündliche Veränderungen als Ursache der Hypophyseninsuffizienz spielen nur selten eine Rolle (677).

Erst wenn mindestens 75% des Drüsengewebes zerstört sind, kommt es zur Manifestation klinischer Ausfallserscheinungen. Diese sind gekennzeichnet durch den *Mangel an gonadotropem, kortikotropem und thyreotropem Hormon:* sekundäre Amenorrhoe bzw. Impotenz, Alabasterhaut, Ausfall der Sekundärbehaarung (evtl. einschließlich der Augenbrauen), Insulinüberempfindlichkeit, (sekundäres) Myxödem, Kälteempfindlichkeit, niedriger Blutdruck, Apathie – Psychosyndrom. Entgegen früherer Meinung ist das Gewicht nicht wesentlich beeinflußt (96).

Eine krisenhafte Verschlechterung kann sich einmal durch ein weiteres Nachlassen der HVL-Funktion oder – etwas schneller – durch zusätzliche Belastung, wie Infekte, Traumen, Operationen oder Wasserversuch und Insulinbelastung, entwickeln.

Entscheidend für die akut-bedrohliche klinische Symptomatik der hypophysären Krise ist der partielle oder totale Ausfall des kortikotropen und thyreotropen Hormons. Dabei ist zu berücksichtigen, daß die dann bestehende sekundäre Nebennierenrinden-Insuffizienz vorwiegend auf einem Mangel der Glukokortikoide beruht, da die Sekretion von Mineralokortikoiden von dem kortikotropen Hormon nicht beeinträchtigt wird. Entsprechend dieser *sekundären Insuffizienz der Nebennierenrinde und der Schilddrüse* zeigen sich Hypoglykämie, Hypotonie, Hypothermie und Bradypnoe mit nachfolgender respiratorischer Azidose infolge einer zunehmenden Hyperkapnie. *Der somnolent-stuporöse Zustand* und das sich daran anschließende tiefe *Koma* ist durch mehrere Faktoren bedingt (436, 958).

So entwickelt sich durch alveoläre Hypoventilation und durch die Hemmung des Atemzentrums eine Hyperkapnie, die im weiteren Verlauf zur CO_2-Narkose führen muß. Außerdem stellen sich hypoglykämisch bedingte Bewußtseinsstörungen ein, auf die auch die gelegentlich zu beobachtenden Krampfzustände zurückzuführen sind. Schließlich wird im Finalstadium die zerebrale Funktion durch Hypotonie und Schock eine Verschlechterung erfahren.

B. Diagnostische Hinweise

Da für ausgedehnte diagnostische Maßnahmen keine Zeit bleibt, sondern mit der Behandlung sofort begonnen werden sollte, muß die Diagnose klinisch gestellt werden. Dies wird meist nur dann möglich sein, wenn entweder Lokalsymptome auf eine Hypophysenerkrankung hinweisen (z.B. Zustand nach Hypophysenoperation ohne Hinweis auf ein vorbestehendes Chiasma-Syndrom durch Fremdanamnese), oder wenn der Aspekt auf eine schon vor der Krise bestehende HVL-Insuffizienz hinweist (286). Differentialdiagnostisch ist die Abgrenzung des Myxödem-Komas wichtig. Die Unterscheidung ist durch Untersuchung des Blutzuckerspiegels möglich.

Merke: Das Myxödem-Koma geht im Gegensatz zum hypophysären Koma nicht mit einer Hypoglykämie einher.

C. Sofortmaßnahmen

Bei Verdacht auf Vorliegen eines hypophysären Komas sollten vor dem Transport verabreicht werden: Glukose 40% 50 ml i.v., Prednison oder Prednisolon 50 mg i.v.,
bei Hypotonie: Macrodex 500 ml i.v. als Infusion.

D. Intensivtherapie

Therapieschema:
1. Horizontale Lagerung [in warme Decken hüllen, keine Aufwärmung! (z.B. Lichtbogen)].
2. Venenkatheter (Vena cava).
3. Magensonde.
4. Blasenkatheter.
5. Hydrocortison 100 mg i.v. oder Prednisolon 50 mg i.v.
6. Trijodthyronin, z.B. Thybon forte 0,05 mg p.o. im Abstand von 12 Stunden.

7. Infusion: Isotonische Elektrolytlösung 2000 ml/24 Stunden + Hydrocortison 200 mg/24 Stunden; wenn notwendig, zusätzlich Elektrolyte.
8. Falls noch nicht verabreicht: Glukose 40% 40 ml i.v. (kann wiederholt werden).
9. Respiratortherapie (bei Hyperkapnie und extremer Bradypnoe): Wegen starker Verschleimung und der Unmöglichkeit abzuhusten sollte frühzeitig die Intubation erwogen werden.
10. Antibiotika, z.B. Cephalotin, Totocillin.
11. Bei Hypotonie oder Schocksyndrom zunächst Plasmaersatzmittel, z.B. Macrodex 500 ml.
   Nach Volumensubstitution werden bei anhaltender Hypotonie vasokonstriktorische Substanzen zugesetzt, z.B. 2–5 mg Arterenol pro inf. 500 ml (0,1 µg/kg/min).

E. Überwachung

Siehe bei: Addisonkrise (S. 423).

VII. Akute Pankreatitis, Pankreasnekrose*

A. Pathophysiologie

Rund 40% der Fälle von akuter Pankreatitis gehen mit Gallensteinleiden einher. Bei einer etwa gleich großen Gruppe besteht eine Alkoholanamnese. In weiteren 10% tritt die Pankreatitis als Folgeerscheinung von Traumen, penetrierenden Ulzerationen benachbarter Organe, Urämie, Infektionskrankheiten (Mumps), Gefäßerkrankungen, Intoxikationen oder nach abdominalen Operationen auf. In den verbleibenden Fällen bleibt die Ursache unklar (785).

Eine Einteilung der akuten Pankreatitis läßt sich nach den Schweregraden vornehmen, die Übergänge sind fließend (335).

Tab. 54. Einteilung der Pankreatitis nach Schweregraden.

I. mittelschwer	II. schwer	III. sehr schwer
Schmerz	zusätzlich zu I: Hyperglykämie Proteinurie	zusätzl. zu I oder II: Schock Renale Insuffizienz
Erbrechen	Ekg-Veränderungen	Paralytischer Ileus
Meteorismus	Ikterus	Hämorrhag. Diathese
Fermententgleisung	Elektrolytverschiebungen	Akuter Diabetes
Fieber	Venenthrombose	Konglomerattumor

Diesen Schweregraden können die pathologisch-anatomischen Veränderungen zugeordnet werden:
1. ödematös-hämorrhagische,
2. hämorrhagisch-nekrotisierende,
3. nekrotisierende Pankreatitis (Pankreasapoplexie) (149).

* Bearbeitet von K.-D. GROSSER

Pathogenetisch liegen der akuten Pankreatitis eine vorzeitige intrapankreatische Aktivierung von Verdauungsenzymen und ihre autolytische Wirkung zugrunde. Ausgelöst wird dieser Vorgang durch einen Reflux von Duodenalsekret oder Gallensaft in den Pankreasgang und gleichzeitig vorliegenden Sekretstau (214, 365). Durch die eingedrungenen extrapankreatischen Sekrete tritt eine Zellschädigung und eine Schädigung der Zymogengranula ein, wodurch wahrscheinlich eine Aktivierung von Trypsinogen zu Trypsin bewirkt wird. (Die Rolle der intrapankreatischen Aktivierung von Trypsinogen und Chymotrypsinogen ist neuerdings stark umstritten.)

Im Mittelpunkt der heutigen Vorstellung zur *Pathogenese* steht die *Phospholipase A* (149, 302, 770, 771) (Abb. 5).

Von Gallensäuren und von Spuren aktiven Trypsins aktiviert, spalten sich die membranständigen Phospholipide, Lecithin und Kephalin, zu stark zytotoxisch wirkenden Lysoverbindungen, die die hämorrhagischen und nekrotischen Veränderungen mit verursachen. Die Lipase führt zu Fettgewebsnekrosen. Die freigewordenen Fettsäureverbindungen verbinden sich mit Kalzium zu Kalkseifen. Bei Austritt des Pankreassekretes in die Umgebung finden sich diese Veränderungen („Kalkspritzer") auch außerhalb der Pankreasdrüse. Entsprechend der Ausdehnung dieser Nekrosen wird Kalzium verbraucht, so daß eine zunehmende Hypokalzämie, evtl. sogar *Tetanie*, Hinweise auf den Schweregrad ergibt (164, 379).

Neben dem proteolytischen Enzym *Elastase*, dem eine spezifische Wirkung auf die elastischen Fasern zugeschrieben wird (275), wird das im Pankreas gebildete Kallikreinogen aktiviert. *Kallikrein* setzt Kinine *[Bradykinin, Kallidin]* frei, die auf das Gefäßsystem im Sinne einer Vasodilatation und einer Permeabilitätssteigerung wirken und außerdem die Schmerzschwelle herabsetzen sollen (149, 342, 785). Als lokale Wirkung der Kinine wird eine Verstärkung der Ödembildung in der Anfangsphase der Pankreatitis angenommen. Durch die schnelle Inaktivierung durch Kininasen kommt ihnen allerdings für die Auslösung oder Unterhaltung des Schocks wahrscheinlich keine größere Bedeutung zu (62, 149, 772, 786).

Über die Milzvene gelangen *Amylase* und *Lipase* in das Blut. Aus dem Fermentanstieg sind deshalb Hinweise für die akute Pankreatitis zu erhalten. Exzessive *Fermenterhöhungen* bleiben bei intakter Nierenfunktion aus. Erst bei Absinken der Nieren-Clearance kommt es zu einer Retentionshyperamylasämie. Daher muß stets

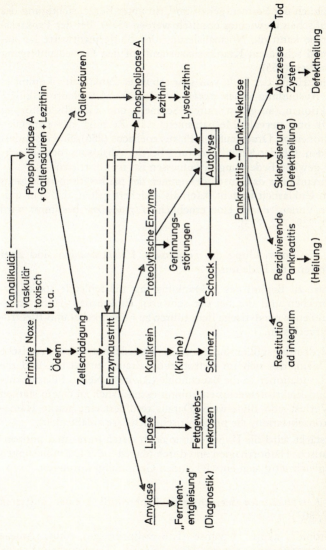

Abb. 5. Pathogenese der Pankreatitis (Literatur s. Text).

zusätzlich der Fermentgehalt im Urin unter Berücksichtigung des spezifischen Gewichtes ermittelt werden (379). Bei der Pankreasnekrose kann die Normalisierung der Blutfermentwerte bei anhaltend schwerem Krankheitszustand auf den Gewebsuntergang hinweisen (455).

In der Hälfte der Fälle von sehr schwerer Pankreatitis kommt es zur Ausbildung eines *pankreatitischen Schocks:* Neurovaskuläre Reaktionen, ausgelöst durch Schmerz und Gewebszerstörung (690) und nervale Mechanismen, z.B. Reizung des parietalen Peritoneums, Druck auf den Plexus coeliacus (886), sind diskutiert worden. Ob der Kininliberierung bei der Auslösung des Schocks eine gewisse Bedeutung beizumessen ist, ist umstritten.

Während über das Zustandekommen des pankreatischen Schocks noch Unklarheit besteht, kann als gesichert gelten, daß sein weiterer Verlauf durch eine erhebliche *Hypovolämie* bestimmt wird (709, 729, 772, 773).

Für die Entwicklung des *intravasalen Volumenmangels* sind zwei Faktoren von Bedeutung:

1. Das zu Beginn der Erkrankung fast nie fehlende starke Erbrechen und der bei der schweren Pankreatitis häufig anzutreffende paralytische Ileus führen zu Flüssigkeits- und Elektrolytverlusten.

2. Bedeutungsvoller sind jedoch das ausgedehnte peripankreatische Ödem, das sich im Retroperitonealraum ausbreitet, und die Exsudationen in die Bauchhöhle (Aszites). Neben Flüssigkeits- und Elektrolytverlusten kommt es zusätzlich zu einem starken Verlust von Bluteiweiß. Daraus resultiert eine starke Hämokonzentration, die prognostische Schlüsse zuläßt (300).

Verstärkt wird die Hypovolämie noch durch intra- und peripankreatische Hämorrhagien und durch Magen- oder Darmblutungen bei gleichzeitig sich entwickelnden Gerinnungsstörungen.

Als *Komplikationen* der schweren Pankreatitis können auftreten (657, 807):

Peritonitis, akute Hepatose (Leberzellnekrosen), akute Anurie (Nierenversagen), akutes Herzversagen (Herzmuskelnekrose), kombinierte Gefäß- und Gerinnungsstörungen (Pfortaderthrombose, Gefäßarrosionen, Verbrauchskoagulopathien), hämorrhagische Gastroduodenitis, Milzruptur, Nebennierennekrosen (933).

B. Diagnostische Hinweise

Leitsymptom ist ein schwerer *Abdominalschmerz* (nicht nur im linken Abdomen mit Ausstrahlung zum linken Schulterblatt, sondern häufig auch im gesamten Oberbauch; Verwechslung mit Cholezystitis!).
Weiterhin kann ein *Subileus* mit Bauchdeckenspannung bestehen.
Weitere Symptome: Übelkeit, Erbrechen, Verstopfung häufiger als Durchfall, mäßiges Fieber, Leukozytenzahl 10 000 bis 15 000, Hypokalzämie, Amylaseerhöhung im Blut und Urin.
Differentialdiagnosen: „Akutes Abdomen", besonders Cholezystitis, Magenperforation, Mesenterialvenenthrombose, dazu besonders Hinterwandinfarkt (vorgetäuschtes Infarkt-Ekg auch bei Pankreatitis!).

C. Sofortmaßnahmen

1. Völlige Nahrungskarenz
2. Antazida, z. B. Gelusil-Lac, Aluminiumhydroxid, Siliciumverbindungen des Handels
3. Atropin. sulf. 0,5 mg alle 4 Stunden i.v.
4. Dolantin Spez. 50–100 mg i.v.
5. Bei Hypotonie (beginnender Schock) Plasmaersatzmittel, z. B. Haemaccel, kombiniert mit Sterofundin bzw. Lävulose 5%.

D. Intensivtherapie

Voraussetzungen für die Behandlung:
1. Venöser Zugang
2. Magensonde
3. Blasenkatheter
4. Thoraxübersicht – Abdomenübersicht

Therapieübersicht:

1. Nahrungskarenz
2. Gastrale Absaugung – Antazida
3. Atropin
4. Diamox
5. Schmerzbekämpfung

6. Infusionstherapie
7. Antibiotika
8. evtl. Insulin
9. evtl. Trasylol
10. Schocktherapie
    a) Volumen
    b) Steroide
    c) bei Nierenfunktionsstörungen: Lasix, Dialyse
11. evtl. Operation
12. Parenterale Ernährung

Zu 1. Vollständiger *Getränke- und Nahrungsentzug* für mindestens 4 Tage; anschließend richtet man sich nach dem klinischen Befund.

Zu 2. *Gastrale Absaugung* (Die Sonde wird mit einer Heberdrainage verbunden): Intermittierend Gaben von Antazida, z. B. Gelusil-Lac.

Diese Maßnahme dient der Ruhigstellung des entzündeten Organs, da die Stimulation der Bauchspeicheldrüse zum Teil über die Salzsäure des Magens sowie Vagusreizung erfolgt. Da die Stimulation auch durch Sekretin und Pankreozymin aus der Duodenalschleimhaut bewirkt wird, ist es noch besser, die Sonde in das Duodenum zu legen.

Merke: Flüssigkeit und Elektrolyte, die durch Aushebung verlorengehen, müssen zusätzlich substituiert werden (Chlorverlust!).

Zu 3. *Atropin. sulf.* 0,5–1,0 mg alle 4–6 Stunden subkutan. Reduzierung bei Atropinpsychose älterer Patienten oder bei Verstärkung des paralytischen Ileus.

Zu 4. *Diamox (Acetazolamid)* 500 mg im Abstand von 12 Stunden i.v. Dieses Präparat dient zur Reduzierung der Pankreassekretion. Eine Verabreichung kann nicht empfohlen werden, wenn eine Hypovolämie besteht oder wenn der Säure-Basen-Haushalt nicht ausgeglichen ist (379).

Zu 5. *Schmerzmittel* (nach aufsteigender Wirkungsstärke geordnet):
a) Novalgin i.v.
b) Baralgin, Buscopan comp. i.v.
c) Dolantin Spez. bzw. Polamidon i.v.

d) Bei nicht oder sehr schwer beeinflußbaren Schmerzen:

α) Doppelseitige Splanchnicus-Blockade (Technik s.u.) im Abstand von 6 bis 8 Stunden, oder

β) Scophedal 1 ml s.c. (Morphium allein ist wegen Verstärkung des Spasmus am Sphincter Oddi kontraindiziert!)

Technik zu α): Patient in Seitenlage. Einstichstelle: 7 cm lateral von der Mittellinie der Dornfortsätze am unteren Rand der 12. Rippe. Stichrichtung: mit feiner, langer Kanüle von lateral nach median unter einem Winkel von 45° einstechen bis zum Wirbelkörper. An diesem etwa noch 2 cm entlangschieben und dann nach Probeaspiration 10 ml einer 0,5%igen Procainlösung infiltrieren.

Zu 6. *Infusionstherapie:*

Merke: Bei der schweren Pankreatitis wird der beträchtliche Volumenmangel in der Regel unterschätzt. Es besteht ein erheblicher Flüssigkeits- und Plasmaverlust!

Richtdosen (pro Tag)

a) Plasmaersatzmittel, z.B. Haemaccel 1000 ml, oder Macrodex
b) Humanalbumin 60–80 g
c) Wasser- bzw. Elektrolytlösungen,
   z.B. Lävulose, Sterofundin insges. 3000 ml. Zusätze von Kalium, Natrium, Chlor und Kalzium nach Serumelektrolytbestimmungen; bei Kaliumsubstitution Beachtung der Nierenfunktion. Individuelle Steuerung, d.h. die zusätzliche Flüssigkeit richtet sich nach Magensaftverlust, zentralem Venendruck, Urinausscheidung, Hämokonzentration (Hämatokrit).
d) Bluttransfusion:
   Bei starken Blutverlusten indiziert:
   Hb 8 g%, Hämatokrit 20%.

Zu 7. *Antibiotikatherapie:*

Tetracycline, z.B. Reverin 275 mg im Abstand von 8 Stunden i.v. in den ersten 24 Stunden – dann täglich 2 Amp.
Kumulationsgefahr bei Nierenschädigung.

Zu 8. *Bei Hyperglykämie:*

Alt-Insulin nur bei schwerwiegenden Entgleisungen des Kohlenhydratstoffwechsels.

Zu 9. Zur Anwendung von *Proteinasen-Inhibitoren* (Trasylol):

Aufgrund der in den letzten Jahren durchgeführten Untersuchungen zur Pathogenese der Pankreatitis dürfte die Möglichkeit einer kausalen Therapie mit Proteinasen-Inhibitoren nicht bestehen (159, 773). Entgegen Berichten, die eine günstige Beeinflussung der Pankreatitis beschrieben haben (u.a. 344, 584), liegen jetzt die ersten Doppelblindstudien vor, in denen trotz hoher Dosierung des Inhibitors kein günstiger Effekt auf den Verlauf der Pankreatitis nachgewiesen werden konnte [Literatur bei Göbel (27, 291)]. Eine schmerzlindernde Wirkung ist mindestens nicht widerlegt worden. Empfehlenswert erscheint die Anwendung von Trasylol bei Hyperfibrinolysen, die bei schwerer Pankreatitis auftreten können. In diesen Fällen muß eine Dosierung von 1 Mill. KIE pro Tag erfolgen.

Zu 10. *Schocktherapie:*

a) In der Frühphase des Schocks stehen die Schmerzbekämpfung (s. dort) und die Sedierung gemeinsam mit den Behandlungsmaßnahmen zur Beseitigung der Hypovolämie an erster Stelle. Unter Kontrolle des Venendruckes (*Cave:* Erhöhung über 10–12 cm H_2O) muß die unter 6. angegebene Infusionsmenge erhöht werden, da bis zu 30% des zirkulierenden Blutvolumens ersetzt werden müssen (214).

Zur Anwendung kommen Plasmaersatzmittel ($^1/_3$) und elektrolythaltige Lösungen ($^2/_3$).

b) Eine zusätzliche Behandlung mit *vasokonstriktorischen Substanzen* kann nicht empfohlen werden.

c) Eine kurzfristige Behandlung mit *Kortikosteroiden*, z.B. Solu-Decortin-H 200 mg i.v. pro Tag, sollte bei schweren Schockzuständen zum Einsatz kommen.

d) *Nierenfunktionsstörungen:*

Bei Anstieg der Retentionswerte und/oder Oligurie ist ein Behandlungsversuch mit hochdosierter Lasix-Zufuhr angezeigt:

Lasix 500 mg in 250 ml physiol. NaCl-Lösung innerhalb von 4 Stunden i.v., danach evtl. höhere Dosierung von Lasix.

Voraussetzung: Ausgeglichener Flüssigkeitshaushalt und stabilisierter Kreislauf (RR über 100 mm Hg systolisch!). Wenn

diese Therapie ohne Erfolg bleibt und der Harnstoff über 200 mg angestiegen ist:
Peritoneal- oder Hämodialyse. Der Peritonealdialyse ist in diesen Fällen der Vorzug zu geben, da dieser auch ein lokaler therapeutischer Effekt zugeschrieben wird (148, 201).

Zu 11. *Operation:*

a) *Frühoperation* hat erhöhtes Risiko und ist *nur* bei folgenden Erkrankungen indiziert (330, 648):
1. Gallenblasenempyem,
2. unklare Diagnose (Verdacht auf perforiertes Ulkus),
3. Abszesse.

b) *Spätoperation* (sogenannte Intervalloperation):
Sanierung der Gallenwege,
Pseudozysten.
Kurz vor der Operation muß eine Abdomenübersichtsaufnahme gemacht werden!

Zu 12. *Ernährung:*
Vom 2. Behandlungstag an sollte eine parenterale Kalorienzufuhr erfolgen:

2.–4. Tag: Kohlenhydratlösungen, wobei 1800–2000 Kalorien, evtl. durch konzentrierte Lösung, anzustreben sind.

4.–6. Tag: Kohlenhydratlösungen, zusätzlich Aminosäurelösungen (anzustreben 1800–2000 Kalorien).

6. und folgende Tage: Nach dem klinischen Bild entweder Fortsetzung der parenteralen Ernährung oder Übergang auf orale Ernährung (272).

1. und 2. Tag der oralen Ernährung:
5 kleine Mahlzeiten gut gesalzener Hafer- oder Reisschleim ohne Milch und ohne Fettzusatz, Zwieback, Toastbrot, passierte weichgekochte Möhren, dünner Schwarztee, Kamillentee.

3. und 4. Tag: Zusätzlich Kartoffelbrei mit etwas Milch, angemachter Magerquark, Joghurt.

5. bis 8. Tag: Wenig gesüßter Tee, Weißbrot mit sehr dünnem Aufstrich von Butter oder Pflanzenmargarine, Reis, Kartoffelbrei, passiertes Gemüse, mageres gekochtes Kalb- und Hühnerfleisch, magerer Schinken, angemachter Magerquark.

E. Überwachung

Tab. 55. Überwachung bei akuter Pankreatitis.

Überwachung	Kontrollen (zeitl. Abstand)
Ekg, Puls, Atemfrequenz, Blutdruck (evtl. blutig)	fortlaufend (Monitor)
Art. Blutdruck (unblutig), Urinausscheidung (Dauerkatheter)	1 Stunde
zentraler Venendruck, Magensaftbestimmung, Temperatur	4 Stunden
Blutgaswerte, Elektrolyte: im Serum, im Magensaft, im Urin; Hämatokrit	8 Stunden
Blut: Amylase, Harnstoff, Kreatinin, Cholesterin, SGDH, LAP, alk. Phosphatase, SGOT, SGPT, CPK, Blutzucker, rotes Blutbild, Leukozyten Urin: spez. Gewicht, Amylase, Einfuhr-Ausfuhr-Bilanz, Eiweißausscheidung, Erythrozyten, Leukozyten	24 Stunden
Gesamteiweiß, Elektrophorese, BSP; Fettstatus, BSG, Rö-Thorax, Gerinnungsstatus (Quickwert – Thrombozyten)	Einmalige Untersuchungen; bei pathologischen Werten mit Kontrollen

F. Häufige Fehler

1. Unterschätzung der Hypovolämie.
2. Übersehen eines beginnenden Nierenversagens.
3. Ungenügende Sekretentfernung aus Magen und Darm.
4. Verabreichung von Medikamenten, die den Heilverlauf nachteilig beeinflussen können: z. B. Morphium, Codein, Arterenol, Hypertensin, Steroide (Steroidpankreatitis) – außer bei schwerem Schock – (244, 807), Prostigmin (302).
5. Operationsverzögerungen bei unklarer Diagnose (Ulkusperforation, Gallenblasenempyem).
6. Unterlassung der Abdomenübersichtsaufnahme vor der Operation.

7. Zur Beurteilung: Es besteht kein direkter Zusammenhang zwischen Höhe der Enzymaktivitäten im Serum und Harn und dem Ausmaß der Pankreasschädigung bzw. der Prognose (291).

VIII. Störungen des Wasser-, Elektrolyt- und Säure-Basen-Haushalts*

A u. B. Pathophysiologie — Diagnostische Hinweise

Durch oft recht komplizierte und heute noch nicht in allen Einzelheiten erforschte humorale und nervale Regelmechanismen gelingt es dem Organismus, eine erstaunliche Konstanz bestimmter Körperfunktionen und der Zusammensetzung der Körperflüssigkeiten zu bewahren, die Cannon 1929 unter dem Begriff Homöostase zusammengefaßt hat. Die Konzentration der Elektrolyte in den Körperflüssigkeiten und das Volumen der verschiedenen Flüssigkeitsräume werden dabei durch Nieren, Lungen, Darm und Haut beeinflußt und sind durch zahlreiche untereinander verknüpfte Regelkreise, trotz ständiger Änderung der Umweltbedingungen, nur geringen Schwankungen unterworfen. Diese Regulation kann unter pathologischen Bedingungen auf drei Wegen reversibel oder irreversibel gestört werden:

1. Durch Störfaktoren der Umwelt, die die Regelbreite des Organismus überschreiten (z.B. Verletzungen mit großen Blutverlusten, Verdursten).
2. Durch Erkrankungen der regulierenden Organe (z.B. Enteritis, Niereninsuffizienz, Verbrennungen, Ateminsuffizienz).
3. Durch Erkrankungen, die mit Störungen der Regelkreise einhergehen (z.B. Diabetes insipidus, Morbus Addison).

Durch rasches und richtiges therapeutisches Vorgehen gelingt es meist in kurzer Zeit, auch schwere klinische Erscheinungen zu beseitigen, oder besser, ihr Auftreten zu verhindern. Die Kenntnis der Normalwerte für die Flüssigkeitsverteilung und Elektrolytkonzentration in den wichtigsten Körperflüssigkeiten ist für eine adäquate Therapie unbedingte Voraussetzung (Tab. 56–60). Auf eine Besprechung der Regulationsmechanismen, deren Aus-

---

* Bearbeitet von H.-G. Sieberth

fall nur sehr selten Anlaß für eine Intensivpflegebehandlung gibt, soll an dieser Stelle weitgehend verzichtet werden.

Tab. 56. Anteil des Körperwassers (l bzw. ml) und seine Verteilung auf Intra- und Extrazellularraum (273, 710).

Körperwasser	Männer		Frauen		Säuglinge		Kinder	
	%	l/70 kg	%	l/60 kg	%	ml/kg	%	ml/kg
Total	60–65	42–46	50–55	30–33	70–80		60–70	
Extrazelluläre Flüssigkeit	20	14	20	12	35		30	
Intravasale Flüssigkeit (Blut)	4	(5,4)	4	(4,3)	5	(86)	5	(75–80)
Interstitielle Flüssigkeit	16	11	16	9	30		25	
Intrazelluläre Flüssigkeit	40	28	30	18	40		40	

Normalwerte

Standard-Bikarbonat = mmol totales CO_2/l Blut (mmol HCO_3^- + mmol H_2CO_3) bei 40 mmHg pCO_2, 38° C. Vollsättigung des Hämoglobins mit Sauerstoff.

$$pH = pK_{(Bikarbonat)} + \lg \frac{HCO_3^-}{H_2CO_3}$$

$$pH = 6{,}1 + \lg \frac{mmol\ HCO_3^-}{mmol\ H_2CO_3} \quad \text{(Gleichung nach Henderson-Hasselbalch)}$$

$$pH = 6{,}1 + \lg \frac{24}{1{,}2} \quad \left(\frac{24}{1{,}2} = 20;\ \lg 20 = 1{,}301 \right)$$

$$pH = 6{,}1 + 1{,}30 \quad pH = 7{,}40$$

Pathologische Veränderungen

Die pathologischen Veränderungen im Wasser- und Elektrolythaushalt lassen sich, statisch gesehen, auf einfache Grundprinzipien zurückführen.

Tab. 57. Elektrolytkonzentrationen in den verschiedenen Körperflüssigkeiten (273, 710, 827, 836).

	Na %	Na mval/l	K %	K mval/l	Ca %	Ca mval/l	Mg mval/l	Cl mval/l	HCO$_3$ mval/l	pH	Osmolalität
Intrazelluläre Flüssigkeit											
Skelettmuskel	2	10	98	160	0,5	2	26	3	10	6,9	
Erythrozyten		(7) ±2		(87) ±5		(0,12)	5	68	11	7,20	
Extrazelluläre Flüssigkeit											
Serum (Blut art.)	58	143 ±4	2	4,1 ±0,4	0,5	4,9 ±1,3	1,7 ±0,2	106 ±2,5	24 ±1,8	(7,40) ±0,05	289 ±4
Liquor		146		3,0		2,3	2,2	120	23,6	7,35	306
Transsudate		±5,7		±0,2		±0,2	±0,9	±4,8	±1,2	±0,01	
Schweiß		5–80		130–145 5–15		2,5–4,5		90–105 5–70			
Darmsäfte											
Magensaft (sauer)		20–70		5–15				80–150	0		
Magensaft (neutral)		70–150		5–15				40–120	25–40	alkalisch	
Pankreassaft		120–160		4–9				60–100	40–100	schwach alkalisch	
Galle		130–160		3–12				90–120	30–40	schwach alkalisch	
Oberer Dünndarm		80–150		6–30				60–130	20–40	schwach alkalisch	
Unterer Dünndarm (Coecum)		40–130		5–30				20–90	20–40	schwach alkalisch	
Diarrhoe		20–160		10–40				30–120	30–50		
Knochen	40				99						

Tab. 58. Umrechnung von mg% in mval/l und mmol/l

$$mg\% = \frac{mval \cdot Atomgewicht^*}{10 \cdot Wertigkeit}$$

$$mval/l = \frac{mg\% \cdot 10 \cdot Wertigkeit}{Atomgewicht^*}$$

$$mmol/l = \frac{mg\% \cdot 10}{Atomgewicht^*}$$

Kalzium mval/l · 2 = mg%, mg% · 0,5 = mval/l

* bzw. Molekulargewicht

Natrium		Chlor		Kalium	
mval/l · 2,30 = mg%		mval/l · 3,55 = mg%		mval/l · 3,91 = mg%	
mg% · 0,435 = mval/l		mg% · 0,282 = mval/l		mg · 0,256 = mval/l	
mval/l (mmol/l)	mg%	mval/l (mmol/l)	mg%	mval/l (mmol/l)	mg%
110	253	75	266	2	7,3
115	264	80	284	2,5	9,8
120	276	85	302	3	11,7
125	288	90	320	4	15,6
130	300	95	337	5	19,5
135	311	100	355	6	23,5
140	322	105	373	7	27,4
145	333	110	390	7,5	29,3
150	345	115	408	8	31,3
155	356	120	426	20	78,2
160	368	125	444	40	156,4

Tab. 59. Umrechnung von pCO_2 in Vol% und mmol/l.

mmol/l · 2,226 = Vol%; Vol% · 0,45 = mmol/l; mmol/l · 33,3 = mmHg (Torr); mmHg · 0,030 = mmol/l; HCO_3^- (mmol/l) + CO_2 (mmol/l) = totales CO_2 (mmol/l)

pCO_2	mmol/l CO_2
20	0,60
40	1,20
60	1,80
80	2,40
100	3,00

Tab. 60. Normalwerte im arteriellen Blut.

	Mittelwert	Normal-Bereich
pH	7,4	7,35–7,45
pCO_2	40 mmHg	34–46 mmHg
H_2CO_3 (CO_2)	1,20 mmol/l	1,02–1,38 mmol/l
HCO^-_3	24 mmol/l	22–26 mmol/l
Total-CO_2	25 mmol/l	23–27 mmol/l

1. *Vermehrung oder Verminderung der Gesamtmenge eines Elektrolyts im Körper*
2. *Zu- oder Abnahme der Konzentration in einer Körperflüssigkeit*

Eine Vermehrung oder Verminderung der Gesamtmenge eines Elektrolyts kann bei parallellaufender Zu- oder Abnahme des Verteilungsraumes ohne Konzentrationsänderung vor sich gehen. Übersteigt die positive oder negative Elektrolytbilanz die Veränderungen des Flüssigkeitsvolumens, so kommt es neben der Änderung der Gesamtmenge auch zu Konzentrationsänderungen (Tab. 61). Änderungen der Konzentration können jedoch auch ohne Bilanzstörungen bei alleiniger Zu- oder Abnahme des Gesamtkörperwassers oder bei Verteilungsstörungen zwischen intra- und extrazellulärer Flüssigkeit auftreten (603, 717).

Tab. 61. Konzentrationsänderung und Änderung der Gesamtmenge von Elektrolyten.

	Konzentrationsänderung im Serum		Änderung der Gesamtmenge	
	+	−	+	−
H_2O	(Hypertonie)	(Hypotonie)	Hyperhydratation	Dehydratation
Na	Hypernatriämie	Hyponatriämie	Hypernatrie	Hyponatrie
K	Hyperkaliämie	Hypokaliämie	Hyperkalie	Hypokalie
Ca	Hyperkalzämie	Hypokalzämie		Osteomalazie

Für andere Elektrolyte gilt entsprechendes.
Die etwas komplizierten Störungen im Säure-Basen-Haushalt lassen sich nicht in dieses Schema einordnen. Die Abhandlung

der einzelnen Störungen erfolgt zur leichteren Orientierung vorwiegend tabellarisch.

1. Flüssigkeitsvolumen und Natrium-Haushalt

Das Flüssigkeitsvolumen der verschiedenen Verteilungsräume ist so eng mit dem Natriumhaushalt verknüpft, daß die Besprechung in einem Kapitel erfolgen soll. Wenn auch die Volumenverschiebung eines Flüssigkeitsraumes fast immer zu Veränderungen in den Nachbarräumen führt, so erscheint doch eine Unterteilung erforderlich.

a) Intravasalraum

α) *Hypovolämie*

Neben der profusen Blutung, die in der Chirurgie die Hauptursache für die Hypovolämie darstellt, spielen in der internen Intensivpflege andere Faktoren, die zur Hypovolämie führen, vergleichsweise eine wesentlich größere Rolle. Zur eingehenden Besprechung der Auswirkungen auf den O_2-Transport und die Hämodynamik siehe die Abschnitte über den Schock (S. 222). Hier soll nur das Zusammenspiel mit den übrigen Flüssigkeitsräumen erörtert werden. Blutverluste führen stets zum Einstrom eiweißhaltiger interstitieller Flüssigkeit in die Blutbahn mit Hämodilution und damit verbundenem Hb-Abfall (141) (s.a. Kapitel X. Blutungen). Verluste an extrazellulärer Flüssigkeit bewirken stets eine Verkleinerung des intravasalen Raumes und führen zur Hämokonzentration mit gleichzeitigem Anstieg des Gesamteiweißes. Nur bei toxisch-allergischen Kapillarschädigungen oder Verlusten von Plasmaproteinen kommt es zu Hypovolämie mit meist gleichzeitiger Zunahme der übrigen extrazellulären Flüssigkeit.

β) *Hypervolämie*

Zur akuten Hypervolämie kommt es fast nur bei beeinträchtigter Nierenfunktion und gleichzeitiger vermehrter Flüssigkeitszufuhr. Die Störung der Nierenfunktion kann dabei auch sekundär, z.B. durch eine Rechtsherzinsuffizienz, hervorgerufen werden. Normalerweise wird ein erhöhtes Flüssigkeitsangebot durch die Nieren rasch wieder ausgeschieden (Tab. 63).

Tab. 62. Ursachen und Auswirkungen der Hypovolämie.

	Ätiologie	Symptome	Klin. Zeichen	Meßwerte
Akute Blutung	Trauma, Operation, innere Blutungen, hämorrhagische Diathese	Müdigkeit, Schwindel, Durst, Frösteln, zerebrale Störungen	Tachykardie, Blässe, kalte Haut, schlechte Venenfüllung, Abnahme der Diurese, Zeichen des Schocks, Koma	RR ↓, zentraler Venendruck ↓, Herzzeitvolumen ↓, Hämoglobinabfall, metabolische Azidose
Flüssigkeitsverlust	Verbrennung, Diarrhoe (bei Ileus Flüssigkeitsverlust in das Darmlumen), Wundsekret, Fieber, profuses Schwitzen, Polyurie	wie oben	wie oben	RR ↓, zentraler Venendruck ↓, Herzzeitvolumen ↓, Hämoglobin ↑, Gesamteiweiß ↑, metabolische Azidose
Flüssigkeitsverschiebung	Eiweißmangel (Ernährung, Malabsorption, Maldigestion, Leberzirrhose) Eiweißverluste (Nephrose, Verbrennungen, exsudative Enteropathie)	Ein sich langsam entwickelnder Eiweißmangel bewirkt nur eine geringe hämodynamische Symptomatik	Gewichtszunahme, Ödeme, Ergüsse, Rückgang der Diurese	RR n (↓) (bei Nierenkr. ↑), zentraler Venendruck ↓, Herzzeitvolumen ↓, Gesamteiweiß ↓, Hämoglobin n (↓ häufig mit Anämie verbunden)
	Erhöhte Kapillarpermeabilität (allergisch-toxisch)	Müdigkeit, Schwindel, Durst, Hitzegefühl, zerebrale Störungen	Tachykardie, oft gerötete und warme Haut durch gleichzeitige Vasomotorenlähmung), Abnahme der Diurese, Zeichen des Schocks, Koma	RR ↓ Zentraler Venendruck ↓, Herzzeitvolumen ↓, Gesamteiweiß ↓, Hämoglobin ↑, metabolische Azidose

Tab. 63. Ursachen und Auswirkungen der Hypervolämie.

Ätiologie	Symptome	Klin. Zeichen	Meßwerte
Nierenfunktionsstörung + Überwässerung oder Übertransfusion	Kopfschmerzen, Husten, Luftnot, Beklemmungsgefühl, Sehverschlechterung, zerebrale Störungen	Tachykardie, Blässe, „fluid lung", Lungenödem, Krampfneigung, Koma	RR ↑ Zentraler Venendruck ↑, Herzzeitvolumen ↓, Hämoglobin bei Niereninsuffizienz ↓, metabolische Azidose

Sowohl die Hypo- als auch die Hypervolämie führen zur Herabsetzung des Herzzeitvolumens (HZV). Während die Hypovolämie durch einen verminderten venösen Rückstrom zu einem Vorwärtsfehler des Herzens führt, bewirkt die Hypervolämie eine Linksinsuffizienz mit Rückwärtsfehler (backward failure) (143, 333, 340, 487); s. Abb. 6.

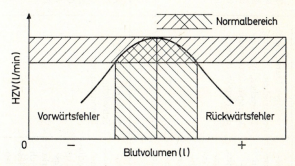

Abb. 6. Beziehungen zwischen Blutvolumen und Herzzeitvolumen.

b) Extra- und Intrazellularraum

α) *Dehydratation*

Der Anteil des Wasserverlustes aus den verschiedenen Flüssigkeitsräumen ist, in Abhängigkeit vom aktuellen osmotischen Druck im Extrazellularraum, recht unterschiedlich. Dabei ist der osmotische Druck vorwiegend von der die Osmolalität bestimmenden Natriumkonzentration abhängig; hyperosmolare Zustände können aber auch durch eine exzessive Erhöhung des Blutzuckers oder des Harnstoffes hervorgerufen werden. Es lassen

Tab. 64. Ursachen und Auswirkungen der Dehydratation.

	Ätiologie	Symptome	Klinische Zeichen	Meßwerte
Isotone Dehydratation	Verlust an Wundsekreten oder Darmsekreten (bei Ileus in den Darm), Polyurie (nach Saluretika, Diab. mellitus, nach akutem Nierenversagen, chron. Niereninsuffizienz) + mangelnde Flüssigkeits- u. Elektrolytsubstitution	mäßiger Durst, Appetitlosigkeit, Apathie, Erbrechen, Muskelkrämpfe, Symptome der Hypovolämie	Trockene Haut, insbes. trockene Hautfalten, gesteigerte Reflexe, Krämpfe, Oligurie, Anurie, Kollaps, Schock	Urin: Spez. Gew. ↑ (bei normaler Nierenfunktion), Blut: Na normal, Osmolalität normal Hb (↑), Gesamteiweiß ↑, Kreislauf: RR ↓, HZV ↓ (bei Flüssigkeitsverlust > 3 l)
Hypertone Dehydratation	Verlust von elektrolytfreiem Wasser vorwiegend durch Haut u. Lunge + mangelnde Substitution v. osmotisch freiem Wasser. Häufig verstärkt oder ausgelöst durch unzureichenden Flüssigkeitsersatz mit isotonen Elektrolytlösungen.	Starker Durst, allg. Schwäche, Benommenheit	Trockene u. faltige Haut, Fieber, zerebrale Krämpfe, Oligurie, Anurie, Kreislauf lange unbeeinflußt	Urin: Spez. Gew. ↑ (bei normaler Nierenfunktion), Blut: Na ↑, Osmolalität ↑, Hb (↑) Gesamteiweiß (↑), Kreislauf: RR ↓, HZV ↓ (bei Flüssigkeitsverlusten > 6 l)

	Ätiologie	Symptome	Klinische Zeichen	Meßwerte
Hypotone Dehydratation (Salzmangelexsikkose)	1) Entwickelt sich meist aus einer isotonen Dehydratation durch Gabe von osmotisch freiem Wasser per os oder i.v. 2) Durch renale Salzverluste u. ungenügende Substitution (Salzverlustniere, Saluretikagabe, Morbus Addison)	Kein Durst, Müdigkeit, Schwindel, Apathie, zerebrale Erscheinungen	Trockene Haut, Verlust des Turgors, Adynamie, Krämpfe, Koma, Frühzeitiger Kollaps	Urin: ad 1) Na < 30 mval/l (bei normaler Nierenfunktion); ad 2) Na-Ausscheidung ↑, Blut: Na ↓, Osmolalität ↓, Hb (↑), Gesamteiweiß (↑), Kreislauf: RR ↓, HZV ↓ (in starker Abhängigkeit vom Ausmaß d. Hyponatriämie)

sich somit von der isotonen Dehydratation, die alle Flüssigkeitsräume nahezu gleichmäßig betrifft, eine hypertone Dehydratation mit vorwiegend intrazellulären und eine hypotone Dehydratation mit vorwiegend extrazellulären Wasserverlusten abtrennen. Die hämodynamischen Auswirkungen bei gleichgroßen Flüssigkeitsverlusten sind bei der hypotonen Dehydratation am stärksten und bei der hypertonen Dehydratation am geringsten ausgeprägt (Abb. 7; Tab. 64).

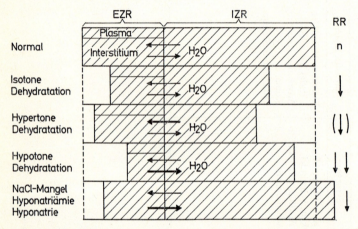

Abb. 7. Der Einfluß von Wasser- und Salzverlusten auf den Extra- und Intrazellularraum.

Natriummangel

Natriummangelzustände sind klinisch mit der hypotonen Dehydratation identisch. Ob die Dehydratation oder der Salzmangel als primär anzusehen ist, ist eine Frage der Grunderkrankung. Bei großen Salzverlusten durch Schweiß, bei Salzverlustnieren oder beim Morbus Addison ist der Natriummangel die primäre Störung. Die Wasserverluste und die Wasserverschiebung mit konsekutivem Zellödem sind sekundär. Anders bei Verlusten von isotoner Flüssigkeit. Dabei entsteht der Salzmangel erst dadurch, daß anstelle von isotoner Flüssigkeit häufig hypotone Lösungen oder gar nur freies Wasser substituiert werden (473, 588). Konsumierende Erkrankungen, wie Tbc. und Karzinome, gehen oft mit einer Erniedrigung des Serum-Natriums einher. Durch Kochsalzzufuhr läßt sich hierbei die Natriumkonzentration nicht anheben, weil die zugeführte Kochsalzmenge wieder ausgeschieden wird. Es handelt sich hierbei wahrscheinlich um eine Änderung des Regelniveaus und nicht um einen Natriummangel (200).

b) Hyperhydratation

Vom nieren- und kreislaufgesunden Organismus mit intakten Regelmechanismen werden im Überschuß zugeführtes Wasser und Kochsalz rasch und ohne Zeichen einer Überwässerung ausgeschieden. Eine Retention tritt für gewöhnlich nur auf, wenn Störungen der Flüssigkeitsausscheidung, des Flüssigkeitstransports, des Transportmittels oder der Regulation bestehen und gleichzeitig relativ zuviel Flüssigkeit und/oder Kochsalz zugeführt werden (Tab. 65).

Tab. 65. Störungen, die zur Hyperhydratation führen können.

Ausscheidungsstörungen	Transportstörungen	Störung des Transportmittels	Regulationsstörungen
Akute und chron. Niereninsuffizienz	Herzinsuffizienz, Verlegung von Venen u. Lymphbahnen (lokales Ödem), erhöhte Kapillardurchlässigkeit	Hypoproteinämie	Sekundärer Hyperaldosteronismus, vermehrte ADH-Sekretion (z.B. hormonaktive Neoplasmen), Hypothyreose
und relativ zu hohe Flüssigkeits- und/oder Kochsalzzufuhr			

Die Hyperhydratation läßt sich entsprechend der Dehydratation in eine isotone, hypertone und hypotone Hyperhydratation unterteilen (Tab. 66).

Hypernatriämie

In der Mehrzahl der Fälle mit Hypernatriämie besteht, wie bereits besprochen, gleichzeitig eine Verschiebung im Flüssigkeitshaushalt. Bereits ein geringer Anstieg der Natriumkonzentration im Plasma bewirkt durch Durst eine Flüssigkeitsaufnahme und

Tab. 66. Ursachen und Auswirkungen der Hyperhydratation.

Hyper-hydratation	Ursache	Symptome	Klinische Zeichen	Meßwerte
Isotone	Herzinsuffizienz, Niereninsuffizienz, Eiweißmangel, sek. Hyperaldosteronismus	Zu Beginn meist keine Beschwerden, später Luftnot, Völlegefühl, Spannungsgefühle, zerebrale Erscheinungen	Ödeme, Ergüsse, „fluid lung" (Lungenödem bei Linksinsuffizienz), verminderte Diurese	Urin: spez. Gewicht ↓*, Na eher niedrig, K eher hoch (bei vorher normaler Nierenfunktion), Blut: Na n, Osmolalität n, Hb ± Kreislauf: RR n (bei Niereninsuffizienz ↑), HZV ↓ (Blutvolumen bei Niereninsuffizienz erhöht)
Hypertone	wie oben; zusätzlich übermäßige Zufuhr v. Na (vorwiegend in „physiologischen" Kochsalz- oder Natriumbikarbonatlösungen)	wie oben; zerebrale Erscheinungen sind stärker ausgeprägt	wie oben; Koma	Urin: spez. Gewicht ↑* Blut: Na ↑, Osmolalität ↑, RR sehr häufig hoch, Blutvolumen erhöht, HZV ↓
Hypotone	wie oben; zusätzlich übermäßige Zufuhr osmotisch freien Wassers (vorwiegend iatrogen)	ähnlich der hypotonen Dehydratation: Lethargie, Kopfschmerzen, ausgeprägte zerebrale Erscheinungen	wie oben; zusätzlich muskuläre u. zerebrale Krämpfe, zentrale Atem- und Kreislaufstörung, Koma	Urin: spez. Gewicht ↓* Blut: Na ↓, Osmolalität ↓, RR ↑, HZV ↓, Blutvolumen ↓, metabolische Azidose, Zellödem!

(* Bei Niereninsuffizienz Spez. Gew. ~ 1010.)

durch gesteigerte ADH-Sekretion eine vermehrte Rückdiffusion von freiem Wasser im distalen Tubulus. Darüber hinaus wird durch Hemmung der Renin-Aldesteron-Sekretion vermehrt Na ausgeschieden. Starke Hypernatriämien ohne Veränderung oder mit nur geringer Veränderung des Gesamtkörperwassers treten nur unter 2 Bedingungen auf:

a) Primärer Hyperaldosteronismus:
Es kommt zu einer erhöhten Rückresorption von Natrium in den Nieren, die in der Regel ohne Ödeme einhergeht (139).

b) Natriumintoxikation (extrem selten):
Anstatt Zucker wurde Kindern versehentlich Kochsalz in der Nahrung zugeführt. Die Natriumkonzentration im Serum stieg dabei auf Werte von über 200 mval/l an. Ein Teil der Kinder starb unter schweren zentralnervösen Erscheinungen im Koma mit Hyperreflexie, Fieber und Tachypnoe (238).

Chlor

Für gewöhnlich verändert sich die Chlorkonzentration im Blut parallel zur Natriumkonzentration. Nur bei beträchtlichen Verlusten von saurem Magensaft (z.B. Pylorusstenose, Ileus) kommt es zur Hypochlorämie mit gleichzeitiger metabolischer Alkalose. Bedingt durch die Alkalose kann es zu zusätzlichen renalen Natrium- und Kaliumverlusten kommen. Eine isolierte Zunahme der Chlorkonzentration mit Azidose (hyperchlorämische Azidose) entwickelt sich häufig nach Ureterocolostomie, bei tubulären Azidosen und gelegentlich auch unter einer Spironolacton-(Aldactone-)Behandlung (735 und 826).

2. Störungen des Säure-Basen-Haushalts

Die verschiedenen Körperfunktionen, insbesondere Enzymreaktionen, sind an einen bestimmten pH-Wert gebunden. Zur Aufrechterhaltung der Konstanz der Wasserstoffionenkonzentration (Isohydrie) stehen dem Körper verschiedene Puffer- und recht komplexe Regelsysteme zur Verfügung. Die beiden wichtigsten extrazellulären Mechanismen sind das Bikarbonat-Puffersystem und das eng damit verbundene Regelsystem mit den Effektororganen Niere und Lunge. Intrazellulär kommt den Protein- und Phosphatpuffern eine wesentlichere Rolle zu. Die pK-Werte der intrazellulären Puffer liegen günstiger zum aktuellen pH-Wert als die des Bikarbonat-Puffers. Insgesamt besitzen die Proteine für den Organismus die größte Pufferkapazität. Die Diffusion von H^+- und HCO^-_3Ionen und der rapide Austausch von CO_2 über die Zellmembran führen zu einer etwa proportionalen pH-Verschiebung in der intra- und extrazellulären Flüssigkeit. Eine Änderung der H^+-Ionenkonzentration führt zwangsläufig auch zu einer Elektrolytverschiebung, wobei dem Kalium klinisch das größte Interesse zukommt. Zur Beurteilung des Säure-Basen-Haushalts sind uns bisher – mit den üblichen Untersuchungsmethoden – nur die extrazellulären Veränderungen zugänglich (Abb. 8).

Die Ursache der Azidose, das Ausmaß der Pufferkapazität und der Einsatz der Kompensationsmechanismen lassen sich am HCO^-_3, am pCO_2 und an deren Verhältnis zueinander ablesen. Die Auswertung erfolgt mit den heute jedem Meßsystem beigegebenen Nomogrammen. Entsprechend der Henderson-Hasselbalch'schen

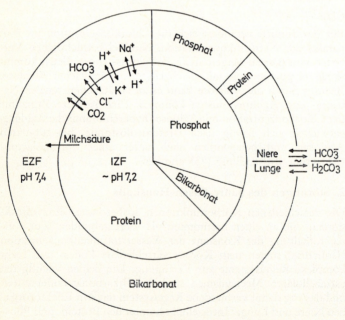

Abb. 8. Intra- und extrazelluläres Puffersystem.

Tab. 67. Änderung der Wasserstoffionenkonzentration.

pH	Auswirkung	H^+ mol(g)/l (25° C, H_2O)		$H^+\%$
< 6,8	Tod			
6,8	Azidose	0,0000002	(2×10^{-7})	300
7,4	Isohydrie	0.00000006	(6×10^{-8})	100
7,8	Alkalose	0,00000002	(2×10^{-8})	30
> 7,8	Tod			

Gleichung kann eine metabolische Azidose durch vermehrte CO_2-Abgabe kompensiert werden. Umgekehrt kann die Niere durch vermehrte Säureausscheidung Bikarbonat dem Blut wieder zuführen und somit den pCO_2-Anstieg bei respiratorischer Azidose ausgleichen (Abb. 9).

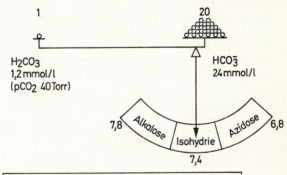

Abb. 9. Mechanismen zur Kompensation der Azidose und Alkalose.

Grundsätzlich kann eine metabolische Störung auf viererlei Art enstehen:

1. *Subtraktions-*(Verlust-)*Azidose* bzw. *-Alkalose*
   durch Verlust von Säure- oder Bikarbonat-Ionen.
2. *Additions-Azidose* bzw. *-Alkalose*
   durch vermehrten Anfall von H^+-Ionen im Stoffwechsel oder übermäßige Zufuhr von Puffern.
3. *Retentions-Azidose* bzw. *-Alkalose*
   durch verminderte Ausscheidung von Wasserstoffionen bei Niereninsuffizienz oder vermehrte Natrium-Rückresorption bei Hyperaldosteronismus.
4. *Dilutionsazidose*
   Bei Zufuhr größerer, vorwiegend elektrolytfreier Flüssigkeitsmengen kann es zur Herabsetzung der Bikarbonat-Konzentration kommen (819).
   Bei der Dehydratation soll entsprechend eine Konzentrations-Alkalose möglich sein (115). Die Azidose bei Hypovolämie gleicht die Alkalose jedoch rasch wieder aus.
   Die Ursachen für diese Störungen sind mannigfaltig und sollen zur besseren Übersicht wieder tabellarisch angegeben werden.

Tab. 68. Ursachen einer metabolischen Azidose.

Ursache	Art der Azidose
Diabetes mellitus, Hunger	durch Ketosäuren
Niereninsuffizienz	verminderte Ausscheidung von Wasserstoffionen
Tubuläre Partialfunktionsstörungen, tubuläre Azidose, Uretero-Enterostomie, Behandlung mit Spironolactonen	hyperchlorämische Azidose
Hämodynamisch, hypoxämisch, Schock, passagere Durchblutungsstörung, Hyperthyreose, Hypothermie, idiopathische Laktatazidose	vorwiegend Laktatazidose
Verlust von alk. Darmsäften Massentransfusion kalten Blutes	Verlust von Bikarbonat

Tab. 69. Ursachen einer respiratorischen Azidose.

Störung der Atemmechanik
Obstruktive Veränderungen
Restriktive Veränderungen
Parenchymschädigungen – Diffusionsstörungen
(Pneumonie, „fluid lung",
Lungenödem, Aspiration, Fibrose)
Intrapulmonaler Shunt
Beatmungsfehler

Eine spezielle Symptomatik der Azidose ist nicht bekannt. Bei leichterer, besonders chronischer Azidose können die Patienten völlig beschwerdefrei sein. Schwere Azidosen treten im Gefolge anderer Erkrankungen auf, so daß eine Zuordnung der Symptome oft nicht möglich ist. Die Atmung wird mit zunehmender Azidose, um vermehrt CO_2 abzurauchen, vertieft und beschleunigt. Man unterscheidet dabei verschiedene Atemtypen; große Atmung, Biot'sche Atmung, Kussmaul'sche Atmung und Cheyne-Stokes'sche Atmung. Bei pH-Werten um 7 und niedriger wird auch das Atemzentrum vermindert ansprechbar und die Atemmuskulatur wird in ihrer Funktion beeinträchtigt. Durch den darauf zurückzuführenden Ausfall der respiratorischen Kompensation kommt es zu einem weiteren raschen Abfall des pH-Wertes. Der gleiche Effekt tritt ein, wenn bei kontrollierter Beatmung, insbesondere in Narkose, die vorher spontan bestehende Hyperventilation nicht fortgeführt wird. Bei chronischer Azidose ist die kompensatorische Hyperventilation weniger stark ausgeprägt (826, 835).
Zumindest im Tierversuch konnte eine direkte Beeinflussung des Herzzeitvolumens mit zunehmender Azidose nachgewiesen werden. Auch beim Menschen wurde bei Azidose ein vermindertes HZV gefunden, wobei offen bleiben muß, ob dies der Grundkrankheit oder der Azidose zuzurechnen ist. Insbesondere bei der respiratorischen Azidose kommt es beim Anstieg des pCO_2 zu einer erheblichen Weitstellung der peripheren Blutbahn. Die vermehrte Katecholaminausscheidung bei Azidose bleibt meist unwirksam. Die zentralnervösen Leistungen werden mit zunehmender Azidose schwächer. Schließlich kommt es zum Koma. Die narkoleptische Wirkung der respiratorischen Azidose ist besonders vom Pickwick-Syndrom her bekannt.

Tab. 70. Ursachen einer metabolischen Alkalose.

Ursache	Art der Alkalose
Erbrechen von saurem Magensaft	hypochlorämische Alkalose
Hypokaliämie	hypokaliämische Alkalose
NNR-Hormone, z.B. Conn-Syndrom	vorwiegend hypokaliämische Alkalose
Überdosierung von Antazida, Pufferlösungen oder Na-Salze org. Säuren	Additionsalkalose

Tab. 71. Ursachen einer respiratorischen Alkalose.

Heftige Schmerzen

Zerebrale Störungen mit Hyperventilation

Bestehenbleiben der respiratorischen Kompensation nach Beseitigung einer metabolischen Azidose (599, 737)

Hyperventilation bei kontrollierter Beatmung
Hyperventilationssyndrom (vegetativ bedingt)

Die Symptome einer mäßigen Alkalose sind klinisch nicht zu erfassen oder nicht von der Grundkrankheit zu trennen. Mit zunehmender Alkalose kommt es zur Steigerung der myoneuralen Erregbarkeit; besonders bei respiratorischer Alkalose kann es zu schweren tetanischen Anfällen kommen. Bei der metabolischen Alkalose ist die Atmung meist vermindert. Schwere Alkalosen führen zu bedrohlicher Beeinträchtigung des Kreislaufes mit nicht selten tödlichem Ausgang.

3. Störungen des Kalium-Haushalts

Die Beurteilung der Störungen im Kaliumhaushalt ist schwierig, weil sich nur etwa 2% des Gesamtkörperkaliums im Extrazellularraum befinden und die Bestimmung des Serumkaliums nur einen bedingten Rückschluß auf das intrazelluläre Kalium gestattet. Akute Kaliumverluste betreffen vorwiegend den Extrazellularraum. Bei gleich niedrigem Serumkalium liegen die intrazellulären

Kaliumwerte bei chronischen Verlusten vergleichsweise wesentlich niedriger als bei akuten. Erschwert wird die Beurteilung noch dadurch, daß verschiedene Stoffwechseländerungen, insbesondere Änderungen des pH-Wertes, das Verhältnis von intra- zu extrazellulärem Kalium beeinflussen. So kann trotz erhöhter Serumkalium-Werte ein Mangel an intrazellulärem Kalium und damit an Gesamtkörper-Kalium bestehen. Da es zur Zeit noch keine Methode zur routinemäßigen Bestimmung des intrazellulären Kaliums gibt, muß aus zusätzlichen Laborbefunden, besonders dem pH-Wert, der Anamnese, den klinischen Befunden und (bis zu einem gewissen Grad) aus dem Elektrokardiogramm auf die intrazellulären Veränderungen geschlossen werden. Für die Therapie und auch für das pathophysiologische Verständnis ist es beim Kalium erforderlich, zwischen der bereits erwähnten Bilanz und der Verteilungsstörung zu unterscheiden. Bei der Bilanzstörung ist die Tendenz der Änderung der intra- und extrazellulären Kaliumkonzentration gleichgerichtet. Sie resultiert aus Kaliumverlusten oder aus einer verminderten Kaliumausscheidung, ohne daß die Transportvorgänge an der Zelle wesentlich beeinflußt sind. Die Verteilungsstörung ist Folge von Stoffwechseländerungen, die das Verhältnis von intra- zu extrazellulärem Kalium stören. Insbesondere vom Verhältnis K^+i/K^+e (intra/extrazellulär) ist das Membranpotential abhängig.

Nernst'sche Gleichung $\quad -61{,}5 \cdot \log \dfrac{K_i}{K_e} = -95$ mV

Goldman'sche Gleichung $-61{,}5 \cdot \log \dfrac{K_i + 0{,}01\, Na_i}{K_e\, 0{,}01\, Na_e} = -88$ mV

K_i^+ 160 mval/l K_e^+ 4,5 mval/l

Aus diesen Gleichungen läßt sich leicht errechnen, daß ein Abfall der extrazellulären Kaliumkonzentration zu einem Anstieg des Membranpotentials und damit zu einer Überpolarisierung führt. Ein Anstieg der Kaliumkonzentration im Plasma beeinflußt das Potential in umgekehrter Richtung.

Der Einfluß der intrazellulären Kaliumkonzentration verhält sich gegenläufig, beeinflußt das Potential aber wesentlich weniger. Diese Veränderungen sind besonders stark bei akuten Störungen ausgeprägt, wenn sich das intrazelluläre Kalium den extrazellulären

Bedingungen noch nicht angepaßt hat. Bei länger bestehender Hypokaliämie fällt auch das intrazelluläre Kalium stärker ab. Das erklärt, weshalb bei Kranken mit gleichen Serum-Kaliumwerten in einem Fall schwere Ekg-Veränderungen bestehen, im anderen nicht. Gleiches gilt auch für die hypo- oder hyperkaliämische Paralyse (Abb. 10).

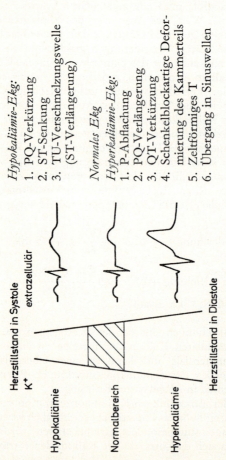

Abb. 10. Beziehungen zwischen Serumkalium und Ekg-Veränderungen.

a) Hypokaliämie

Die häufigste klinisch relevante Ursache für eine Hypokaliämie ist der Verlust von Darmsekret. Besonders bei intestinalen Fisteln kann sich in kurzer Zeit ein bedrohlicher Kaliummangel entwickeln. Ebenfalls häufig, aber mit meist weniger stark ausgeprägter klinischer Symptomatik treten Hypokaliämien unter der Gabe von Saluretika und Laxantien auf. Die Mehrzahl der Hypokaliämien verlaufen klinisch asymptomatisch und werden nur durch Elektrolytbestimmungen erkannt. Ein zuverlässiges frühes Zeichen für eine Hypokaliämie soll die Bildung von Muskelwülsten beim Beklopfen der Muskulatur sein (670). Adynamie und Paralysen sind Symptome einer schweren Hypokaliämie. Rhythmusstörungen, besonders während der Behandlung mit Herzglykosiden, sind immer verdächtig auf eine Erniedrigung des Serum-Kaliums. Bei einem Verlust von etwa 30% des Gesamtkörperkaliums kommt es zu schweren energetischen Störungen und auch morphologischen Veränderungen. Die Glykogenbildung wird gehemmt, was zur Verstärkung einer bereits bestehenden diabetischen Stoffwechsellage führen kann. In der Herz- und Skelettmuskulatur sowie in den Tubuluszellen der Nieren können Gewebsnekrosen auftreten, die an der Niere ein akutes Nierenversagen hervorrufen können (131, 138, 160, 234, 670, 686). Bei bereits bestehender Leberzirrhose kann eine Hypokaliämie, meist nach unsachgemäßer Saluretika-Behandlung, ein Coma hepaticum einleiten.

Schwieriger ist das Geschehen beim Coma diabeticum zu verstehen. Durch den Insulinmangel ist die Glykoneogenese und somit der Netto-K^+-Influx in die Zelle vermindert. Die Azidose führt zu einem zusätzlichen Kaliumverlust aus der Zelle. Die Polyurie bedingt eine vermehrte Kaliumausscheidung und führt somit zur Hypokalie. Bei schwerster Azidose und Rückgang der Nierenfunktion kann es trotz Hypokalie zu einer bedrohlichen Hyperkaliämie kommen. Unter adäquater Therapie kommt es mit Beseitigung der Azidose und einsetzender Glykoneogenese wieder zum Einstrom von Kalium in die Zellen. Daraus kann sich, durch die vorausgegangene Kaliumverarmung des Körpers, ohne ausreichende Kaliumsubstitution rasch eine gefährliche Hypokaliämie entwickeln. Mit der Insulingabe und Pufferzufuhr muß deshalb frühzeitig, am besten bei noch leicht erhöhten

Serum-Kaliumwerten, Kalium intravenös substituiert werden. (Weitere Einzelheiten s. bei: Coma diabeticum, S. 369.)

b) Hyperkaliämie

Eine Vermehrung des Gesamtkörperkaliums tritt bei normaler Nierenfunktion nicht auf. Es wird nur bei chronischen Dialysepatienten, die mit einer Kaliumkonzentration von 3–4 mval/l im Waschwasser dialysiert werden, beobachtet (825). Eine akut auftretende Hyperkaliämie geht außer bei den eben besprochenen Kranken, nicht mit einer Hyperkalie, jedoch oft mit einer Verminderung des Gesamtkörperkaliums einher (624). Am häufigsten tritt die Hyperkaliämie beim akuten Nierenversagen auf. Sie wird durch Gewebsuntergang (Myolyse, Hämolyse und Inanition), Azidose und Kaliumzufuhr verstärkt. Eine bedrohliche Hyperkaliämie beim diabetischen Koma ist für gewöhnlich mit einer Beeinträchtigung der Nierenfunktion verbunden. Da die Kalium-Clearance das Glomerulumfiltrat um ein Vielfaches übersteigen kann (629), tritt eine Hyperkaliämie bei chronischer Niereninsuffizienz selbst im Terminalstadium erst dann auf, wenn es zur Oligurie kommt (824). Durch rasche Kaliumzufuhr, insbesondere durch Massentransfusionen älterer Blutkonserven, deren Plasmakalium oft Werte von über 20 mval/l erreicht, kann es zum Herzstillstand kommen (921). Dieser Umstand bleibt häufig

Tab. 72. Ursachen und Klinik der Hyperkaliämie.

Ursachen	Symptome	Klin. Zeichen	Meßwerte
Akutes Nierenversagen Chron. Niereninsuffizienz mit Oligurie, übermäßige i.v. Zufuhr von K^+ (Massentransfusionen), Hypoaldosteronismus, Therapie m. Spironolactonen	Pelziges Gefühl im Mund u. perioral, Parästhesien der Haut-, „Gefühl der zweiten Haut". Muskelschwäche, Verwirrtheitszustände. Oft auch symptomarmer Verlauf!	Neuromuskuläre Störungen: Muskelzuckungen, Lähmungen, Ileus, Verwirrtheitszustände, Bradykardie, *Herzstillstand*	Oligurie, Azidose, K ↑, EKG-Veränderungen: P erniedrigt, QRS schenkelblockartig verbreitert, T zeltförmig

unberücksichtigt, da Massentransfusionen für gewöhnlich unter Umständen durchgeführt werden, bei denen Kaliumbestimmungen nicht erfolgen können. Seltene Ursachen für eine Hyperkaliämie sind der primäre (431) und der sekundäre Hypoaldosteronismus (284). Gelegentlich werden Hyperkaliämien unter der Behandlung mit Spironolactone (z.B. Aldactone) beobachtet.

Tab. 73. Ursachen und Klinik der Hypokaliämie.

Ursachen	Symptome	Klin. Zeichen	Meßwerte
Verlust von Darmsäften: Erbrechen, Fisteln, Ileus, Diarrhoe, *Laxantien-Abusus!* **Verlust durch die Niere:** Durch NNR-Hormone (endogen u. exogen), Diuretika, Kaliumverlustniere, Natriumbelastung, Alkalose, Polyurie (akutes Nierenversagen, Diabetes) **Verluste aus der Zelle u. vermehrte renale Ausscheidung:** Azidose, Diabetes mell., Muskeldystrophie **Hypokaliämie ohne Kaliumverluste:** Alkalose, vermehrte Glykoneogenese	Gestörtes Allgemeinbefinden, Apathie, Muskelschwäche, Appetitlosigkeit, Übelkeit, Erbrechen, Durst, Unverträglichkeit von Kälte	Atonie d. Muskulatur, Muskelwülste bei Beklopfen, Tetanie, Lähmungen, Ileus, Rhythmusstörungen, Tachykardien, Verwirrtheitszustände, Koma	K ↓, Alkalose bei chron. K-Mangel Erythrozyten: K ↓, Anstieg des intrazellulären Natriums Ekg-Veränderungen

4. Störungen des Kalzium-Haushalts

Auf die komplizierten Zusammenhänge zwischen Parathormon, Kalzitonin, Vitamin-D, Phosphat, Knochenstoffwechsel und Nierenfunktion kann hier nicht eingegangen werden. Hier sollen

nur die Veränderungen, die für die Intensivtherapie von Interesse sind, besprochen werden.
Die sich innerhalb von Minuten an die Kalziumkonzentration im Plasma anpassende Parathormon- und Kalzitoninsekretion läßt Abweichungen von der normalen Kalziumkonzentration im Plasma nur sehr selten auftreten.

a) Hypokalzämie

Eine Verminderung der extrazellulären Kalziumkonzentration oder besser des ionisierten Kalziums, das sich jedoch schwer bestimmen läßt, führt zu einer gesteigerten Erregbarkeit der Nerven und Muskeln. Eine mäßige Erniedrigung der Kalziumkonzentration (latente Tetanie) führt zur Steigerung der Reflexe, die besonders deutlich im Bereich des Nervus facialis erkennbar ist (Chvostek'sches Zeichen; beweisend sind nur die Zuckungen im Versorgungsbereich des oberen und mittleren Astes).
Der akute Abfall der Kalziumkonzentration unter 7 mg % bzw. unter 3,5 mval/l führt häufig zur Tetanie, die gewöhnlich mit Karpopedalspasmen (Pfötchenstellung) beginnt. Durch Hyperventilation kann die Krampfbereitschaft verstärkt werden. Der Abnahme des CO_2-Partialdruckes wird dabei eine größere Bedeutung zugeschrieben als der durch die Alkalose bedingten Änderung der Kalziumionenkonzentration (700).
Ein akuter Abfall der Kalziumkonzentration, z.B. nach intravenöser Verabfolgung von Komplexbildnern (Zitrat, EDTA), Pankreasapoplexie und Parathyreoidektomie, kann eine tödlich verlaufende Tetanie auslösen.

b) Hyperkalzämie

Länger anhaltende Hyperkalzämien werden besonders beim primären Hyperparathyreoidismus, multiplem Myelom, Malignomen mit und ohne Knochenmetastasen (besonders: Mamma-, Prostata-, Schilddrüsenkarzinome), Morbus Boeck, Vitamin-D-Intoxikationen, Hyperthyreose, bei Milchalkali-Syndrom und bei essentieller Hyperkalzämie gefunden. Magen- und Duodenalgeschwüre, Pankreatitiden und Nephrolithiasis bzw. Nephrokalzinose sind häufige Folgen. Unmittelbare akute Erscheinungen, die auch der Intensivtherapie bedürfen, sind selten. Eine Herabsetzung der Erregbarkeit von Muskeln und Nerven sowie kardiovaskuläre Erscheinungen stehen dabei im Vordergrund.

Tab. 74. Ursachen und Klinik der Hypo- und Hyperkalzämie.

	Ursachen	Symptome	Klin. Zeichen	Meßwerte
Hypokalzämie	Hypoparathyreoidismus, Gabe von Komplexbildnern (z. B. Zitrat, EDTA), akute Pankreatitis, Vitamin-D-Mangel, zu Beginn einer Vit.-D-Behandlung, Niereninsuffizienz, enterale Kalziumverluste	Kribbeln in den Händen u. um den Mund, Bauchkrämpfe, Muskelkrämpfe, Stimmritzenkrampf	Gesteigerte Reflexe, Chvostek +, Trousseau +, Karpopedalspasmen, Tetanie, Koma	Ca ↓ Ekg: QT-Verlängerung
Hyperkalzämie	Hyperparathyreoidismus. Hartes-Wasser-Syndrom (797), Myelom, Malignom, Morbus Boeck	Übelkeit, Erbrechen, Kopfschmerzen, Durst, pektanginöse Beschwerden	Bradykardie; Hypo-, Areflexie; Polyurie, Verwirrtheit	Ca ↑ Blutdruck ↓ Ekg: QT-Verkürzung

5. Störungen des Magnesium-Haushalts

Veränderungen der Magnesiumkonzentration im Plasma, die bisher noch wenig untersucht wurden, können sich teilweise synergistisch zum Kalzium (z. B. Thrombozytenfunktion, Tetanie), teilweise antagonistisch (z. B. Unterbrechung einer mit Magnesiumsalzen i.v. bewirkten Narkose durch Injektion eines Kalziumsalzes) zu ihm verhalten.

Elektrokardiographisch führt eine Hypermagnesiämie zu gleichen Veränderungen wie eine Hyperkaliämie.

C. Sofortmaßnahmen

Diese Maßnahmen betreffen die Zeit bis zum Vorliegen der Laborwerte oder die Zeitspanne bis zur Einweisung in die Klinik. Sie konzentrieren sich in erster Linie auf den Kreislauf.

1. Hypovolämie-Kreislaufkollaps

a) Bestehen keine Zeichen der Exsikkose, dann Gaben von hochmolekularem Dextran (z. B. Macrodex) oder Plasma.

b) Bei gleichzeitiger Exsikkose: Gelatinelösungen (z. B. Haemaccel) oder Plasma, notfalls auch reine Elektrolytlösungen. Bei Verlust von Darmsäften und Polyurie: Isotone Lösungen (z. B. Sterofundin). Bei Flüssigkeitsverlusten durch Schwitzen oder durch die Atmung $^2/_3$ 5%ige Glukose und $^1/_3$ 0,9%ige Kochsalzlösung (z. B. Sterofundin A).

2. Hypervolämie mit Lungenödem

a) „Innerer Aderlaß" durch Abbinden der Extremitäten

b) Gegen einen Überdruck ausatmen lassen

c) Gabe eines rasch wirksamen Saluretikums (z. B. Lasix)

d) Hypertonie-Behandlung, beginnend mit ½ mg Serpasil i.v. Siehe auch Behandlung der hypertonen Krise (S. 163 u. 501).

e) Vorsichtige Gabe von Herzglykosiden (s. S. 157).

3. Azidose

Besteht der klinische Verdacht auf eine Azidose (azidotische Atmung, Kollaps, Schock, diabetisches Koma): Gaben von Natriumbikarbonat 50–100 mval i.v.

4. Hyperkaliämie

Lebensgefahr besteht fast ausschließlich bei oligurischen Kranken. Patienten mit akutem Nierenversagen befinden sich meist in den Kliniken. Ambulante Kranke mit chronischer Niereninsuffizienz, vor allem Patienten im Dialyseprogramm, sind über die Gefahren der Hyperkaliämie aufgeklärt. Bei entsprechenden Symptomen: 30 g Kunstharzionenaustauscher per os oder in 200 ml 0,9% NaCl-Lösung aufgeschwemmt als Klysma (Resonium A oder Calzium-Serdolit).

D. Intensivtherapie

Therapieschema:

1. *Blutersatz*
   a) Bestimmung des Defizits
   b) Blut
   c) Plasma
   d) Plasmaersatzmittel
   e) Nicht kolloidale oder kristalline Lösungen

2. *Wasser- und Natriumsubstitution*
   a) Bestimmung des Defizits
   b) Behandlung der isotonen Dehydratation
   c) Behandlung der hypertonen Dehydratation
   d) Behandlung der hypotonen Dehydratation
   e) Behandlung der Hypochlorämie

3. *Substitution bei Azidose und Alkalose*
   a) Bestimmung des Defizits
   b) Behandlung der Azidose
   c) Behandlung der Alkalose

4. *Kaliumsubstitution*
   a) Bestimmung des Defizits
   b) Behandlung

5. *Parenterale Ernährung*
   a) Kohlenhydrate
   b) Eiweiß
   c) Fett

6. Entwässerung

7. Behandlung der Hyperkaliämie

Zu 1. *Blutersatz*

a) Die Bestimmung des Blutverlustes bereitet einige Schwierigkeiten. Methoden zur Blutvolumenbestimmung stehen heute in den meisten Fällen noch nicht zur Verfügung. Das Ausmaß läßt sich jedoch annähernd aus Blutdruck, Pulsfrequenz, Venendruck und Hämatokrit- bzw. Hämoglobinwert abschätzen.

Akuter Verlust (% des Gesamtblutvolumens):

500–1000 ml (10–20%)	bei gesunden jungen Menschen treten keine wesentlichen oder anhaltenden hämodynamischen Veränderungen auf
1000–2000 ml (20–40%)	Kollaps, Schock
2500 ml (50%)	meist tödlich

Verständlicherweise liegen vom Menschen nur approximative Angaben vor. Geringe Blutverluste werden durch den Einstrom eiweißhaltiger Flüssigkeit aus dem Interstitium rasch ausgeglichen.

b) *Blut* sollte nur dann gegeben werden, wenn der Kreislauf durch Plasmaersatzmittel (nicht mehr als 2,5 l) nicht mehr aufrechterhalten werden kann und/oder der Hämatokritwert auf Werte unter 30 Vol% abgefallen ist. Bei Patienten mit chronischen Krankheiten, besonders Patienten mit Anämie, sollte bereits bei geringen Blutverlusten – weniger aus hämodynamischen Gründen als vielmehr zur Verbesserung des O_2-Transportes – Blut gegeben werden.

Gefahren: Überempfindlichkeit und Sensibilisierung gegen Fremdblut, Hepatitis, Hyperkaliämie bei Massentransfusionen, Azidose bei alten Konserven.

Zur Beachtung: Alte Konserven enthalten keine Thrombozyten, deshalb besonders bei diffusen Blutungen Frischblut transfundieren! Bei Massentransfusionen Blut möglichst erwärmen. Pro 1000 ml Blut 1 g Ca, um eine Hypokalzämie durch große Zitratzufuhr, und 10 mval $NaHCO_3$, um eine Azidose zu vermeiden, zusätzlich geben (426).

c) *Plasma* hat auf das Blutvolumen den gleichen Einfluß wie Vollblut, ohne jedoch die O_2-Transportkapazität zu erhöhen.

Gefahren: Bei gepooltem Plasma (1 Konserve sollte höchstens von zwei Spendern stammen) besteht erhöhte Hepatitisgefahr. Bei speziell aufbereitetem Plasma und Albumin soll diese Gefahr nicht bestehen.

d) *Plasmaersatzmittel:*

Dextran 60–80, z.B. Macrodex (Plasmaexpander), mittleres Molekulargewicht 60.000–80.000 (332). Zum Volumenersatz werden

6%ige Lösungen in 0,9%iger NaCl- oder in 0,5%iger Glukoselösung verwendet. Die Halbwertzeit im Plasma beträgt etwa 24 Stunden (605). Die maximale Einzeldosis sollte 1,5 g/kg, die maximale Tagesdosis 2,5 g/kg Körpergewicht nicht übersteigen (171). 1 g Dextran bindet etwa 25 g H_2O (374). 500 ml 6%ige Dextranlösung hat durch den Einstrom von Gewebswasser etwa einen Volumeneffekt von 700 ml. Dextran vermindert die Blutviskosität und verbessert so bis herab zu einem Hämatokrit von 30 Vol% die O_2-Transportkapazität (416).

Gefahren: Vorsicht bei Thrombopenie und Thrombozytenfunktionsstörungen sowie bei Heparin- und Fibrinolysebehandlung (48, 167, 924). Plasmaexpander sollten möglichst nicht bei Exsikkose verwendet werden!

Zur Beachtung: Dextran 40 (z.B. Rheomacrodex) hat nur eine Halbwertzeit von 3 Stunden (17) und ist kein Plasmaersatzmittel! Es sollte nur zur initialen Schockbehandlung verwendet werden, da es dem „Sludge-Phänomen" und der kapillären Minderdurchblutung entgegenwirkt. Die 10%ige Dextranlösung dient der Osmotherapie und sollte zum Volumenersatz nur dann verwendet werden, wenn ein Kreislaufkollaps bei exzessiven Ödemen besteht.

Gelatine (z.B. Haemaccel)

Die statistische Verteilung der Molekülgrößen ist weniger einheitlich als beim Dextran. Das mittlere Molekulargewicht beträgt etwa 35.000. Zum Volumenersatz werden 3,5–6%ige Lösungen, vorwiegend in physiologischer Kochsalzlösung, verwendet. 50% der Gelatine werden in etwa 4 Std. durch die Nieren ausgeschieden, weitere 25% wandern relativ rasch in den extravasalen Extrazellularraum ab (641). Die Gesamttagesdosis sollte 1000–1500 ml nicht überschreiten. Der Volumeneffekt ist initial und auch auf Dauer geringer als der von Dextran 60–80. Gelatinepräparate sollten vorwiegend bei Exsikkose angewandt werden, wenn gleichzeitig auch der übrige Extrazellularraum mit Flüssigkeit aufgefüllt werden soll.

Vorsicht: (1) bei Lungenembolie, Fettembolie und Koronarthrombose (333); (2) bei zu rascher Infusionsgeschwindigkeit wurde öfters ein Blutdruckabfall beobachtet (199).

e) *Nichtkolloidale oder kristalloide Lösungen* verlassen den Plasmaraum innerhalb kurzer Zeit und sind deshalb als alleiniger Blutvolumenersatz nur in bestimmten Situationen indiziert. Dazu gehören hämodynamisch nicht oder nur gering wirksame Blutverluste (um den Einstrom von Gewebswasser in die Blutbahn auszugleichen) und Hämokonzentrationen, wenn die Kreislaufsituation ein langsames Auffüllen des Plasmaraumes gestattet. Mit Ausnahme von überwässerten Patienten ist bei Blutungen wegen des Einstroms von Gewebsflüssigkeit in den Plasmaraum, der bei der Verwendung von Plasmaexpandern noch im verstärkten Maße auftritt, die zusätzliche Gabe von kristalloiden Lösungen indiziert.

Nach großen Blutverlusten ist stets die kombinierte Gabe von Blut und Plasmaersatzmitteln erforderlich.

Tab. 75. Volumensubstitution bei großen Blutverlusten.

Blutverlust	Volumensubstitution		
	Blut	Dextran	Elektrolytlösungen
500–1000	–	–	per os oder i.v.
1000–1500	–	vorwiegend	i.v.
1500–4000	1 Teil	1 Teil	i.v.
4000–7000	2 Teile	1 Teil	i.v.
über 7000	vorwiegend	max. 2500	i.v.

Zu 2. *Wasser- und Natriumsubstitution*

a) Die Methoden zur Bestimmung der extrazellulären und intrazellulären Flüssigkeit sind zeitaufwendig und für die Routine nicht geeignet. Wir müssen uns deshalb auf Schätzungen verlassen, denen anamnestische und klinische Daten zugrundeliegen. Wenn auch die Auffüllung des Kreislaufes rasch erfolgen soll, so kann und sollte in den meisten Fällen das Auffüllen des übrigen Extrazellularraumes langsamer durchgeführt werden. Dabei muß eine ständige Überprüfung der anfänglichen Schätzung erfolgen. Profuse Flüssigkeitsverluste, wie z. B. bei Cholera („Cholera nostras"), bedürfen natürlich auch einer entsprechend raschen Substitution.

Tab. 76. Schätzung des Wasserverlustes aus den klinischen Zeichen bei einem etwa 70 kg schweren Menschen.

bis 2 l	2–4 l	über 4 l
Vorwiegend nur subjektive Empfindungen, Durst, Müdigkeit, Abgespanntheit	Zeichen des Wasserverlustes an der Haut und den Schleimhäuten, bes. trockene Hautfalten! (Die Feuchtigkeit der Mundschleimhaut und der Zunge ist bei Mundatmung nicht zu verwerten)	Tachykardie, Blutdruckabfall, niedriger Venendruck

Eine Beeinträchtigung des Kreislaufes tritt bei *hypotoner Dehydratation* früher und bei hypertoner Dehydratation später ein. Das Ausmaß eines Natriummangels bzw. -überschusses läßt sich annähernd aus den Serumnatriumwerten und dem Körpergewicht errechnen.

$$\text{mval Na-Defizit} = (\text{mval/l Na}_{(\text{Soll})} - \text{mval/l Na}_{(\text{Ist})})$$

$$\times \left(\frac{\text{Körpergewicht}}{5} - \text{Flüssigkeitsdefizit} \right)$$

$$\frac{\text{Körpergewicht}}{5} = \text{extrazelluläres Flüssigkeitsvolumen}$$

Beispiel:

Körpergewicht 80 kg, Flüssigkeitsdefizit $\sim$ 3 l
Serumnatrium $_{(\text{Ist})}$ 123 mval/l
Serumnatrium $_{(\text{Soll})}$ 143 mval/l

$$\text{mval Na-Defizit} = (143 - 123) \cdot \left(\frac{80}{5} - 3 \right)$$

$$\text{mval Na-Defizit} = 20 \cdot (16 - 3)$$

Na-Defizit = 260 mval

In gleicher Weise lassen sich ein Chloriddefizit und, mit umgekehrten Vorzeichen, ein Natrium- bzw. Chloridüberschuß errechnen.

b) Bei *isotoner Dehydratation* muß der Flüssigkeitsverlust durch eine isotonische und isoionische Infusionslösung (z.B. Sterofundin) ausgeglichen werden.

c) Bei *hypotoner Dehydratation* muß der isotonischen und isoionischen Flüssigkeit, entsprechend dem errechneten Natriumdefizit, Kochsalz zugesetzt werden. Die Substitution erfolgt am besten durch 5,8%ige (1 mval/ml) NaCl-Lösung.

Zur Beachtung: Länger bestehende Hyponatriämien, bei denen es auch zum Absinken der Na-Konzentration im Liquor gekommen ist, sollten nur langsam ausgeglichen werden; deshalb möglichst nicht mehr als 150–200 mval Na täglich zusätzlich zum Volumenausgleich und zur Bilanzierung substituieren! Ein rascher Ausgleich erzeugt osmotische Gradienten und kann zum Koma führen!

d) *Bei hypertoner Dehydratation* muß osmotisch freies Wasser in Form von 5%iger Monosaccharidlösung zugeführt werden. Keinesfalls sollten ausschließlich Zuckerlösungen gegeben werden; $1/3$ des Volumens ist durch isotone Lösungen zu ersetzen. An handelsüblichen Lösungen stehen hierfür z.B. Sterofundin A und, bei gleichzeitigem Kaliummangel, Sterofundin B zur Verfügung.

Zur Beachtung: Besonders bei sehr hohen Natriumkonzentrationen muß der Ausgleich langsam über Tage herbeigeführt werden. Ein rascher Ausgleich kann über ein osmotisches Gefälle zum Druckanstieg im transzellulären Raum (Liquor) führen. Symptome des Hirnödems sind hierfür die ersten klinischen Zeichen. In seltenen Fällen wird die Flüssigkeit durch die Niere ausgeschieden, Natrium aber trotz Hypernatriämie weiterhin retiniert. Durch die Gabe von ADH gelingt es dann meistens, die Hypernatriämie zu beseitigen (472).

e) Ein mäßiger *Chlormangel* kann bei suffizienter Niere allein durch Gaben von NaCl ausgeglichen werden. Reicht dies nicht aus, so geschieht die Chlorsubstitution am besten durch 21%iges Argininchlorid (1 mval Cl/ml), durch Cook'sche Lösung oder, bei schwerer Alkalose, auch in Form von n/10 HCl (10 ml n/10 HCl = 1 mval Cl). (Berechnung des Defizits s. S. 469).

Vorsicht: Bei Nieren- und/oder Herzinsuffizienz kann es leicht zur Überwässerung kommen. Infusionen dürfen nur unter ständiger Kontrolle des Venendruckes erfolgen. Der zentrale Venendruck sollte dabei 15 cm H_2O nicht übersteigen! Sind die Kreislaufverhältnisse stabil, besteht bei Oligurie oder Anurie meist keine Notwendigkeit zu einem überstürzten Volumenersatz. Eine geringe Exsikkose ist ungefährlicher als eine Überwässerung.

Zu 3. *Substitution bei Alkalose oder Azidose:*

a) Der *Mangel an Puffer* läßt sich nach Vorliegen des Säure-Basen-Status in Annäherung leicht errechnen:

$$\text{mval Puffermangel} = \text{neg. Base-excess} \times \frac{\text{Körpergewicht}}{3}$$

Wenn nur die Bikarbonatkonzentration zur Verfügung steht, was heute auf Intensivpflege-Stationen nicht mehr der Fall sein sollte, so läßt sich die Berechnung in grober Annäherung so durchführen (St.-Bikarb. = Standard-Bikarbonat):

$$\text{mval Puffermangel} \cong \left(\text{St.-Bikarb. (Soll)} - \text{St.-Bikarb. (Ist)} \times \frac{\text{Körpergew.}}{3} \right)$$

Sinngemäß läßt sich bei Alkalose mit umgekehrten Vorzeichen der Basenüberschuß berechnen. Da sich die Azidose auch auf den Intrazellularraum erstreckt, muß der Verteilungsraum größer als beim Natrium angesetzt werden. Ist die berechnete Puffermenge zugeführt, müssen die Säure-Basen-Werte erneut kontrolliert werden. Bei der Berechnung handelt es sich nur um Näherungswerte, die erfahrungsgemäß eher etwas zu niedrig liegen. Außerdem können während der Infusion erneut größere Mengen Wasserstoffionen angefallen sein.

b) Als Puffer bei der *metabolischen Azidose* stehen Na-Bikarbonat, Na-Laktat, Na-Azetat, Na-Malat und THAM bzw. Tris-Puffer zur Verfügung. Bei gleichzeitiger Hypokaliämie kann auch im geringen Umfange das Kaliumsalz der erwähnten Substanzen gegeben werden. Die organischen Alkalisalze werden erst nach Abbau des organischen Anions zu Bikarbonat – vorwiegend in der Leber – voll wirksam. Sowohl vom theoretischen Standpunkt als auch von den praktischen Erfahrungen aus haben alle diese Substanzen keinen Vorteil gegenüber dem physiologischen Puffer

Bikarbonat. Die Furcht vor einer abrupten CO_2-Freisetzung bei der Verwendung von Bikarbonat ist unbegründet. Die bei einer Bikarbonatinfusion auftretenden CO_2-Mengen sind gering und werden bereits bei einer Lungenpassage wieder abgegeben. Die Gefahr einer iatrogenen Alkalose ist durch exakte Dosierung leicht vermeidbar. Rasche Gaben von 200 bis 300 mval $NaHCO_3$, die beim Herzstillstand erforderlich sind, werden, wenn der Patient die Situation kardial übersteht, gut toleriert. Bei bestehender oder drohender Hypernatriämie ist Tris-Puffer (THAM) bevorzugt zu geben. Verwendet werden vorwiegend 0,3-molare Lösungen. Größeren Mengen Tris-Puffer (> 300 mval) wird eine atemdepressorische Wirkung zugeschrieben.

ml THAM = neg. Base-excess × Körpergewicht
(die Division durch 3 entfällt bei ⅓-mol-Lösungen).

Eine *respiratorische Azidose* läßt sich nur durch Verbesserung der Atmung beseitigen (s. a. S. 264). Dies gelingt zeitweilig durch zentrale Analeptika (z. B. Daptazile). Bei einer respiratorischen Azidose kommt es bei normaler Nierenfunktion zum Anstieg der Bikarbonatkonzentration im Blut. Tritt die respiratorische Azidose rasch ein und gelingt es nicht, durch Verbesserung der Atmung die Azidose auszugleichen (z. B. hyaline Membranen), ist man gezwungen, auch in dieser Situation Puffer zu geben.

c) Zur Behandlung der metabolischen *Alkalose* empfehlen wir Argininchlorid als 21%ige Lösung (1 mval/ml), n/10 HCl-Lösung (1 mval/10 ml), die einer Infusion zugesetzt werden müssen, oder Cook'sche Lösung (63 mval Na, 17 mval K, 70 mval NH_4, 150 mval Cl), die zusammen mit 5%iger Lävulose als Biosteril ALK im Handel ist.

Eine respiratorische Alkalose läßt sich leicht durch Vergrößerung des Totraumes behandeln: z. B. Atmung durch ein Giebelrohr, notfalls in eine Tüte. In seltenen Fällen soll eine Beatmung in Narkose notwendig sein.

Zu 4. *Kaliumsubstitution:*

a) Da sich die intrazellulären Kaliumverluste routinemäßig nicht erfassen lassen, bereitet die Ermittlung des aktuellen Kaliummangels einige Schwierigkeiten. Unter Berücksichtigung des pH-Wertes läßt sich aus dem Serumkalium nach Bunnell (106) der

Kaliumverlust abschätzen (Abb. 11). Zu beachten ist dabei, daß chronische Kaliumverluste vergleichsweise zu einer stärkeren Verminderung des Gesamtkörperkaliums führen als akute Verluste.

Der mittlere Kaliumgehalt beträgt bei Männern 45 mval/kg Körpergewicht, bei Frauen 35 mval/kg KG. Nach starkem Gewichtsverlust, besonders durch Abbau der Skelettmuskulatur, müssen diese pro kg berechneten Werte beim Manne bis um 50% und bei der Frau bis um 30% vermindert werden.

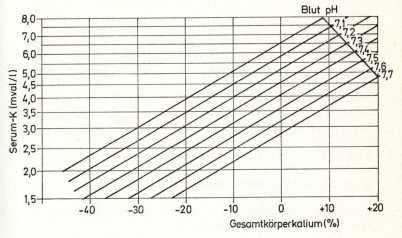

Abb. 11. Berechnung des Kaliumdefizits.

b) Die Substitution erfolgt am besten durch Zusatz von 7,45%iger KCl-Lösung (1 mval/ml) oder bei Azidose auch durch 8,4%ige $KHCO_3$-Lösung (1 mval/ml) zu den Infusionen. Bei langsamer Infusion und normaler Nierenfunktion werden hyperkaliämische Werte nie erreicht.

Zur Beachtung: Zur Vermeidung einer akuten Hyperkaliämie sollten pro Stunde nur in Ausnahmefällen mehr als 20 mval Kalium infundiert werden. Bei Oligo- bzw. Anurie ist eine Kaliumsubstitution nur unter engmaschiger Überwachung des Serumkaliums gestattet.

Zu 5. *Parenterale Ernährung:*

Die parenterale Ernährung muß mit der Flüssigkeits- und Elektrolytzufuhr stets in Übereinstimmung gebracht werden. Dies kann besonders bei Oligo-Anurie beträchtliche Schwierigkeiten bereiten. Über die Art und den Umfang der parenteralen Ernährung besteht zur Zeit noch keine Einigkeit. Hochkonzentrierte Lösungen dürfen nur in große Körpervenen infundiert werden. Um eine lokale, gesteigerte Aggregation von Thrombozyten zu vermeiden, empfiehlt sich besonders bei Zuckerlösungen der Zusatz von 0,2 ml Heparin auf 500 ml Infusionslösung.

a) *Kohlenhydrate:*

Die Glukose ist der Hauptenergielieferant für den menschlichen Organismus und deshalb der Zucker der Wahl. Ohne Risiko können jeweils 4 g Glukose mit 1 IE Altinsulin in der Infusion abgedeckt werden. Nur bei diabetischer Stoffwechsellage und bei Störungen der Leberfunktion sind andere Zucker indiziert. Fruktose (Lävulose) wird insulin-unabhängig vorwiegend in der Leber abgebaut und deshalb bei Leberschädigungen gern eingesetzt. Xylit und Sorbit haben eine stärkere antiketogene Wirkung als Fruktose (23). Bei intakter Nierenfunktion muß beachtet werden, daß die Niere verschiedene Zucker nicht rückresorbieren kann. Hierzu gehören Sorbit und Xylose. Die im Urin verlorenen Zucker müssen bei der Kalorienbilanz berücksichtigt werden. Bei Niereninsuffizienz können größere Sorbitmengen zum Sorbit-Koma führen (887a).

b) *Fett:*

Fettemulsionen haben den Vorteil, viel Kalorien in wenig Flüssigkeit zu enthalten. Bei der Verwendung von Fettemulsionen muß mit Nebenwirkungen (Übelkeit, Brechreiz) – besonders bei stark hinfälligen Kranken – gerechnet werden (391). Bei Verwendung von Intralipid wurde von uns kaum eine Unverträglichkeit beobachtet. Man sollte jedoch nicht mehr als 500 ml/Tag geben.

c) *Aminosäuren:*

Die Zufuhr von Aminosäuren soll den Abbau von körpereigenem Eiweiß verzögern. Es empfiehlt sich, vorwiegend essentielle l-Aminosäuren zu verwenden; d-Aminosäuren werden größtenteils über die Niere ausgeschieden. Die gleichzeitige Gabe von Insulin und Glukose vermindert den endogenen Stickstoffanfall (615). Für eine ausgeglichene Stickstoffbilanz dürften nach den jetzigen Kenntnissen 50 g optimal zusammengesetzter Aminosäuren ausreichend sein (448). Die Substitution von Aminosäuren wird in der Regel durch die orale oder (besser) parenterale Gabe von anabolen Hormonen ergänzt.

Zu 6. *Entwässerung*
Bei der Überwässerung muß man zwischen einer nicht bedrohlichen und einer bedrohlichen Form unterscheiden.

a) *Therapie nicht bedrohlicher Formen:*
Gaben von Saluretika z. B. Chlorothiazide oder Hydrochlorothiazide (Esidrix)
Digitalisierung
Aldosteronantagonisten (z. B. Aldactone)
Kaliumsubstitution

Zur Beachtung: Ödeme bei Leberzirrhose sind zunächst nur mit Aldosteron-Antagonisten zu behandeln. Saluretika dürfen nur unter engmaschiger Überwachung des Serum-Kaliums und ständiger Kaliumsubstitution verwandt werden. Hypokaliämien, durch Saluretika hervorgerufen, sind bei Zirrhose häufig die auslösende Ursache für ein Coma hepaticum.

b) *Therapie bedrohlicher Formen:*
Innerer Aderlaß durch Stauung der Extremitäten
Überdruckbeatmung bei Lungenödem (s. S. 310).
Man gebe rasch wirkende Saluretika, wie Furosemid (Lasix) oder Etacrynsäure (Hydromedin). Unter laufender Kontrolle der Diurese und der Elektrolyte in Serum und Urin kann die Lasix-Dosis schrittweise bis zu 1000 mg und mehr pro Tag gesteigert werden.
Bei Hirnödem Verwendung von hyperosmotischen Lösungen (Macrodex 10%ig, Mannit 20%ig oder Sorbit 20%ig).

Zur Beachtung: Bei schweren Hypertonien sind hyperosmotische Lösungen kontraindiziert und sollten auch bei Niereninsuffizienz nur mit größter Vorsicht eingesetzt werden.

Behandlung der hypertonen Krise: s. S. 163 u. 501.

E. Überwachung

Zur Beurteilung der Ausgangssituation und auch zur Überwachung während der Infusionsbehandlung sollten die in Tab. 77a aufgeführten Werte zur Verfügung stehen.

Tab. 77a

Patient	Blut	Urin, Darm-, Wundsekret und Magensaft
Gewicht Puls Blutdruck	Hämatokrit- oder Hämoglobinwert	Menge pro Zeiteinheit
Zentraler Venendruck	Thrombozyten Natrium Kalium	Kalium Natrium
Temperatur Atemfrequenz Ekg	Säure-Basen-Status (oder Standard-Bikarbonat)	
Röntgen- Thorax	Harnstoff Kreatinin	
	wenn möglich: Sauerstoffsättigung und/oder pO_2	wenn möglich: im Urin
	Osmolalität (Blutvolumen)	Osmolalität und Harnstoff

Wegen der vielgestaltigen Krankheiten, die zu Störungen im Elektrolyt- und Wasserhaushalt führen können, sind zeitliche Abstände für diese Kontrollen nicht festzulegen. Engmaschige Bilanzierung aller ausgeschiedenen Flüssigkeiten, Schätzung der Perspiratio insensibilis und möglichst häufige Gewichtskontrollen sind nach Ausgleich der anfänglichen Störungen zur Erhaltung der Homöostase im Wasser und Elektrolythaushalt unbedingt erforderlich.

Blümle (65) hat umfangreiche Untersuchungen bei akutem Nierenversagen durchgeführt und die Perspiratio insensibilis, das Oxydationswasser und das endogen freigesetzte Wasser bestimmt:

Tab. 77b. Bilanzierungsschema.

Patient: Datum:

A. Ausscheidung	ml H_2O	mval Na^+	mval K^+		g Eiweiß	Gewicht	Zeit
Perspiratio insensibilis							
durch Fieber und Schweiß							
Urin							
Magensaft							
Sekrete des übrigen Darms							
Wundsekrete							
Blutverlust							
Ultrafiltration bei Dialyse							

Summe:

B. Zufuhr	ml H_2O	mval Na^+	mval K^+	mval HCO_3^-	g Eiweiß	kcal	Zeit
KH* (%ig)							
Fett							
Aminosäurelösungen							
Elektrolytlösungen							
Plasma							
Summe							
Bilanz							

* Kohlenhydrate

Perspiratio insensibilis:	— 981 ± 141 ml/24 Std.
Oxydationswasser:	+ 303 ± 30 ml/24 Std.
Endogen freigesetztes Wasser:	+ 124 ± 75 ml/24 Std.
Gesamter Wasserverlust:	— 554 ± 104 ml/24 Std.

Bei hohem Fieber und profusem Schwitzen muß die Perspiratio insensibilis jedoch wesentlich höher angesetzt werden. Gröbere Fehler können in solchen Fällen nur durch Gewichtskontrolle vermieden werden. Die Bilanzierung muß mindestens alle 24 Std. erfolgen (s. Tab. 77b).

IX. Akutes Nierenversagen*

A. Pathophysiologie

1. Einteilung

Unter *akutem Nierenversagen im engeren Sinn* versteht man den plötzlichen, prinzipiell reversiblen Ausfall der Nierenfunktion durch eine von den Nieren unabhängige zirkulatorische Störung oder Intoxikation (98). Dabei kommt es in etwa 85–90% der Fälle zur Oligo-Anurie und immer zur Azotämie. Andere akute, reversible und irreversible Nierenerkrankungen und Veränderungen der ableitenden Harnwege, die ebenfalls akut zur Retention harnpflichtiger Substanzen sowie Oligo- und Anurie führen, zählt man zum *akuten Nierenversagen im weiteren Sinn* (851).

Das akute Nierenversagen im engeren Sinn wird auch als Schockniere (847), Crush-Niere (112), akute tubuläre Insuffizienz (961), Lower-Nephron-Nephrosis (564), akute Tubulusnekrosen (385) usw. bezeichnet. Damit werden jedoch nur Teilaspekte der Erkrankung charakterisiert. Aus unselektierten Sektionsfällen Erwachsener und nach akutem Tod im Kindesalter fanden sich bei mehr als 10% morphologisch die Zeichen eines akuten Nierenversagens (630, 794). Nach neueren Untersuchungen stieg die Zahl, wohl durch längeres Überleben unter der Intensivpflege, sogar auf 18% an (795). Die **Ursache** des akuten Nierenversagens (im Folgenden mit A. N. V. bezeichnet) ist – sieht man von speziell nephrotoxischen Substanzen, wie z.B. Quecksilber, Gold und Wismut, ab – selten eine einzelne. Auch beim posttraumatischen oder postoperativen A. N. V. spielen meist mehrere, nicht sicher zu trennende Faktoren eine Rolle. Die Einteilung der Ätiologie des A. N. V. geschieht recht unterschiedlich nach den verschiedensten Gesichtspunkten (82, 98, 263, 381, 382, 385, 421, 598, 659, 736, 947). Vom klinischen und therapeutischen Standpunkt erscheint die funktionelle Einteilung in *prärenal* ausgelöstes,

* Bearbeitet von H. G. Sieberth

renales und *postrenales* akutes Nierenversagen am günstigsten. Dabei muß man im Einzelfall berücksichtigen, daß die genannten multiplen Faktoren gleichzeitig wirksam werden und sich gegenseitig beeinflussen können. Besonders vom prärenalen A. N. V. ist die funktionelle Oligurie oder funktionelle Azotämie abzugrenzen. In den meisten Fällen kommt es hierbei durch Exsikkose zum Rückgang der Diurese; dabei wird unter dem Einfluß von Adiuretin der Urin maximal konzentriert. Nach Flüssigkeitszufuhr nimmt die Harnausscheidung bei weitgehend unveränderter Nierenfunktion wieder zu. Dieses zunächst physiologische Verhalten der Niere kann, wenn die Exsikkose länger bestehen bleibt, in ein akutes Nierenversagen übergehen, bei dem die Konzentrationsfähigkeit weitgehend aufgehoben ist.

Ursachen des akuten Nierenversagens

Prärenal ausgelöstes A.N.V. (Zirkulatorisches Nierenversagen)

I. Zirkulatorische Ursachen

1. **Hypovolämie**

   a) durch Blutverluste
   b) durch Flüssigkeitsverschiebung durch Permeabilitätsstörungen
   c) durch Flüssigkeitsverluste

2. **Hypotension**

   a) durch (1) bedingt
   b) durch Schock
      toxisch (endogen und exogen)
      immunologisch
      reflektorisch
   c) durch Elektrolytstörungen

3. **Kardiale Ursachen**

   a) durch (1) und (2) bedingt
   b) toxisch
   c) primär-kardiale Veränderungen

II. Toxische Ursachen

1. Endogene Toxine
a) Hämo- und Myolyse
b) Weitgehend unbekannte Substanzen bei
   Erkrankungen anderer Organe:
   Leber, Pankreas, Darm, Lunge, Haut, Muskulatur, Knochen, Blut
c) Elektrolytstörungen und Azidose
d) Hypoxydose

2. Exogene Toxine

a) Arzneimittel:

Chem. Kurzbezeichnung oder Gruppenbezeichnung	Beispiele für pharm. Präparate
Acetazolamid	Diamox
Aminophenazon	Pyramidon
Amphotericin B	Amphotericin B
Arsenhaltige Präparate	
Bacitracin	Bacitracin
Barbiturate	
Chinin	
Chloroform	
Cephaloridin	Kefspor
Colistin	Colistin
Ethylen-diamin-tetraacetic acid (Äthylendiamintetraessigsäure)	EDTA-Lösung Hameln
Goldhaltige Präparate	Auro-Detoxin
Kanamycin	Kanamytrex, Resistomycin
Neomycin	Bykomycin, Myacine
Para-Aminosalicylsäure	Aminox, Pasalon, PAS + Firmenname
Paraldehyd	Paraldehyd Thilo
Phenylbutazon	Butazolidin, Irgapyrin
Phenytoin	Epanutin, Phenhydan, Zentropil
Penicilline	
Polymycin B	Polymycin B
Quecksilberhaltige Präparate (Desinfektionsmittel)	Sublimatpastillen
(Mersalyl)	Salyrgan
Quinacrine	Atebrin
Röntgenkontrastmittel	

Chem. Kurzbezeichnung oder Gruppenbezeichnung	Beispiele für pharm. Präparate
Salicylate	Aspirin
Sulfonamide	(Kurzzeit-Sulfonamide)
Tolbutamid	Artosin, Rastinon
Vincomycin	Viocin, Viopactan, Viothenat
Zytostatika	

b) Chemikalien:

Antimon-Verbindungen	Lysol
Arsen-Verbindungen	Methylchlorid
Blei-Verbindungen	Natriumchlorat
Cadmium-Verbindungen	Oxalsäure (Salze)
Chlodran (Insekticid)	Parathion (E 605)
DDT (Insekticid)	Phenole
Dieselöl	Phosphor
Essigsäure	Polybren
Fluoride	Quecksilberverbindungen
Glykole (Äthylen-, Diäthylenglykol, Dioxan)	Seife
	Tatrate
Gold-Verbindungen	Tetrachloräthylen
Kaliumbichromat	Tetrachlorkohlenstoff
Kaliumbromat	Trichloräthylen
Kaliumchlorat	Trichlormethan
Kaliumferricyanid	Toluol
Karbol	Uran
Kresole	Urethan
Kupfer-Verbindungen	Wismutverbindungen

c) Pflanzliche Gifte:

Aloe
Croton-Öl
Djenkal-Bohnen
Giftpilze (insbesondere Knollenblätterpilze)
Rhabarberblätter
Rainfarn-Öl

d) Tierische Gifte:

Cantharidin
Schlangengifte
Spinnengifte

e) Infektionskrankheiten:

Insbesondere Infektionen, die zu profusen Diarrhoen oder zu einer schweren Hämolyse führen.

3. **Immunologische Ursachen**
   a) Transfusionszwischenfälle.
   b) Anaphylaktische oder allergische Reaktionen nach Serumgabe oder Arzneimitteln.
   c) Autoimmunerkrankungen.

Renales A.N.V.

I. Glomeruläre Erkrankungen
1. Akute Glomerulonephritis
2. Rasch progrediente (per- oder subakute) Glomerulonephritis (intra- und extrakapillär)
3. Schönlein-Henoch'sche Purpura
4. Hämolytisch-urämisches Syndrom (Gasser-Syndrom)

II. Interstitielle Erkrankungen
1. Akute oder akut-exazerbierte Pyelonephritis
2. Interstitielle Entzündungen
   a) nach Scharlach
   b) nach Leptospirosen
   c) nach Salmonellen
3. Myelomnieren

III. Vaskuläre Veränderungen
1. Eklampsie
2. Erkrankungen des rheumatischen Formenkreises
   a) Panarteriitis
   b) Lupus erythematodes
   c) Sklerodermie
3. Beidseitiger thrombotischer Verschluß der Nierenarterien oder Nierenvenen

IV. Tubuläre Verstopfung
1. Urate (bei Gicht und nach Zytostatikabehandlung)
2. Sulfonamide (früher bei schlechter Löslichkeit häufiger)
3. bei Myelomen

V. Entfernung einer Einzelniere

Postrenales A.N.V.

I. Tumoren der Niere

II. Ureterverschlüsse
1. Stein
2. Blut
3. Tumoren
4. Fibrose
5. Ligatur

III. Ureterdurchtrennungen
1. traumatisch
2. chirurgisch

IV. Blasenstörungen
1. funktionell
2. morphologisch

V. Prostatavergrößerungen

VI. Harnröhrenveränderungen

Zahlenmäßig stehen die zirkulatorisch bedingten akuten Nierenversagen durch Schock und Blutverluste nach Traumen, Operationen sowie Erkrankungen mit großen Flüssigkeits- und Elektrolytverlusten mit etwa 80% aller Nierenversagen ganz im Vordergrund.

2. Mechanismus

Die Pathophysiologie des akuten Nierenversagens ist bis heute noch nicht völlig geklärt. Im bioptisch und autoptisch entnommenen Gewebe zeigen die Nieren ein charakteristisches Bild mit vorwiegend tubulären Veränderungen (71, 978). Die Veränderungen geben jedoch keinen Aufschluß über die Ursache der Funktionsstörung. Nekrosen, die von Zelluntergängen bis zur beidseitigen Rindennekrose reichen können, sind nur in etwa 20% nachweisbar. Versuche, das A.N.V. durch mechanische Verlegung der Tubuli infolge Kompression oder Verstopfung zu erklären, können weitgehend als widerlegt angesehen werden (597).

Wahrscheinlich handelt es sich in der Genese um ein Ursachengefüge, in dem der Zirkulationsstörung eine zentrale Bedeutung zukommt.

Messungen der renalen Durchblutung während des akuten Nierenversagens beim Menschen zeigten eine Verminderung auf

²/₃ bis ⅓ gegenüber der Norm (94, 595, 640). Dabei ist die kortikale Durchblutung am stärksten eingeschränkt. Diese *Minderdurchblutung* allein reicht jedoch nicht aus, die Funktionseinschränkung voll zu erklären. Man nimmt an, daß es vielleicht durch die Minderdurchblutung, gemeinsam mit durch die Grundkrankheit anfallenden *endogenen Toxinen*, zu einer Funktionsstörung der Tubuli kommt. *Exogene Gifte* können ebenfalls die Tubulusfunktion beträchtlich stören. Durch eine Hemmung des aktiven Natriumtransportes steigt die intratubuläre Natriumkonzentration besonders im frühdistalen Tubulus im Bereich der Macula densa an. Unter physiologischen Bedingungen findet sich hier eine gegenüber dem Plasma verminderte Natriumkonzentration (79, 781).

In Mikropunktionsversuchen an der Ratte fanden Thurau und Schnermann (901), daß eine Annäherung der Natriumkonzentration im Bereich der Macula densa an die des Plasmas zum Sistieren der Filtration des entsprechenden Glomerulums führt. Sie folgerten daraus, daß eine lokale Freisetzung von Renin im juxtaglomerulären Apparat zu einer Vasokonstriktion des zugehörigen Vas afferens führt (900). Ein Anstieg der Natriumkonzentration im Bereich der Macula densa aller Nephren beim akuten Nierenversagen könnte auf gleiche Weise eine erhebliche Verminderung des Glomerulumfiltrates bewirken. Dabei bliebe offen, ob es sich um einen physiologischen Schutzmechanismus gegen exzessiven und in kurzer Zeit tödlichen Natriumverlust handelt – oder ob es durch die Störung des Natriumauswärtstransportes aus der Zelle zu einem intrazellulären Anstieg der Natriumkonzentration in den Tubuluszellen kommt und auf diese Weise der oben beschriebene Mechanismus in Gang gesetzt wird (707).

Eine fast in allen Fällen nachweisbare geringe Diurese zeigt, daß die Filtration nicht völlig zum Erliegen kommt. Nach Tierversuchen scheint es möglich, daß ein Teil des verminderten glomerulären Filtrates aus den geschädigten Tubuli zurückdiffundiert (285). Klinisch folgt der initialen Schädigungsphase die Reparationsphase, die in der Regel durch drei Stadien gekennzeichnet ist.

1. Schädigungsphase
2. Reparationsphase
   a) Oligo-anurisches Stadium
   b) Polyurisches Stadium
   c) Normurisches Stadium

Die Dauer und Intensität der Schädigungsphase ist bei vielen Kranken nicht sicher zu bestimmen. Bei vorgeschädigten Nieren scheint eine geringere Noxe als bei gesunden Nieren ein A.N.V. auslösen zu können.

Das *oligurische Stadium* kann unmittelbar nach der Schädigung oder mit einer Latenzzeit von 1 bis 2 Tagen eintreten, auch wenn die Ursache der Funktionsbeeinträchtigung bereits behoben ist. Die Dauer der oligurischen Phase beträgt im Mittel 8 bis 12 Tage. Dabei spricht man von Oligurie, wenn die Diurese unter 500 ml, und von Anurie, wenn sie unter 100 ml/Tag absinkt (734). In letzter Zeit haben wir bei schwerst geschädigten Kranken wesentlich längere anurische Perioden bis über 2 Monate und anschließende völlige Restitution der Nierenfunktion beobachtet (433). Das längste bisher beschriebene oligurische Stadium betrug 9 Monate (596). Die Ursache der unterschiedlich langen, sich oft über Monate erstreckenden Reparationsphasen ist noch unklar. Wichtig erscheint, darauf hinzuweisen, daß etwa 15% der Fälle mit akutem Nierenversagen primär mit einer normalen oder gar erhöhten Harnausscheidung einhergehen *(primär norm- oder polyurisches Nierenversagen)*.

Bei unkompliziertem A.N.V. steigt die *Harnstoffkonzentration* im Serum um etwa 50 bis 60 mg%/Tag an (1034). Dabei bleibt der Quotient Harnstoff/Kreatinin, der im Mittel etwa 19 beträgt, nahezu konstant (95, 788). Bei Fieber und anderen Erkrankungen mit vermehrtem Katabolismus steigt die Harnstoffkonzentration im Plasma wesentlich rascher an. Erkennbar ist dies an einem beträchtlich erhöhten *Harnstoff/Kreatinin-Quotienten*. Nur bei schweren Lebererkrankungen mit herabgesetzter Harnstoffsynthese ist der Quotient vermindert (701, 190). Neben Harnstoff und Kreatinin kommt es aber auch zum Anstieg von Kreatin, Harnsäure, Indikan, Guanidinen, Phenolen und anderen Substanzen. Etwa 10% der Rest-N-Erhöhung sind durch bisher nicht identifizierte Substanzen bedingt. Fast immer kommt es mit dem Anstieg der harnpflichtigen Substanzen zum Abfall der Bikarbonatkonzentration und zum Anstieg der anorganischen Säuren. Häufig wird auch ein lebensbedrohlicher Anstieg der Kalium- und Magnesiumkonzentration im Serum beobachtet. Die Kalziumkonzentration im Plasma sinkt in der Regel ab. Die Natriumkonzentration wird häufig im unteren Normbereich gefunden. Durch extrarenale Elektrolyt- und Flüssigkeitsverluste und Infusionstherapie kann das Verhalten der Elektrolyte von dieser Regel abweichen.

3. Pathogenese der Symptome

In den ersten Tagen kann das A. N. V., sieht man von der meist verminderten Urinausscheidung ab, symptomlos verlaufen. Relativ selten werden durch eine vermehrte *Kapselspannung* ziehende Beschwerden in der Nierengegend angegeben. Die später auftretenden *„urämischen Symptome"* sind von Fall zu Fall stark wechselnd und lassen sich oft nicht von den Symptomen der Grundkrankheit trennen. Zusätzlich bestehen oft noch starke Wechselbeziehungen zwischen den einzelnen Organen. Dabei kann leicht ein *Circulus vitiosus* auftreten, der für die Prognose des Kranken ausschlaggebend ist. Wegen der zentralen Bedeutung dieser Vorgänge für die Diagnostik und Therapie soll dies anhand eines Beispiels näher erläutert werden.

Die häufig konsekutiv zur Oligurie auftretende Überwässerung kann über eine Flüssigkeitslunge („fluid lung") zur verminderten Sauerstoffaufnahme führen. Durch eine Hypervolämie mit nachfolgender Linksherzinsuffizienz kann die „fluid lung" noch verstärkt werden. Die Hypoxydose kann nun zu einer weiteren kardialen Schädigung mit vermindertem Herzzeitvolumen führen. Der O_2-Mangel in der Peripherie bewirkt über einen vermehrten Laktatanfall eine Azidose. Die Azidose führt ihrerseits und über den Anstieg des Serum-Kaliums zu einer zunehmenden Verschlechterung der kardialen Situation. Alle diese Vorgänge können sich auf die Erscheinungen der Grundkrankheit, z.B. den Schock, addierend oder gar potenzierend aufpfropfen. Schließlich läßt sich nicht mehr sicher erkennen, welche Symptome der Grundkrankheit und welche dem A.N.V. zuzuordnen sind.

Wie der Verlauf bei anfänglich unkompliziertem akuten Nierenversagen zeigte, lassen sich bestimmte hämatologische Befunde und Veränderungen an Kreislauf, Herz, Lunge, Intestinaltrakt und Nervensystem allein oder vorwiegend auf den Ausfall der Nierenfunktion zurückführen. Nachfolgend sollen deshalb die wichtigsten Veränderungen an diesen Organen besprochen werden (Tab. 78: zwischen Seite 492/493).

I. Pulmonale Veränderungen

Bei nahezu der Hälfte aller Kranken mit A. N. V. können akute Lungenveränderungen nachgewiesen werden (10, 64). Dabei konnte bisher eine Abhängigkeit vom Grad der Azotämie nicht beobachtet werden. Mit wenigen Ausnahmen lassen sich die Veränderungen auf einen *vermehrten Flüssigkeitsgehalt* der Lungen oder *entzündliche Veränderungen* zurückführen. Nicht selten kommt es zum gleichzeitigen Auftreten beider. Bei der *Flüssigkeitslunge* („fluid lung") handelt es sich um interstitielle Wassereinlagerungen. Im Frühstadium, vor dem Auftreten röntgenologischer Veränderungen, ist oft nur eine Diffusionsstörung oder eine Verminderung des pO_2 erkennbar (794). Ohne klinisch erkennbare Atemfunktionsstörung und physikalischen Befund über den Lungen kann das Röntgenbild die charakteristischen Veränderungen einer „fluid lung" mit perihilärer, schmetterlingsartiger Lungenverdichtung zeigen (754). Klinische Zeichen der „fluid lung" sind Atemnot und ein quälender Reizhusten. Auskultatorisch läßt sich auch dann noch kein krankhafter Befund erheben. Pathogenetisch spielt die Überwässerung hierbei die führende Rolle. Linksherzinsuffizienz, Hypoproteinämie und möglicherweise auch die Azotämie können als begünstigende Faktoren angeführt werden. Erst wenn bei Linksinsuffizienz der pulmonale Kapillar-Druck den kolloidosmotischen Druck (rd. 25 mm Hg) übersteigt, kommt es zum *Lungenödem*. „Fluid lung" und Lungenödem sind häufig die Wegbereiter für eine *Bronchopneumonie*. Auf die Gefahr einer Pilzinfektion, besonders nach längerer Antibiotikatherapie, muß beim akuten Nierenversagen besonders hingewiesen werden. Hinweise sind Soor in der Mundhöhle, Schluckbeschwerden, Pilze im Sputum.

Bluthusten bei anurisch verlaufender Glomerulonephritis soll an ein *Goodpasture-Syndrom* denken lassen (297, 733). Recht häufig läßt sich bei genauer Auskultation eine urämische *Pleuritis* nachweisen, die jedoch nur selten subjektive Beschwerden bereitet. Veränderungen von Atemfrequenz, -rhythmus und -tiefe in Form der Großen Biot'schen, Kußmaul'schen und Cheyne-Stokes'schen Atmung sind bei Azidose zu beobachten.

II. Kreislauf

Kollaps und Schock sind wesentlich häufiger auf die Grundkrankheit als auf das A.N.V. zurückzuführen. Es kann jedoch ein Blutdruckabfall durch folgende Faktoren herbeigeführt oder verstärkt werden:

1. Hypovolämie:
   a) urämische Blutung,
   b) urämisches Erbrechen und Durchfälle,
   c) Polyurie,
   d) Permeabilitätsstörung mit Flüssigkeitsverlagerung.

2. *Beeinflussung des Gefäßtonus:*
   a) Hyponatriämie,
   b) Hypo- und Hyperkaliämie,
   c) Hirnödem,
   d) Azidose,
   e) Azotämie.

3. Bluthochdruck:

Leichte, meist nur kurze Zeit anhaltende Blutdruckanstiege werden im Verlauf eines A.N.V. recht häufig beobachtet. Die Ursachen sind meist eine Hypervolämie und/oder Hypernatriämie. Bleibt der Blutdruck auch nach Beseitigung dieser Störungen stark erhöht, liegt in der Regel ein präexistenter Nierenschaden vor. Eine kaum zu beeinflussende Blutdruckerhöhung wurde bei beidseitiger Nierenarterienthrombose beobachtet (829).

III. Kardiale Veränderungen

Sie lassen sich bei mehr als der Hälfte aller Kranken mit A.N.V. nachweisen. In etwa ⅓ der Fälle werden sie klinisch relevant (64a). In diesen Zahlen sind Herzinsuffizienz, elektrokardiographische Veränderungen und Perikarditis enthalten. Die *Ursachen der Herzinsuffizienz* sind mannigfaltig und nicht immer klar voneinander zu trennen. Initialer Schock, Hypervolämie, Hypoxämie, Hypotonie, Azidose, Elektrolytstörungen, toxische Schädigungen, Überdigitalisierung, Inanition, nach Traumen eine Contusio cordis und selten, auch septische Metastasen können die Ursachen hierfür sein. Auf die Gefahr der Hyperkaliämie mit Herzstillstand in der Diastole sei hier besonders hingewiesen. Ob und in welchem Umfang die Azotämie für die Herzmuskelschädigung verantwortlich ist, konnte bisher nicht eindeutig geklärt werden. Bei Überwässerung ist das Herz röntgenologisch häufig nach links verbreitert und kann sich unter Flüssigkeitsentzug rasch wieder in seiner Größe normalisieren (260, 369).

Elektrokardiographische Störungen ließen sich bei unseren Kranken mit A.N.V. in 70% der Fälle nachweisen (Erregungsrückbildung 58%, Rhythmusstörungen 15%, Linksherzbelastung 8%, Zeichen der Perikarditis 3%). Die Häufigkeit der urämischen *Perikarditis* wurde früher beim A.N.V. mit bis zu 18% angegeben (928). Unter rechtzeitiger Dialysebehandlung liegt diese Zahl zwischen 1 und 3%. Meist handelt es sich um eine Pericarditis sicca ohne schwere klinische Erscheinungen. Nur selten lassen sich röntgenologisch Ergüsse nachweisen. Häufiger sind Perikarditiden bei chronischer Niereninsuffizienz zu beobachten. Dabei kommt es nicht selten zum *Hämoperikard* mit Herzbeuteltamponade (Blutdruckabfall, Einflußstauung, leise Herztöne usw.). Ohne sofortige Perikardfensterung oder Perikardektomie verlaufen diese Zustände auch bei wiederholter Perikardpunktion meist tödlich.

IV. Gastrointestinale Veränderungen
Symptomatik

Urämischer Foetor	Erbrechen
Trockener Mund	Bluterbrechen
Durst	Kaffeesatzerbrechen
Zungenbrennen	Teerstuhl
Substernaler Schmerz	Blutstuhl
Schluckbeschwerden	Obstipation
Appetitlosigkeit	Diarrhoe
Singultus	Paralytischer Ileus
Übelkeit	Akutes Abdomen

Pathologisch-anatomische Veränderungen

Entzündliche Veränderungen, Ulzerationen, Ulkusblutungen und diffuse Schleimhautblutungen in allen Darmabschnitten, Ulzerationen und Blutungen bevorzugt im unteren Ösophagus, Magen und Duodenum. Paralytischer Ileus, Pankreatitis.

Selbst überwässerte Patienten haben oft, durch Mundatmung und verminderten Speichelfluß bedingt, eine trockene Mundschleimhaut, die ein lästiges *Durstgefühl* hervorrufen kann. Nekrosen und Beläge lassen sich jedoch durch sorgfältige Mundpflege weitgehend vermeiden. Auch ohne Antibiotika-Behandlung läßt sich häufig ein *Soor* nachweisen. Urämisches *Erbrechen* tritt nur bei hohen Retentionswerten auf und verschwindet rasch mit Besserung der Azotämie.

Wässrige *Durchfälle* werden gelegentlich auch bei autoptisch völlig unauffälliger Darmschleimhaut und Fehlen von pathogenen Keimen im Stuhl beobachtet. Beim Abgang von größeren Schleimhautfetzen besteht der dringende Verdacht auf eine Staphylokokken-Enteritis, die wegen ihrer hohen Letalität sofort antibiotisch behandelt werden muß. Die urämische *Peritonitis*, die mit heftigen Schmerzen einhergehen kann, bereitet differential/diagnostische Schwierigkeiten in der Abgrenzung zum akuten Abdomen anderer Genese. Die Diagnose kann nur durch das rasche Schwinden der Erscheinung unter der Dialysebehandlung gesichert werden.

Eine der gefährlichsten Komplikationen des A.N.V. ist die *intestinale Blutung*. Sie kann durch die Grundkrankheit und wahrscheinlich auch durch die Azotämie ausgelöst werden. Gehäuft haben wir intestinale Blutungen bei Kranken, die gleichzeitig beatmet werden mußten, beobachtet. Bei 20 Kranken, die an einer intestinalen Blutung starben, fanden sich in 16 Fällen Ulzera (5 × Magen, 5 × Duodenum, 2 × Ösophagus, 1 × Zökum, 10 × multiple Ulzera) und in den übrigen Fällen eine Schleimhautpurpura (455). Notgastroskopie und Kontrastmittelaustritt bei der Angiographie ermöglichen vor notwendigen chirurgischen Interventionen häufig die Unterscheidung zwischen blutendem Ulkus und Schleimhautpurpura. Ätiologisch werden für die intestinalen Veränderungen drei Faktoren angeschuldigt:

1. Schleimhautirritation durch nicht näher definierte Urämiegifte.
2. Vermehrte Ammoniakkonzentration im Darmlumen durch Anstieg der Harnstoffkonzentration in den Darmsekreten.
3. Infektion durch vorher physiologische Darmsaprophyten (788).

V. Zentralnervöse und neuromuskuläre Veränderungen

Kopfschmerzen, Erbrechen, Meningismus, Einschränkung des Bewußtseins bis Bewußtlosigkeit, epileptiforme Krämpfe, Atem- und Kreislaufregulationsstörungen, selten auch Hypertonie, können einzeln oder kombiniert in stark unterschiedlicher Ausprägung beim *Hirnödem* im Rahmen eines A.N.V. auftreten. Überwässerung, Hypernatriämie und wahrscheinlich auf die Azotämie zurückzuführende Permeabilitätsstörungen zwischen Blut und Liquor sind die wichtigsten Ursachen für die Entwicklung des Hirnödems. Eine Stauungspapille läßt sich meist erst nach mehrtägigem Bestehen des Hirnödems nachweisen. Wird die Natriumkonzentration im Plasma bei Hypernatriämie zu rasch normalisiert, kann es zu einem bedrohlichen, ja tödlich verlaufenden Hirnödem kommen. Autoptisch finden sich dabei häufig punktförmige Blutungen in Stammhirn und Medulla. Die Natriumkonzentration im Liquor steigt, wenn auch verzögert, mit der Natriumkonzentration im Plasma an. Wird das Plasmanatrium rasch normalisiert, entsteht ein Natriumgradient über die Blut-Liquor-

Schranke mit Flüssigkeitseinstrom in den Liquorraum. Das meist dominierende Ödem des Großhirns drückt auf das Tentorium und bewirkt dadurch die Blutungen in Stammhirn und Medulla. Durch bessere Bilanzierungen im Wasser- und Elektrolythaushalt und frühzeitigere Dialysebehandlung werden diese Erscheinungen heute beim A.N.V. nur noch selten beobachtet.

Durch den Aufbau eines Harnstoffgradienten zwischen Blut und Liquor unter der Dialysebehandlung und konsekutiver Wasserverlagerung steigt der Liquordruck ebenfalls an (828). Regelmäßig lassen sich dabei elektroenzephalographische Veränderungen nachweisen (46), während klinische Erscheinungen des gesteigerten Hirndrucks, auch *Dialysedysäquilibrium-Syndrom* genannt, nur gelegentlich auftreten (471, 747). Nach neurochirurgischen Eingriffen, Schädel-Hirntraumen und bei vorwiegend vaskulärer Enzephalopathie kann das Dialysedisäquilibrium-Syndrom bedrohliche Ausmaße annehmen.

Neuromuskuläre Alterationen mit Muskelzuckungen, Muskelkrämpfen, Muskelschwäche und Parästhesien lassen sich in erster Linie auf Störungen im Wasser und Elektrolythaushalt zurückführen.

VI. Hämatologische Veränderungen

Fast regelmäßig tritt beim A.N.V. auch ohne Blutung eine Anämie auf, die durch eine rasch eintretende, in ihrer Ursache noch weitgehend unklare Hämolyse und durch verminderte Neubildung aufgrund eines weitgehenden Ausfalls des erythropoetischen Systems bedingt ist (294, 469). Ohne zusätzlichen Blutverlust kommt es jedoch meist nicht zu einer transfusionsbedürftigen O_2-Transportinsuffizienz. Die Leukozytenzahlen können auch ohne Infektion auf 10–20000/mm^3 ansteigen. Dabei findet sich eine Aktivierung der Granulopoiese im Knochenmark (716). Dies sollte bei der differentialdiagnostischen Bewertung der Leukozytose besonders berücksichtigt werden. Ob die Reaktionsfähigkeit der Lymphozyten in gleicher Weise wie bei der chronischen Niereninsuffizienz beeinträchtigt wird (757), ist zur Zeit noch unklar. Die vorwiegend bei hohen Retentionswerten auftretenden *Störungen der Hämostase* sind recht komplex und können auf thrombozytäre, plasmatische und vaskuläre Störungen zurückgeführt werden. Die Freisetzungsstörung des Thrombozytenfaktors 3 und die dadurch bedingte Aggregationshemmung der Thrombozyten

Tab. 78. Organkomplikationen bei A.N.V.

Organ	Veränderung	Klinischer Befund Symptome	Laborbefunde	Röntgenbefunde und EKG	Ursachen	Prophylaxe	Therapie
Pulmo	Flüssigkeitslunge (fluid lung)	Pulmo physikalisch ohne Befund	pO₂ ↓	perihiläre Verdichtungen	Überwässerung	Genaue Flüssigkeitsbilanzierung	Entwässerung
	Lungenödem	Symmetrisch feuchte RGs	pO₂ ↓ pCO₂ ↑	wolkige periphere Verschattungen	Überwässerung und Linksherzinsuffizienz	Genaue Flüssigkeitsbilanzierung + Blutdrucksenkung + Digitalisierung	Entwässerung und Überdruckbeatmung, Digitalisierung, Blutdrucksenkung
	Pneumonie	Umschriebener physik. Befund	pO₂ ↓ pCO₂ ↑	Infiltrationen	Ursachen des Lungenödems + Immunosuppression + Infektion	Infektionsprophylaxe	Antibiotika – hochdosiert!
	Pilzinfektion	Soorbefall der Mundhöhle, Schluckbeschwerden	Pilze im Sputum Candida KBR ↑	Pulmo uncharakteristisch, oft typische Veränderungen am Ösophagus	Immunosuppression + Antibiotika	Fungostatika per os	Fungostatika per os, durch Inhalation und i.v.
	Goodpasture-Syndrom	Bluthusten	Hämosiderin im Sputum	oft flüchtige, vorwiegend basale Herdschatten	immunologisch		Versuch einer immunosuppressiven Therapie, Heparinisierung, evtl. beidseit. Nephrektomie und Transplantation
Kreislauf	Kollaps (Schock)		Venendruck ↓		Hypovolämie (Blutungen, Flüssigkeitsverluste, Hyponatriämie, Hypokaliämie, Hyperkaliämie, Azidose, Hypoxydose)	Genaue Flüssigkeits- u. Elektrolytbilanz. Normalisierung des Blutvolumens. Azidosebehandlung, prophylaktische Dialyse	Volumen- + Elektrolytsubstitution, Schockbehandlung
	Hypertonie		(Blutvolumen ↑) (Venendruck ↑) (Hypernatriämie)	Herzschatten oft vergrößert	Überwässerung Hypernatriämie Präexistenter Nierenschaden, Nierenarterienthrombose	Rechtzeitige Erkennung einer Überwässerung genaue Elektrolytbilanz Cave: physiol. Kochsalzlösung!	Entwässerung, evtl. langsamer Natriumentzug Hypotensive Therapie (Bei Nierenarterienthrombose: fibrinolytische Behandlung oder Operation)
Herz	Herzinsuffizienz			Herzschatten verbreitert. Senkung der ST-Strecke. Bei Hyperkaliämie pseudonormales T Beginnen meist mit Extrasystolen verschiedenen Ursprungs	Überwässerung Hyperkaliämie Azidose, Azotämie	Flüssigkeits- + Elektrolytbilanzierung Digitalisierung unter Beachtung der veränderten Pharmakokinetik!	Strophantin: *nicht* verwenden Digoxin: Erhaltungsdosis auf 50% vermindern Digitoxin: annähernd normal dosieren
	Rhythmusstörungen		Elektrolytstörungen, besonders des Kaliums		Vorwiegend Kaliumverteilungsstörung (Azidose), Strophanthin- bzw. Digitalisüberdosierung	Vermeiden einer Azidose. Normalisierung der Kaliumkonzentration	Bikarbonat oder THAM. Bei Hyperkaliämie Gaben von Ca⁺⁺, Na⁺ und Kunstharz-Ionenaustauschern Bei Hypokaliämie Kalium. Bei Digitalisierung Kaliumgabe auch bei Normokaliämie, Phenhydan, Peritonealdialyse; wenn Hämodialyse erforderlich regionale Heparinisierung!
	Perikarditis	Lautes Reiben über Sternum u. Lingula des li. Lungenlappens		Kein typischer Rö-Befund. ST-Hebung	Azotämie, besonders Harnsäure-Retention(?)	Prophylaktische Dialyse	
	Herzbeutelerguß	Leise Herztöne Einflußstauung		Oft nicht von einer Herzdilatation zu unterscheiden. Am ehesten noch durch Kymogramm. Fast nie Zeltform!	Perikarditis + urämische Blutung + Heparinisierung	Prophylaktische Dialyse	Zur Entlastung Herzbeutelpunktion, bei hämorrhagischem Erguß sofort Perikardfensterung oder Perikardektomie anschließen!
Gastrointestinaltrakt	Diarrhoe	wäßrig-schleimige Stühle	K⁺ ↓, bakteriologischen Befund beachten!	Zeichen der Elektrolytstörung	Azotämie, Antibiotika, bes. gefährlich Staphylokokken-Enteritis	Prophylaktische Dialyse	Gezielte Antibiotikagabe evtl. Paromomycin oder Neomycinsulfat. Symptomatisch Reasec, Opium, Kohle oder Kieselsäure
	Peritonitis – paralytischer Ileus	Schmerzhaft aufgetriebener Leib, selten Fieber	Bei Peritonealdialyse trübes Dialysat mit viel Leukozyten	Spiegelbildung	Grundleiden Exogene Gifte Azotämie Peritonealdialyse	Bei Giften, Darmdesinfektion, prophylaktische Dialyse. Große Sorgfalt bei der Peritonealdialyse! Bei Ileus keine Peritonealdialyse beginnen – Perforationsgefahr!	Antibiotika, Prostigmin u. Bepanthen-Infusionen, evtl. Operation. Bei urämischer Peritonitis rasche Besserung allein nach Dialyse. Tritt die Peritonitis unter einer Peritonealdialyse auf, mit Antibiotikazusatz weiter dialysieren.
	Blutungen	Kollaps u. Schock, Kaffeesatzerbrechen, Teerstühle, Blutstühle	Hkt- oder Hb-Abfall	Kontrastmittelaustritt bei Angiographie	Schock, Beatmung, Azotämie, Heparinisierung	Gabe von Antazida Prophylaktische Dialyse	Antazida, (Hämostyptika), Blut, Peritonealdialyse, falls Hämodialyse unumgänglich regionale Heparinisierung, nach Gastroskopie oder Angiographie evtl. Operation.
ZNS	Hirnödem	Muskelzuckungen (auch durch Elektrolytstörungen), Meningismus, Bewußtseinstrübung, eklamptische Zustände, Koma	Liquor zeigt wenig Veränderungen, Druck erhöht, Stauungspapille erst nach Tagen erkennbar	Schädel o. B.	Überwässerung Permeabilitätsstörung durch Azotämie, Hypoxydose, Hypernatriämie, Hypertonie	Flüssigkeits- u. Elektrolytbilanzierung Prophylaktische Dialyse, langsame Senkung hoher Harnstoffkonzentrationen im Plasma (Vermeidung eines Disäquilibriums), Hypernatriämie langsam ausgleichen, Blutdrucksenkung	Entwässerung durch Furosemid, Häufige kurzzeitige Dialysen. Cave: Osmotisch wirkende Substanzen bei Ausscheidungsstörung! Bei Eklampsie Barbiturate, Phenytoin (Epanutin, Phenhydan), Diazepam (Valium)
Blut (Erythrozyten) (Leukozyten)	Anämie	Kann Blutungen vortäuschen und Hämokonzentration verschleiern Kann als Zeichen einer Infektion fehlgedeutet werden	Hb ↓, Hkt ↓, Ery ↓		Hämolyse ↑ Erythropoiese ↓	Prophylaktische Dialyse	(Nur wenn klinisch indiziert) Transfusionen
	oft Leukozytose		Leuko oft 10–20000		unbekannt		
Hämostase	Blutungen	Petechiale bis profuse Blutungen	Thrombozytenfunktionsstörung, seltener Thrombopenie, plasmatische Gerinnungsstörungen – Summationseffekt, vaskuläre Störungen		Azotämie (Guanidinbernsteinsäure?)	Prophylaktische Dialyse (Abtrennung einer Verbrauchskoagulopathie durch die Grundkrankheit!)	Peritonealdialyse; falls Hämodialyse unumgänglich, regionale Heparinisierung

wird vorwiegend auf eine Erhöhung der Guanidin-Bernsteinsäure im Plasma zurückgeführt (113, 425). Der Energiestoffwechsel der Thrombozyten kann durch Harnstoff unmittelbar gehemmt werden (779). Nicht in allen Fällen einheitlich können die verschiedenen Gerinnungsfaktoren vermindert sein, es werden auch thrombin- und thromboplastinhemmende Faktoren gefunden (304). Eine vermehrte lokale und systematische Fibrinolyse sowie eine erhöhte Kapillarfragilität wurden ebenfalls beschrieben (509).

Die *Prognose* des akuten Nierenversagens hat sich mit Einführung der Dialysebehandlung grundlegend geändert. Die Niereninsuffizienz *per se* sollte heute nicht mehr Todesursache sein.

Trotz verbesserter Behandlungsbedingungen ist es in den letzten Jahren an verschiedenen Dialysezentren zu einem *Anstieg der Letalität* beim akuten Nierenversagen gekommen (382). Die Ursachen hierfür sind in folgenden Faktoren zu suchen:

1. Durch die Schockprophylaxe ist die Zahl der unkomplizierten akuten Nierenversagen zurückgegangen.
2. Durch Osmotherapie und Saluretikagabe gelingt es, mehr akute Nierenversagen konservativ zu behandeln.
3. Ein Teil der unkomplizierten Fälle wird außerhalb der Zentren mit Peritonealdialyse behandelt.
4. Gynäkologische Komplikationen, besonders nach Aborten, die eine gute Prognose aufwiesen, sind erfreulicherweise zurückgegangen.
5. Die Zahl der schweren Verletzungen und großen operativen Eingriffe hat ständig zugenommen.
6. Durch die Intensivpflegebehandlung kommen heute mehr Kranke in ein akutes Nierenversagen, die füher bereits vorher gestorben wären.

B. Diagnostische Hinweise

Der Rückgang der Diurese ist mit Ausnahme weniger Fälle das früheste Symptom eines A.N.V. Dieses an sich leicht erkennbare Zeichen wird in der täglichen Praxis nicht selten übersehen. Auch vom bewußtseinsklaren Kranken wird die Abnahme der Harnausscheidung meist nicht wahrgenommen. Besonders schwierig ist die Quantifizierung der Diurese beim Säugling und Kleinkind. Aus diesem Grunde sollte, wie heute auf den meisten Wach- und Intensivpflegestationen bereits routinemäßig geübt, bei den nachfolgenden Krankheiten die Harnausscheidung quantitativ erfaßt werden:

Bei Kollaps und Schock, Traumen, Verbrennungen, Operationen, komplizierten Geburten und Aborten, kardio-pulmonalen Erkrankungen, Lebererkrankungen (sog. Hepatorenales Syndrom), Pankreatitis, Ileus, Peritonitis, Gastroenteritis, Sepsis, Sanarelli-Shwartzman-Phänomen, Vergiftungen.
In etwa 15% der Fälle kommt es nicht zum Abfall der Diurese. Es sollte deshalb bei schweren Erkrankungen neben der Harnausscheidung auch zweimal wöchentlich Harnstoff oder Rest-N bestimmt werden. Ist die Diagnose oder Verdachtsdiagnose A.N.V. gestellt, sollten für die Differentialdiagnostik, die Therapie und auch zur Information der evtl. weiterbehandelnden Klinik folgende Befunde zur Verfügung stehen:

1. Klinische Befunde:

   Bewußtseinszustand, Meningismus, Reflexe, Krampfneigung, Feuchtigkeit der Haut und der Schleimhäute, insbesondere der Hautfalten, Ödeme, Ergüsse, Temperaturen, engmaschig registrierter Blutdruck, Venendruck, Atmung, Puls, Hinweise auf innere Blutungen (Teerstuhl, blutiger Magensaft). Blut- und Flüssigkeitsverluste sollten möglichst gemessen oder zumindest geschätzt werden.

2. Laborbefunde:

   Urin: Status, spezifisches Gewicht, Natrium, Harnstoff. Bei unklaren Krankheitsbildern sofort Urin für evtl. Giftnachweis asservieren.
   Blut: Blutbild mit Hämatokrit, Harnstoff, (Rest-N), Kreatinin, Natrium, Kalium, (Kalzium), Säure-Basen-Status (Alkalireserve), Blutzucker, Amylase, SGOT, SGPT, Gesamteiweiß, Osmolalität.
   Ekg.
   Röntgen: Thorax, Nierenschichtaufnahmen.
   Bei etwa 50% unserer Kranken wurde zwar die Diagnose „Akutes Nierenversagen" (A.N.V.) anhand der Oligurie oder Azotämie gestellt, die Genese blieb dabei jedoch offen oder unklar.

Differentialdiagnostisch müssen dann voneinander getrennt werden
a) Funktionelle Oligurie
b) Prärenal bedingtes A.N.V.
c) Renales A.N.V.
d) Postrenales A.N.V.
e) Chronische Niereninsuffizienz

a) Funktionelle Oligurie
(funktionelle Niereninsuffizienz oder funktionelle Azotämie)
Klinisch: Exsikkose

Laborbefunde:

Urin: Spez. Gew. > 1025, Osmolalität > 1000 mosm., Na < 30 mval/l, Harnstoff > 1 g%, Eiweiß neg. bis (+), Sediment unauffällig (799), Urin-Harnstoff/Plasma-Harnstoff = U/P urea > 10

Blut: HKT ↑, Gesamteiweiß ↑, niedriges Kreatinin, sehr hoher Harnstoff/Kreatinin-Quotient

Diagnose ex juvantibus, Diureseanstieg nach Flüssigkeitszufuhr.
Zwischen funktioneller Oligurie und A.N.V. gibt es fließende Übergänge.

b) Prärenal bedingtes A.N.V. (zirkulatorisches A.N.V., A.N.V. im engeren Sinne)
Klinisch: jeder Hydratationszustand möglich

Laborbefunde:

Urin: Spez. Gew. < 1015, Osmolalität < 600 mosm/l, Natrium > 35 mval/l, Harnstoff < 1 g%
Urin-Harnstoff-/Plasma-Harnstoff = U/P urea < 5, Eiweiß < 1 g/Tag, Sed.: Ery und Leuko in unterschiedlicher Zahl (691, 799).

Die Oligurie eines A.N.V. läßt sich nicht durch Flüssigkeitszufuhr durchbrechen. Gelegentlich gelingt es mit Mannit und häufig mit Furosemid (Lasix), die Oligurie meist ohne Anstieg der Harnstoffausscheidung in eine Norm- oder Polyurie überzuführen.

c) Renales A.N.V.

α) Pyelonephritis:
Anamnese: Dysurische Beschwerden, Zustand nach urologischem Eingriff

Klinisch: Schmerzen in den Nierenlagern, Schüttelfrost, Fieber
Urin: Massenhaft Leukozyten, Bakterien, Leukozytenzylinder, Pyurie

β) Akute und rasch progrediente (perakute) Glomerulonephritiden:
Anamnese: Vorausgegangener Infekt, Angina, schon längere Zeit bestehendes Krankheitsgefühl
Klinisch: blasse, pastöse Haut, Ödeme, erhöhter Blutdruck (häufig Männer im 2. und 3. Lebensjahrzehnt)
Urin: Proteinurie +++ (auch bei Nierenvenenthrombose)
Sediment: Massenhaft Erythrozyten, Ery-Zylinder (auch bei Niereninfarkt und Nierenarterienthrombose)
Röntgenologisch: Großer Nierenschatten
Zur Sicherung der Diagnose meist Nierenbiopsie erforderlich. Bei Verdacht auf Nierenarterien- und Nierenvenenthrombose Angiographie!

d) Postrenales A.N.V.

Gynäkologische Erkrankungen, gynäk. Operationen, urologische Erkrankungen/Operationen
Klinisch: Komplette Anurie – „trockene Blase"
(volle Blase bei Veränderungen im Bereich der Prostata und Harnröhre)

e) Chronische Niereninsuffizienz

Eine chronische Niereninsuffizienz wird häufig erst im Stadium der dekompensierten Retention erkannt und ist dann schwer von einem A.N.V. zu trennen.
Klinisch: Nicht selten schwere neurologische Erscheinungen, Perikarditis, älterer Fundus hypertonicus, exzessiver Hypertonus.
Urin: Unterscheidet sich meist nicht wesentlich vom prärenal bedingten A.N.V.
Blut: Ausgeprägte Anämie, hoher Kreatininwert.
Röntgenologisch: Kleine Nierenschatten!

Eine retrograde Diagnostik ist bei Anurie wegen der Infektionsgefahr nur dann indiziert, wenn ein begründeter Verdacht auf ein postrenales A.N.V. besteht.

Für den routinemäßigen Ausschluß einer Azotämie, insbesondere im Nacht- und Notdienst, ergeben die Harnstoffbestimmungen mit dem Urastrat-Teststreifen und dem Azostix ausreichend genaue Werte. Beachtet werden muß dabei nur, daß die obere Anzeigegrenze für Urastrat bei 160 mg% und für Azostix bei 130 mg% Harnstoff liegt! (512).

C. u. D. Sofortmaßnahmen — Intensivtherapie

1. Behandlung der Grundkrankheit und ihrer Komplikationen
2. Schockbehandlung
3. Behandlung der Exsikkose
4. Elektrolytsubstitution
5. Behandlung der Oligurie
6. Behandlung der Überwässerung
7. Behandlung der Azidose
8. Behandlung der Hyperkaliämie
9. Behandlung einer hypertonen Krise
10. Rechtzeitige Verlegung zur Dialyse

Zu 1. Bei richtiger Behandlung des A.N.V. ist die Letalität fast ausschließlich durch die *Grundkrankheit* und ihre Komplikationen bedingt. Röntgen- und Kurzwellenbestrahlungen, Grenzstrangblockade oder gar Nierendekapsulation sind beim A.N.V. wirkungslos und verschlechtern oft nur die Ausgangssituation.

Zu 2. Die *Schockbehandlung* wird auf Seite 222 eingehend besprochen. Die Auffüllung des Kreislaufes sollte wegen der langen Halbwertszeit mit hochmolekularem Dextran erfolgen. Gelatinelösungen mit einer nur kurzen Verweilzeit im Kreislauf führen bei Oligurie leicht zur Überwässerung und sollten nur bei gleichzeitig bestehender Exsikkose verwandt werden, wenn der Flüssigkeitsaustritt in das Interstitium erwünscht ist und Plasmaexpander nur die interstitielle Exsikkose verstärken würden.

Niedermolekulares Dextran (Rheomacrodex) sollte nur zur *Verbesserung der Mikrozirkulation* in der initialen Schockbehandlung gegeben werden (maximal 500 ml). *Rheomacrodex ist kein Plasmaersatzmittel!* Größere Mengen von Rheomacrodex können ein Nierenversagen verstärken oder auslösen (237, 289). Polyvinylpyrrolidon-Lösungen (Periston-N) sind heute obsolet. Sie sind schon gar nicht geeignet, Rest-N-Substanzen aus dem Körper zu entfernen! Bei vermindertem Gesamteiweiß, etwa bei Verbrennungen, muß Albumin substituiert werden, auch wenn es dabei zum rascheren Harnstoffanstieg kommt. Es muß dann notfalls früher mit der Dialysebehandlung begonnen werden. Besteht gleichzeitig eine Anämie, ist Vollblut vorzuziehen, da das Risiko einer Hepatitis bei Plasma und bei Vollblut etwa gleich groß ist. Die Frage der routinemäßigen Fibrinolyse und/oder *Heparinbehandlung des Schocks* ist zur Zeit noch nicht entschieden. Bei einer Verbrauchskoagulopathie (Sanarelli-Shwartzman-Äquivalent) kann der frühzeitige Beginn dieser Behandlung lebensrettend und für die Prognose der oft durch Rindennekrose geschädigten Nieren entscheidend sein (Einzelheiten der Therapie s. S. 201).

Zu 3. *Behandlung der Exsikkose:* Ist die Kreislaufsituation trotz leicht erniedrigten Blutdrucks stabil, reicht die alleinige *Flüssigkeitszufuhr* per os oder intravenös aus. Die Zusammensetzung der Infusionen muß sich nach der Art der Flüssigkeitsverluste und nach der Elektrolytkonzentration im Serum richten. Bis zum Vorliegen der Elektrolytwerte i. S. empfiehlt sich eine Infusion mit $2/3$ Glukose und $1/3$ 0,9%iger Kochsalzlösung. Steht die Kreislaufsituation zu Beginn der Behandlung im Vordergrund, so sind zunächst Plasmaersatzstoffe (Gelatinelösungen) zu infundieren.

Zu 4. Siehe *Wasser- und Elektrolythaushalt* (S. 438 ff.).

Zu 5. Die funktionelle *Oligurie* spricht sofort auf Flüssigkeitszufuhr an und verschwindet sukzessive mit Beseitigung der Exsikkose. Die etwa $2/3$ osmotisch freies Wasser enthaltenden Infusionslösungen werden zum Teil heute noch fälschlicherweise als „Nierenstarterlösungen" (Zusatzbezeichnung „NS") angeboten. *Beim A.N.V.* müssen eine Exsikkose und Elektrolytstörungen ebenfalls ausgeglichen werden. Jeder darüber hinausgehende Versuch, die Nierenfunktion durch Infusionen wieder zu „starten", ist nicht nur vergeblich, sondern auch wegen der Gefahr der Überwässerung gefährlich!

Ein Behandlungsversuch mit Hydergin (1 mg s.c. oder i.m.), das im Schock eine günstige vasodilatatorische Wirkung besitzt, oder mit Xanthinpräparaten (z.B. Euphyllin mehrfach täglich 0,12 g i.v. oder 1,0 g in einer Dauertropfinfusion über 12 Stunden), die im Experiment die Durchblutung der gesunden Niere steigern (269), wird zum Teil empfohlen. Wir haben beim A.N.V. von dieser Behandlung keinen wesentlichen Effekt gesehen.
Im Frühstadium des prärenal bedingten A.N.V. gelingt es mit *Mannit*, in manchen Fällen die Oligurie und gelegentlich auch das A.N.V. zu durchbrechen und die Azotämie zum Rückgang zu bringen.

Dosierung:
100–200 ml 20%ige Mannitlösung innerhalb von 30 min infundieren (0,4 g Mannit/kg Körpergewicht). Steigt nach dieser Probedosis die Diurese in den nächsten 2 Stunden auf über 1 ml/min an, so kann Mannit in Abhängigkeit zur Diurese weitergegeben werden. Die Gesamtdosis sollte jedoch nicht mehr als 500 ml/24 Stunden betragen.

Bei überwässerten Kranken und Patienten mit Hypertonie ist Mannit wegen der Gefahr der akuten Hypervolämie und den daraus resultierenden Komplikationen kontraindiziert. Schließlich sei noch erwähnt, daß durch Mannit selbst ein akutes Nierenversagen ausgelöst oder zumindest verstärkt werden kann (875). Bleibt Mannit wirkungslos oder ist Mannit kontraindiziert, kann noch durch hohe Furosemiddosen (Lasix) die Oligurie, manchmal auch das A.N.V. durchbrochen werden (118). Hohe Dosen von Lasix dürfen erst dann angewendet werden, wenn man sich überzeugt hat, daß keine funktionelle Oligurie vorliegt. Vor Anwendung von Lasix sollte auch stets eine Exiskkose oder Hyponatriämie beseitigt sein.

Dosierung: Initial 100–250 mg Lasix intravenös, dann Dauerinfusion mit 250–750 mg in 100 ml Kochsalzlösung direkt oder im Seitenanschluß zu anderen Infusionen. Infusionsgeschwindigkeit in Abhängigkeit zur einsetzenden Diurese! (Fällt in Zuckerlösungen aus.)
Setzt nach 1000 mg Lasix die Diurese nicht ein, kann die Dosis auf 2000 mg/Tag erhöht werden. Auch in den nachfolgenden Tagen kann Lasix in Dosen von 500–1000 mg weitergegeben werden.

Eine zu rasche Infusion sollte wegen der möglichen passageren Innenohrschädigung vermieden werden.

In unserem Krankengut ist unter der hochdosierten Furosemidbehandlung die Zahl der polyurischen Nierenversagen von 12 auf 57% angestiegen (250). Die Harnstoffausscheidung konnte in den meisten Fällen jedoch nur unbedeutend erhöht werden. In letzter Zeit haben wir beim A.N.V. die Mannitbehandlung völlig zugunsten der Furosemidtherapie aufgegeben. Sowohl die Mannit - als auch die Furosemidtherapie sollte nur unter strengster Bilanzierung von Wasser und Elektrolyten erfolgen und nur von in dieser Therapie erfahrenen Ärzten durchgeführt werden (250, 749).

Zu 6. Die konservative Behandlung der *Überwässerung* deckt sich weitgehend mit der Furosemidbehandlung der Oligurie. Mit Sorbit per os (50 bis 100 g/Tag und mehr) gelingt es eine Diarrhoe zur Entwässerung zu provozieren. Die Ultrafiltration durch Dialyse ist dieser den Kranken stark belästigenden Behandlung fast immer vorzuziehen.

Zu 7. Die physiologisch adäquate Behandlung der *Azidose* erfolgt mit Natriumbikarbonat. Nur bei bestehender oder drohender Hypernatriämie sollten THAM oder Trispuffer verwendet werden.

Dosierung:

mval Puffer $\cong$ neg. Base-Excess $\times$ kg Körpergewicht $\times$ 0,3 *oder*
mval Puffer $\cong$ (St.-Bikarb.$_{(Soll)}$ - St. Bikarb.$_{(Ist)}$) $\times$ kg KG $\times$ 0,3

Zu 8. Bei klinisch oder nach den elektrokardiographischen Befunden bedrohlicher *Hyperkaliämie* ist unter fortlaufender Ekg-Kontrolle folgende Therapie zu empfehlen:

1. Gabe von 10–30 ml 10%iger Kalziumglukonat-Lösung oder 10–30 ml 10%iger Kochsalzlösung langsam i.v. (ein rascherer Wirkungseintritt erfolgt bei der Verwendung von $CaCl_2$).
2. Insulin-Glukose-Tropf (1 Einheit Altinsulin auf 3–4 g Glukose); etwa 20 g Glukose/Std. Die Therapie ist nur so lange wirksam, wie der Tropf läuft.
3. Gabe von natriumbeladenen Kunstharz-Ionenaustauschern (Resonium A), 20 g per os in 100 ml H_2O aufgeschwemmt und 20 g in 200 ml physiologischer Kochsalzlösung als Klysma. Bei Kaliumwerten über 6 mval/l Serum oder rasch ansteigenden Kaliumwerten ohne akut bedrohliche Erscheinungen reicht

die alleinige Gabe von Kunstharz-Ionenaustauschern (20–40 g per os oder als Klysma) aus. Dabei wird etwa durch 1 g Austauscher 1 mval Kalium aus dem Körper entfernt. Zu beachten ist, daß gelegentlich auch ein Abfall des Serum-Kalziums eintritt. Kranke mit Hypernatriämie sollten nur kalziumbeschickte Ionenaustauscher (Calcium-Serdolit) bekommen. Selten ist der Kaliumanfall so stark, daß *allein* zur Beseitigung der Hyperkaliämie eine zusätzliche Dialysebehandlung erforderlich wird.

Zu 9. *Behandlung hypertoner Krisen:*

a) bei Hypervolämie entwässern

b) Zufuhr von Flüssigkeit und Natrium stoppen

c) Medikamentös: Reserpin (Serpasil), mit ½ mg i.v. beginnen, bei ausbleibendem Effekt langsam bis 2 mg steigern. Zu rasche Steigerung kann zu einem unerwünscht starken Blutdruckabfall führen.
Äthylester des l-α-Methyldopa-Chlorid (Presinol – Amp. 5 ml = 0,25 g) 1–3 mal täglich langsam i.v.. Iproveratril (Isoptin) in einer Infusion bis zu 5 mg/Std. infundieren. Durch Variation der Tropfenzahl läßt sich in manchen Fällen der Blutdruck auf einen bestimmten Wert einstellen.
Diazoxid (Hypertonalum) 10–20 ml (150–300 mg) rasch i.v. injizieren; kann 3–4 mal tgl. wiederholt werden.

In bis dahin therapierefraktären Fällen Natriumnitroprussid (40–80 mg) in 5%iger Glukose-Lösung; nur wenige Tage im Kühlschrank haltbar! In einer Dosierung von 0,06 bis 0,6 mg/min mit Dosiergerät applizieren (955). Die Infusion sollte nur in große Blutgefäße erfolgen.

d) Digitalisierung: Dosierung bei Niereninsuffizienz (S. 512) beachten.

e) Bei Nierenarterienthrombose, fibrinolytische Behandlung (876) oder operative Intervention.

Zu 10. Die *Urämie* als Todesursache beim A.N.V. zu beseitigen, gelingt nur bei rechtzeitigem Dialysebeginn. Schreiner (1961) zeigte deutlich, daß die Überlebenschancen beim A.N.V. eng mit der Höhe des Harnstoffs vor Beginn der Dialysebehandlung korrelieren (788). Aus diesem Grunde muß die Forderung Teschans

(887) nach prophylaktischer Dialysebehandlung immer wieder unterstützt werden. Prophylaktische Dialyse heißt Dialysebeginn bei einem Harnstoffwert im Serum von etwa 200 mg% oder besser darunter. Dies ist jedoch nur bei einer rechtzeitigen Überweisung an eine Dialysestation möglich. Mit Stellung der Diagnose A.N.V. sollte sofort Kontakt mit dem für die Dialyse zuständigen Ärzten des eigenen Krankenhauses oder der auswärtigen Klinik aufgenommen werden. Nur so kann der Kranke rechtzeitig übernommen und behandelt werden.

D. Spezielle Intensivtherapie

Therapieschema
1. Allgemeine Maßnahmen
2. Flüssigkeitsbilanz
3. Ernährung
4. Anabolika
5. Dialysebehandlung
6. Behandlung in der polyurischen Phase
7. Pharmakokinetik bei Niereninsuffizienz

Zu 1. *Allgemeine Maßnahmen:*

Wegen ihrer Grundkrankheit bedürfen die meisten Kranken mit A.N.V. der Intensivpflege. An dieser Stelle sollen einige Besonderheiten bei der Behandlung des A.N.V. erörtert werden.

Dauerkatheter: Bei bewußtseinsklaren Kranken, die spontan urinieren können, und bei Kranken mit hochgradiger Oligurie sollte wegen der Infektionsgefahr kein Dauerkatheter gelegt werden. Der Beginn der Diurese ist bei nicht orientierten Kranken am ersten spontanen Urinabgang oder an der vollen Blase zu erkennen. In unklaren Fällen empfiehlt sich die wiederholte Katheterisierung in ein- bis zweitägigem Abstand unter höchstmöglicher Sterilität. Bei allen nicht kooperativen Patienten ist bei erhaltener Diurese das Einlegen eines Dauerkatheters zur Bilanzierung erforderlich.

Intestinale Blutungen: Die intestinale Blutung ist beim A.N.V. eine besonders schwere Komplikation und bedarf besonderer prophylaktischer und therapeutischer Maßnahmen:
a) Frühzeitige Prophylaxe durch Gabe von Antazida in zweistündigem Abstand.
b) Bei Blutungen die Retentionswerte am besten durch Peritonealdialyse niedrig halten.
c) Gabe von Topostasin. Diese sollte nur in Kombination mit Natriumbikarbonat erfolgen, da Thrombin im sauren Milieu des Magensaftes sofort inaktiviert wird und die eigene Pufferung des Präparates oft nicht ausreicht. Eine positive Wirkung ist dann fraglich. Eine Gefahr besteht in der Bildung von größeren Blutkoagula im Magen, die die Kontraktion des Magens beeinträchtigen können.
d) Die intestinalen Blutungen führen beim Abbau des Blutes zu einem beträchtlichen Harnstoff- und Kaliumanstieg. Zur rascheren Elimination des Blutes empfiehlt sich Paraffinöl per os oder Magensonde. Zur Hemmung des bakteriellen Abbaus Neomycin (Bykomycin) 35–60 mg/kg Körpergewicht per os oder durch Magensonde in 6 Einzeldosen pro Tag (Gefahr der zusätzlichen Nierenschädigung!) oder Paromomycin (Humatin) 35–60 mg/kg pro Tag per os oder auch Magensonde in 6 Einzeldosen.
e) Bei nachgewiesener Ulkusblutung (s. S. 545) bleiben als Ultima ratio die Übernähung und Vagotomie bzw. $^2/_3$-Resektion des Magens. Durch diese Maßnahmen konnte die Letalität der intestinalen Blutungen gesenkt werden (455).

Die spezielle Behandlung anderer Organkomplikationen ist in Tab. 78 aufgeführt.

Zu 2. *Flüssigkeitsbilanz*

Zur Beachtung:

„Fehler" bei der Flüssigkeits- und Elektrolytzufuhr werden von der suffizienten Niere in weiten Bereichen wieder ausgeglichen.
Fehler in der Bilanzierung bei Niereninsuffizienz können nicht mehr ausgeglichen werden und können für den Kranken fatale Folgen haben!

Bluemle et al. (65) fanden durch ausführliche Studien der Wasserbilanz beim A.N.V., daß der anurische Kranke etwa 550 ± 100 ml Wasser verliert.

Perspiratio insensibilis	— 981 ± 141 ml/24 Std.
Oxydationswasser	+ 303 ± 30 ml/24 Std.
Endogen freigesetztes Wasser	+ 124 + 75 ml/24 Std.
	— 554 ± 104 ml/24 Std.

Die für den Kranken *tolerable Wassermenge* errechnet sich aus:

Wasserverlust	550 ± 100	ml
+ Diurese	+ a	ml
+ Wund- und Darmsekret	+ b	ml

Das Wasser in Infusionen und Nahrungsmitteln ist in dieser Flüssigkeitsmenge eingeschlossen. (Siehe auch Kapitel Wasser/Elektrolythaushalt, S. 468.)
Die Flüssigkeitsbilanz sollte möglichst durch tägliches Wiegen kontrolliert werden. Wegen des Abbaus an körpereigenen Substanzen, der auch bei optimaler Kalorienzufuhr noch auftritt, sollte eine tägliche Gewichtsreduktion von etwa 200 g angestrebt werden. Wird dies nicht erreicht, kommt es auch bei Gewichtskonstanz zur Überwässerung.

Zu 3. *Parenterale Ernährung*

Die parenterale Ernährung hat beim A.N.V. einige Besonderheiten, die hier unabhängig von den allgemeinen Erörterungen (s. S. 473) besprochen werden sollen. Wegen der Retention von Eiweißmetaboliten und des Anfalls von ~2 mval Kalium beim Abbau von 1 g Eiweiß ist die Hemmung des Katabolismus von größerer Bedeutung als bei anderen Erkrankungen. Durch etwa 250 g Glukose pro 1,73 m² Körperoberfläche (100 g sind wirkungslos) (1123) gelingt es, den Harnstoffanfall beträchtlich zu reduzieren (685, 693, 890). Die Gesamtkalorienzufuhr sollte mindestens 2000 kcal/24 Std. betragen (Tab. 79). Bei dieser Glukosemenge und Kalorienzufuhr hat auch die Gabe von etwa 30–50 g l-Aminosäuren täglich, entsprechend der Roos'schen Formel, zu keinem wesentlich stärkeren Harnstoffanstieg geführt als alleinige Kohlenhydratzufuhr.

Merke: Bei Anurie ist es selbst bei Verwendung von 40%iger Glukose unmöglich, 2000 Kalorien in der erlaubten Flüssigkeitsmenge zuzuführen. Die geringste Flüssigkeitsmenge, die dabei für eine adäquate Ernährung eines etwa 70 kg schweren Menschen nötig ist, beträgt etwa 1100 ml.

Tab. 79. Flüssigkeits-, eiweiß- und kaliumarme Sondennahrung bei Anurie (nach Erika Röder, Diätassistentin).

g	Nahrungsmittel	E	F	KH	K (mg)	Na (mg)	kcal
300	Sahne	6,60	90,0	8,70	234	84	900
60	Butter	0,48	50,1	0,18	10	2	466
10	Mondamin	0,9	0,3	7,4	12	–	38
100	Malto-Dextrin 19	–	–	97,00	2	126	400
120	Ei	15,50	13,4	0,84	176	173	200
590		23,48	153,8	114,12	434 (11,1 mval)	385	2004

600 ml 40%ige Glukose = 240 g Glukose =	1000 kcal
500 ml 20%iges Intralipid =	1100 kcal
1100 ml	2100 kcal

(Die Infusion von hochprozentiger Glukose darf nur unter Zusatz von 0,2 ml Heparin/500 ml langsam in große Venen erfolgen).

Bei völliger Anurie bedeutet das, daß täglich 600 bis 700 ml mehr Flüssigkeit als zur Erhaltung eines Flüssigkeitsgleichgewichtes erforderlich sind, zugeführt werden müssen. Gelingt es nicht, durch hochdosierte Furosemidtherapie einen Diureseanstieg zu erreichen, so muß die überschüssige Flüssigkeitsmenge durch Ultrafiltration bei der Dialyse entfernt werden. Darf mehr Flüssigkeit zugeführt werden, ist die Glukosekonzentration zu erniedrigen. Den Elektrolytverlusten entsprechend muß der Glukoselösung Na, K, Cl und HCO_3, am besten aus Stammlösungen von 1 mval/ml, zugesetzt werden (s. auch S. 468 ff.).

Zu 4. Die Gabe von *Anabolika* wird heute allgemein empfohlen. Allerdings haben Bestimmungen des Harnstoffanfalles beim A.N.V. nur einen geringen, nicht in allen Fällen nachweisbaren Effekt gezeigt (719) (z. B. Dianabol täglich 25 mg; Durabolin zweitägig 50 mg; Depot-Primobalon wöchentlich 100 mg).

Zu 5. *Peritoneal- und Hämodialyse sind gleichwertige Behandlungsmethoden, die jeweils unter bestimmten Indikationen zur Anwendung kommen sollten.*

Tab. 80. Differentialindikationen zur Peritoneal- und Hämodialyse.

Peritonealdialyse		Hämodialyse	
nur	bevorzugt	nur	bevorzugt
Heparinallergie	Hämorrhagische Diathese	Verletzungen des Bauchraumes	Operation im Bauchraum
Fehlender Gefäßzugang	Starke Überwässerungen	Intraperitonealer Abszeß oder lokale Peritonitis	Ileus (Perforationsgefahr)
	Unverträglichkeit von Fremdblut	Große Hernien	Ausgedehnte Verwachsungen im Bauchraum
	Kleinkinder		Pulmonale Insuffizienz (nicht durch Überwässerung)
			Hyperkatabolismus Hypoproteinämie
			Fortgeschrittene Schwangerschaft

Keinesfalls darf die Peritonealdialyse als eine Behandlungsmethode zweiter Wahl angesehen werden. Im Gegensatz zur Hämodialyse kann sie heute (nach entsprechender Ausbildung!) in den meisten Kliniken zur Anwendung gelangen, während die Hämodialyse bestimmten Zentren vorbehalten ist. Sind bei der Peritonealdialyse Schwierigkeiten zu erwarten oder treten sie unter der Behandlung auf, so sollte die rasche Verlegung in ein Dialyse-Zentrum erfolgen.

Peritonealdialyse

Die Elimination harnpflichtiger Substanzen und der Austausch von Elektrolyten erfolgt bei der Peritonealdialyse (P.D.) wesentlich langsamer als bei der Hämodialyse (H.D.). Die *Dialysance* (ein Maß, das etwa der renalen Clearance entspricht) liegt für Harnstoff bei einem Durchlauf von 2–4 l/Std. etwa zwischen 20 und 25 ml/min (69), die der Hämodialyse in Abhängigkeit vom verwendeten Dialysator zwischen 80 und etwa 150 ml/min. Wasser kann jedoch mittels Peritonealdialyse dem Körper wesentlich rascher als durch die Hämodialyse entzogen werden.

a) Prinzipien der Peritonealdialyse

Für die Steuerung des Flüssigkeits- und Kaliumentzugs sowie für die Behandlung der Hypernatriämie und/oder Hypertonie (Lösung H oder HT) können heute verschiedene handelsübliche Lösungen verwendet werden.

Tab. 81. Lösungen für Peritonealdialyse. (K) = kaliumhaltig.

Lösung	I (K) mval/l	g/l	II (K) mval/l	g/l	H (K) mval/l	g/l
Na	140,5		140,5		128,0	
K	(4)		(4)		(4)	
Ca	3,5		3,5		2,7	
Mg	1,5		1,5		1,5	
Cl	101,0		101,0		88,5	
Lactat oder (Acetat)	44,5		44,5		37,5	
Glukose		15,0		70,0		15,0
mmol/l	372,0		676,5		345,8	

(Hersteller: B. Braun Melsungen, Dr. E. Fresenius KG., J. Pfrimmer & Co.)

Durch Zugabe von Elektrolytkonzentraten, besonders von KCl, können die Lösungen den individuellen Erfordernissen angepaßt werden. Um die Ultrafiltration (Wasserentzug) im Einzelfall besser steuern zu können, empfiehlt es sich, die Lösungen I und II nach Bedarf zu mischen. Der Durchsatz pro Stunde sollte 4 l nicht übersteigen. Bei größeren Mengen steigen die Kosten unproportional zu der geringen Effektivitätssteigerung an. Die einzelne Bauchfüllung sollte beim Erwachsenen etwa 2 l, beim Kind je nach Größe 300–1 000 ml (830) betragen. Auch bei pulmonaler Insuffizienz sollte man insbesondere wegen der Beeinträchtigung der Ventilation in den basalen Lungenabschnitten weniger Spülflüssigkeit ins Peritoneum einlaufen lassen. Nach Beseitigung einer „fluid lung" als Ursache der Ateminsuffizienz kann die Flüssigkeitsmenge erhöht werden. Der Eiweißverlust bei der Peritonealdialyse muß mit etwa 0,2 bis 0,3 g/l angesetzt werden. Eine Verletzung des Bauchraumes beim Einlegen des Katheters erfordert eine sofortige chirurgische Intervention. Kommt es unter der

Dialysebehandlung zu peritonitischen Erscheinungen und zur Trübung sowie Leukozytenvermehrung im Dialysat, sollte die Dialyse unter Zusatz von Antibiotika zur Spülflüssigkeit und allgemeiner Antibiotikabehandlung weiter durchgeführt werden.

b) Durchführung der Peritonealdialyse:

(1) Besteck:

Spritze und Nadeln für Lokalanästhesie
Spritze zum Durchspülen des Katheters
200-ml-Spritze mit Dreiwegehahn und Verres-Nadel zum Anlegen des Pneumoperitoneums
Stichskalpell
Chirurgische Pinzette
2 Moskitoklemmen
2 Kocherklemmen
1 Trokar, dessen Innendurchmesser dem Durchmesser des Peritonealkatheters entspricht
1 Nadelhalter mit Nadeln
Sterile Tücher, Kittel und Handschuhe
Getrennt von diesem Besteck, sterile Einmal-Innenstilettkatheter mit Anschlußstücken
Beutel mit 1000 ml CO_2

(2) Gerät mit Einmalsystem:

Einliterflaschen werden wegen ihrer umständlichen Handhabung und der Gefahr einer bakteriellen Kontamination kaum noch gebraucht. Es werden heute fast ausschließlich Zehnliterbehälter mit Dosierbeuteln und Überleitungsgeräten verwendet, die die Handhabung der P. D. wesentlich erleichtern (831). Für ihre Handhabung werden je nach Ausmaß der Automatisierung recht unterschiedliche Geräte angeboten (Peritostativ, Peritokomb, Fa. Dr. E. Fresenius K. G., und Peritonium, Peritomat, B. Braun Melsungen).

(3) Einlegen des Peritonealkatheters:

Zur Beachtung: Vor Beginn muß ein venöser Zugang geschaffen werden!

Der Kranke wird flach, vorübergehend mit hochgestelltem Fußende, im Bett gelagert, der Bauch rasiert und die Haut mehrfach abgewaschen und desinfiziert. Meist etwa 3 Querfinger unterhalb des Nabels in der Medianlinie oder an den für die Aszitespunktion typischen Stellen wird eine bis zum Peritoneum reichende Lokalanästhesie gesetzt. Danach wird an dieser Stelle mit der Verres-Nadel ein Pneumoperitoneum mit etwa 600 ml CO_2 angelegt, um die Gefahr einer Darmperforation, die ohne Pneu etwa 0,5% beträgt, zu verringern. Durch die Kopftieflagerung sinken die Darmschlingen nach hinten oben zurück. Es wird dabei auch das Aufsteigen von CO_2 unter das Zwerchfell, das dem Kranken oft Beschwerden verursacht, vermieden. Kohlendioxyd hat gegenüber Luft oder Lachgas den Vorteil, sich sofort in der Spülflüssigkeit zu lösen. Der kapillare Spaltraum zwischen den Darmschlingen bleibt dadurch erhalten und die Serosaoberfläche kann maximal für die Dialyse ausgenutzt werden. Luft im Peritonealraum würde zur Spiegelbildung führen und damit den Dialyseeffekt verringern. Mit dem Stichskalpell wird die Haut soweit gespalten, daß der Peritonealkatheter eben eingeführt werden kann. Man drückt nun mit dem im Katheter liegenden Stilet die Bauchdecke etwas nach dorsal und fordert den kooperativen Kranken auf, kräftig wie zum Stuhlgang zu pressen. Dabei schiebt sich meist die Bauchwand über den Katheter. Kann der Patient nicht pressen, muß der Katheter vorsichtig durch die Bauchwand hindurchgeführt werden. Nach der Perforation des Peritoneums wird das Stilett gezogen und der Katheter in Richtung auf das kleine Becken vorgeschoben. Anstelle des Stiletts kann man auch einen Trokar verwenden. Die Haut wird anschließend mit Neomycin besprayt, die Wunde mit Platten abgedeckt und der Katheter mit Pflasterzügeln an der Haut fixiert. Das bereits vorbereitete System wird sofort angeschlossen. Ist das ausfließende Dialysat blutig, muß der Spülflüssigkeit zur Vermeidung von katheterverschließenden Gerinnseln Heparin (1 ml/10 l) zugesetzt werden. Der Abflußschlauch für das Dialysat muß tief am Bett fixiert werden und das Dialysat frei in das Auffanggefäß abfließen können. Schläuche, die in dem Gefäß liegen, werden stark bakteriell verunreinigt. Jedes Anheben des Ausflusses kann zum Rückstrom von Bakterien in Richtung auf das Peritoneum führen.

Hämodialyse

Zur Beachtung: Die Hämodialyse ist eine komplizierte Behandlungsmethode, deren Anwendung insbesondere beim akuten Nierenversagen langjährige Erfahrung und ein eingespieltes Team voraussetzt. Allein für das ständige Training des Personals rechnet man jährlich etwa 30 akute Fälle, die hämodialysiert werden müssen. Auf die theoretischen Erörterungen und die Besprechung der praktischen Durchführung muß im Rahmen dieses Buches verzichtet werden. Es sei an dieser Stelle auf einige Monographien, die sich mit diesem Gebiet ausführlich befassen, verwiesen (82, 263, 381, 382, 421, 947).

Zu 6. Das *polyurische Stadium* ist im Verlauf eines A.N.V. erreicht, wenn die Diurese im Anschluß an das oligurische Stadium 500 ml/die übersteigt. Die Diurese steigt für gewöhnlich rasch innerhalb von wenigen Tagen auf mehrere l/Tag an. Besonders hohe Harnmengen werden bei Überwässerung und Hypernatrie während der Oligurie und bei übermäßiger Flüssigkeitszufuhr im polyurischen Stadium beobachtet (883). Bei ausgewogener Bilanzierung übersteigt die Diurese selten 4–5 l/Tag. Nach etwa 8–14 Tagen kommt es zum allmählichen Rückgang der Diurese in das *normurische Stadium* der Reparationsphase. Unter der hochdosierten Lasix-Behandlung tritt das polyurische Stadium häufig früher ein. Ob die Reparationsphase dadurch abgekürzt werden kann, ist bisher noch unklar.

Therapeutisch ist während des Stadiums der Polyurie folgendes zu beachten:

a) Zu Beginn der Polyurie ist die Harnstoffkonzentration im Urin noch sehr niedrig. Es kommt also zunächst noch zum Anstieg der *Retentionswerte*, der eine weitere Dialysebehandlung in vielen Fällen erforderlich macht. Unmittelbar im Anschluß an die Dialyse wird nicht selten ein Diureserückgang beobachtet, der auf eine Harnstoff- und Natriumelimination sowie einen Wasserentzug durch Ultrafiltration zurückzuführen ist. Dieser Rückgang bedeutet keinesfalls eine Verschlechterung der Nierenfunktion durch die Dialyse.

b) *Die Natrium- und Kaliumkonzentration* im Harn ist während der Polyurie recht inkonstant und erfordert deshalb eine tägliche Bestimmung der Elektrolyte im Urin. Grob geschätzt kann mit etwa 60 mval Na und 25 mval K pro Liter Urin gerechnet werden. Ungenügende Flüssigkeits-, Natrium- und Kaliumsubstitution kann rasch über Exsikkose zu Kollaps und Schock führen. Die erforderliche rasche Umstellung von Flüssigkeits-, Kalium- und Natrium-Restriktion auf Flüssigkeits- und Elektrolytsubstitution zu Beginn der Polyurie kann beim Kranken und beim nicht mit diesen Problemen sonderlich vertrauten Pflegepersonal zu Schwierigkeiten führen. Die parenterale Flüssigkeits- und Elektrolytsubstitution sollte so bald wie möglich sukzessiv auf orale Zufuhr umgestellt werden.

c) Die Kranken in diesem Stadium sind meist durch die vorausgegangenen Ereignisse in ihrem *Allgemeinzustand* stark geschwächt, ihre *Infektresistenz* ist vermindert. Sie bedürfen deshalb auch weiterhin besonderer Infektionsprophylaxe und gegebenenfalls antibiotischer Behandlung. Dabei ist zu beachten, daß die Dosis der Antibiotika mit Besserung der Nierenfunktion wieder erhöht werden muß.

Zu 7. *Pharmakokinetik beim akuten Nierenversagen:*

Viele Pharmaka werden vorwiegend über die Nieren eliminiert. Mit dem Ausfall der Nierenfunktion steigt zwangsläufig die Konzentration dieser Stoffe oder ihrer normalerweise renal ausgeschiedenen Metaboliten im Plasma und Gewebe an, es sei denn, der Abbau und/oder die Ausscheidung über die Leber werden kompensatorisch erhöht. Erschwert wird die Situation unter der Dialysebehandlung dadurch, daß die retinierten Medikamente unterschiedlich schnell durch die Dialyse dem Körper wieder entzogen werden. Die üblichen Mengen können daher bei bestimmten Medikamenten zu bedrohlichen Überdosierungen führen. Eine adäquate Dosierung setzt die Kenntnis der Pharmakokinetik bei Niereninsuffizienz und unter der Dialysebehandlung voraus. Glykoside und Antibiotika sind bisher von allen Medikamenten am besten untersucht worden. Unsere Tab. 82 bezieht sich nur auf nahezu völlige Niereninsuffizienz. In der polyurischen Phase muß die Dosis entsprechend der Clearance wieder erhöht werden.

Tab. 82. Pharmakokinetik bei Niereninsuffizienz und unter der Dialysebehandlung.

Medikament	t/2 normal	t/2 Niereninsuffizienz	Dosis/Tag normal	Dosis/Tag Niereninsuffizienz	Elimin. d.Periton. Dialyse
Antibiotika					
Ampicillin	30'–60'	~ 8 h	3 (12^1)–24^2 g	1(5^1)–8^2	t/2 4h, 24h 1g zusätzl.
Carbenicillin	30'–60'	~ 8 h	12^1–40^2 g	1^1 –7^2 g	
Cephalotin	30'–90'	~ 5h	4 –20	2 –10 normale Dosierung möglich nur Cephalotin verwenden	
Cephaloridin	~ 3 h	~ 6 h			
Chloramphenicol	3,5–5 h	3,5–5 h	1 –2	1–2	
Colistin	1 –2 h	> 12 h	3 × 1		
Durenat			1	0,5 g	
Erythromycin	1– 2 h	5 h	1 –2 g	500 mg	
Gentamycin	~ 100'	5 h	80–120 mg	20–40 mg	
Kanamycin	4 h	4–5 Tage			
Nitrofurantoin					
Nalidixinsäure					
Penicillin G	30–60'	7–10 h		50% der Dosis	
Pyrrolidinomethyltetracyclin	6– 7 h	2–4 Tage	2 · 275 mg	0,135 g	
Streptomycin	2– 3 h	2–5 Tage	1–2 g	0,125–0,250 g	
Tetracyclin	~ 8 h	2–4 Tage	1–1,5 g	0,125–0,250 g	
Vancomycin	2– 4 h	Wochen	1–2 g	1 g/3 Wochen	
Glykoside			i.v.		
Digitoxin	197 h	227 h	0,125–0,25 mg	80–100%	
Digoxin	24–34 h	66–83 h	0,25–0,5 mg	40–50%	
Strophanthin	14–18 h	60–69 h	0,25–0,5 mg	30%	

Die mit den Indices 1 und 2 gekennzeichneten Dosen ergeben gleiche Blutspiegel.
(68, 81, 420, 510, 539, 545, 748, 841, 903.)

Elimin. d. Hämo-dialyse	Zeichen der Überdosierung	Bemerkungen
t/2 3h, 8h 1g zusätzl.	Übelkeit, Brechreiz, Durchfälle, wie bei allen Penicillinen	Häufig Exantheme Allergische Reaktionen (wird bei Niereninsuffizienz in der Leber abgebaut) (693) Bakteriolog. vom Cephalotin kein wesentl. Unterschied; andere Pharmakokinetik Agranulozytose möglich Nephrotoxisch, bei Niereninsuffizienz wenig sinnvoll
		Bei Niereninsuffizienz wenig untersucht
	Vestibularis-Schädigung Polyneuritis, Fieber, Gentamycin, Lungenfibrose	Bei Niereninsuffizienz wenig untersucht Kontraindiziert Bei A.N.V. unwirksam und kontraindiziert Bei A.N.V. unwirksam und kontraindiziert
wenig	Bei über 100 Mill. E im Körper Krampfneigung Leberschädigung, Knochenmarksschädigung Vestibularis- + Cochlearis-Schädigung Leberschädigung, Knochenmarksschädigung	 Erhöhter Katabolismus (539) (nicht bei Kindern verwenden) Wenig untersucht; nur bei Tbc indiziert Erhöhter Katabolismus (539) (nicht bei Kindern verwenden)
~ 1%	Rhythmusstörungen	Therapie *muß nicht* fortwährend der veränderten Clearance angepaßt werden
10–15%	Rhythmusstörungen	Therapie *muß* fortwährend der veränderten Clearance angepaßt werden
10–15%	Rhythmusstörungen	AV-Block schon bei $1/16$ mg Strophanthin tgl. (kontraindiziert)

E. Überwachung

Es muß zwischen der Überwachung außerhalb und während der Dialysebehandlung (hier nur Peritonealdialyse) unterschieden werden.

Tab. 83. Überwachung bei A.N.V.

Überwachung	Kontrollen (zeitl. Abstand)
Ekg, Puls, zentraler Venendruck, Atmung, Temperatur, arterieller Druck (blutig)	fortlaufend (Monitor)
Puls, arterieller Druck, Atmung (falls nicht mit dem Monitor möglich)	30 Minuten
Zentraler Venendruck	1 Stunde
Urinausscheidung (Ein- und Ausfuhrbilanz) bei Mannit oder Furosemid-Behandlung	2 Stunden
Serum-Kalium bei bedrohlicher Hyperkaliämie; Säure-Basen-Status bei Behandlung einer bedrohlichen Azidose oder Alkalose; Hkt oder Hb bei Blutungen oder Hämokonzentration, O_2 und pO_2 bei Beatmungsfällen, Temperatur	4 Stunden
Harnstoff bei erhöhtem Katabolismus und fragl. Indikation zur Dialysebehandlung; Na, K, Säure-Basen-Status bei Korrektur pathologischer Werte; Gewicht	12 Stunden
Flüssigkeits- und Elektrolytbilanz (Na und K in Serum, Urin, Wundsekreten, Darmsäften), Harnstoff, Kreatinin, Osmolalität, Ca, Säure-Basen-Status, (SGOT, SGPT, GLDH, Bilirubin bei Schockleber), Hb, Hkt, Leukozyten, Gewicht, Inspektion der Mundhöhle, Auskultation der Lungen und des Herzens, Beurteilung der Feuchtigkeit der Haut, neurolog. Untersuchungen, Rö-Thorax bei Behandlung eines Lungenödems oder „fluid lung"	24 Stunden

Tab. 83 (Fortsetzung)

Überwachung	Kontrollen (zeitl. Abstand)
BSG, Gesamteiweiß, Cl, Elektrophorese, Blutgruppe, Augenhintergrund, Rö-Thorax, Nieren-Schichtaufnahmen, urol. u. gynäk. Untersuchungen	einmalig oder in größeren Abständen
Bei der Peritonealdialyse zusätzlich:	
Flüssigkeitsein- und -auslauf, Farbe und Trübung des Peritonealdialysats, Summenbilanz	fortlaufend
Temperatur, klin. Befund des Abdomens, Gewicht bei Verwendung von Bettwaagen nach Auslauf des Peritonealdialysats	4 Stunden
Gesamteiweiß, Eiweiß im Peritonealdialysat	24 Stunden

F. Häufige Fehler

1. Zu späte Erkennung des A.N.V. durch Nichtbeachtung der Urinausscheidung oder versäumte Kontrolle der Retentionswerte.
2. Überwässerung („fluid lung", Lungenödem) beim Versuch, das Nierenversagen durch Flüssigkeitszufuhr (sog. „Nierenstarter") zu durchbrechen.
3. Fehlerhafte Anwendung von Mannit und Furosemid.
4. Zu späte Überweisung zur Dialysebehandlung nach zu langer konservativer Behandlung.
5. Versuche, durch Kurzwellen, Rö-Bestrahlung, Nierendekapsulation oder unwirksame Medikamente das A.N.V. zu durchbrechen.
6. Fehlerhafte Infusionsbehandlung und dadurch bedingte iatrogene Elektrolytstörungen.
7. Verlegung bei bedrohlicher Hyperkaliämie. Häufig Ursache für Tod auf dem Transport!
8. Anwendung von Dialyseverfahren ohne genügende Erfahrung oder Überwachungsmöglichkeiten.
9. Nicht indizierte retrograde Sondierung der Ureteren. Infektionsgefahr!

10. Ungenügende Albuminsubstitution bei der Peritonealdialyse.
11. Ungenügende Kalorienzufuhr und dadurch erhöhter Katabolismus.
12. Nichtbeachtung der veränderten Pharmakokinetik beim A.N.V. und der daraus resultierenden Überdosierung von Medikamenten.
13. Fehlerhafte Flüssigkeits- und Elektrolytsubstitution in der polyurischen Phase.
14. Zu frühe Entlassung aus der Intensivpflege während anhaltender Polyurie.

X. Blutungen*

X.1. Allgemeine (ubiquitäre) Blutungen

A. Pathophysiologie

Blutungen in leichter oder schwerer Form haben rd. 40% der Kranken in der inneren Medizin. In den operativen Fächern und in der Traumatologie ist die Zahl selbstverständlich noch höher. Bei schweren Blutungen drohen dem Kranken im wesentlichen 4 Gefahren, deren Vermeidung oder Behandlung vordringlich ist:

1. Keine oder nur vorübergehende Blutstillung;
2. Hypovolämischer Schock;
3. Anoxämische Schädigung von Geweben durch verminderte oder erythrozytenarme Perfusion;
4. Verdrängung oder Druckschädigung lebenswichtiger Organe.

Tab. 84 gibt nach Cazal (119) die vom Bau der Organe und von der Lokalisation der Blutung hergegebenen Möglichkeiten.

Blutungen nach außen (Haut, Schleimhäute) bringen gewöhnlich die geringsten Probleme, da sich das Ausmaß des Blutverlustes direkt beurteilen läßt, da ferner die örtliche Blutstillung – den allgemeinen Maßnahmen an Wirksamkeit immer überlegen! – leicht (oder doch: leichter) durchführen läßt.

Blutungen in Hohlräume mit Abfluß manifestieren meist frühzeitig die Blutung (Epistaxis, Hämoptoe, Hämatemesis, Darmblutungen, Hämaturie, Metrorrhagie u.a.). Schwieriger ist es, das Ausmaß des Blutverlustes zu beurteilen. Von den Ausscheidungen her wird durch die Beimischung von Körperflüssigkeit oder Sekret sowie durch die hohe Färbekraft des Hämoglobins das Ausmaß meist überschätzt, vor allem von Laien (Anamnese!).

Blutungen in Hohlräume ohne Abfluß sind viel schwerer und meist nur an indirekten Zeichen zu erkennen. Hier haben Angiographie und sichere Punktionstechniken (s.u.) entscheidende diagnosti-

* Bearbeitet von R. Gross

Tab. 84. Wichtige Blutungstypen. (Modifiz. n. Cazal, 1955.)

	Äußerlich	Lumen mit Abfluß	Lumen ohne Abfluß	Interstitiell
Kopf	Arterielle Blutungen	Nase, Zähne, Pharynx	Hirnblutung, Mening. Blutung	Weichteilhämatome
Hals	Blutg. aus Carotis Jugularis	Larynx		Hämatome
Brustkorb	Oberflächl. Blutungen	Hämoptysen, off. Hämothorax, Ösophagusvarizen	Hämoperikard, geschl. Hämothorax	Hauptgefäße an Herzbasis, Brustwandhämatome
Leib	Oberflächl. Blutungen	Magenblut., Darmblut., Hämorrhoid., Nieren-Blase, Uterus, Uterus postpart.	Hämoperiton aus: Milz, Leber, Pankreas, Extrauteringravidität	Große Gefäße retoropertion., Hämatome retroperiton.
Gliedmaßen	Arterielle u. venöse Blut.		Hämarthrosen	Muskelhämatame, Frakturen

sche Fortschritte gebracht. Gewöhnlich geht es nicht so sehr um den Blutverlust als solchen, sondern um Verdrängungs- und Kompressionserscheinungen (Pleura, Perikard, Hirnhäute!), um funktionelle oder entzündliche Folgen (Hämarthros, Hämatothorax!).

Blutungen in Weichteile sind selten vom Ausmaß her schwer, aber durch ihre Lokalisation besonders schmerzhaft. Eine Ausnahme machen (arteriosklerotische) Blutungen bei älteren Menschen, die zu Riesenhämatomen führen können.

Abb. 12 zeigt die Verteilung von über 3400 Blutungen im Krankengut einer medizinischen Universitätsklinik (303) auf die verschiedenen Organe (Größe der Kreise; verschiedene Lokalisationen sind getrennt aufgeführt.) Trotz wechselnder Schwerpunkte und Einzugsgebiete einzelner Kliniken und Abteilungen – die be-

X.1. Allgemeine (ubiquitäre) Blutungen

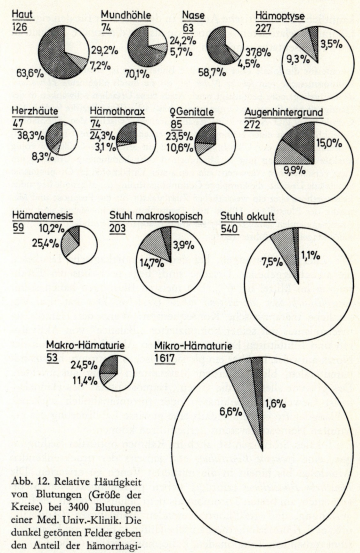

Abb. 12. Relative Häufigkeit von Blutungen (Größe der Kreise) bei 3400 Blutungen einer Med. Univ.-Klinik. Die dunkel getönten Felder geben den Anteil der hämorrhagischen Diathesen als Hauptblutungsursache, die einfach schraffierten Segmente den Anteil hämorrhagischer Diathesen als Teilursache an [Nach Gross (303).]

kanntlich jede statistische Angabe in der Literatur für den eigenen Gebrauch relativieren – können sie als für die Innere Medizin in etwa repräsentativ angesehen werden.

Gerade für die lokale oder allgemeine Blutstillung ist entscheidend, ob die Blutungsursache rein *lokaler Natur* ist, ob sie durch allgemeine *Hämostasedefekte* bedingt oder begünstigt wird. Auch diese Ursachen schwanken in der Häufigkeit von Organ zu Organ (weiße bzw. schraffierte Bezirke in Abb. 12). Gerade dabei gibt es aber keine scharfe Grenze: Zwischen den „spontanen" Gelenkblutungen einer Hämophilie ohne erkennbare äußere Ursache („Mikrotrauma") und der Ulkusblutung durch ein arrodiertes Gefäß bei völlig intakter Blutstillung gibt es Mischformen oder kombinierte Ursachen mit ganz verschiedenen Akzenten: Ein geplatzter Varixknoten im Ösophagus ist eine lokale Ursache, die komplexe Gerinnungsstörung der zugrunde liegenden Leberzirrhose aber ein wesentlicher Zusatzfaktor für die Prognose und Methodik der Blutstillung. Ulkus- und Tumorblutungen im Magen sind unter Antikoagulantien häufiger (68); sie können sogar zur Frühdiagnose organischer Magenleiden führen (808).

Die Zahl der Blutungen, bei denen hämorrhagische Diathesen die ausschlaggebende Ursache sind, liegt nach unseren Erfahrungen im Mittel bei 6%. Die meisten Blutungen haben somit *ausschließlich oder überwiegend lokale Ursachen*. Das hat u. a. wesentliche therapeutische Konsequenzen: Wenn der Hämostasemechanismus mit seiner komplizierten „Balance" von Aktivatoren und Inhibitoren keine wesentlichen Abweichungen von der Norm aufweist, ist über ein physiologisches Optimum hinaus mit parenteralen, blutungsfernen Maßnahmen wenig auszurichten. Das gilt vor allem für die vielen „Hämostyptika" des Handels – meist Gewebsthrombokinasen oder thrombinähnlich wirkende Schlangengifte –, die allenfalls eine gewisse Labilisierung des genannten Hämostasesystems herbeiführen können.

Bei lokalen Störungen ist, auch im Rahmen optimaler Bedingungen, eine *spontane Blutstillung* erst jenseits der drucksenkenden Arteriolen bis hinein in die mittleren Venen zu erwarten. Die *künstliche Blutstillung* erfordert neben gerinnungsaktiven Medikamenten, am besten Thrombin als dem Schlüsselenzym der Blutgerinnung, und gefäßkontrahierenden Maßnahmen (Adrenalin u. ä., evtl. Kälte) häufig mechanische Hilfen in Form von Kompressionsverbänden, Tamponaden, Ballonkompression (s. bei C).

Bei Blutungen aus großen und mittleren Arterien ist fast immer chirurgische Hilfe erforderlich (Unterbindung, Umstechung,

Elektrokoagulation, an Extremitäten bis zur endgültigen Versorgung, längstens aber für 2 h: Unterbrechung der arteriellen Durchblutung durch Staubinde oder Stauschlauch).
Auf der anderen Seite können langandauernde und immer wiederkehrende Blutungen den Hämostasemechanismus erschöpfen (z. B. in Form quantitativer und qualitativer Plättchenstörungen; mit der Bildung von Isoantikörpern gegen Plättchen oder Plasmafaktoren bei zahlreichen Bluttransfusionen oder bei Gaben von Blutderivaten).
Bei größeren Mengen von Plasmaexpandern (für Dextran z.B. über 20 ml/kg Körpergewicht in 24 h) kann das Aggregations- und Adhäsionsvermögen der Plättchen vermindert werden; auch ein vorbestehender Fibrinogenmangel kann kritische Ausmaße annehmen.

Störungen der Hämostase

Störungen der Hämostase können von den Blutgefäßen und vom Blut her bedingt sein, für das letztere durch:

1. Mangel an Plättchen- oder Gerinnungsfaktoren (Aktivatoren);
2. Gesteigerten Verbrauch von Plättchen und gerinnungsaktiven Proteinen;
3. Chemische, strukturelle oder funktionelle Störungen bei normaler Zahl oder Konzentration;
4. Überschuß von Inhibitoren (Hemmkörpern) oder (denaturierenden) proteolytischen Enzymen.
5. Immunreaktionen zwischen Antikörpern und Blutplättchen oder gerinnungswichtigen Plasmaproteinen.

Für die Intensivtherapie genügt eine praktische Gliederung in:

1. angeborene Defekte von Plasmaproteinen (Aktivatoren der Blutgerinnung);
2. Thrombozytopenien und Thrombozytopathien;
3. Erworbene Störungen durch Mangel, gesteigerten Verbrauch oder pathologische Proteolyse.

Zu 1. *Hereditäre Defekte:* In absoluter Zahl sind sie selten. So wird die klassische Hämophilie (A), die bei uns über 70% aller hereditären Gerinnungsdefekte und zugleich deren schwerste Form ausmacht, in der Bundesrepublik auf 1 : 10000 Einwohner (1 : 4450 Männer) geschätzt, davon bei ⅓ ohne erkennbare Familien-

anamnese (518). Andererseits verursachen diese Defekte häufige und schwere Blutungen, so daß sie auf Stationen für Intensivtherapie nicht selten sind. Auch hat die Hämophilie heute eine etwa normale Lebenserwartung, so daß die Häufigkeit der Indikationen zugenommen hat und gleichzeitig eine gewisse Verschiebung in den Behandlungsanlässen eingetreten ist (518). Im Erwachsenenalter treten zu den – gegenüber dem Kindesalter anteilmäßig zurückgehenden – spontanen Haut- und Gelenkblutungen Blutungen und besonders Nachblutungen nach Verletzungen, Operationen, anderen Erkrankungen (z. B. Ulkus).
Die hereditären Defekte betreffen meist nur einen Gerinnungsfaktor, allenfalls zwei. Die sinnvolle Substitution mit Blutderivaten erfordert die genaue Kenntnis von Art und Ausmaß des jeweiligen Defektes, die durch ein Speziallaboratorium ermittelt werden muß. In der Regel kennen die Kranken bzw. ihre Angehörigen die Störungen oder sie haben einen „Bluterpaß" bei sich, in dem alle für die Substitution wichtigen Daten enthalten sind.

Zu 2. *Plättchenstörungen* quantitativer und qualitativer Art kommen isoliert vor, aber auch im Rahmen komplexer Störungen (Leberzirrhose, Urämie, Verbrauchskoagulopathie u. a.). Reine Funktionsstörungen bei normaler oder erhöhter Zahl sind selten (hereditäre Thrombozytopathien; sekundäre Formen, z. B. bei Urämie, chronischer Myelose, Polyzythämie). Meist handelt es sich um quantitative Defekte mit mehr oder minder ausgeprägten, meist wenig deutlichen zusätzlichen Funktionsstörungen.
Thrombozythopenien sind bei weitem die häufigste Ursache hämorrhagischer Diathesen, nach unseren Feststellungen für über 80% aller Blutungsübel allein oder zusätzlich verantwortlich. Eine (zuverlässige!) Plättchenzählung ist daher die wichtigste Methode zum Ausschluß einer hämorrhagischen Diathese. Bei einer Normalzahl von 140–300000 Thrombozyten/mm^3 treten spontane Blutungen bei Plättchenzahlen über 50000/mm^3 kaum auf; bei weiten individuellen Schwankungen sind Plättchenzahlen unter 10–20000/mm^3 „kritisch", d. h. es besteht hochgradige Blutungsgefahr, auch wenn zum Zeitpunkt der Untersuchung keine oder nur unwesentliche Blutungen nachweisbar sind (30).

Zu 3. Die *erworbenen Störungen* sind fast immer komplexer Natur, umgekehrt komplexe Störungen fast stets erworben. Dazu gehören Parenchymschäden der Leber (mit absteigender Empfindlichkeit der plasmatischen Gerinnungsfaktoren: VII, X, IX, II, nur bei schweren Leberschäden auch I, V, VIII, *Störungen der Resorption des für die Synthese wichtigen Coenzyms Vitamin K* (durch Malabsorption, Steatorrhoe, Verschluß der Gallenwege u.a.), *Urämie* (Störungen der Gefäße, quantitative *und*/oder qualitative Plättchendefekte) und besonders die in jüngster Zeit in zunehmender Häufigkeit beobachtete *Verbrauchskoagulopathie* (Synonyma: disseminierte intravaskuläre Gerinnung, Defibrinierungssyndrom; neuere Übersichten u.a. bei 168, 172, 528, 572, 589, 923).

Die *Verbrauchskoagulopathie* spielt bei zahlreichen Erkrankungen, die per se schon eine Intensivtherapie benötigen, eine wichtige Rolle oder führt – neben mehr chronisch-protrahierten Verläufen, wie z.B. bei Thrombozythämie oder manchen unreifzelligen Leukosen – zu dramatischen Bildern, so daß sie im Rahmen dieses Buches eingehender besprochen werden muß. Definitionsgemäß kommt es durch thromboplastische oder thrombinähnliche Substanzen – vor allem in Verbindung mit Störungen der „Abräumfunktion" des retikulo-histiozytären Systems – zu einer intravaskulären Teilgerinnung mit Verminderung aller der Gerinnungsfaktoren, die bei der Gerinnung „verbraucht" werden, d.h. im Serum fehlen oder vermindert sind (I, II, V, VIII, XI, XII, XIII). Die Folge ist eine schwere und komplexe Störung der Hämostase mit multiplen *Blutungen*. Gleichzeitig kommt es (nach autoptischen Befunden bei rd. 90%) zu *Mikrothromben* in den kleineren Venen und in den Kapillaren, bevorzugt von Lunge, Nieren, Hypophyse, in zweiter Linie Leber, Nebennieren, Darm, Haut (528). Die Verbrauchskoagulopathie kann – wohl über den Schock – zu einer (sekundären) *Hyperfibrinolyse* führen. In dem Wechselspiel von Gefäßwand und Gefäßinhalt begünstigt ein Schock (jeder Genese) das Auftreten einer Verbrauchskoagulopathie, während umgekehrt die Verbrauchskoagulopathie häufig zum *Schock* führt, beide Mechanismen somit im Sinne eines Circulus vitiosus zusammenwirken.

Die zeitliche und ursächliche Interferenz verschiedener Reaktionsketten bedingt, daß zum Zeitpunkt der Untersuchung nicht immer das volle und typische Bild erkennbar sein muß. Typische Befunde sind die Verminderung der Blutplättchen, der Gerinnungsfaktoren V (Proakzelerin) und VIII (Antihämophiles Globulin), des Faktors XIII (Fibrinstabilisierender Faktor) sowie des Faktors

I (Fibrinogen). Davon hält der Plättchendefekt oft besonders lange vor, während sich (bei sonst intakter Leberfunktion) die Plasmaproteine, etwa unter Heparinbehandlung, rasch normalisieren. Verlaufskontrollen zeigen besser als die „Momentaufnahme" einer Einzelbestimmung das Geschehen an (siehe auch B. Diagnostische Hinweise, S. 531). Eine Gerinnungsanalyse läßt einen gesteigerten Verbrauch von Gerinnungsfaktoren schon zu einem Zeitpunkt erkennen und geeignete Maßnahmen einleiten, zu dem noch keine Blutungen und keine Organschäden nachweisbar sind (527).

Ursachen einer Verbrauchskoagulopathie
(Geordnet nach vermutlichen pathogenetischen Gruppen)

1. Intravaskuläre Hämolysen: Transfusion inkompatiblen Blutes, paroxysmale Hämoglobinurie (Marchiafava), Kältehämoglobinurie, akute Schübe hämolytischer Anämien, hämolytisch-thrombozytopenische Purpura (Evans-Syndrom), extrakorporale Zirkulation.

2. Beimischung normaler oder pathologischer Gewebsextrakte: Karzinome, unreifzellige Leukosen, Polyzythaemia vera, Thrombozythämie, Blasenmole, Fruchtwasserembolie, Crush-Syndrom, Operationen an Lunge, Gehirn.

3. Zirkulierende bakterielle Endotoxine: Sepsis, besonders durch grammnegative Erreger (septische Aborte! Peritonitiden! Meningokokken-Affektionen!), vorzeitige Plazentalösung mit Chorioamnionitis.

4. Antigen-Antikörper-Reaktionen: Endotoxin-Schock, Phänomen von Sanarelli-Shwartzman.

5. Zirkulation proteolytischer Enzyme: Akute hämorrhagische Pankreatitis, Operationen am Pankreas u. a.

6. Schock: Herzstillstand, kardiogener Schock, arterielle Gefäßverschlüsse einschl. Lungenembolie, Fettembolie, paroxysmale Tachykardien, traumatischer Schock, Verbrennungen, anaphylaktischer Schock.

7. Infekte: Virusinfekte, Malariaanfälle.

8. Verschiedenes: Dekomp. Leberzirrhosen, Eklampsie, Riesenhämangiome (Kasabach-Merritt-Syndrom).

Wie die Liste schon zeigt, muß grundsätzlich bei allen schweren Erkrankungen, vor allem bei jeder Art von Schock, mit einer *Verbrauchskoagulopathie* gerechnet werden.

Primäre Hyperfibrinolysen werden demgegenüber beobachtet bei metastasiertem Prostatakarzinom sowie Operationen an Prostata, seltener Pankreas oder Lunge.

Blutungsschock

Die entscheidende Folge schwerer oder anhaltender Blutungen sind die Gefährdung der Zirkulation (hypovolämischer Schock) und anoxämische oder sekundäre Organschäden. Tab. 85 zeigt die *kritischen Grenzen akuter Blutverluste beim Gesunden* (119).

Tab. 85. Kritische Grenzen akuter Blutverluste bei Gesunden.

	l Blut ♂, 70 kg	% der Norm	ccm pro kg	Kollaps	Ausgang
Normal	5,3	100	76	—	—
Verlust von	0,6	11	8	möglich	günstig
Verlust von	1,5	29	22	meist	zweifelhaft
Verlust von	3,0	53	44	sicher	tödlich

Für die Ausbildung eines Schocks sind neben der Menge des Blutverlustes die folgenden Faktoren bestimmend:
1. die verlorene Blutmenge;
2. die Schnelligkeit des Blutverlustes;
3. vorbestehende Krankheiten, besonders mit Hypovolämie oder Anämie einhergehende;
4. das Regulationsvermögen des Organismus.

Am wichtigsten sind die absolute Menge des verlorenen Blutes sowie die Schnelligkeit des Blutverlustes (355). So kann eine arterielle Blutung mit einem Verlust von 1500 ml zu einem Schock und – unbehandelt – zum Tode führen, während eine über Wochen anhaltende „leichte" Blutung keine Zeichen für einen bedrohlichen Zustand zu bieten braucht, obwohl die Erythrozytenmenge auf weniger als $\frac{1}{4}$ der Gesamtmenge reduziert ist (355). Weiterhin ist zu berücksichtigen, daß die Kompensation eines

Blutverlustes einem bis dahin Gesunden besser gelingt als einem Kranken.

Auch ältere Menschen mit Elastizitätsverlust der Gefäße vertragen Blutverluste wesentlich schlechter als jüngere. Schließlich kann das Krankheitsbild noch überlagert sein durch psychische Reaktionen, z.B. Schreck- oder Ohnmachtsanfälle, ausgelöst durch den Anblick von Blut (306). Schon Blutspender reagieren bekanntlich nicht selten auf die Entnahme hämodynamisch nicht wirksamer Mengen (unter 500 ml) mit einem Kollaps.

Bei der *Beurteilung der Folgen eines Blutverlustes* ist davon auszugehen, daß sich in der Frühphase infolge der Hypovolämie Veränderungen der Kreislaufdynamik entwickeln, daß der weitere Verlauf durch die Folgen der herabgesetzten Gewebsperfusion geprägt wird – bei weiterbestehenden oder sich verstärkenden Störungen der Kreislaufverhältnisse (s. a. 282, 982). Die sorgfältige Beobachtung des Kreislaufs steht auch heute in der Abschätzung des Blutverlustes und der Prognose an der Spitze, da kurzfristige, vor allem mehrfache Bestimmungen des zirkulierenden Blutvolumens schwierig und aufwendig sind (Abb. 13).

Phase I: Initial ist bei einem Blutverlust eine meist nur kurz dauernde *vago-vasale Reaktion* zu beobachten, die an einer Bradykardie und mitunter auch an einer Hypotonie (durch Vasodilatation) zu erkennen ist. In diesem Stadium können, wenn auch selten, Synkopen beobachtet werden. – Nach diesem Stadium, das in der Klinik meist nicht beobachtet wird, führt die *fortschreitende Hypovolämie* zu einer *Aktivierung des Sympathicus* und damit zu einer Steigerung der Herzfrequenz und Konstriktion der präkapillaren Arteriolen und postkapillaren Venolen bestimmter Organgebiete. Daraus resultieren eine Erhöhung des peripheren Widerstandes und ein vermehrter venöser Rückfluß. Gleichzeitig beginnt ein Einstrom von Gewebsflüssigkeit in die Blutbahn. In dieser Phase (I) ist deshalb lediglich ein Anstieg der Pulsfrequenz auf 90–95/min festzustellen, während Blutdruck und zentraler Venendruck unauffällig sind.

Phase II: Bei weiterbestehender Blutung verringert sich das Auswurfvolumen infolge Abnahme des venösen Rückflusses. Die *sympathico-adrenerge Reaktion* verstärkt sich: Die Herzfrequenz steigt an (100–120/min), der systolische Blutdruck fällt trotz der Widerstandserhöhung unter 100 mm Hg, der Venendruck (normal 3–6 cm H_2O) wird jetzt erniedrigt gemessen. Durch die sympathico-adrenerge Organinnervation (α- und β-Rezeptoren) erfolgt eine selektive Vasokonstriktion von Haut, Muskulatur, Nieren, Splanchnicus-Gefäßen bei Aussparung der Herz- und Gehirngefäße und der Nebennierengefäße, so daß bei zunehmender Ausprägung die Zeichen der *Zentralisation* (kalt-schweißige Haut, kalte Extremitäten, Oligurie, Tachykardie usw.) zur Beobachtung kommen. In dieser II. Phase bestehen also eine Tachykardie (110–120/min), ein systolischer Blutdruck meist unter 100 mm Hg, ein erniedrigter Venendruck, Oligurie und Zeichen des beginnenden Schocks.

Liegt eine perakute Blutung vor, so wird diese Phase schnell durchlaufen, der körpereigene Schutzmechanismus reicht nicht aus, der Blutdruck fällt auf nicht meßbare Werte, der Tod tritt infolge Kammerflimmerns bei Hypoxie bzw. Anoxie ein.

Phase III: Im weiteren Verlauf einer Blutung, die nicht so massiv ist wie die eben erwähnte, verstärken sich die Störungen der *Kreislaufdynamik*, die Tachykardie nimmt zu, der Venendruck liegt um 0 cm H_2O. Daraus resultieren *Mangeldurchblutungen der Organe*, besonders des Herzens (Rhythmusstörungen, Ekg-Veränderungen), des Gehirns (Unruhe, Bewußtseinstrübung) und der Niere (Oligurie bis Anurie).

Verstärkt durch mangelhafte Durchblutung werden jetzt in den durch die Zentralisation betroffenen Organgebieten *sekundäre Veränderungen* (metabolische Azidose, Störungen der Mikrozirkulation mit „Blut-Sludge" und evtl. disseminierte intravaskuläre Gerinnung (Verbrauchskoagulopathie, s.o.) sowie eine zunehmende Nierenschädigung einsetzen. Hier muß berücksichtigt werden, daß diese Störungen ihrerseits verschlechternd auf die Kreislaufsituation wirken. Auch ohne weiteren Blutverlust kann in diesem Stadium unbehandelt der Verlauf deletär werden. Bei vorher Gesunden läßt sich bei der akuten Blutung eine *Schätzung des Blutverlustes* machen (108; siehe dazu auch Tab. 85).

So kann der Blutverlust bei Phase I bis zu 10% des Gesamtvolumens betragen.

Phase II wird sich bei einem Volumenverlust zwischen 10 und 25% entwickeln.

Bei Phase III liegt ein Blutverlust zwischen 25 und 40% des zirkulierenden Volumens vor.

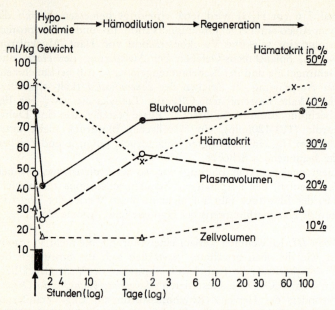

Abb. 13. Veränderungen des Blutvolumens, des Plasmavolumens und des Zellvolumens (sämtliche in ml/kg = linke Ordinate) sowie des Hämatokrits (in % = rechte Ordinate) bei einer einmaligen Blutung in Beziehung zur Zeit (Abszisse, logarithmisch). [Nach Cazal (119).]

Ist der akute Blutverlust größer als 40%, so kommt es auf die Schnelligkeit des Volumenverlustes an, ob man den klinischen Zustand noch zu Phase III rechnen kann oder ob es sich um eine perakute Blutung (im Sinne der obigen Ausführungen) handelt.

B. Diagnostische Hinweise

Wie Abschnitt A schon erkennen ließ, kommt es für das praktische Handeln darauf an:

1. das Ausmaß und die Folgen des Blutverlustes zu beurteilen;
2. die Blutung zu lokalisieren;
3. festzustellen, ob die Blutung „steht" oder fortdauert;
4. etwaige Hämostasedefekte zu erkennen und zu kompensieren.

Zu 1. *Ausmaß und Folgen des Blutverlustes* sind am Zustand des Kreislaufes abzulesen, wie sie in Abschnitt A entwickelt wurden. Dazu müssen der Aspekt des Kranken, Puls, Atmung, Blutdruck, Hämatokrit, Hämoglobinkonzentration, Ekg und der zentrale Venendruck fortlaufend überwacht werden.

Zur Beachtung: Der Hämatokrit und die übliche Hämoglobinbestimmung im Blut spiegeln die Konzentration (der Erythrozytenmasse bzw. des Hämoglobins) in einer Blutprobe, also deren *relative* Menge wieder. Die *absolute* zirkulierende Erythrozytenmasse ist nur mit den aufwendigeren Isotopen- oder Farbstoffmethoden zu erfassen. Die Volumenbestimmung des Plasmas erfolgt als Verdünnungsmethode nach Injektion von ^{131}J-Albumin, zur (indirekten) Ermittlung der Erythrozytenmasse oder der Gesamtblutmenge dient der Hämatokrit. Eine direkte Bestimmung der zirkulierenden Erythrozyten kann ebenfalls über das Verdünnungsprinzip durch Injektion einer Probedosis von ^{51}Cr-markierten Erythrozyten erfolgen.

Hämatokrit- und Hämoglobinkonzentration lassen somit nur sehr begrenzt Rückschlüsse auf das Ausmaß des Blutverlustes und das Fortbestehen einer Blutung zu:

Bei foudroyanter Blutung kann der Kranke ad exitum kommen, ohne daß schon Regulations- und Kompensationsvorgänge an der Zusammensetzung des Blutes etwas verändert hätten.

Die Kompensation eines Blutverlustes erfolgt in der Reihenfolge Blut – Wasser (innerhalb von Stunden) – Plasmaproteine (innerhalb von Tagen) – Erythrozyten (innerhalb von Wochen). *Die Volumenkompensation (spontan oder durch Therapie) führt dabei zu einer weiteren Verdünnung und damit Abfall von Hämatokrit und Hämoglobin, ohne daß daraus auf das Fortbestehen einer Blutung geschlossen werden darf!* (Siehe auch Abb. 13.)

Umgekehrt können Flüssigkeitsverluste (aus großflächigen Wunden, Verbrennungen, durch Ödeme usw.) über eine Hämokonzentration eine „Stabilität" des Hämoglobins vortäuschen.

Zu 2. u. 3. Das Aufsuchen der *Blutungsquelle* und die Beurteilung der *Fortdauer einer Blutung* gehören in die (nachfolgenden) speziellen, organgebundenen Kapitel. Keinesfalls schließt der Nachweis einer Blutungsquelle weitere, evtl. gravierende Blutungen aus (z.B. Ulkusblutung bei Ösophagusvarizen!).

Zu 4. *Hämostasedefekte:* Wie in Teil A ausgeführt wurde, sind Hämostasedefekte nur bei 1/10–1/20 aller Blutungen eine wesentliche (Teil-)Ursache. In erster Annäherung kann eine Störung der Hämostase verneint werden, wenn keine der folgenden 4 Voraussetzungen zutrifft:

1. Positive Anamnese früherer Blutungen in der eigenen oder in der Familienvorgeschichte.
2. Positive Anamnese einer thrombolytischen oder gerinnungshemmenden Behandlung.
3. Befund von Blutungen (auch Pigmentierungen durch frühere!) an der äußeren Haut oder an den sichtbaren Schleimhäuten.
4. Andere Hinweise auf eine Erkrankung der Leber oder des Knochenmarks.

Als *orientierende Suchmethoden* eignen sich die *Thrombinplastinzeit* im rekalzifizierten Zitratplasma („Quick-Test", empfindlich u.a. gegenüber Störungen des Fibrinogens und der gerinnungsaktiven Plasmaproteine II, V, VII sowie einer Vermehrung von Antithrombinen). Durch den *Prothrombinverbrauch* (der gleiche Test im Serum nach erfolgter Spontangerinnung, wobei höchstens noch 10% der Plasmakonzentration auf der Eichkurve abgelesen werden dürfen) lassen sich auch Störungen der sog. Vorphase, d.h. Defekte der Faktoren VIII–XII und schwere Plättchenstörungen erfassen.

Eine zuverlässige Bestimmung der *Thrombozytenzahl* ist unerläßlich, am besten eine direkte Kammerzählung.

Wer keinerlei Möglichkeiten auch dazu hat, kann Blut in einem Reagenzglas bei Zimmertemperatur ohne Zusätze gerinnen lassen. Bei qualitativ und quantitativ normalen Thrombozyten muß nach 2 h (durch die von Blutplättchen und Fibrinogen abhängige Retraktion) mindestens $1/3$ des ursprünglichen Volumens als Serum ausgepreßt sein.

Die *Thrombinzeit* zeigt bei exakter Durchführung etwaige pathologisch vermehrte Antithrombine oder eine Verminderung des Fibrinogens an. Orientierend kann sie als Probe auf einen Fibrinogenmangel durch Zugabe von Thrombin (z.B. Topostasin oder Velyn) zu ungerinnbarem Blut durchgeführt werden.

Die erfolgreiche und rationelle Substitution von Hämostasedefekten setzt eine genaue Kenntnis des Mangels voraus. Ein leistungsfähiges Gerinnungs- und Fibrinolyselaboratorium ist daher

X.1. Allgemeine (ubiquitäre) Blutungen

eine der unerläßlichen Voraussetzungen für Intensivpflegeeinheiten in der inneren Medizin.

Wegen der therapeutischen Konsequenzen ist die Trennung von *Verbrauchskoagulopathie* (evtl. mit sekundärer Hyperfibrinolyse) und von *primärer Hyperfibrinolyse* besonders wichtig.

Bei *primärer Hyperfibrinolyse* sind die Thrombozyten normal. Normal oder leicht vermindert sind die Faktoren II, V, VII, XII. Die Thrombinzeit ist stark verlängert und kann durch Zugabe von Trasylol in vitro verkürzt werden. Das Thrombelastogramm zeigt zunächst eine normale Maximalamplitude und erreicht (innerhalb von wenigen Minuten bis zu einer Stunde) wieder die 0-Linie („Spindelform"). Die Euglobulinlysezeit ist stark verkürzt.

Bei *Verbrauchskoagulopathie* sind die Thrombozyten fast stets vermindert, ebenso die Faktoren II, V, VIII, XIII. Besonders wichtig ist die (bei Hyperfibrinolyse meist fehlende) Verminderung der Gerinnungsfaktoren II (Prothrombin) und XIII (Fibrinstabilisierender Faktor). Die Thrombinzeit ist in Abhängigkeit vom Fibrinogengehalt des Plasmas leicht bis stark verlängert und wird durch Zugabe von Trasylol nicht beeinflußt. Die Maximalamplitude im TEG ist (in Abhängigkeit von Plättchenzahl und Fibrinogenkonzentration) von vornherein schmäler als normal, hält aber in etwa diesen Amplituden-Wert. Die Euglobulinlysezeit ist normal.

Fibrin(ogen)-Spaltprodukte, die mit verschiedenen immunologischen Methoden oder (unspezifisch) mit dem Äthanoltest nachgewiesen werden, treten bei primärer Hyperfibrinolyse reichlich auf, können jedoch auch bei sekundärer Form nach Verbrauchskoagulopathie nachgewiesen werden.

C. Sofortmaßnahmen

Schockbekämpfung

1. Flache *Lagerung* des Kranken (Ausnahme: Blutungen im Bereich des Kopfes, der oberen Luftwege, der Lunge).

2. *Verkleinerung des gesamten Gefäßlumens* durch Hochlagern und langsames Auswickeln der unteren Extremitäten von distal nach proximal (elastische Binden. *Cave:* Unterbrechung der arteriellen Blutversorgung durch Abschnüren!).

3. *Volumensubstitution:* Rasche Infusion (5–15 min) einer Flasche eines Plasmaexpanders (Blutersatzlösung), wie Dextran (Macrodex, am besten in Verbindung mit dem niedermolekularen Rheomacrodex), Gelatinekolloid (Haemaccel) oder (wegen der

Ablagerungen in Leber und Nieren weniger günstig) Polyvinylpyrrolidon (Periston). Eine weitere Flasche langsam nachgeben.

Diese Blutersatzmittel gehören zur Notausrüstung jedes Arztes und sollen auch in dessen Kraftfahrzeug, z. B. bei Reisen auf der Autobahn mitgeführt werden (enthalten im „Notfallkoffer" des ADAC, AvD usw.).
Ein g Dextran mit einem mittleren Molekulargewicht von 40.000 bindet rd. 30 ml Wasser, die Verweildauer im Kreislauf beträgt 6–9 h. Ein g Gelatinekolloid mit einem mittleren Molekulargewicht von 30.000 kann 15–40 ml Wasser binden; die (volumenfüllende) Verweildauer im Kreislauf beträgt etwa 3 h. Die diuretische Wirkung von Gelatinekolloid ist stärker als die von Dextranen (97).

Sind weitere Infusionen nötig, sollte *Blut* mit verabreicht werden. Bis zu einem Verlust von etwa 20% des zirkulierenden Blutvolumens reicht die O_2-Transportkapazität der vorhandenen Erythrozyten aus, so daß eine Volumensubstitution mit kolloidalen Plasmaersatzstoffen genügt (Einschränkung bei vorbestehender Anämie!). Bei größerem Blutverlust müssen möglichst schnell auch Vollblut oder Erythrozyten gegeben werden (weitere Einzelheiten siehe auch S. 557 ff.).

Serumkonserven (mit einem Proteingehalt von 2,5 bzw. 5 g%) enthalten vor allem Albumin, aber auch Gammaglobuline, jedoch keine nennenswerten Mengen von gerinnungsaktiven Proteinen. Sie gelten als hepatitisfrei.

Lyophilisiertes Plasma enthält das gesamte Plasmaeiweiß einschl. der Gerinnungsfaktoren, hat jedoch (im Kühlschrank) nur eine Haltbarkeit von 6–8 Wochen. Das Hepatitisrisiko (rd. 7% pro Spender) ist gegeben.

Pasteurisierte Proteinlösung (PPL), gewonnen durch Entsalzung und Hitzefällung der Globuline, hat ein vermindertes Hepatitisrisiko, ist mehrere Jahre (im Kühlschrank) haltbar und enthält 70% des Plasmaeiweißes, vorzugsweise Albumin. Sie dient damit vor allem dem Volumen- und Eiweißersatz.

Albumin ist das wichtigste natürliche Protein für die Erhaltung des kolloidosmotischen Druckes und damit für die Schockbekämpfung geeignet. Es wird wesentlich besser vertragen als Plasma und ist jahrelang haltbar. Die heutigen hochgereinigten Präparate (5 und 25%) sind praktisch frei von Hepatitisviren und Antikörpern.

Zur Beachtung:

Salzlösungen sind kein Plasmaersatz, sondern nur indiziert bei Wasser- und Elektrolytverlusten (siehe dort). Ebenso wenig sind Zuckerlösungen indiziert.

„*Periphere Kreislaufmittel*", d.h. α- und β-adrenerge Substanzen, sind besonders beim hypovolämischen Schock gefährlich und kontraindiziert. Sie können keinesfalls als Ersatz für unzureichende Volumensubstitution angesehen werden.

Zu vermeiden ist auch, besonders bei Herzmuskelschäden, eine *Volumen-Übersubstitution*. Am besten wird eine solche erkannt durch die messende Kontrolle des Venendruckes, approximativ-klinisch durch die Beobachtungen der Venen am Hals und am Zungengrund (im Kollaps dünn und blaß, bei Volumenüberlastung oder „backward failure" dick und blaurot).

Der *Volumenbedarf* wird in praxi meist zu gering veranschlagt. Keinesfalls darf die erforderliche Substitution mit der Begründung unterlassen oder vermindert werden, daß mit einer Verstärkung der „vis a tergo" auch die Blutungsgefahr zunehme!

Bei den meisten Schockformen, vor allem bei unklarer Ätiologie, empfehlen wir die sofortige Gabe von 100 mg *Prednisolon* (oder äquivalenten Dosen von anderen Kortikosteroiden) i.v.

Da Schreck, Angst, Schmerzen usw. den Schock begünstigen oder protahieren, ist eine *Sedierung* meist unerläßlich. Sie sollte erst durchgeführt werden, wenn eine erste Volumensubstitution angelaufen ist, z.B. mit Valium 5–10 mg i.v., Dolantin Spezial 1 ml s.c., Scophedal (schwach) 0,5–0,7 ml s.c.

Diese Maßnahmen sollen den Kranken vor allem transportfähig machen. Jede ernste Blutung, jeder Verdachtsfall gehören sofort in die Klinik! Bei Schock oder fortbestehender Blutung soll der Arzt den Kranken begleiten und auch auf dem Transport infundieren (z.B. 500 ml Rheomacrodex). In jedem Fall sind die wichtigsten Beobachtungen und bisherigen Behandlungen schriftlich mitzugeben.

Blutstillung

A) Allgemeine Maßnahmen:

1. Soweit möglich, *Ruhigstellung der betroffenen Körperabschnitte* (Schiene, Gipsschale, Plastikplatten u.ä.).
2. *Lokale Kompression* mit Druckverbänden, Eisbeutel, Eisflasche

usw. Außer bei gezielter Abbindung – etwa einer Extremität – sollen die arterielle Durchblutung erhalten und eine venöse Stauung vermieden werden.

Zur Beachtung:
Kälte wirkt zugleich gefäßkontrahierend (Blutungsstillstand) und gerinnungsverzögernd (blutungsfördernd). Da lokal meist ohnehin Hämostyptika angewandt werden, da die gefäßkontrahierende positive Wirkung gewöhnlich überwiegt, wirkt Kälte insgesamt blutungsstillend. Wärme (etwa „zur Förderung der Durchblutung") ist zu vermeiden.

3. *Lokale Applikation von Thrombin* (Topostasin, Thrombin pur. Behring, Akrithrombin [mit gefäßkontrahierendem Zusatz]). Diese Präparate werden direkt auf die Blutungsquelle gebracht, am besten – nach Spülung (aber nicht mechanischer Alteration!) der Wunde mit einem milden Desinfiziens, wie z.B. Rivanol 1:1000, zuletzt mit Kochsalzlösung – mit einem resorbierbaren Träger wie Fibrinschaum (Fibrospum) oder Gelatineschwamm (Marbagelan), darüber Kompressionsverband.

4. *Antifibrinolytika* per os und i.v., z.B. Epsicapron, Epsilon-Aminocapronsäure: Beginn mit 2 g i.v. + 2 g per os, dann 2–4 g alle 4–6 h.

Zur Beachtung: Antifibrinolytika sind strikt kontraindiziert bei Verdacht auf Verbrauchskoagulopathie, bei Nierenblutungen jeder Genese zu widerraten. Therapie der letzteren: Prednisolon 50–100 mg tgl.

B) Spezielle Maßnahmen

Ohne Kenntnis des entsprechenden Defektes ist eine gezielte Substitution, die wirksamer und rationeller als jede andere Behandlung ist, nicht möglich. In jedem Fall können gegeben werden:

1. *Frischplasma* (möglichst nicht über 2 h alt); von jeder Blutbank zu holen. Mittlere Dosierung: 15–20 ml/kg Gewicht. Fortsetzung alle 6–12 h mit 3–6 ml/kg (718). Wegen der häufigen Unverträglichkeit von Plasma empfehlen wir die Vorgabe von 25–50 mg Prednisolon.

2. *Antihämophiles Plasma* (AHP), Flasche zu 100 ml der Immuno und der Intersero = lyophilisiertes, isoagglutininfreies, 4–6

Wochen lagerungsfähiges Plasma von Einzelspendern (geringeres Hepatitisrisiko als bei gepooltem Plasma!). Dosis nach Auflösung: 15 ml/kg Gewicht.

3. *Cohn's Fraktion I* (von Blutbanken) kann bei vielen Plasmadefekten (Fibrinogenmangel, Hämophilie A, Faktor-V-Mangel, v. Willebrand-Jürgens-Syndrom (Angiohämophilie) erfolgreich gegeben werden.

D. Intensivtherapie

Die bei den lokalen Blutungen erforderlichen diagnostischen und therapeutischen Maßnahmen sind organspezifisch und werden deshalb bei den wichtigsten Blutungsmanifestationen (besonders: Gastrointestinale Blutungen, S. 545ff.; Ösophagusvarizen, S. 565ff.; Lungenblutungen, S. 576ff.) behandelt. Hier werden die wichtigsten Maßnahmen und besonderen Kautelen bei *hämorrhagischen Diathesen* besprochen.

Allgemeine Voraussetzungen

Therapieschema:

1. Schockbekämpfung
2. Sedierung und Schmerzausschaltung
3. Bestimmung von Art und Ausmaß des Blutungsübels
4. Sicherer venöser Zugang
5. Lokale Maßnahmen
6. Prophylaxe primärer und sekundärer bakterieller Infektionen in den Hämatomen, Hämarthrosen usw.

Zu 1. *Schockbekämpfung:* Wenn ein Schock besteht oder droht, hat er vor der Hämostasebehandlung den Vorrang. Einzelheiten s. S. 233ff. sowie S. 555ff.

Zu 2. *Sedierung und Schmerzbekämpfung:*

Valium 10 mg i.v.,
Dolantin Spezial 1 ml s.c.,
evtl. Scophedal (schwach) 0,5–1 ml s.c.

Bei leichten Schmerzen Novalgin 2–4 ml i.v. (Vorsicht bei Immunzytopenien möglicherweise medikamentöser Genese; hier bringt – nach unseren Erfahrungen – Dolantin das geringste Risiko allergischer Reaktionen!).

Zu 3. *Diagnostik:* Entnahme von Nativblut und Zitratblut (1 T. + 9 T. Blut) für Gerinnungsfunktionsprüfungen. Plättchenzählung (möglichst Doppelbestimmung!), Plättchenfunktionstest.

Zu 4. *Venöser Zugang:* Bei schweren hämorrhagischen Diathesen Venoflex-Katheter in punktierte oder freigelegte Cubitalvene. Punktion größerer Venen bei hämorrhagischen Diathesen gefährlich, besser chirurgische Freilegung!

Zu 5. *Lokale Maßnahmen:* Einzelheiten s. S. 533/534.

Zu 6. *Infektprophylaxe:* Breitspektrum-Antibiotikum, z.B Totocillin 3–10 g als Infusion oder Injektion, ggf. auch per os – oder (bei Verdacht auf Penicillin-Überempfindlichkeit immer!): Gentamycin (Refobacin) 120–160 mg (je nach Nierenfunktion)/24 h i.v. + Cephalotin (4–10 g).

Spezielle Maßnahmen

1. Hereditäre Defekte

a) Hämophilie A:

Die therapeutische Anhebung des Blutspiegels, die allein eine sichere Blutstillung gewährleistet, hat von folgenden Voraussetzungen auszugehen (52, 140, 517, 518, 537, 702):

(1) *Ausgangswert des Faktors VIII* (Antihämophiles Globulin = AHG): Häufig ist das (genetisch determinierte) Ausmaß des Defektes dem Kranken bekannt oder aus dem Bluter-Paß zu entnehmen:

Schwere Hämophilie	(rd. 60% der Kranken):	0– 1% AHG
Mittelschwere „	(rd. 20% der Kranken):	1– 5% AHG
Leichte „	(rd. 15% der Kranken):	5–15% AHG
Subhämophilie	(rd. 5% der Kranken):	15–35% AHG

(2) Die *biologische Halbwertzeit* des AHG beträgt (ohne zirkulierende Antikörper des Empfängers) 4–8(–12) h (140). Die biologische Halbwertzeit ist bestimmt durch die physikalische Halbwertzeit (F. VIII = 11–14 h), den Ausgleich mit dem Extrazellularraum (ca. 1:1) und Antigen-Antikörper-Reaktionen.

(3) *Art der Verletzung.*

Richtdosen für die Substitution:
bei etwa normalem Hämatokrit:

Gewicht in kg × 7/100 = Blutvolumen in l;

Blutvolumen × 60/100 = Plasmavolumen in l;
AHG-Bedarf = (Differenz zwischen Ist und Soll × Plasmavol. in ml)

Beispiel: 70 kg schwerer Mann, eigener AHG-Gehalt 5%, erstrebter Wert (Operation): 50%.

70 × 7/100 = 4,9 l = 4 900 ml, Blutvolumen
4,9 × 60/100 = 2,94 l = 2 940 ml, Plasmavolumen
AHG-Bedarf = (50%–5%) × 2 940 = rd. 1 300 Einh.

50–75% der Initialdosis werden alle 12 h oder 30–50% der Initialdosis alle 6 h zugeführt.
Bei größeren Gaben in größeren Abständen müssen „Luxusspiegel" (unmittelbar nach der Infusion) in Kauf genommen werden, um die gewünschten Minimalwerte über die Zeit nicht zu unterschreiten (537).
Die Berechnungen können nicht die gemessenen Werte nach Substitution und die Beobachtung des Verlaufes ersetzen!

Präparate:

Vorzugsweise zu geben sind Kryopräzipitate, die u. U. selbst hergestellt werden können. Je nach Möglichkeit kommen in Betracht:

(1) *Plasmafraktion I nach Cohn* (neben 80–85% Fibrinogen und geringem Gehalt an Faktor V Anreicherung des Faktors VIII um das 3–8fache. Hersteller: Blutbanken; Immuno (6900 Heidelberg); Intersero (6908 Wiesloch).

(2) *Kryopräzipitat* (5–12fache Anreicherung). Hersteller: Blutbanken; Immuno (Heidelberg) 250 E, 500 E); Medac (2 Hamburg 36): Cryo-Pac = 170 ± 30 E.

(3) *Antihämophiles Globulin* (F.-VIII-Konzentration, 30–45fach angereichert. Hersteller: Travenol (8 München 2) 180, 300, 450, 900 E, Behring-Werke (355 Marburg) 3,5 g/Fl. = AHG aus 300 ml Frischblut.

Zur Beachtung: Vollblut kommt nur wegen des Blutverlustes (zusätzlich) in Betracht. Eine wirksame Faktor-VIII-Substitution würde zu einer Volumen-Überbelastung führen.

Bei *Hemmkörperhämophilie* (Antikörper gegen F. VIII, bei manchen Hämophilen innerhalb von 6 Monaten nach früherer Substitution, aber auch spontan, z. B. bei Erkrankungen des Retikulohistiozytären Systems) ist die übliche Substitution wirkungslos. Die Durchbrechung der Resistenz erfolgt mit massiven Dosen von Rinder- oder Schweine-AHG (gegenüber den Präparaten vom Menschen ca. 20fach höher konzentriert). 3–5 Tage Substitution sollten wegen der Bildung von (Hetero-)Antikörper nicht überschritten werden.

Dosierung: nach laufender Blutkontrolle.

Präparate von Rinder- oder Schweine-AHG: Behring-Werke, 355 Marburg; Crooks Lab. London, NW 10, England; S. Maw Son, Barnet/England.

Prednisolon (TD 25–50 mg) oder ACTH (in Infusion, am besten als Synacthen, *nicht* i.m.!) hemmt die Bildung auch von Iso-Antikörpern.

b) Hämophilie B (Faktor IX-Mangel):

Diese Form von Hämophilie ist seltener als die klassische Hämophilie (ca. 1:4); die Blutungsmanifestationen sind im Durchschnitt leichter, auch ist der Defekt besser zu substituieren.

Die *biologische Halbwertzeit* des F. IX beträgt 12–20(–30) h (517). F. IX ist lagerungsstabil und hat in vitro eine Halbwertzeit von ca. 24 h. Dafür wird der Verteilungsraum für Faktor IX mit dem 2,5–3fachen des Plasmavolumens, d. h. 2–3mal so hoch wie bei Hämophilie A, angenommen. Global gelten die gleichen *Richtdosen* und Berechnungen (in Einheiten F. IX) wie bei Hämophilie A.

Präparate:

(1) *Plasma* eignet sich zur Substitution ebenso wie bei F.-VIII-Mangel (das oft benutzte *Serum* ist wegen deutlich niedrigerem F.-IX-Gehalt nicht zu empfehlen).

(2) *F.-IX-Konzentrate:*

„PPK-Immuno" (6900 Heidelberg) mit 200 und 500 E;

„Konyne" (Medac/2 Hamburg 20) mit 500 E;
„Prothrombinkonzentrat" (Behring-Werke/355 Marburg);
„PPSB" = Gemisch der Faktoren II, VII, IX, X mit 30–60 facher Anreicherung, nach der Vorschrift von Steinbuch in Blutbanken hergestellt, oder vom Centre Nation. Transfus. Sanguine/Paris zu beziehen.

2. Plättchendefekte

Bei Blutungsbereitschaft durch Thrombozytopenie (und Thrombozytopathie) hilft zuverlässig nur die Übertragung lebensfähiger Plättchen (mit intakten Funktionen und Stoffwechsel). Die maximale Lebenszeit gesunder Blutplättchen in vivo beträgt 7–10 Tage.

Bei Immunothrombozytopenien kann sie auf Stunden verkürzt sein. Auch unter günstigen Bedingungen schwindet ein Teil der übertragenen Plättchen rasch aus der Zirkulation des Empfängers. Die mittlere Überlebenszeit übertragener Plättchen beträgt 2–4 Tage. Die Verluste an vitalen Plättchen liegen – je nach Aufbereitung – bei ca. 50%.

Zur Beachtung: Wegen ihres empfindlichen oxydativen Stoffwechsels sollen Blutplättchen für die Übertragung nicht in Kälte gewonnen oder aufbewahrt werden.

Die *Substitution* erfolgt mit *plättchenreichem* – möglichst frischem, d.h. innerhalb von 1–3 Tagen übertragenem *Plasma* oder *Plättchenkonzentraten*, die von allen Blutbanken hergestellt werden. So kann eine große Plättchenzufuhr ohne Volumenbelastung erfolgen. Die Vorgabe von Prednisolon ist zu empfehlen.

Bei Immunthrombozytopenien kann eine Vorbehandlung mit Immunsuppressiva für eine erfolgreiche Plättchensubstitution Voraussetzung sein.

Um bei Erwachsenen die Plättchenzahl von rd. 20 000/mm³ auf rd. 40 000/mm³ anzuheben, sind Plättchen aus 2–3 l Blut (4–6 × 10^{11} Plättchen) erforderlich. Ziel bleibt eine Plättchenzahl während der Behandlung von 40–50 000/mm³. Das erfordert 2–4mal wöchentlich die genannten Mengen.

Blutzellseparatoren (oder: Thrombozytophorese) ermöglichen die Gewinnung und Substitution großer Mengen von relativ wenig Spendern.

Wenn keine Thrombozyten zur Verfügung stehen, kann ein Versuch mit *Cohn's Fraktion I* gemacht werden (S. 535), von der eine günstige Wirkung auch auf Plättchendefekte immer wieder angegeben, allerdings nie sicher bewiesen wurde.

3. Komplexe Störungen

a) Leberfunktionsstörungen:

Vorbemerkungen: Leberfunktionsstörungen führen, wie schon im Abschnitt A beschrieben wurde, in mittelschweren und schweren Formen vor allem zur Verminderung der ausschließlich in der Leber gebildeten Faktoren des sog. Prothrombinkomplexes (F. II, VII, IX, X). Nur bei schwerem Zerfall und Ausfall kommt es auch zum Absinken der (nicht nur in der Leber gebildeten) Faktoren I, V, VIII.

Da die blutungskritische Grenze aller genannten Faktoren zwischen 10 und 20% der Norm liegt, da dieser Wert selten unterschritten wird, kommt es nur gelegentlich zu generalisierten hämorrhagischen Diathesen durch Leberversagen. Wohl aber spielen diese Defekte eine zusätzliche Rolle bei Blutungen anderer Genese, z.B. durch portale Hypertension, und sollen in solchen Fällen behandelt werden.

Vitamin K_1, Coenzym für die Synthese des Prothrombinkomplexes, vermag auch im Überschuß eine Synthesestörung nicht zu beseitigen. Darauf beruht ja gerade der Vitamin-K-Test von Koller zur Differentialdiagnose zwischen Verschlußikterus (1 mg Konakion hebt den Prothrombinkomplex an) und Hepatozellulärem Ikterus (gleiche Dosis unwirksam). Als Faustregel kann gelten, daß leichtere Defekte (wenn die Thromboplastinzeit oder das Prothrombin unter 60% der Norm erniedrigt sind) auf tägliche Injektionen von Vitamin K_1 (Konakion) ansprechen, mittelschwere und schwere überhaupt nicht. Gleichwohl sollte man K_1 geben; Überdosierungen sind bei Erwachsenen u.W. nicht bekannt geworden.

Dosierung: 5–20 mg/die Konakion i.v., evtl. in die laufende Infusion injizieren. (Die intravenöse Anwendung wird wegen gelegentlicher Zwischenfälle bei Unverträglichkeit von den Herstellern nur noch für dringliche Situationen (langsam!) empfohlen.)

Zur raschen Anhebung des Prothrombinkomplexes gibt man *Frischplasma* (15–20 ml/kg Gewicht) oder „Prothrombinkonzentrat" der Behring-Werke oder PPSB (s. S. 539).

b) Verbrauchskoagulopathien:

Vorbemerkungen: Die Wichtigkeit der Differentialdiagnosen zwischen Verbrauchskoagulopathie und primärer Hyperfibrinolyse wurde in Abschnitt A, die Methodik bei B erläutert. Wegen der Unterhaltung und Verstärkung eines Schocks ist die Behandlung von etwaigen Verbrauchskoagulopathien vordringlich. Mittel der Wahl ist Heparin, das oft überraschend innerhalb von Stunden zu einer Normalisierung der plasmatischen Gerinnungsfaktoren einschl. des Fibrinogens (F. I) führt, während die Thrombozytopenie weniger schnell beeinflußt wird.

Heparin:

Liquemin oder Heparin Novo,
10 000–20 000 IE/24 h im Dauertropf unter Beobachtung des Kranken (meist genügen kleinere Dosen als in der Thromboseprophylaxe), oder:
Initialdosis i.v. 15 000 IE. dann alle 8 h 8 000–10 000 IE.

Die Thrombinzeit soll auf das 2–3 fache der Norm des betreffenden Gerinnungslaboratoriums verlängert werden.

Zur Beachtung: Wegen seines extrem niedrigen pH's (um 2,0) soll Heparin nicht zu „Infusionscocktails" mit säureempfindlichen Medikamenten oder mit Puffern gegeben werden.
Eine Thrombozytopenie steigert die Heparinempfindlichkeit des Organismus außerordentlich (Mangel an heparin-neutralisierendem Plättchenfaktor 4!). Daher bei Thrombozytopenien unter 50 000/mm^3 Dosis um 30–50% reduzieren.

Besonders wichtig: Bei Verbrauchskoagulopathie sind Antifibrinolytika, wie Epsilon-Aminocapronsäure, AMCHA, PAMBA, Trasylol, streng kontraindiziert, da sie den autoregulativen Abräumprozeß in der Gefäßperipherie unterbrechen.

Fibrinolytische Therapie: Die Verbrauchskoagulopathie als solche ist im allgemeinen trotz der Mikrothromben in der Endstrombahn keine Indikation einer künstlich indizierten Fibrinolyse, zumal das körpereigene fibrinolytische Potential gewöhnlich gesteigert ist. Kann ein Schock mit den an anderer Stelle genannten Maßnahmen nicht durchbrochen werden, so ist ein Versuch mit *Streptokinase* angezeigt. Wenn vorher Heparin gegeben worden war, sind extreme Vorsicht und laufende Kontrollen der Gerinnungsverhältnisse angezeigt.

Regeldosis: Streptase 250000 IE initial als Kurzinfusion über 20 min nach Vorgabe von 25–50 mg Prednisolon. Die Dosis reicht für über 85% aller Probanden aus (770). Danach – je nach SK-Resistenztest und Thrombinzeit – als Erhaltungsdosis stündlich 100–200000 IE. Ein Erfolg muß – im Unterschied zur Auflösung von größeren venösen oder arteriellen Thromben – innerhalb von 12–24 h erkennbar sein.

c) Überdosierung von Antikoagulantien:

Heparin:

Blutungen durch (relative) Überdosierung von Heparin – vorzugsweise als Antithrombin wirksam – kommen vor allem bei vorbestehenden Thrombozytopenien vor, darunter nach extrakorporaler Zirkulation, bei Hämodialysen, bei Übergang von thrombolytischer Therapie auf Antikoagulantien. Bei Leberschäden ist der Abbau durch (vorzugsweise in der Leber lokalisierte) Heparinasen verzögert. Auch im Klimakterium ist die Heparintoleranz vermindert (412).

1 mg (= rd. 130 IE) verhindert die Gerinnung von 100–150 ml Blut.

Zur Neutralisierung des zirkulierenden Heparins eignen sich am besten Protaminsulfat (Roche) und Protaminchlorid (Roche). Einige Autoren geben dem letzteren wegen des angeblich geringeren Rebound-Effektes (s. u.) den Vorzug; andere fanden keinen Unterschied. Rd. 1,5 mg Protamin(-sulfat oder -chlorid) neutralisieren 1 mg Heparin.

Unter dem *Rebound-Phänomen* versteht man die spätere Freisetzung von Heparin aus einem (gerinnungsinaktiven) Heparin-Protamin-Komplex durch Protaminasen, möglicherweise auch die Freisetzung von gewebsgebundenem Heparin – mit neuerlicher Gerinnungshemmung (in der Regel nach 2–6 h). Zur Vermeidung des Rebound-Phänomens sind Gerinnungskontrollen nach 4 h und 6 h und ggf. die neuerliche Applikation von Protamin erforderlich.

Zur Beachtung: Auch Protamin kann zu allergischen Reaktionen oder zu Blutdruckabfall führen: Langsame intravenöse Injektion innerhalb von etwa 10 min unter Beobachtung des Kranken!

Cumarine und Indandione:

Diese Substanzen hemmen kompetitiv das Coenzym Vitamin K bei der Synthese des Prothrombinkomplexes in der Leber. Leichte Störung des Prothrombinkomplexes ohne Blutungen – etwa zu niedriger „Quick" im Rahmen einer Antikoagulantienbehandlung – können daher entweder durch Dosisreduktion des Cumarinpräparates oder durch 2–3tägige Zugabe von Konakion (z.B. 5–10 Tropfen täglich per os) bei unveränderter Cumarindosis korrigiert werden. Die häufigste Ursache einer Cumarinüberdosierung ist die Antikoagulation. Blutungsgefahr besteht (bei weiten individuellen Schwankungen) bei einer Thromboplastinzeit (Quick-Wert) unter 15%, bei einem Thrombotest nach Owren unter 5%. Neben dieser iatrogenen Ursache kommen auch Cumarinintoxikationen in suizidaler Absicht, zur Simulation von Blutungen, besonders bei Krankenpflegepersonal, vor (Leitsymptom: extrem niedriger Prothrombinkomplex bei sonst normalen oder fast normalen Leberfunktionsproben; ggf. quantitative Cumarinbestimmung im Blut).

Überdosierung von Cumarinen oder Indandionen führt auch zu pathologischer Gefäßfragilität und ggf. Petechien. Von dieser gefäßtoxischen Wirkung sind die (wahrscheinlich hyperergischen) Cumarin-Nekrosen differentialdiagnostisch zu trennen.

Therapie: Konakion, je nach Ausmaß der Störung 5–20 mg alle 6–8 Stunden i.v. (Vorsicht vor „Rebound-Effekt" mit Hyperkoagulabilität bei fortbestehender Indikation einer Antikoagulantien-Behandlung; das thromboembolische Risiko ist gewöhnlich größer als das Blutungsrisiko!). Die Wirkung der Vitamin-K-Gabe tritt hinsichtlich der Gefäße innerhalb von 2–4 h, bei der Prothrombinsynthese meßbar erst nach 12–24 h ein.

In bedrohlichen Fällen ist daher die zwischenzeitliche Normalisierung des zirkulierenden Prothrombin-Komplexes mit PPSB oder Prothrombin-Konzentrat Behring (s. S. 539/540) angezeigt.

E. Überwachung

Bei eingetretenem oder drohendem Schock, ferner bei umfangreicher Volumensubstitution:

Tab. 86. Überwachung bei Blutungen.

Überwachung	Kontrollen (zeitl. Abstand)
Ekg, Puls, Atmung, wenn möglich: zentraler Venendruck	fortlaufend (Monitor)
Puls, arterieller Blutdruck (unblutig)	30 Minuten
Zentraler Venendruck, Urinausscheidung	1 Stunde
Erythrozyten, Hämoglobin, Hämatokrit	6 Stunden
Arterielle Blutgasanalyse, Einfuhr-Ausfuhr-Bilanz	12 Stunden
Serumelektrolyte, Harnstoff, Serumeiweiß, Enzyme, vollständiges Blutbild	24 Stunden
Blutgruppe, Elektrophorese, BSG, ggf. Röntgen des Thorax	einmalig

Bei Verdacht oder Nachweis einer Hämostasestörung:

Einmaliger „großer Status" mit Thrombozytenzahl (Doppelbestimmung), Thrombozytenfunktion (Aggregation, Ausbreitung, Retraktion), Thrombelastogramm, Thromboplastinzeit (Quick), partielle Thromboplastinzeit (PTZ), Thrombinzeit, Fibrinogen, Euglobulinlysezeit, immunologische oder Äthanol-Untersuchung auf Fibrin(ogen)-Spaltprodukte; ggf. Bestimmung einzelner Gerinnungsfaktoren.

Kontrollen:

Vor und nach Substitution, dazu routinemäßig alle 12–24 Stunden: Thrombozytenzahl, TEG, Thromboplastinzeit, Thrombinzeit, Fibrinogen sowie alle Faktoren oder Tests, die pathologisch befunden worden waren.

F. Häufige Fehler

1. Unterschätzung – seltener: Überschätzung – des Blutverlustes.
2. Überschätzung von Verdrängungs- oder Kompressions-Symptomen.

3. Übersehen von Hämostasedefekten als Ursache oder Zusatzstörung. Fehlerhafte Bestimmungen von Gerinnungsfaktoren und Plättchen.
4. Bei Leberschäden oder Cumarinüberdosierung: Beschränkung auf Gabe von Vitamin K_1 statt Faktorensubstitution.
5. Bei hereditären plasmatischen Gerinnungsstörungen: Unterdosierung oder zu lange Abstände (biologische Halbwertzeit!) der Substitution.
6. Bei Verbrauchskoagulopathien: Gaben von Antifibrinolytika. Substitution von Fibrinogen, Thrombozyten u. a. ohne gleichzeitige Gabe von Heparin (erst Spontangerinnung unterbrechen, dann substituieren!).
7. Gabe von Acetylsalicylsäure (auch in Kombinationen!) als Analgetikum bei vorbestehenden manifesten oder latenten hämorrhagischen Diathesen.

X.2. Die akute Magen-Darmblutung

A. Pathophysiologie

Aus diagnostischen und therapeutischen Gründen hat sich die Einteilung in *obere Gastrointestinalblutungen* und *untere Intestinalblutungen* bewährt. So umfaßt die obere Gastrointestinalblutung („obere Magen-Darmblutung") alle Blutverluste aus Speiseröhre, Magen und Duodenum, während die Blutungen aus Dünndarm und Dickdarm einschließlich der Analregion der unteren Intestinalblutung zugeordnet werden. Überwiegend handelt es sich bei akuten Magen-Darm-Blutungen um Blutverluste aus dem oberen Bereich (85%), wogegen nur in 15% der Fälle die Blutungsquelle im Dünndarm oder Dickdarm lokalisiert ist.

Tab. 87 gibt eine Übersicht über die Verteilung der *oberen Intestinalblutungen* nach ihrer Häufigkeit (681). Diese z. Z. wohl umfassendste, auf röntgenologischer und endoskopischer Diagnostik beruhende Aufstellung weicht zwar auffallend von früher mitgeteilten Ergebnissen ab, bei denen die Blutung aus dem chronischen Magen- und Duodenalgeschwür und auch die Karzinomblutungen mit einem wesentlich höheren Anteil vertreten waren; noch immer jedoch nehmen zahlenmäßig die Ulkus- und Varizenblutungen

Tab. 87. Blutungsursachen bei 1500 Patienten [nach Palmer (681)].

Ursachen	%
Ulcus duodeni	27,0
Ösophagusvarizen	19,6
Erosive Gastritis	12,8
Ulcus ventriculi	12,4
Erosive Ösophagitis	6,1
Mallory-Weiss-Syndrom	5,1
Anastomosenulkus	3,1
Magenkarzinom	1,4
Verschiedene andere Diagnosen	5,6
Ungeklärt oder nicht bestätigt	6,9

den ersten Platz ein. Weit häufiger als in früheren Mitteilungen sind – auch in anderen neueren Aufstellungen, die auf endoskopischer Diagnostik beruhen – Blutungen aus akuten Schleimhautläsionen, z.B. Gastritis und Oesophagitis erosiva und Fissur bei Mallory-Weiss-Syndrom, aufgeführt, d.h., Blutungsquellen, die mit der radiologischen Standarddiagnostik nicht erfaßt werden (462, 463, 574, 674, 689, 858). Die (oft flüchtigen oder aus einer chronischen Gastritis exazerbierenden) multiplen Erosionen machen nach vielen neueren Statistiken nicht nur die oben angeführten 10–15% der oberen Magen-Darm-Blutungen aus. Umgekehrt rechnet man bei 8–10% der Gastritiden mit (makroskopischen) Blutungen (681). Blutende Erosionen dürfen nicht mit Petechien der Magen- oder Duodenalschleimhaut verwechselt werden. Erwähnenswert ist außerdem, daß die zu akuten Blutungen führenden Schleimhautschädigungen häufig bei apparativer Behandlung (Respirator- oder Dialysebehandlung) auftreten und eine gefürchtete Komplikation darstellen. Als erwiesen darf gelten, daß durch eine ganze Reihe von Medikamenten ein bestehendes Ulkus aktiviert werden kann, so daß es zur Blutung kommt oder neue Geschwüre bzw. Schleimhautveränderungen verursacht werden, z.B. durch Nebennierensteroide, Phenylbutazon, Salizylate, Reserpin und ihre Kombinationen. Auch der Einfluß einer Antikoagulantienbehandlung auf eine Blutung muß beachtet werden (siehe Abschnitt I). Schließlich sollte bei allen intestinalen Blutungen an das Vorliegen einer erworbenen oder angeborenen

plasmatischen, thrombozytären oder vaskulären Gerinnungsstörung gedacht werden (s. S. 519).
Die Ulkus- und Karzinomblutungen sind in der Regel arteriell (Ulcus duodeni: A. pancreatico-duodenalis; Ulcus ventriculi: Rechte oder linke Magenarterie oder A. circumflexa mit Ästen). Blutungen durch Gastritis erosiva sind in der Regel kapillär (einschließlich der präkapillären Arteriolen und postkapillären Venolen). Chronische Ulzera bluten aus teilobliterierten oder verengten Gefäßen. Der Blutverlust und der Transfusionsbedarf sind *im Mittel* geringer als bei blutenden frischen Ulzera.
Zu den häufigsten blutenden Läsionen aus dem unteren *Intestinalbereich* gehört die Colitis ulcerosa. Seltener sind das Kolon- oder Rektumkarzinom, benigne Tumoren oder Darmpolypen und Divertikel. Einen Sonderfall stellt die Blutung aus einem Meckelschen Divertikel dar, da sich infolge der Bildung von salzarmem Hämatin (Inseln von Magenschleimhaut!) Teerstühle zeigen und zu Fehldiagnosen führen können.
Zur Beachtung: Hämorrhoiden und Analfissuren sollten nur dann als Blutungsquellen angesehen werden, wenn andere Ursachen ausgeschlossen sind.
Die *Faustregel:* Streifenartige, rote Blutauflagerung kommt aus dem Anus oder distalen Rektum, homogene Blutauflagerung aus dem proximalen Rektum, rotes Blut innerhalb des Stuhles aus dem Kolon beidseitig der Flexura lienalis (681) gilt nur für geformten Stuhl und nur mit Ausnahmen.
Die mittelgradige und die schwere Blutung gehen in der Regel mit Bluterbrechen und Blutabgang einher. Daraus ergeben sich wertvolle Hinweise bezüglich des Schweregrades und der Lokalisation der Blutung:

Bluterbrechen *(Hämatemesis)* oder kaffeesatzartiges Erbrechen wird auftreten bei Blutungen aus dem oberen Intestinalbereich. Häufiges, schwallartiges, hellrotes Erbrechen weist auf eine massive Blutung hin. Bei längerer Verweildauer des Blutes im Magen und in Anwesenheit von Magensäure wird kaffeesatzartiges Erbrechen eher für eine mittelgradige Blutung sprechen. Immer ist eine Blutung aus dem Nasopharynx mit Verschlucken von Blut, das dann meist erbrochen wird, auszuschließen. Aus dem Auftreten von Teerstuhl *(Melaena)* ist zu schließen, daß es sich um eine Blutung aus dem oberen Intestinalbereich handelt und daß das Blut mit Magensaft in Berührung gekommen ist (Bildung von salzarmem Hämatin). Allerdings kann es bei massiven Blutungen aus diesem Bereich (oder bei Anazidität) auch zu meist durchfallsartigen roten Darmblutungen kommen (165). In der Regel wird

jedoch die rote Darmblutung auf eine Blutungsquelle im unteren Darmbereich hinweisen. Auf eine noch bestehende oder noch nicht lange zurückliegende Blutung wird durch Hämatemesis hingewiesen. Dagegen können Teerstühle sich noch bis zu fünf Tagen nach dem Stillstand einer Blutung zeigen (758). Umgekehrt dauert es – ohne Durchfall – 8–10 h oder länger, bis nach einer Magenblutung der Stuhl schwarz wird. Bei sehr langsamer Darmpassage kann auch das aus dem unteren Instestinalbereich stammende Blut eine dunkle Verfärbung annehmen!
Besondere diagnostische Schwierigkeiten bereiten intestinale Blutungen, durch die sich bedrohliche Situationen entwickelt haben, bevor es zu Bluterbrechen oder Blutabgang gekommen ist. Dabei können sich mehrere Liter Blut im Darm befinden (551).

Zu Beginn einer Blutung können sich bei der Untersuchung von Erythrozyten, Hämatokrit und Hämoglobin Normalbefunde zeigen, weil sich initial durch einen Blutverlust die Zusammensetzung des Blutes nicht ändert. Da sich nach einer Blutung die Erythrozytenzahl durch Regeneration nur langsam normalisiert, das Volumen durch Einströmen von extravasaler Flüssigkeit jedoch schneller kompensiert wird, ändert sich die Relation von flüssigen zu festen bzw. gelösten Bestandteilen (siehe S. 528). Diese Adaption ist nach 12 bis 24 Stunden erreicht, so daß dann das Ausmaß der Blutung ersichtlich wird. Es empfiehlt sich deshalb, nach 8 bis 12 Stunden in regelmäßigen Abständen von 4 bis 6 Stunden Kontrollen durchzuführen – auch wenn gleichzeitig Bluttransfusionen verabreicht werden –, um zu schätzen, wie groß der Blutverlust war, ob noch eine Blutung besteht und – bei weiterem Verlauf – ob ein Blutungsrezidiv aufgetreten ist (988).

B. Diagnostische Hinweise

Bei einer Reihe von gastrointestinalen Blutungen gibt es Symptome und Befunde, die auf die Blutungsquellen hinweisen:

1. Ulkusblutung

Anamnese: Frühere Behandlungen wegen Magengeschwüren oder „Magenschleimhautentzündung", frühere Blutungen (Teerstuhl), Operation am Magen-Darm-Trakt (Anastomosenulkus), Schmerzen bis zum Einsetzen der Blutung; Erbrechen; frühere Röntgenbefunde.

Hämatemesis: Häufiger bei Ulcus ventriculi als bei Ulcus duodeni.
Diagnose: Durch Endoskopie des oberen Verdauungstraktes, Standard-Röntgenuntersuchung, evtl. Angiographie.

2. *Ösophagusvarizen-Blutung* (s. S. 565ff).

3. *Blutung bei Gastritis erosiva*
Anamnese: Alkoholabusus, Medikamente, Stress-Situation, apparative Behandlungsmaßnahmen (Dialyse, Respiratorbehandlung), Apoplexie, andere zerebrale Prozesse, Verbrennungen, Urämie.
Befund: Teerstuhl – selten Hämatemesis.
Diagnose: Nur durch Gastroskopie!

4. *Mallory-Weiss-Syndrom*
Definition: Schleimhautrisse, die im unteren Drittel des Ösophagus lokalisiert sind, Schleimhautrisse, die in die Pars cardiaca des Magens reichen, isolierte Einrisse an der Cardianahen Magenschleimhaut. (Schwerste Form mit schlechter Prognose, selbst bei sofortiger Operation: Boerhaave-Syndrom = Spontanruptur des ganzen Ösophagus.)
Anamnese: Typisch vorausgehendes, unblutiges massives Erbrechen (häufiger bei Kranken über 50 Jahre).
Häufig mit Hämatemesis.
Diagnose: Nur durch Ösophago- bzw. Gastroskopie.
(Lit. bei 681, 959).

5. *Exulceratio simplex Dieulafoy*
(Akute solitäre Erosion einer submukösen Magenarterie)
Anamnese: Ohne Prodromi; mitunter sind früher Blutungen aufgetreten.
Befund: Stets massive Blutungen, Hämatemesis häufig.
Diagnose: Gastroskopie – Angiographie.

6. *Magen-Karzinom*
Anamnese: Gewichtsabnahme, häufig keine auf den Magen hindeutenden Beschwerden.
Befund: Evtl. tastbarer Tumor, Kachexie, Virchowsche Drüse, häufig okkultes Blut im Stuhl.
Meist Melaena – selten Hämatemesis.

Diagnose: Standard-Röntgenuntersuchung – Gastroskopie – (Angiographie)

7. *Hiatushernie*

   Anamnese: Gelegentlich Reflux-Beschwerden.
   Meist Melaena.
   Diagnose: Durch Röntgenuntersuchung – Endoskopie.
   Erst durch zusätzliche Schädigungen der Schleimhaut kommt es zu Blutungen aus Hiatushernien. Diese sind durch die anatomische Situation allerdings meist gegeben.

8. *Dünndarmtumoren*

   Gutartige Tumoren führen öfters zu massiven Blutungen als bösartige. Die Blutungen gehen meist mit kolikartigem Schmerz oder mit Übelkeit und Erbrechen einher.
   Diagnose: Standard-Röntgenuntersuchung – Arteriographie.
   Meist liegt eine rote Darmblutung vor, durch Retroperistaltik aber auch Hämatemesis und Melaena. (In seltenen Fällen wird durch diese akute Blutung ein bedrohlicher Zustand herbeigeführt, ohne daß eine sichtbare Blutung besteht!)

9. *Divertikulitis des Dickdarms*

   Anamnese: Meist ist die Diagnose von früheren Röntgenuntersuchungen bekannt. Eine frische, starke Blutung führt zu einem massiven Blutabgaug.
   Diagnose: Röntgenkontrastdarstellung, Endoskopie, Arteriographie.

10. *Colitis ulcerosa*

    (Jüngeres Lebensalter, überwiegend bei Frauen)
    Anamnese: Blut-, Eiter- und Schleimabgang. Während der Blutung häufig Spasmen und Tenesmen.
    Diagnose: Durch Standard-Röntgenuntersuchung, Endoskopie und Arteriographie. Bei akuter Blutung: rote Darmblutung.

11. *Angeborene und erworbene Gerinnungsstörungen*

    Anamnese: Blutungsneigung meist bekannt.
    Befund: Zeichen älterer Blutung (z. B. Gelenkblutungen, Gelenkversteifungen bei Hämophilie), Zeichen der hämorrhagischen Diathese.

Diagnose: Durch Gerinnungsstatus.
Häufiger Melaena – selten Hämatemesis.

12. *Blutungen aus einem Meckel'schen Divertikel*
    Anamnese: Mitunter periumbilikale Koliken.
    Befund: Kein Blut im Magen, jedoch Melaena!
    Manchmal massive Blutung, dann gelegentlich hellrot.
    Diagnose: Durch Röntgenuntersuchung – Angiographie.

13. *Dickdarm-Karzinom*
    Anamnese: Häufig stumm, Änderung der Stuhlgewohnheiten – Wechsel zwischen Obstipation und Durchfall, zuweilen Schmerzen, oft unklare Fieberzustände.
    Befund: Selten massive Blutung, häufig okkulte Blutung.
    Cave: Verwechslung mit Hämorrhoiden!
    Diagnose: Digitale Untersuchung, Röntgenkontrastuntersuchung, Rektoskopie, Sigmoidoskopie, Koloskopie.

Zur Beachtung: Bei rd. 13% aller blutenden Ulzera, 15–20% aller Blutungen aus Magenkarzinomen, 6% aller Blutungen aus Ösophagusvarizen ist dies die erste Manifestation des Grundleidens. Umgekehrt blieben noch in den 60er Jahren nach verschiedenen Statistiken (295, 803) 20–30% der oberen Magendarmblutungen ohne sichere ursächliche Diagnose.

Spezielle diagnostische Verfahren

a) Endoskopische Untersuchungen
b) Angiographische Untersuchungen
c) Standard-Röntgenuntersuchung

Zu a) Sind die Voraussetzungen gegeben, sollte die *endoskopische Untersuchung* der röntgenologischen vorangestellt werden (neue Übersichten bei 681, 682, 689, 658).
Diese Untersuchungen werden bei akuten Blutungen immer erst nach den dringlichen Sofortmaßnahmen zur Bekämpfung eines Schockzustandes durchgeführt.

Indikation der oralen Notfall-Endoskopie:

Verdacht auf obere Intestinalblutung (Hämatemesis, Melaena, massiver roter Blutstuhl).
Diese Untersuchung sollte auch dann vorgenommen werden, wenn Anamnese und klinischer Befund auf eine bestimmte Ursache hinweisen (z.B. Öso-

phagusvarizen bei Leberzirrhose – oder chronisches Ulkus), da neben einer wahrscheinlichen Blutungsquelle noch ein weiterer Blutungsherd vorliegen kann.
Palmer (681) bringt eine Übersicht von 683 Kranken mit Ulkus, Leberzirrhose oder Zustand nach Magenoperation, bei denen in rd. 40% die Blutungsquelle eine andere war als die vermutete, und leitet daraus die Forderung nach einer *„Pandiagnostik"* ab. Durch die endoskopische Untersuchung gelingt eine definitive Abklärung der Blutungsursache in den meisten Fällen.

Relative Kontraindikationen:

Große Ösophagusdivertikel, besonders Zenkersches Divertikel (Perforationsgefahr!), stärkere Deformierung des Thorax infolge Kyphoskoliose.
Bei Blutungen, bei denen wegen kardialer oder pulmonaler Insuffizienz ein operativer Eingriff nicht in Frage kommt, sollte trotzdem endoskopiert werden, da in manchen Fällen ein Therapieversuch in Form der endoskopischen Elektrokoagulation angeschlossen werden kann (673).
Dieses Verfahren bietet von allen zur Verfügung stehenden diagnostischen Möglichkeiten die höchste Treffsicherheit mit 85–90% (682, 673, 689, 858).
Negative Resultate sind zu erwarten, wenn vor der Untersuchung der Magen nicht ausgiebig gespült worden ist oder wenn es sich um eine zu starke Blutung handelt.
Eine *Rektoskopie* bzw. *Sigmoidoskopie* ist angezeigt, wenn eine rote Darmblutung vorliegt, die auf eine Blutungsquelle im Rektum oder Dickdarm hinweist.

Besonderer Vorteil der endoskopischen Methoden:

Der Patient kann notfalls im Bett auf der Station untersucht werden!

Zu b) *Die selektive Arteriographie* ist gebunden an eine spezielle angiographische Röntgeneinheit. Die Untersuchung darf erst nach Behebung des Schockzustandes vorgenommen werden. Eine Bariumbrei-Untersuchung darf vorher *nicht* durchgeführt werden, da Bariumreste im Darm das extravaskuläre Kontrastmittel überdecken können (666, 706)!

Indikationen:

Alle gastrointestinalen Blutungen, von denen die Dünndarmblutungen besonders hervorzuheben sind, da die bisherige Diagnostik dieser tiefen Blutungsquellen häufig unzureichend war.
Voraussetzung für eine positive Aussage ist eine zum Zeitpunkt der Untersuchung *noch bestehende Blutung* von mindestens 1,0 ml/min. Das Ergebnis gestattet eine sichere Aussage über die Lokalisation, nicht immer allerdings über die Ursache der Blutung. – Wird die venöse Phase abgewartet, so können auch Varizenblutungen erfaßt werden.

Vorteile dieser Methode: Keine Vorbereitung des Kranken (Magenspülung, Mahlzeit, Darmvorbereitung), keine Mitarbeit von seiten des Patienten und keine große Belastung für den Patienten.

Nachteile: Großer apparativer Aufwand – Untersuchung kann nicht im Bett und nicht auf der Station durchgeführt werden. Unangenehme Lagerung auf dem Röntgentisch bei möglichen längeren Liegezeiten.
Die richtig-positiven Aussagen liegen bei 70–80%. (Literatur bei 666, 706, 945).

Zu c) Da die unter a) und b) beschriebenen Methoden bisher nur in wenigen Kliniken durchgeführt werden können, hat nach wie vor die *Standard-Röntgen-Kontrastuntersuchung* eine wichtige Stellung in der Frühdiagnostik. Auch für diese Untersuchung gilt, daß zunächst eine wirksame Schockbehandlung durchgeführt werden muß. Entgegen älteren Ansichten hat sich jetzt die Meinung allgemein durchgesetzt, daß die radiologische Diagnostik so früh wie möglich durchgeführt werden sollte (235, 372, 535, 576, 681, 988). Schwerwiegende Komplikationen sind sehr selten. Voraussetzung ist die vollständige Entleerung des zu untersuchenden Magen- bzw. Darmabschnittes, evtl. durch Spülung (siehe unter D).

Indikationen: Alle akuten intestinalen Blutungen.

Kontraindikationen: Schockzustand.

Vorteile: Bei positivem Resultat kann oft eine Aussage zur Ursache der Blutung gemacht werden. Dadurch wird unter Umständen die Indikation einer Operation erleichtert.

Nachteile: Der Kranke muß in der Röntgenabteilung untersucht werden – Lagerung auf Röntgentisch. Auch braucht der nachgewiesene pathologische Befund nicht unbedingt die Blutungsursache zu sein. Weiterhin ist zu bedenken, daß ein Teil der akuten Veränderung (Gastritis erosiva, Ösophagitis, Mallory-Weiss-Syndrom, akute Ulzeration) der röntgenologischen Diagnostik entgehen. Die richtig-positiven Aussagen liegen zwischen 50 und 70%. Entschließt man sich zu einer Frühröntgenuntersuchung, so soll der Röntgenologe alle erforderlichen diagnostischen Manöver (Lagerung, Kompression) durchführen. Dies erfordert eine vorherige ausreichende Volumensituation.

Warnzeichen, die für eine massive Blutung sprechen (siehe die Ausführungen über Kreislaufregulation und Schockzeichen S. 526 ff.):

1. Hämatemesis
2. Melaena (oder auch rote Darmblutung)
3. Tachykardie (größer als 100/min)
4. Hypotonie (kleiner als 100 mm Hg systolisch)

Zur Beachtung: Bei Hypertonikern können „normotone" Werte schon einem Kollaps entsprechen.

5. Zentraler Venendruck (kleiner als 2–3 cm H_2O)
6. Oligurie
7. Blasse, feuchtkalte Haut
8. Akrozyanose
9. Tachypnoe (über 20/min)

Hinweise auf ein Blutungsrezidiv:
1. Stuhldrang
2. Schwitzen
3. Schwindelgefühl
4. Schwäche
5. Herzpalpitation
6. Übelkeit
7. Durstgefühl
8. Erneuter Abfall von Hb (nicht beim Volumenausgleich innerhalb der ersten 24 h)
9. Erneute Blutdrucksenkung
10. Erneuter Abfall des Venendruckes
11. Erneuter Anstieg der Herzfrequenz

Komplikationen einer massiven Blutung:
1. Hämorrhagischer Schock
2. Nierenversagen
3. Herzinfarkt
4. Gerinnungsstörungen
5. Ulkusperforation
6. Leberkoma (bei Blutungen durch intrahepatischen Block)
7. Enzephalomalazie

C. (I) Sofortmaßnahmen bei schwerer Blutung

Wichtig: Jeder Kranke, bei dem eine akute gastrointestinale Blutung vorliegt, bedarf klinischer Diagnostik und Behandlung.

1. Inspektion (Schockzeichen?)
2. Blutdruck (frühere Hypertonie?)
3. Puls (Frequenz und Qualität)

4. Venöser Füllungszustand (besonders: Venen am Zungengrund!)
5. Lagerung:
   a) besteht kein Schock: Oberkörper leicht erhöht
   b) besteht ein Schock: Flachlagerung, jedoch nicht Kopftieflage, evtl. Anheben der Beine.
6. Sedierung:
   z.B. Valium 5–10 mg i.m. oder i.v. oder Atosil 1 Amp. i.m. oder ½ Amp. (25 mg) i.v. (Vorsicht im Schock!)
7. Nahrungskarenz (bis zur Diagnostik und endgültigen Entscheidung für konservatives Vorgehen).
8. a) Bei leichter Blutung ohne Zeichen einer bedrohlichen Situation: Klinikeinweisung.
   b) Bei schwerer Blutung (s. bei Warnzeichen):
   Infusion anlegen, z.B. Macrodex 6%, 500 ml.
   Keine salzfreien Lösungen (wie z.B. Glukose, Lävulose).
   Tropfinfusion über flexible Plastikkanüle infundieren!
   (Keine Stahlkanüle, unsicherer venöser Zugang.)
   Nachdem eine einwandfreie venöse Zufuhr gewährleistet ist: Transport zur Klinik (ärztliche Begleitung muß von dem Krankheitszustand abhängig gemacht werden).

Zur Beachtung: Bei Zeichen eines manifesten Schocks oder häufigem Bluterbrechen und bei längeren Anfahrten ist die ärztliche Begleitung unumgänglich (siehe auch S. 533).

D. (I) Intensivtherapie bei schwerer Blutung

Voraussetzungen für die Behandlung:

a) Venenpunktion mit flexibler Plastikkanüle und Blutentnahme (rechter Arm)
   1. *Nativblut:* Blutgruppe, Blutbild, Fermente und Bilirubin, evtl. Bromthaleintest, Na, K, Ca, Harnstoff, Kreatinin, Wasserbadtest nach Lee-White, Fibrinogen.
   2. *Zitratblut:* (1:10) für Gerinnungsuntersuchungen (s. S. 530), Kreuzprobe.
b) Blutgruppe bestimmen und 6 Konserven kreuzen lassen
c) Arterielle Punktion (Blutgasanalyse)
d) Blasenkatheter

e) Cava-Katheter (linker Arm, Venae sectio) oder Punktion der Vena subclavia bzw. V. anonyma.

(Bei hämorrhagischen Diathesen sind solche Punktionen gefährlich und möglichst durch Venae sectio einer brachialen Vene oder Freilegen einer der größeren Venen durch einen Chirurgen zu ersetzen!)

f) Magensonde
g) Rektale Untersuchung (Teerstuhl?)

Therapieschema:

1. Lagerung (flach lagern)
2. O_2-Zufuhr (3 l/min)
3. Volumenzufuhr (Infusionen: Plasmaexpander, Bluttransfusionen)
4. Benachrichtigung des Chirurgen
5. Nahrungskarenz
6. Sedierung (z.B. Valium, Atosil, Psyquil), vorsichtig und erst nach angelaufener Substitution
7. Einlegen einer Magensonde und Magenspülung
8. Ausgleich eines etwaigen Hämostasedefektes
9. Glykosidbehandlung
10. Evtl. Azidosebehandlung
11. Nach diesen Maßnahmen Erwägung der *Notoperation* (ggf. als Consilium)
12. Einleitung weiterer diagnostischer Maßnahmen (Endoskopie, Standard-Röntgen, Arteriographie)
13. Erwägung der *Frühoperation*
14. Antibiotika

Zu 1. *Lagerung:* Der Kranke muß flach gelagert werden, eine Kopftieflagerung ist ungünstig. (Erbrechen wird gefördert, insbesondere wenn eine Magensonde liegt; der Venendruck ist verfälscht!)

Zu 2. *Sauerstoff:* am besten über eine Nasensonde 3 Liter/min.

Zu 3. *Volumensubstitution: Voraussetzung für eine kontrollierte Volumenzufuhr ist die kurzfristige Kontrolle des zentralen Venendruckes!*

Die Infusionstherapie hat zum Ziel, den Volumenmangel zu beheben und die herabgesetzte (O_2-transportierende) Erythrozytenmenge zu ersetzen.

Bei schwerer Blutung mit den Zeichen des hämorrhagischen Schocks ist die kombinierte Zufuhr von kolloidalen Plasmaersatzstoffen und Blut schon im

Behandlungsbeginn erforderlich. Das Verhältnis kolloidale Lösung:Blut beträgt 1:2, wobei die Gesamtmenge von 2 500 ml Plasmaersatzstoff nicht überschritten werden sollte (18, 99, 331).

Entgegen anderer Meinung soll betont werden, daß eine Verschiebung des Gerinnungsstatus in pathologische Bereiche durch Dextran bis zu einer Dosis von 20 ml/kg Körpergewicht (in 24 Std.) nicht eintritt. Größere Mengen führen zu einer Verminderung der Fibrinogenkonzentration, was bei vorbestehender Hypofibrinogenämie die Gerinnbarkeit des Blutes vermindert. Auch ist bekannt, daß durch Dextran 40, besonders aber durch Dextran 70, eine Verminderung der Plättchenadhäsivität verursacht wird (150, 660). Dies kann bei schockbedingten Mikrozirkulationsstörungen oder zur Verhinderung solcher Störungen andererseits von Vorteil sein.

Folgendes Vorgehen wird vorgeschlagen:

Bis zum Eintreffen der gekreuzten Blutkonserven:
 1. Rheomacrodex 500–1000 ml
 2. Macrodex   500–1000 ml

Stehen Blutkonserven zur Verfügung:
 3. Macrodex und Blutkonserven im Verhältnis 1:2

Bei weiterbestehender Blutung und nach Zufuhr von Rheomacrodex- und Macrodex-Infusionen von insgesamt 2 500 ml:
 4. Bluttransfusionen nach Bedarf.

Bei diesem Vorgehen sollte für die ersten 4–5 Stunden eine stündliche Zufuhr von mindestens 1 000 ml (bis 1 500 ml) erreicht werden. In einer größeren Serie schwankt der mittlere Blutbedarf zwischen 3 und 9 l, je nach Grundleiden (169); er wird meist um die Hälfte unterschätzt (169).
Wichtig: Halbstündige Kontrolle von Venendruck, Blutdruck, Puls, Urinausscheidung (stündlich).
Ziel dieser initialen hohen Volumenzufuhr ist die Behebung des Schockzustandes. Eine rasche Volumensubstitution ohne Überlastung des Herzens gilt heute als der Schlüssel aller Notfallmaßnahmen. Die Wiederherstellung der normalen Blutmenge und des Blutdrucks kann *nicht* als die Ursache einer Rezidivblutung angesehen werden.

Als *Zeichen der Besserung* sind anzusehen:

1. Anstieg des Venendruckes (+ 5 bis + 7 cm Wasser).
2. Anstieg des systolischen Blutdruckes (über 100 mm Hg) und Vergrößerung der Blutdruckamplitude.
3. Abnahme der Pulsfrequenz.
4. Zunahme der Urinausscheidung.

Hinweise zur Bluttransfusion (623):

Das Blut jeder Konserve muß vor der Transfusion folgenden Kontrollen unterzogen werden:
1. Serologische Kreuzprobe als Konglutinationstest (major-Test und zusätzlich minor-Test).
2. Serologische Kreuzprobe als indirekter Coombs-Test.

Es soll möglichst Frischblut aus ACD-Flaschen (die Direkt-Transfusion kommt dann noch in Betracht!) verwendet werden. Ist dies nicht möglich, sollte das Konservenblut nicht älter als 4 Tage sein.

Zitrattoxizität:

Jeder Blutkonserve sind 13,4 mval Natriumzitrat zugesetzt. Bei intakter Leberfunktion wird dieses schnell zu Natriumbikarbonat umgebaut („Transfusionsalkalose"). Nur bei gestörter Leberfunktion und großer Blutzufuhr wird es zu einer Zitratintoxikation kommen (Hypokalzämie aus der Bindung von Kalzium und Zitrat). Man kann davon ausgehen, daß eine Zitratintoxikation nur bei schwerer Lebererkrankung oder bei zu schnellem und hohem Angebot (mehr als 2 Liter innerhalb von 20 min) auftreten wird. In diesen Fällen ist Kalziumglukonat (10%ig) erforderlich – jeweils nach 1 Liter Blut 10 ml. Eine routinemäßige Applikation von Kalzium sollte vermieden werden, da dies keine indifferente Behandlung ist, sondern zu Kammerflimmern führen kann (428).

Zu 4. Bei Einleitung der ersten Maßnahmen sollte bereits der *Chirurg* benachrichtigt werden, damit gemeinsam das Vorgehen besprochen werden kann. Außerdem hat diese frühzeitige *Konsultation* den Vorteil, daß bei einer notwendig werdenden Operation der Operateur den Krankheitsverlauf aus eigener Anschauung kennt.

Zu 5. Bei Andauern der Blutung und im Hinblick auf einen operativen Eingriff sollte *weder flüssige noch feste Nahrung* verabreicht werden. Bei starkem Durstgefühl sollte der Mund gespült werden. Wenn die Blutung zum Stillstand gekommen ist und eine Operation nicht wahrscheinlich ist (siehe S. 560/561), früher Beginn mit passierter Kost nach Meulengracht o.ä.

Zu 6. *Sedierung:* Die Unruhe des Kranken kann schock- oder hypoxiebedingt sein, sie kann aber auch durch die Aufregung über die akute Erkrankung ausgelöst sein. Nach Prüfung dieser Ursachen sollte der Kranke mit Valium, Psyquil oder Atosil sediert werden.

Zu 7. Das Legen einer *Magensonde* (weicher Schlauch mittleren Kalibers!) geschieht aus diagnostischen und therapeutischen Gründen.

a) Gewinnt man durch Aspiration Blut aus dem Magen, so ist die Diagnose „obere gastrointestinale Blutung" wahrscheinlich. Kann nach sorgfältiger Magenspülung aus dem Magen Blut aspiriert werden oder läuft hellrotes Blut aus der Sonde, so spricht dies für ein „Persistieren der Blutung".

b) Der Magen wird dann leergespült. Von den meisten Gastroenterologen wird Eiswasser verwendet, das bei über $^2/_3$ aller Magenblutungen zu einer ersten Blutstillung führt (519, 681). Daneben verhindert die Spülung die Ansammlung von Blutkoagula mit ihrer Begünstigung von Erbrechen und damit Rezidivblutung – ferner eine etwaige Überdehnung des Magens.

c) Die Spülung ist unerläßlich zur Vorbereitung früher endoskopischer und radiologischer Untersuchungen. Im Anschluß an die Spülung wird – schon aus Gründen der Kontrolle des Stillstandes der Blutung – alle 10–15 min etwas Sekret aspiriert. Über die kombinierte Absaugung sind die Meinungen geteilt. Sie kommt allenfalls bei stark superaziden Ulzera (in Verbindung mit stündlicher Gabe von Antazida) in Betracht. Sonst führt sie lediglich zu einer zusätzlichen Störung der Elektrolyte-Bilanz (681).

Thrombin (Topostasin, Velyn, Akrithrombin) wird in seiner Wirksamkeit bei Magenblutungen mit normaler Hämostase unterschiedlich beurteilt. Es wirkt nicht im sauren Milieu, so daß (über die Pufferung der Handelspräparate hinaus) etwas Natriumbikarbonat oder Gelusil-Lac vorgegeben werden sollte. Bei liegender Sonde ist die Applikation nicht günstig, da diese durch Blutkoagel verstopft werden kann. Die früher als Einwand gegen die Magensonde vorgebrachten Nachteile einer Sondenapplikation (Ösophagitis, Irritation von Ösophagusvarizen, Alteration einer entzündlichen Magenschleimhaut – evtl. Perforation) sind geringer (weil seltener) gegenüber den Vorteilen, die oben geschildert wurden.

Zu 8. Als verstärkende oder auslösende Faktoren können bei jeder Blutung *Störungen der Blutgerinnung* eine Rolle spielen. Aus diesem Grunde müssen *vor* Behandlungsbeginn gezielte anamnestische Erhebungen und spezielle gerinnungsphysiologische Untersuchungen durchgeführt werden. Diagnostische und therapeutische Einzelheiten siehe Abschnitt X.1, S. 530).

Wichtig:

a) Blutet es nach den unter Punkt 4 bis 6 genannten Therapiemaßnahmen nach 4–8 Stunden gleich stark weiter, muß erneut eine Untersuchung des Gerinnungsstatus erfolgen.

b) Vor jeder Operation – auch vor einem Noteingriff – müssen die Gerinnungsverhältnisse geprüft und, wenn notwendig, korrigiert werden.

Zu 9. Eine intravenöse *Digitalisierung* sollte bei jedem Patienten über 40 Jahre durchgeführt werden. Dafür eignen sich u.a. folgende Präparate: z.B. Cedilanid, Lanicor, Lanitop, Novodigal).

Zu 10. Eine *metabolische Azidose* ist bei länger bestehendem Schockzustand zu erwarten. Nach den Ergebnissen der arteriellen Blutgasanalyse muß die Behandlung mit THAM-Lösung eingeleitet werden (Berechnung s. S. 472). Der Serumnatriumwert kann durch Transfusionen vieler Blutkonserven (Natriumzitrat!) erhöht sein, so daß Na-Bikarbonat nur unter Kontrolle des Serumnatriums verabreicht werden darf).

Zu 11. Läßt sich der Schockzustand innerhalb von 3 bis 6 Stunden nicht beheben (bei ausreichender Volumensubstitution) und sprechen die klinischen Zeichen für eine weiterbestehende starke Blutung, so muß aus vitalen Gründen der *Entschluß zur Notoperation* gefaßt werden (121, 492, 891). Obwohl wegen der Dringlichkeit auf eine diagnostische Klärung evtl. verzichtet werden muß, sollten jedoch immer die Ergebnisse der Gerinnungsuntersuchungen vorliegen.

Zur Beachtung: Während des Transportes in den Operationssaal und während der Operation muß die Volumensubstitution in unverminderter Stärke fortgesetzt werden.

Zu 12. Nach erfolgreicher Schockbehandlung – auch wenn die Blutung noch fortbesteht – sollten die zur Verfügung stehenden *diagnostischen Maßnahmen* (Endoskopie – Standard-Röntgen – Arteriographie) frühzeitig, aber nach sorgfältiger individueller Abwägung vorgenommen werden (372, 535, 576).
Die frühzeitige Diagnostik ist von besonderer Wichtigkeit, da neuerliche Verschlechterungen (z.B. Rezidivblutungen) zu raschem chirurgischem Handeln zwingen können und bei bekannter Ursache der Eingriff gezielter und damit für den Patienten oft schonender erfolgen kann. Außerdem kann bei bekannter Ursache der Entschluß zur Frühoperation (siehe unten) wesentlich beeinflußt werden.

Reihenfolge der diagnostischen Verfahren:

Besteht die Möglichkeit zur Anwendung aller 3 möglichen Verfahren (Endoskopie, Arteriographie, Standard-Röntgen), so gilt in der Regel:

1. Endoskopie
2. Arteriographie
3. Standard-Röntgen

Zu 13. Der operative Eingriff wird als *Frühoperation* verstanden, wenn innerhalb der ersten 48 Stunden operiert wird (274, 891). Eine spätere Operation nach Stillstand der Blutung und nach diagnostischer Klärung der Blutungsquelle wird als *Intervalloperation* bezeichnet (301).
Neueren Statistiken zufolge ist die Frühoperation mit der geringsten Mortalität verbunden. Dies wird zurückgeführt auf die Verhinderung einer Rezidivblutung, die in der Hälfte der Fälle auftritt, und auf die Verminderung thromboembolischer Zwischenfälle. Weiterhin muß dabei berücksichtigt werden, daß besonders der ältere Kranke die Folgen einer längeren Blutung schlecht toleriert und die spontane Blutstillung bei sklerotischen Gefäßen erschwert ist.

Eine Frühoperation muß bei folgenden Voraussetzungen diskutiert werden:

1. Wenn der Schockzustand zwar behoben ist, die Blutung jedoch noch fortbesteht.
2. Wenn der Kranke über 50 Jahre alt ist.

3. Wenn die Blutung sich nach kurzfristiger Besserung wieder verstärkt (Rezidivblutung).
4. Wenn eine längere Vorgeschichte besteht, so daß vermutet werden darf, daß ein chronischer Prozeß vorliegt, der ohnehin eine Operationsindikation darstellt.
5. Wenn durch die Diagnostik eine Ursache festgestellt wurde, bei der eine konservative Behandlung erfahrungsgemäß nicht zum Erfolg führen wird. Das gilt besonders für Blutungen aus einer der größeren Arterien (A. gastroduodenalis, Aa. gastricae, A. circumflexa).
6. Wenn der Verdacht auf eine Perforation besteht.

Zur Beachtung: Blutung und Perforation schließen sich *nicht* aus. Blutungen wurden bei bis zu 10% der Ulkusperforationen beschrieben (681). In Zweifelsfällen Abdomenübersichtsaufnahme. Die Anamnese früherer Blutungen stellt keine klassische Indikation für die Frühoperation mehr dar (441). Solche Fälle sind mit dem Chirurgen unter Berücksichtigung der Gesamtsituation der Kranken zu besprechen (156).

Zurückhaltung ist geboten:
1. wenn das Alter des Kranken weniger als 40 Jahre beträgt;
2. wenn die Gerinnungsstörungen noch nicht korrigiert sind;
3. wenn bei nicht geklärter Diagnose die Anamnese „leer" ist;
4. wenn es sich um Gastritis erosiva handelt (vor allem bei medikamentös bedingter Ursache).

Blutungen aus dem unteren Darmbereich

Eine besondere Stellung nehmen die Blutungen aus dem unteren Intestinalbereich ein. Eine schwere Blutung ist in der Hauptsache bei der schweren Colitis ulcerosa oder Diverticulose zu befürchten. Eine Resektion unter Notfallbedingungen ist mit großen Schwierigkeiten verbunden. Aus diesem Grunde sollten alle konservativen Therapieversuche ausgeschöpft werden, bevor die Indikation zur Operation gestellt wird.

Ausnahme: Blutendes Meckelsches Divertikel.

C. (II) Sofortmaßnahmen bei mittelschwerer Blutung

1. *Sedierung* des aufgeregten Patienten, z.B. Valium 10 mg i.m. (Besonders bei Bluterbrechen oder roten Darmblutungen sollte der Kranke beruhigt und über die möglichen Ursachen schonend unterrichtet werden.)

2. *Krankenhauseinweisung:* Auch bei leichter intestinaler Blutung muß eine Krankenhauseinweisung erfolgen, da sich innerhalb kürzester Zeit durch plötzliche Verstärkung der Blutung ein lebensbedrohlicher Zustand entwickeln kann!

D. (II) Intensivtherapie bei mittelschwerer Blutung

Therapieschema:
1. Venöser Zugang (wenn möglich: Cava-Katheter)
2. 5 Blutkonserven kreuzen
3. Sedierung
4. Rektale Untersuchung
5. Magensonde
6. Infusionstherapie
7. Evtl. hämostatische Therapie
8. Diagnostische Abklärung
9. Ernährung
10. Abführmaßnahmen

Zu 1. Die Entscheidung, ob eine Venenkanüle oder ein Cava-Katheter gelegt wird, ist vom klinischen Zustand abhängig zu machen. Im Hinblick auf die Beurteilung des Volumenverlustes sollte jedoch dem Cava-Katheter der Vorzug gegeben werden.

Zu 2. *Substitution:* Auch bei „leichten" Blutungen ist es angebracht, gekreuzte *Konserven* bereitzustellen. So treten bei plötzlicher Notsituation und dadurch notwendig werdender Sofortoperation keine für den Patienten gefährlichen Verzögerungen auf.

Zu 3. *Sedierung:* Siehe unter D (I): Schwere Blutung (S. 558).

Zu 4. *Rektale Untersuchung:* Es kann nicht der erste Stuhlgang abgewartet werden, um zu klären, ob Teerstuhl vorliegt. Außerdem kann bei roter Darmblutung die digitale Austastung entscheidend zur Klärung der Ursache beitragen.

Zu 5. *Magensonde:* Das Legen einer Magensonde geschieht bei mittelgradiger Blutung hauptsächlich aus diagnostischen Gründen. Bei unkompliziertem Verlauf kann die Sonde nach 24 Stunden entfernt werden.

Zu 6. *Infusionstherapie:* Die Infusionstherapie richtet sich nach dem klinischen Befund und dem Venendruck. Initial wird Rheomacrodex verabreicht. Ob Bluttransfusionen erforderlich sind, hängt von dem geschätzten Blutverlust ab. Weniger als 20% erfordern Zurückhaltung in der Verabreichung von Blut. Untersuchungen des roten Blutbildes nach 24–48 Stunden gestatten eine Beurteilung. Bei einem Hb-Wert unter 50% und Erythrozytenzahlen unter 2,5 Mill. sollte die Bluttransfusion erwogen werden. Der kritische Hämoglobinwert kann höher liegen, wenn zusätzliche Erkrankungen vorliegen. Besondere Aufmerksamkeit muß Kranken gelten, bei denen eine Einschränkung der Sauerstoffaufnahmekapazität (Lungenerkrankungen) vorliegt oder ein erhöhter Sauerstoffbedarf (Herzinsuffizienz, Fieber usw.) besteht.

Zu 7. *Behandlung von Hämostasedefekten:* s. S. 536 ff.

Zu 8. *Diagnostische Abklärung:* Bei den meisten Kranken erlaubt der klinische Befund den sofortigen Beginn der diagnostischen Maßnahmen. Wartet man ab, so läuft man Gefahr, daß sich der Krankheitszustand verschlechtert, und daß die Diagnostik dann nur eingeschränkt oder gar nicht durchzuführen ist. Außerdem kann nach Sicherung der Diagnose eine gezieltere Behandlung erfolgen.

Zu 9. Mit der oralen *Ernährung* wird so früh wie möglich begonnen, d.h. wenn Übelkeit und Brechreiz gewichen sind, die Blutung steht und eine Frühoperation nicht in Betracht kommt. Dies kann mitunter schon am ersten Behandlungstag der Fall sein. Von besonderer Wichtigkeit ist die häufige Zufuhr kleiner Portionen. Empfehlenswert ist für die ersten Tage die Diät nach Meulengracht (vollwertige Kost, püriert).

Zu 10. *Abführen:* Solche Maßnahmen sollten nicht vor dem 3. Tag eingeleitet werden. Klinische Hinweise für einen Stillstand der Blutung sollten vorliegen. *Ausnahme:* Bei gleichzeitig bestehender Leberschädigung sollten sofort laxierende Maßnahmen durchgeführt werden, um einer zusätzlichen Schädigung durch Resorption von lebertoxischen Substanzen und von Blutabbauprodukten vorzubeugen. Desgleichen sollte in diesen Fällen Humatin oder Neomycin verabreicht werden (siehe: Behandlung des Leberkomas, S. 392 ff.).

E. Überwachung

Tab. 88. Überwachung bei akuter Magen-Darmblutung.

Überwachung	Kontrollen (zeitl. Abstand)
Ekg, Puls, Atmung, wenn möglich: zentraler Venendruck, arterieller Blutdruck.	fortlaufend (Monitor)
Puls, art. Blutdruck (unblutig)	30 Minuten
Zentraler Venendruck, Aspiration von Mageninhalt, Urinausscheidung	1 Stunde
Erythrozyten, Hämoglobin, Hämatokrit	6 Stunden
Arterielle Blutgasanalyse, Einfuhr-Ausfuhr-Bilanz	12 Stunden
Serumelektrolyte, Harnstoff, Serumeiweiß, Gerinnungsstatus, Fermente, Bilirubin, vollständiges Blutbild einschl. Thrombozyten	24 Stunden
Blutgruppen, Elektrophorese, Amylase, Thorax-Röntgen, evtl. Abdomenübersicht, BSG	einmalig

F. Häufige Fehler

1. Keine ärztliche Begleitung auf dem Transport zur Klinik. Dadurch evtl. unzureichende intravenöse Volumenzufuhr, ferner keine Überwachung der Lagerung und bei Erbrechen (Aspirationsgefahr).
2. Verzögerter Behandlungsbeginn. Die erste Maßnahme muß darin bestehen, einen venösen Zugang anzulegen und mit der Volumensubstitution zu beginnen!
3. Falsches Einschätzen des Blutverlustes. Bei Hämatemesis wird der Blutverlust überschätzt, bei Melaena unterschätzt. Stets den zentralen Venendruck berücksichtigen!
4. Unterlassung der Magenspülung. Bei Superazidität in regelmäßigen Abständen Absaugen des sauren Magensekrets und anschließende Antazida-Verabreichung, da Magensäure Thrombenbildung verhindert.
5. Übersehen von Hämostasedefekten.

6. Verzögerte Diagnostik. Auch am Wochenende muß die Notfalldiagnostik gewährleistet sein!
7. Aufschieben der Operationsentscheidung. (Nach spätestens 48 Stunden muß eine klare Entscheidung getroffen sein, ob eine Operation indiziert ist oder nicht.)
8. Mangelhafte Kontrolle des zentralen Venendrucks. (Bei älteren Kranken kann eine unkontrollierte Volumenzufuhr zur Hypervolämie und zum Lungenödem führen.)
9. Ungenügende Kontrolle der Ausscheidung. (Dadurch kann ein beginnendes Nierenversagen übersehen werden.)
10. Übersehen einer Perforation. (Kommt es *nach* einer Blutung zu einer Perforation, so kann die Symptomatik verschleiert sein. Abdomenübersichtsaufnahme!)
11. Übersehen einer Rezidivblutung. (Hinweise s. S. 554).

X.3. Die Ösophagusvarizenblutung

A. Pathophysiologie

Eine Druckerhöhung im Pfortaderkreislauf führt zur Ausbildung eines Kollateralkreislaufes mit Entwicklung von submukösen gastralen und ösophagealen Varizen.

In 80–90% der Fälle ist die Ursache ein *intrahepatischer Block*, der auf eine Leberzirrhose oder chronische Hepatitis (seltener Metastasenleber) zurückzuführen ist. Bei etwa 10% beruht die portale Hypertension auf einem *prähepatischen Block*, d.h. die Sperre liegt im Pfortaderstamm (z.B. Thrombose, Pylephlebitis), in der Milzvene (z.B. Thrombose, Stenose) oder in den Mesenterialvenen (z.B. Phlebitis bei entzündlichen Prozessen in der Nachbarschaft). Sehr selten ist als Ursache der *posthepatische Block* anzutreffen, der auf einer Abflußbehinderung in den Venae hepaticae (Budd-Chiari-Syndrom) oder in den kleinen intrahepatischen Venen (z.B. Endophlebitis hepatica obliterans) beruht.

Mit steigendem Pfortaderdruck nimmt die Gefahr der Varizenblutung zu. Einen kritischen Wert stellt die Höhe von 25 cm H_2O dar (163, 946). Der Pfortaderdruck kann aber 35–50 cm H_2O erreichen, auch ohne Blutung. Die Blutung kann ausgelöst werden durch starkes Pressen (Stuhlgang, Hustenanfall), durch mechanische Verletzung (harte Speisen) oder durch zusätzliche entzündliche Veränderungen der Schleimhaut. Es wird angenommen, daß es bei 60% der Kranken mit Leberzirrhosen zu einer Varizenblutung kommt

(889). Von 1200 Kranken mit Leberzirrhose einer Statistik von Palmer (681) hatten 859 Ösophagusvarizen (mit 465 beobachteten Blutungen), 178 eine erosive Ösophagitis (mit 109 beob. Blutungen), 195 ein Ulcus duodeni (mit 100 beob. Blutungen), 74 ein Magengeschwür (mit 54 beob. Blutungen), 73 eine erosive Gastritis (mit 66 beob. Blutungen).

Neben den schon erwähnten Gefahren einer gastrointestinalen *Blutung mit hämorrhagischem Schock oder Verblutung* bestehen für den Kranken mit Leberzirrhose noch zusätzliche Gefahren: So kann sich durch intestinalen Blutabbau und durch parenchymatöse Dekompensation ein *Leberkoma* entwickeln (s. S. 387ff.). Dabei wird sich auf die Leberzellen, bei denen bereits eine gestörte Sauerstoffutilisation vorliegt (585, 696), ein mangelhaftes Sauerstoffangebot (Anoxämie) besonders nachteilig auswirken. Durch einen Schock wird diese Gefährdung noch verstärkt. In einer anderen Serie (566) starben von den Patienten mit Blutungen aus Ösophagusvarizen 20% an Leberversagen, 7% an anderen Ursachen. Es kommt also alles darauf an, nicht nur die Blutung zu beherrschen, sondern auch ihre deletären Folgen für die Leberfunktion abzuwenden.

Weiterhin ist mit Hämostasestörungen zu rechnen, die auf mangelhafte Bildung von Gerinnungsfaktoren, quantitative und qualitative Störung der Thrombozyten, primäre Fibrinolyse oder Verbrauchskoagulopathie zurückzuführen sind (573). Nicht selten liegen außerdem Störungen des Elektrolyt- und des Wasserhaushaltes vor.

Unter den gastrointestinalen Blutungen nimmt die Ösophagusvarizenblutung eine Sonderstellung ein: Die Letalität ist höher als bei allen anderen intestinalen Blutungen. Bei den weiter oben aufgeführten 1200 Patienten mit Leberzirrhose (681) waren die Blutungen aus Ösophagusvarizen in rd. 40% tödlich, die aus den anderen Blutungsquellen bei rd. 20%. Neben dem Blutverlust kann durch die Folgen der Blutung (Blutungsanämie, Überflutung der Leber mit toxischen Substanzen) die Grundkrankheit entscheidend verschlechtert werden. Die Aussicht auf spontane Blutstillung ist geringer, da durch die Grundkrankheit ein Mangel an Gerinnungsfaktoren vorliegt, da ferner keine Kontraktilität der Varizen besteht. Aus diesen Gründen ist das therapeutische Handeln darauf abzustellen, den Kranken spätestens 48 Stunden nach Auftreten der Blutung in einen operationsfähigen Zustand zu bringen, d.h.:

1. schneller die akute Blutung zu beherrschen,
2. Hämostasedefekte zu korrigieren,
3. die verlorene Blutmenge zu substituieren,
4. „Entgiftungsmaßnahmen" (Magen-Darm-Reinigung, Darmsterilisation) prophylaktisch durchzuführen.

B. Diagnostische Hinweise

Bei der Mehrzahl der Kranken mit Ösophagusvarizenblutung finden sich typische Hinweise auf das bestehende Grundleiden (Leberverhärtung bzw. -vergrößerung, leichter Sklerenikterus, Spider naevi, evtl. Aszitesbildung, typische Behaarung, Splenomegalie, Palmarerythem, Lachszunge).
Zur Beurteilung der Leberfunktion sind als verläßliche Werte nur Untersuchungsergebnisse, die vor der Blutung erhoben worden sind, heranzuziehen.

Das (pathologische) Ergebnis des *Bromthalein-Testes* wird bestimmt durch den hepatozellulären Schaden, den Zustand des Kollateralkreislaufes und der arteriellen Leberdurchblutung. Somit schließt ein normales Ergebnis eine zirrhosebedingte Varizenblutung aus. Dagegen kann ein falsch-positiver Befund infolge arterieller Minderdurchblutung der Leber auch bei anderen massiven Blutungen, insbesondere wenn sich ein Schock entwickelt hat, erhoben werden (ebenfalls bei Cholestase). Eine (leicht) verlängerte Thromboplastinzeit (Quick) und erniedrigtes *Albumin* können ebenfalls bei schwerer Ulkusblutung vorgefunden werden. Innerhalb der Gerinnungsfaktoren weist neben einer Verminderung des Prothrombinkomplexes (am einfachsten zu bestimmen als Thromboplastinzeit) vor allem eine zusätzliche Verminderung des Faktors V auf einen ernsten Leberschaden hin.

Neben ihrer therapeutischen Anwendung hat die *Doppelballonsonde* nach Sengstaken-Blakemore auch eine gewisse *diagnostische Bedeutung:* Wird bei korrekter Lage nach Aufblasen der beiden Ballons aus dem Magen kein frisches Blut nach Magenspülung mehr aspiriert, so kann angenommen werden, daß sich die Blutungsquelle nicht im Magen oder Duodenum befindet (224).
So früh wie möglich – allerdings immer erst nach Korrektur eines hämorrhagischen Schocks – werden die diagnostischen Maßnahmen (je nach Möglichkeit: Endoskopie, Standard-Röntgen oder Arteriographie) durchzuführen sein. Eine noch bestehende Blutung ist kein Hinderungsgrund. In keinem Fall darf man sich mit

der Untersuchung des Ösophagus zufriedengeben, da in 5–15% der Fälle bei nachgewiesenen – auch blutenden – Ösophagusvarizen die entscheidende Blutungsquelle im Magen (Fundusvarizen, Ulcus ventriculi) oder im Duodenum (Ulcus duodeni) liegt (s. Tab. 87 sowie bei 674, 689, 858). Der Nachweis der Ösophagusvarizen mittels Breischluck gelingt auch bei liegender, entblockter Ballonsonde. Weitere Einzelheiten zur Ösophagoskopie, Gastroskopie und Arteriographie s. S. 551 ff.

Zur Beachtung: Vor einer chirurgischen Intervention – Ausnahme ist der Noteingriff – sollten eine Splenomanometrie und eine Splenoportographie durchgeführt werden. Erhöhter Druck über 25 cm H_2O bestätigt die Diagnose der portalen Hypertension. Die Splenoportographie führt zur Bestätigung oder zum Ausschluß der Diagnose eines prähepatischen Blockes und kann damit richtungweisend für das chirurgische Vorgehen sein.

C. Sofortmaßnahmen

Wichtig: Die meisten Ösophagusvarizenblutungen ereignen sich zu Hause. Der Hausarzt ist daher meist der erste, der die notwendigen Behandlungsmaßnahmen treffen muß.

1. Inspektion und Untersuchung (Schockzeichen? Hinweise auf eine Lebererkrankung?).
2. Lagerung: Patient muß flach gelagert werden.
3. Venenpunktion und Infusion von Rheomacrodex 500 ml; dazu Pitressin (= Vasopressin) 10–20 Einh. innerhalb von 10–15 Minuten in den Infusionsschlauch injizieren! Kontraindikationen: Angina pectoris, Gravidität.
4. Während dieser Zeit von einem Helfer mit elastischen Binden festes Wickeln der Beine „in Richtung zum Herzen".
5. Begleitung des Kranken in das nächstgelegene Krankenhaus: Aspirationsgefahr! Asphyxie!
   Bei längeren Anfahrten: Zweite Infusion, z.B. Macrodex 6% 500 ml.

D. Intensivtherapie

Zur Beachtung: Bei Vorliegen einer *massiven Blutung* (Schockzeichen, schwallartiges hellrotes Erbrechen!)

Sofort:

1. Einlegen der Sengstaken-Blakemore-Sonde und Kompression.
2. Gleichzeitig Zubereiten einer Infusion:
   Glukose 5% 100 ml + Vasopressin (Pitressin 1 ml = 20 IE (nicht Pitressin-Tannat!), Hypophysin 1 ml = 3 IE Octapressin = synthet. Vasopressin ohne Adiuretinwirkung 1 ml = 5 IE), jeweils 10–20 Einh.
   Einlaufzeit 20 min. über eine schnell eingestochene flexible Punktionskanüle.
3. Infusion von: Rheomacrodex 10 % 500 ml über einen zweiten venösen Zugang.

Maßnahmen als Voraussetzung zum Therapieerfolg

1. Venöser Zugang + Blutentnahme
2. Blutgruppenbestimmung,
   5 Blutkonserven sofort kreuzen lassen (wenn möglich frische Konserven)
3. Arterielle Punktion (Blutgasanalyse)
4. Blasenkatheter
5. Cava-Katheter (Venae sectio oder Punktion der Vena subclavia oder Vena anonyma)
6. Rektale Untersuchung

Therapieschema:

1. Lagerung (flach lagern)
2. Sedierung (z.B. Valium)
3. Verabreichung von Vasopressin
4. Doppelballon-Tamponade (Sengstaken-Blakemore), Magenspülung
5. Infusionstherapie (Dextran, frische Blutkonserven)
6. Ausgleich des Hämostase-Defektes
7. Diagnostik (Endoskopie, Arteriographie, Standard-Röntgen)
8. Darmreinigung – Darmsterilisation (Abführen, Antibiotika, nicht resorbierbare Laktulose)
9. Ernährung (mindestens 3 Tage Nahrungskarenz)
10. Glykosidbehandlung grundsätzlich bei allen Kranken
11. Korrektur des Elektrolyt- und Säure-Basen-Haushaltes
12. Operative Behandlung

Zu 1. Besonders bei Schock sollte eine flache *Lagerung* vorgenommen werden; von der oft empfohlenen Kopftieflagerung muß abgeraten werden.

Zu 2. Im Hinblick auf die vorzunehmenden Maßnahmen sollte auch ruhig scheinenden Patienten zur Sedierung Valium 10 mg i.v. oder Atosil 25 mg i.v. gegeben werden. Die häufig in der Literatur gegebene Warnung vor jeder Art von Sedierung halten wir in dieser Form nicht für berechtigt. Abgesehen von der Erschwerung der Handhabung der Sonde bedeuten die regelmäßige Angst und Unruhe in unserer Erfahrung für den Kranken die größere Belastung.

Zu 3. Der Wirkungsmechanismus von *Vasopressin* bei Ösophagusvarizenblutung ist nicht völlig geklärt. Es wird angenommen, daß Vasopressin auf die viszeralen Arteriolen einen besonders starken konstriktorischen Effekt hat. Dadurch wird das Stromvolumen in den viszeralen Gefäßen reduziert und der Pfortaderkreislauf entlastet (703). Da außerdem Vasopressin das Herzzeitvolumen senkt, könnte auch dadurch eine Erniedrigung des Stromvolumens erklärt werden (909).

Gezielte Vasopressin-Infusionen in die oberen Mesenterialarterien führten zu einem Rückgang der Varizenblutung (665). Auch nach intravenösen Infusionen wurde ein Rückgang bzw. Stillstand der Blutung beobachtet (813). Dagegen konnte in einer Untersuchungsreihe eine signifikante Senkung der portalen Hypertension durch Vasopressin nicht beobachtet werden. Dabei handelte es sich allerdings um eine Untersuchung während der Narkose, die ihrerseits schon eine Wirkung auf den Druck im Pfortaderkreislauf ausübt.

Zur Beachtung: Die Wirksamkeit von Vasopressin wird unterschiedlich beurteilt (siehe z.B. 681). Keinesfalls kann diese Maßnahme in der Klinik die Anwendung der Sengstaken-Blakemore-Sonde ersetzen.

Aus der Tatsache, daß der Wirkungsmechanismus noch nicht geklärt, die Wirkung jedoch nachgewiesen ist, halten wir es für berechtigt, die initiale Vasopression-Infusion zu empfehlen. Als Kontraindikation gilt die Koronarsklerose mit Angina pectoris. Da Vasopressin auch zu einer Konstriktion der Leberarteriolen führt und dadurch die Leberdurchblutung gefährlich verringert werden kann, halten wir wiederholte Infusionen nicht für günstig. Dagegen sollte bei erneuter Blutung, z.B. nach Entlüften der Ballon-Sonde, wiederum eine einmalige Infusion erwogen werden. Eine Nebenwirkung, auf die besonders hingewiesen werden muß, ist das Auftreten einer „Totenblässe" bei Behandlungsbeginn.

Präparate siehe bei C (S. 569).

Ausführung: Glukose 5% 100–200 ml + Vasopressin (z.B. Pitressin, Octapressin A) 20 IE innerhalb von 20 Min. einlaufen lassen. Die Wirkung hält etwa 2 Stunden an.

Zu 4. *Sengstaken-Sonde:* Trotz vereinzelter Gegenstimmen wird die Anwendung der Doppelballon-Sonde auch heute noch von der überwiegenden Anzahl der Autoren aufgrund ihrer guten Erfahrungen empfohlen (121, 224, 290, 574, 684, 775).

a) Bestehen ein Schockzustand und eine massive Blutung, so ist das Einführen der Sengstaken-Sonde die erste Notfallmaßnahme.

b) Ist die Situation nicht akut lebensbedrohlich (kein Schock), so sollten zunächst Ösophago- und Gastroskopie durchgeführt werden. Auch eine Röntgenuntersuchung muß vor Legen der Sonde erwogen werden (658, 674, 684). Auf jeder Intensivpflegestation sollte ein Notfallbesteck für Ösophagusvarizenblutung bereitstehen!

Notfallbesteck:

1. Doppelballonsonde
2. Anästhesiespray
3. Anästhesiesalbe oder Glyzeringleitmittel
4. 2 20-ml-Spritzen (zur Füllung des Ballons)
5. 1 100-ml-Blasenspritze (zur Magenspülung)
6. 2 armierte Kocherklemmen (zum Abklemmen des Ballons)
7. 1 Druckmanometer (zur Ballon-Druckprüfung; dafür eignet sich auch jedes Blutdruckmeßgerät)
8. 1 Nierenschale
9. 1 Katheterbeutel
10. Leukoplast
11. 1 Schere
12. 1 gebogene Zange

Vorbereitung:

1. Sorgfältige Prüfung der Dichtigkeit des aufgeblasenen Ballons und der Durchgängigkeit der Magensonde (besonders wichtig, auch bei neuen Sonden!)

2. Intubation bewußtloser Kranker
3. Sonde gut mit Gleitmittel einreiben
4. Rachenanästhesie mit Spray, wenn erforderlich.

Ausführung:

1. Sedierung (falls noch nicht erfolgt)
2. Einführen der Sonde durch die *Nase* – bei Schwierigkeiten Laryngoskop zur Hilfe nehmen.
3. Sonde 50–55 cm weit vorschieben.
4. Prüfung der richtigen Lage (mit der Blasenspritze 30 ml Luft rasch in den Magenschlauch einspritzen und mit dem Stethoskop 5 cm oberhalb des Nabels auskultieren: typische Blasgeräusche bei richtigem Sitz). Durch Aspiration von Mageninhalt ist ebenfalls die richtige Lage zu überprüfen.
5. Vorsichtiges Aufblasen des Magenballons, zunächst mit 20–40 ml Luft, und Prüfung mit dem Druckmanometer. Evtl. Luft nachfüllen. Der Druck soll 40–60 mm Hg betragen.
(Die von manchem empfohlene Füllung mit Wasser ist nach unserer Meinung unsicherer als die Luftfüllung, da man auf Druckkontrollen verzichten muß. Es besteht dadurch eher die Möglichkeit, daß der Magenballon in den Ösophagus hinaufrutscht. In unserer Erfahrung hat sich die Luftfüllung besser bewährt.)
Nach Aufblasen des Magenballons wird die Sonde bis zum Widerstand an die Cardia gezogen und dann unter Beibehaltung des Zuges der Ösophagusballon mit 20–40 ml Luft oder auch mehr gefüllt, bis ein Druck von 35–45 mm Hg besteht. Für die meisten Varizen genügen 45 mm Hg zur Blutstillung. Notfalls kann auf ein Maximum von 50 mm gesteigert werden, was in jedem Fall bei richtiger Diagnose und Lage ausreicht, aber auch das Risiko einer Ösophagusruptur erhöht.
6. Die Sonde wird über einen Zug mit einem Gewicht von 500 g gehalten.
7. Magenspülung: So lange spülen, bis Flüssigkeit klar!
8. Evtl. Röntgenkontrolle. (Der Ballon ist auch bei Luftfüllung in der Abdomenübersichtsaufnahme zu sehen.)

Verlauf:

1. In zweistündigem Abstand erfolgen die Druckkontrollen der Ballons.
2. In stündlichem Abstand Magenspülung und anschließende Gabe von Antazida.
3. In halbstündigem Abstand Mund absaugen – bei Bewußtlosen Dauerabsaugung. Der Kranke darf nicht schlucken.
4. Nach spätestens 36 Stunden Entlüften des Ballons.
5. Entlüftete Sonde noch 12 Stunden liegen lassen.

6. Bei Wiedereinsetzen der Blutung erneute Kompression und Verlegung zur Operation.

Komplikationen:
1. Bei Hochrutschen der Sonde kann der Ballon den Kehlkopfeingang verlegen – Erstickungsgefahr. Dies passiert häufiger, wenn die Sonde durch den Mund geführt wird!
2. Ansammlung von Flüssigkeit über dem Ballon kann zur Aspiration und Pneumonie führen.
3. Bei längerer Kompression kann es zu Ulzerationen im Ösophagus und im Rachenraum kommen. (1. Hinweis: zum Ohr ausstrahlende Schmerzen).

Wichtig: Blutet es bei richtiger Sondenlage und ausreichender Kompression weiter, so wird die Doppelballonsonde entfernt und eine normale Sonde eingelegt. Die weitere Diagnostik und Therapie erfolgt dann wie auf Seite 558 ff. beschrieben. Besondere Bedeutung hat gerade in diesen Fällen die Gastroskopie erlangt (666, 673, 682).

Zu 5. Die *Infusionstherapie* wird nach den gleichen Richtlinien durchgeführt wie bei der massiven gastrointestinalen Blutung (s. S. 556). Das Verhältnis kolloidale Lösung:Blut sollte 1:2 betragen. Allerdings nur in den ersten 2–3 Stunden, bis genügend Blut zur Verfügung steht. Von diesem Zeitpunkt an sollte die Volumensubstitution nur noch mit Blut erfolgen.

Vom 2. Tag an sind zusätzlich Glukoselösungen erforderlich:
z. B. Glukose 20% 1000 ml
oder Lävulose 20% 500 ml

Zu 6. *Behandlung von Hämostasestörungen:*
Siehe S. 540.

Zu 7. *Diagnostik:* Siehe bei Gastrointestinale Blutungen (S. 551 ff.).

Zu 8. Magenspülung und Darmreinigung *(„Darmentkeimung")* sind die wirksamsten Methoden zur *Komaprophylaxe.*

a) *Magenspülung:* Der Magen wird mit lauwarmem Wasser so lange gespült, bis die Spülflüssigkeit klar ist. Anschließend stündliche Antazidagaben durch die Sonde, wenn erforderlich.

b) Außerdem wird durch die Sonde Magnesiumsulfat (15%), 40 ml, verabreicht und
c) im Abstand von 4 Stunden wird z.B. Neomycin (Bykomycin) 2 g, oder Paromomycin (Humatin), 2 g, verabreicht.
Ferner sollte mindestens zweimal täglich ein Einlauf mit Kochsalzlösung durchgeführt werden.

Zu 9. *Ernährung:* Am 2. Tag wird mit der *parenteralen Ernährung* begonnen. In Form von Glukose- und Lävuloseinfusionen sollten mindestens 1500 Kalorien zugeführt werden. Nach Entfernen der Sonde wird die orale Ernährung mit der Meulengracht-Diät aufgenommen.

Zu 10. *Digitalisierung:* Da es sich in der Regel um Kranke handelt, die älter als 40 Jahre sind, sollte immer eine Digitalisierung durchgeführt werden.

Zu 11. Über regelmäßige Serum-Elektrolytbestimmungen und Untersuchung der arteriellen Blutgase muß durch Elektrolytzusätze der *Elektrolythaushalt* und *Säure-Basen-Haushalt* ausgeglichen werden.

Zu 12. *Operative Behandlung:*
a) *Portocavale Anastomose:* Durch diese Operation wird der Pfortaderdruck am deutlichsten gesenkt und damit ein Blutungsrezidiv am sichersten verhütet (688, 787).

Zu empfehlen ist dieses Vorgehen als sogenannte „*verzögerte Notoperation*" (224), d.h. der Eingriff erfolgt 24—48 Stunden nach Behandlungsbeginn. Dabei ist nicht entscheidend, ob zum Zeitpunkt der Operation die Blutung noch persistiert oder schon zum Stillstand gekommen ist, sondern daß eine massive Blutung vorlag.

Als **Kontraindikationen** sind anzusehen:
1. Koma und Präkoma
2. Zeichen, die auf eine sehr schwere Leberschädigung schließen lassen:
Manifeste Enzephalopathie
Rekurrierende komatöse Episoden
Ikterus vor Einsetzen der Blutung
(Bilirubin höher als 3 mg%)

außerdem:

Psychopathische Alkoholiker
Alter über 65 Jahre
Unausgeglichener Blutverlust

Zur Beachtung:

Pathologische Leberfunktionsproben sollten nicht als Kriterien für oder gegen eine Notoperation herangezogen werden, da die akute Blutung zu einer erheblichen Änderung der Tests führen kann, die keine sicheren Rückschlüsse auf den eigentlichen Funktionsstand der Leber erlauben.

Es ist dringend davor zu warnen, die Operation aufzuschieben, wenn durch die unter 1–10 genannten Maßnahmen die Blutung zum Stillstand gekommen ist. Die Operation sollte nicht zum „Verzweiflungsschritt" bei Blutungsrezidiven werden. Es muß damit gerechnet werden, daß in den folgenden Tagen oder Wochen erneut eine Blutung auftritt, die in der Mehrzahl der Fälle dann zum Verblutungstod oder zum Leberkoma führt.

Palliativmaßnahmen müssen zur Anwendung kommen, wenn die Blutung durch die konservativen Behandlungsversuche nicht zum Stillstand gekommen ist und eine Shunt-Operation nicht in Frage kommt (z.B. bei einer Milzvenen-Pfortader-Thrombose oder bei den unter a) genannten Kontraindikationen).

Folgende Palliativoperationen wurden versucht:

Dissektionsligatur (927)
Varizenumstechung (869)
Kardiale Magendissektion
Ösophagoskopische Varizenverödung und
Sklerosierung der Varizen (960).
(Weitere Einzelheiten siehe in den Lehr- und Handbüchern der Chirurgie; Übersicht ferner bei (681)).

Alle aufgeführten Methoden haben den Nachteil, daß der Pfortaderhochdruck nicht beeinflußt wird und neue Blutungen evtl. nach Bildung neuer Varizen den Kranken erneut gefährden werden. Da aber als Alternative nur die konservative Behandlung einer bis dahin unstillbaren Blutung zur Verfügung steht, sollte man sich aus vitaler Indikation zu einem von den oben genannten Eingriffen entschließen.

E. Überwachung (s. S. 564).

F. Häufige Fehler

1. Fehlerhaftes Legen der Ballonsonde oder mangelhafte Kontrollen bei zunächst korrekter Lage (siehe auch bei Komplikationen).
2. Verzögerte oder unzureichende Magen- und Darmreinigung und Sterilisation mit nicht resorbierbaren Antibiotika.
3. Verzögerte Operationsentscheidung. Der Kranke muß evtl. in eine Chirurgische Klinik verlegt werden, in der eine Shunt-Operation sicher beherrscht wird. Auf keinen Fall nach geglückter Blutstillung weiter abwarten! In einem hohen Prozentsatz erfolgt die tödliche Rezidivblutung innerhalb der nächsten 2 Wochen.
4. Unzureichende Mundpflege bei liegender Ballonsonde (Aspirationsgefahr!).

X.4. Die Hämoptoe (Hämoptyse)

A. Pathophysiologie

Zu Lungenblutungen und anschließendem Bluthusten (Hämoptyse) führen Läsionen des Respirationstraktes, die im Alveolarbereich, im Bronchialsystem oder in der Trachea lokalisiert sein können. Zu kleineren Blutungen wird es bei Ulzerationen der Schleimhaut kommen, bei einer größeren Blutung ist die Arrosion eines Gefäßes verantwortlich. Auch heute noch ist eine Lungentuberkulose die wichtigste Ursache einer Hämoptoe, obwohl sie durch verbesserte medikamentöse Maßnahmen gegenüber früheren Jahren anteilmäßig zurückgegangen ist. Daneben kommen als Ursachen einer Hämoptoe Bronchiektasen, Lungenabszesse oder maligne Tumoren in Betracht. Zu kleineren Blutaustritten in die Atemwege kann es bei pulmonaler Hypertension infolge Herzinsuffizienz (z.B. Mitralstenose) oder Lungenembolie kommen. Geläufig ist das rostfarbene Sputum bei Pneumonie, stärkere Anfälle von Bluthusten sind möglich. Seltener liegt der Hämoptoe eine Blutung nach Durchbruch eines arteriovenösen Aneurysmas oder eines Aortenaneurysmas in die Atemwege zugrunde. Da-

neben gibt es zahlreiche seltenere Ursachen. Grundsätzlich können Blutungen kleinerer oder größerer Art bei fast allen Erkrankungen der Lungen und der Atemwege vorkommen.
Die massive Hämoptoe ist ein seltenes Ereignis, die Ursache hierfür ist z.B. ein rupturiertes Aneurysma oder ein arrodiertes Gefäß bei Neoplasma oder Tuberkulose. Sehr viel häufiger sind kleinere Lungenblutungen, wobei kleinere Mengen Blut abgehustet werden. Diese kleinen Blutungen gefährden den Kranken in der Regel nicht durch den Blutverlust. Eine akut bedrohliche Situation kann sich aber durch Aspiration von Blut und den sich daraus ergebenden Störungen der Ventilation entwickeln. Bei Aspiration größerer Blutmengen droht der Tod durch Erstickung. Zudem können Blutkoagel zur Verlegung kleinerer und größerer Bronchien und damit zu einer obstruktiven Ateminsuffizienz führen. Besonders bei rezidivierenden Blutungen muß mit Aspirationsatelektasen und mit Bronchopneumonien gerechnet werden.

B. Diagnostische Hinweise

Bei der Untersuchung muß als erstes die Frage geklärt werden, ob die Blutung tatsächlich aus den Atemwegen stammt. Starke Blutungen aus Mund oder Nase sowie aus Ösophagus oder Magen können zur Aspiration von Blut und anschließend zum Aushusten von Blut führen. Sorgfältige Inspektion und anamnestische Erhebung (Leberzirrhose, Magenerkrankungen) können zur Abgrenzung beitragen („falsche Hämoptoe").

Zur Beachtung: Hellrotes, schaumiges expektoriertes Blut stammt wahrscheinlich aus den Atemwegen. Schleim- oder Eiterbeimischungen sind weitere Hinweise.
Beimengungen von Nahrungsresten und/oder säuerlicher Geruch weisen auf eine intestinale Blutung hin.

Die *klinischen Zeichen* anhaltender Blutungen sind unverkennbar: Der Kranke ist blaß bis zyanotisch und dyspnoisch. Unter Würgen und Husten wird schaumiges, hellrotes Blut hervorgebracht. Fast immer bestehen laute, grobblasige Rasselgeräusche.
Bei starken Blutverlusten kann sich eine Schocksymptomatik entwickeln.

Bei der *Diagnostik der Grundkrankheit* steht an erster Stelle die Übersichtsaufnahme des Thorax in 2 Ebenen.

Zur weiteren Abklärung – ebenfalls noch in der Akutphase – ist die nächste Untersuchung die Bronchoskopie. Durch diese Untersuchung gelingt es häufig, die Blutungsquelle festzustellen. Wenn die vorher durchgeführten Röntgenaufnahmen der Lunge gezeigt haben, daß noch keine kontralaterale Aspiration erfolgt ist, so sollte im Anschluß an die Bronchoskopie ein Tubus in den Stammbronchus dieser nicht betroffenen Lungenseite eingeführt und geblockt werden.

C. Sofortmaßnahmen

1. Kopftieflage und Abhusten – durch Klopfen unterstützen.
2. Sedieren, z.B. Valium 5 mg i.m. bzw. i.v.
3. In jedem Fall sofortiger Transport zum nächsten Krankenhaus mit ärztlicher Begleitung.
4. Bei beginnendem Schock: Infusion mit Macrodex intravenös (z.B. über flexible Plastikkanüle).

D. Intensivtherapie

Voraussetzung für die Behandlung:

1. Intubationsbesteck bereithalten.
2. Absauggerät einsatzbereit halten.
3. Respiratorbehandlung vorbereiten.
4. Schaffung eines venösen Zugangs.
5. Blutgruppe feststellen, Kreuzprobe für 4 Blutkonserven.
6. Bronchoskopie vorbereiten.

Zur Beachtung bei massiver Hämptoe:

Sofortige endotracheale Intubation, dann Kopftieflage und endobronchiales Absaugen.

Therapieschema:

Bei leichterer Hämoptoe:
1. Lagerung
2. Sedierung (z.B. Valium, Atosil)

3. Infusionsbehandlung
4. Nach Bronchoskopie: Chirurgische Konsultation
5. Antibiotische Behandlung
6. Evtl. spezifische Behandlung

Zu 1. *Lagerung:* Zunächst sollte durch die Lagerung das Abhusten erleichtert werden, z. B. durch Kopftieflagerung. Ist die Blutungsquelle bekannt, so wird der Kranke auf die Seite der Blutung gelagert, am besten in halbsitzender Position.

Zu 2. *Sedierung:* Den meist ängstlichen Kranken müssen sedierende Medikamente verabreicht werden: z.B. Valium 5–10 mg oder Psyquil 5–10 mg i.v. (Von Morphium ist abzuraten.)
Der Hustenreiz sollte nicht unterdrückt werden.
Nur bei sehr starken Hustenanfällen ist es erlaubt,
Codein phosphoric., bis 5 × tgl. 0,03 g, bei ausbleibender Wirkung bis 0,05 g in Tropfenform zu geben.

Zu 3. Bei schweren Blutungen wird eine intravenöse Infusion vorgenommen, z.B. Macrodex 500 ml.
vorgenommen werden, z.B. Macrodex 500 ml.
Bei stärkeren Blutverlusten (Hb-Abfall, Hämatokriterniedrigung) müssen Bluttransfusionen gegeben werden.

Zu 4. *Chirurgische Konsultation:* Im Anschluß an die Röntgenuntersuchung und die Bronchoskopie sollte ein Konsilium mit dem Chirurgen durchgeführt werden und die Frage der chirurgischen Interventionen geprüft werden.

Zu 5. *Antibiotikatherapie:*
In jedem Fall muß ein Antibiotikum mit breitem Wirkungsspektrum verabreicht werden. Wir geben Totocillin (10 g tgl.) oder (bei Penicillinüberempfindlichkeit) Gentamycin (120–160 mg) = Refobacin + Cephalotin (4–8 g), jeweils unter Beachtung der Nierenfunktion.

Zu 6. Bei Verdacht auf Tuberkulose ist durch entsprechende Untersuchungen die Diagnose zu sichern und dann die Therapie einzuleiten.

E. Überwachung

Tab. 89. Überwachung bei Hämoptoe.

Überwachung	Kontrollen (zeitl. Abstand)
Ekg, Puls	fortlaufend
Blutdruck, Puls	30 Minuten
Zentraler Venendruck, Atemfrequenz	1 Stunde
Arterielle Blutgaswerte, Thorax-Röntgenaufnahme	8 Stunden
Hb, Erythrozyten, Hämatokrit, Serum-Elektrolyte	24 Stunden
Blutgruppe, BSG, Transaminasen	einmalig

Giftinformationsstellen

Berlin	1. Med. Klinik der Freien Universität im Städt. Krankenhaus Westend, Reanimationszentrum 1 Berlin 19, Spandauer Damm 130 *Tel.*: (03 11) 3 05 01, Apparat 2 15
Berlin	Städt. Kinderklinik Charlottenburg Beratungsstelle für Vergiftungserscheinungen im Kindesalter 1 Berlin 19, Platanenallee 23–25 *Tel.*: (03 11) 3 04 03 11 oder 3 04 87 97
Bonn	Pharmakologisches Institut der Universität Bonn Toxikologische Abteilung 53 Bonn, Reuterstr. 2b *Tel.*: (0 22 21) 6 03 31 40
Freiburg	Universitätskinderklinik, Beratungsstelle für Vergiftungsfälle 78 Freiburg (Breisgau), Mathildenstr. 1 *Tel.*: Während der Dienstzeit: (07 61) 2 01 33 18 oder 2 01 33 19; nachts 2 01 33 39 oder 20 11 (Zentrale)
Göttingen	Universitätskinderklinik 34 Göttingen, Humboldtallee 38 *Tel.*: (05 51) 50 51
Hamburg	II. Med. Abteilung des Krankenhauses Barmbek Beratungsstelle für Vergiftungsfälle 2 Hamburg 33, Rübenkamp 140 *Tel.*: (04 11) 6 30 10 51, Apparat 3 45 oder 3 46
Homburg (Saar)	Universitätskinderklinik im Landeskrankenhaus Beratungsstelle für Vergiftungsfälle 565 Homburg (Saar) *Tel.*: (0 68 41) 47 25 16 (Pforte) oder 4 71 (Zentrale)

Köln	Städt. Kinderkrankenhaus 5 Köln-Riehl, Amsterdamer Str. 59 *Tel.:* (02 21) 7 74 11
Ludwigshafen	Med. Klinik der Städt. Krankenanstalten Entgiftungszentrale 67 Ludwigshafen (Rhein), Bergmannstr. 1 *Tel.:* (06 21) 50 34 31
Mainz	II. Med. Universitätsklinik Beratungsstelle für Vergiftungsfälle 65 Mainz, Langenbeckstr. 1 *Tel.:* (0 61 31) 19 24 18 oder 19 27 41
München	Städt. Krankenhaus rechts der Isar Toxikologische Station 8 München 8, Ismaninger Straße 22 *Tel.:* (08 11) 4 47 72 11 oder 4 47 71 (Zentrale)
Nürnberg	II. Med. Klinik der Städt. Krankenanstalten Toxikologische Abteilung 85 Nürnberg, Flurstraße 17 *Tel.:* (09 11) 3 99 31
Saarbrücken	Städt. Krankenhaus Winterberg Beratungs- und Vergiftungszentrale *Tel.:* (06 81) 2 14 11

In der Schweiz	Toxikologisches Informationszentrum des Schweizerischen Apothekervereins am Gerichtlich-Medizinischen Institut der Universität Zürich Zürichbergstr. 8 *Tel.:* (00 41 51) 32 66 66

Literaturverzeichnis

(1) Aberg, H.: Atrial fibrillation. I. A study of atrial thrombosis and systemic embolism in a necropsy material. II. A study of fibrillatory wave size on the regular scala of electrocardiogram. Acta med. scand. *185:* 373 u. 381 (1969).

(2) Abren, A. L. d', A. B. Taylor, D. B. Clarke: Intrathoracic Crisis. London 1968.

(3) Adgey, A. A. J., H. C. Mulkolland, J. S. Geddes, A. J. Kugen, F. Gasstridge: Incidence, significance and management of early bradyarrhythmia complicating acute myocardial infarction. Lancet *II*: 1097 (1968).

(4) Affolter, H., F. Debrunner, M. Mannhart, R. Ritz: Zur Schocktherapie mit Isoprenalin. Dtsch. med. Wschr. *94:* 774 (1969).

(5) Ahnefeld, F. W., J. Kilian: Wiederbelebungsmaßnahmen und Transportprobleme bei Notfallsituationen in der Praxis. Internist *11:* 41 (1970).

(6) Ahnefeld, F. W., R. Frey, M. Halmágyi: Verh. dtsch. Ges. inn. Med. *74:* 279 (1968).

(7) Ahnefeld, F. W., M. Halmágyi: Intensivtherapie beim septischen Schock. Anaesthesie und Wiederbelebung (50). Springer, Berlin–Heidelberg–New York 1970.

(8) Ahnefeld, F. W., M. Halmágyi: Homoiostase. Wiederherstellung und Aufrechterhaltung. Springer, Berlin–Heidelberg–New York 1972.

(9) Ahnefeld, F. W., W. Franke: Die Erstversorgung bei Alkoholintoxikationen. In: Vergiftungen (Hrsg. R. Frey, M. Halmágyi, K. Lang, P. Oettel). Springer, Berlin–Heidelberg–New York 1970.

(10) Alwall, N.: Therapeutic and diagnostic problems in severe renal failure. Berlinska Boktrycheriet, Lund 1963.

(11) Alwall, N., A. Lundenquist, O. Olsson: Studies on electrolyte fluid retention. Uraemic lung. Fluid lung. On pathogenesis and therapy. Acta med. scand. *146:* 157 (1953).

(12) Ambiavagar, M., J. E. Sherwood: Resuscitation of the moribund asthmatic. Anaesthesia *22:* 375 (1967).

(13) Antoni, H., H. Tögtmeier: Die Wirkung starker Ströme auf Erregungsablauf und Kontraktion des Herzmuskels. Beiträge zur ersten Hilfe und Behandlung von Unfällen durch elektrischen Strom. Frankfurt 1966.

(14) Antoni, H.: Grundlagen der Defibrillation des Herzens. Verh. dtsch. Ges. Kreisl.-Forsch. *35:* 106 (1969).

(15) Aring, C. D.: Differential diagnosis of cerebrovascular stroke. Arch. int. med. *113:* 195 (1964).

(16) Arndt, H., G. Baltzer, H. Dombrowski: Dtsch. med. Wschr. *92:* 2258 (1967).
(17) Arturson, G., G. Wallenius: The intravascular persistence of dextran of different molecular size in normal humans. Scand. J. clin. Lab. Invest. *16:* 76 (1964).
(18) Arzt, C. P., J. M. Howard, J. Sako, A. W. Bronwell, T. Prentice: Clinical experiences in the early management of the most severely injured battle casualties. Ann. Surg. *141:* 285 (1955).
(19) Askey, J. M.: Digitalis in acute myocardial infarction. J. Amer. med. Ass. *146:* 1008 (1951).
(20) Aternathy, R. S.: Shock due to hypersensitivity and anaphylaxis. In: Diagnosis and treatment of shock. (Hrsg. M. H. Weil, H. Shubin). Williams and Wilkins, Baltimore 1967.
(21) Avenhaus, H.: Rhythmusstörungen nach Schrittmacherimplantation. Wiederbelebung *4:* 16 (1967).
(22) Avenhaus, H.: Rhythmusstörungen des Herzens bei Glykosidtherapie. Dtsch. med. J. *18:* 189 (1967).
(23) Bässler, K. H.: Biochemische Grundlagen der parenteralen Therapie und Versorgung des menschlichen Organismus mit Kohlenhydraten. Kohlenhydrate in der dringlichen Infusionstherapie, Anaesthesie u. Wiederbelebung. Springer, Berlin–Heidelberg–New York 1968.
(24) Baum, P.: Schock Therapie. Therapiewoche *19:* 586 (1969).
(25) Baum, P.: Vergiftungen. Therapiewoche *21:* 1683 (1971).
(26) Baum, P.: Diskussionsbemerkung in: Die interne Wachstation. Kasseler Symposion Febr. 1969. Urban u. Schwarzenberg, München–Berlin–Wien 1969.
(27) Boden, H., K. Jordal, F. Lund, F. Zacharias: Prophylactic and curative action of Trasylol in panereatitis. A double blind trial. Scand. Y. Gasroent. *4:* 291 (1969).
(28) Balzereit, F., W. Arnold: Zur Frage der Magenspülung bei Vergifteten. Dtsch. med. Wschr. *91:* 485 (1966).
(29) Balzereit, F.: Neurologische Erkrankungen. In: Praxis der Intensivpflege. Thieme, Stuttgart 1970.
(30) Bang, N. U., F. K. Bella, E. Deutsch, E. F. Mammen: Thrombosis and Bleeding Disorders. Theory and Methods. Thieme, Stuttgart 1971.
(31) Bansi, H. W.: Die Früherkennung der thyreotoxischen Krise. Dtsch. med. Wschr. *91:* 1271 (1966).
(32) Bansi, H. W.: Die Therapie der thyreotoxischen Krise. Dtsch. med. Wschr. *91:* 1273 (1966).
(33) Bansi, H. W., U. Wiede: Akute gefahrvolle Phasen sowie Endzustände von Schilddrüsenerkrankungen. Internist *6:* 412 (1965).
(34) Barkow, D., H. Gruska, H. Heidrich, K. Humpert, U. Ibe, H. Klems: Exogene Vergiftungen. Internist *10:* 189 (1969).
(35) Barkow, D., U. Humpert, H. Heidrich: Klinische Erfahrungen bei der

akuten Alkylphosphat- und Blausäurevergiftung. In: Vergiftungen (Hrsg. H. Frey, M. Halmágyi, K. Lang, P. Oettel). Springer, Berlin–Heidelberg–New York 1970.

(36) Bay, V.: Hyperthyreotische Krise. In: Praxis der Intensivpflege (Hrsg. P. Lawin). S. 515 H. Thieme, Stuttgart 1970.

(37) Ball, A. C., D. A. Cooley: Angiology *16:* 637 (1965).

(38) Becker, J. H., M. Kaltenbach, H. G. Hunscha: Die körperliche Leistungsfähigkeit bei Patienten mit Vorhofflimmern vor und nach Kardioversion. Verh. dtsch. Ges. Kreisl.-Forsch. *34:* 427 (1968).

(39) Beickert, A.: Die Glucocorticoidbehandlung innerer Krankheiten. Fischer, Jena 1964.

(40) Bell, H., W. L. Hayes, J. Vosburgh: Hyperkalemic paralysis due to adrenal insufficiency. Arch. intern. Med. *115:* 418 (1965).

(41) Bender, F., N. Kojima, H. D. Reploh, G. Oelmann: Behandlung tachycarder Rhythmusstörungen des Herzens durch Beta-Rezeptorenblockade des Atrioventrikulargewebes. Med. Welt *17:* 1120 (1966).

(42) Bender, F.: Die medikamentöse Behandlung von Herzrhythmusstörungen. Therapiewoche *18* (1968).

(43) Bender, F.: Arzneimitteltherapie der tachykarden Herzrhythmusstörungen. Verh. dtsch. Ges. Kreisl.-Forsch. *35:* 97 (1969).

(44) Bender, F., H. D. Reploh, N. Kojima: Technik, Indikationen und Ergebnisse der Elektroschockbehandlung des Vorhofflimmerns und des Vorhofflatterns. Med. Klinik *60:* 685 (1965).

(45) Bendixen, H. H., L. D. Egbert, J. Hedley-Whyk, M. B. Laver: Respiratory Care. Mosby, St. Louis 1965.

(46) Bennhold, J., St. Kubicki, M. Kessel: The influence of glucose concentration in the dialysate on the electroencephalogram of uraemic patients. Proc. Europ. Dial. Transpl. Ass. *II:* 13 (1965).

(47) Beregovich, J., S. Fenig, J. Lassers, D. Allen: Management of acute myocardial infarction complicated by advanced atrioventricular block: Role of artificial pacing. Am. J. Cardiol. *23:* 54 (1969).

(48) Bergenz, S. E.: Klinische Anwendung von Dextran. Dextran-Symposion, Krems/Österr. 1969. S. 117 (Hrsg. Knoll AG.).

(49) Bergmann, H.: Volumengesteuerte Respiratoren. In: Die Ateminsuffizienz und ihre klinische Behandlung. Thieme, Stuttgart 1967.

(50) Bernsmeier, A.: Elektrotherapie von Herzrhythmusstörungen. Münch. med. Wschr. *110:* 1977 (1968).

(51) Bigger, J. I., D. H. Schmidt, H. Kutt: Relationship between the plasma level of diphenylhydantoin, sodium and its cardiac antiarrhythmic effects. Circulation *37:* 363 (1968).

(52) Biggs, R.: The use of blood fractions in coagulation disorders. Brit. J. Haemat. *17:* 604 (1969).

(53) Binder, M. J.: Effect of vasopressor drugs on circulatory dynamics in shock following myocardial infarction. Am. J. Cardiol. *16:* 834 (1965).

(54) Birnbaum, M. L., E. M. Cree, H. Rasmussen, P. Lewis, J. K. Curtis: Effects of intermittent positive pressure breathing on emphysematous patients. Am. J. Med. *41:* 552 (1966).
(55) Bika, A.: Sinn und Unsinn der Inhalationstherapie. Z. Laryng. *43:* 226 (1969).
(56) Bleifeld, W., W. Merx: Primäre und sekundäre Arrhythmien beim Herzinfarkt. Verh. dtsch. Ges. inn. Med. 1970 (im Druck).
(57) Bleifeld, W.: Assistierte Zirkulation. Dtsch. med. Wschr. *95:* 725 (1970).
(58) Bleifeld, W., S. Effert, W. Irnich, W. Merx: Temporäre transvenöse Elektrostimulation und intrakardiale Druckmessung mittels Mikrokatheter. Dtsch. med. Wschr. *95:* 375 (1970).
(59) Bleifeld, W., W. Merx, W. Irnich, S. Effert: Notfallsituationen durch Herzrhythmusstörungen im internistischen Rahmen. Internist *10:* 229 (1969).
(60) Bleifeld, W., W.-D. Bussmann, J. Meyer, W. Irnich, S. Effert: Der Einfluß der intraaortalen Ballonpulsation auf Haemodynamik und Koronardurchblutung im experimentellen kardiogenen Schock. Verh. dtsch. Ges. Kreisl.-Forsch. *36* (1970).
(61) Bleyl, U., M. Wanke: Morphologische und gerinnungsanalytische Untersuchungen zum postpankreatitischen Schock. In: Neue Aspekte der Trasylol-Therapie 3. S. 111. Schattauer, Stuttgart 1969.
(62) Bleyl, U., M. Wanke: Morphologische und gerinnungsanalytische Untersuchungen zum postpankreatitischen Schock. In: Neue Aspekte der Trasylol-Therapie 3. S. 109. Schattauer, Stuttgart 1969.
(63) Blömer, H.: Erkennung und Behandlung des akuten Herzversagens. Landarzt *20:* 937 (1969).
(64) Bluemle, L. W., Jr., G. D. Webster, J. R. Elkington: Acute tubular necrosis. Arch. int. Med. *104:* 180 (1959).
(65) Bluemle, L. W., Jr., H. P. Potter, J. R. Elkington: Changes in body compositions in acute renal failure. J. clin. Invest. *35:* 10, 94 (1956).
(66) Bluestone, R., A. Harris: Lancet *I:* 1299 (1965).
(67) Böhlau, V.: Kortikosteroid-Therapie bei der chronischen Emphysembronchitis. Therapiewoche *18:* 53 (1968).
(68) Böhm, C.: Nierenfunktionsstörung und Antibiotika. scripta medica merck. Merck, Darmstadt 1969.
(69) Boen, S. T.: Peritoneal dialysis in clinical medicine. Thomas, Springfield, Ill., 1964.
(70) Boen, S. T.: Peritoneal dialysis in clinical medicine. Thomas, Springfield, Ill. 1964
(71) Bohle, A., J. Jahnecke: Vergleichende histometrische Untersuchungen an bioptisch und autoptisch gewonnenem Nierengewebe mit normaler Funktion und bei akutem Nierenversagen. Klin. Wschr. *42:* 1 (1964).
(72) Bohle, A. H. Sitte: Der juxtaglomeruläre Apparat der Niere. In: Aktuelle Probleme der Nephrologie. 4. Symp. Ges. Nephrol. 1965. Springer, Berlin–Heidelberg–New York 1966.

(74) Bolt, W., H. Venrath: Erkrankungen der Atmungsorgane. In: Gross, R., D. Jahn: Lehrbuch der inneren Medizin. Schattauer, Stuttgart 1967.
(75) Borbély, F.: Die Behandlung der Kohlenmonoxydvergiftungen. Dtsch. med. Wschr. *90:* 1963 (1965).
(76) Borst, H.: Temporär- und Dauerstimulation des Herzens mit künstlichen Schrittmachern. Internist *6:* 491 (1965).
(77) Bouvrain, Y., R. Slames, M. Perrault, R. Gougon, G. Motte: Die Ruptur des Septum interventriculare im Verlauf des Myokardinfarktes. Presse méd. *72:* 1371 (1969).
(78) Bouvrain, Y.: Ventricular tachycardia. In: Acute Myocardial Infarction (Hrsg. D. G. Julian, M. F. Oliver). S. 94. Livingstone 1968.
(79) Boylan, J. W., P. Deetjen, K. Kramer: Physiologie des Menschen. Niere und Wasserhaushalt. Urban u. Schwarzenberg, München–Berlin–Wien 1970.
(80) Bradley, R. F.: Treatment of diabetic ketosis and coma. Med. Clin. N. Amer. *49:* 961 (1965).
(81) Brass, H.: Die Ausscheidung von ^{3}H-α-Acetyldigoxin und ^{3}H-k-Strophanthin bei Niereninsuffizienz. In: Medikamentöse Therapie bei Niereninsuffizienz (Hrsg. R. Kluth). S. 147. Thieme, Stuttgart 1971.
(82) Braun, L.: Das akute Nierenversagen. Enke, Stuttgart 1969.
(83) Braun, W., A. Dönhardt: Vergiftungsregister. Thieme, Stuttgart 1970.
(84) Braun, W.: Prinzipien der Antidot-Behandlung. In: Wiederbelebung – Organersatz – Intensivmedizin. Suppl. I, S. 95 (1971).
(85) Braun, W., I. Hesse, G. Malorny: Zur Bedeutung pH-abhängiger Diffusionsvorgänge für die Nierenfunktion. Naunyn-Schmiedeberg's Arch. exp. path. Pharmak. *245:* 457 (1963).
(86) Braun, H., M. Hofmann: Veränderungen im Röntgenbild des Thorax nach Herzinfarkt. Münch. med. Wschr. *112:* 628 (1970).
(87) Braunwald, N. S., W. A. Gay, A. Morrow, E. Braunwald: Sustained paired electrical stimuli. Am. J. Cardiol. *14:* 385 (1964).
(88) Braunwald, E., J. Ross, P. L. Frommer, J. F. Williams, E. Sonnenblick, J. H. Goult: Clinical observations on paired electrical stimulation of the heart. Am. J. Med. *37:* 700 (1964).
(89) Braunwald, E., J. Ross, R. L. Kahler, T. E. Gaffney, A. Goldblatt, D. T. Mason: Reflex control of the systemic venous bed: Effects on venous tone of vasoactive drugs and of baroreceptor and chemoreceptor stimulation. Circ. Res. *12:* 539 (1963).
(90) Baer, R.: Hypoglykämische Durchgangssyndrome. Med. Welt *20:* 2016 (1969).
(91) Browse, N. L., D. C. O. Jones: Streptokinase and pulmonary embolism. Lancet *II:* 1039 (1964).
(92) Bruck, A.: Differentialtherapie mit verschiedenen Herzschrittmachertypen. Verh. dtsch. Ges. Kreisl.-Forsch. *35:* 140 (1969).

(93) Bruck, A., K. Spang: Der vorhofgesteuerte Schrittmacher. Z. Kreisl.-Forsch. *55:* 282 (1966).
(94) Brun, C., C. Crone, H. G. Davidsen, J. Fabricius, A. Tybjuerg Hansen, N. Lassen, O. Munek: Renal blood flow in anuric human subject determined by use of radioactive krypton 85. Proc. Soc. exp. Biol. (N. Y.) *89:* 687 (1955).
(95) Brun, C.: Acute Anuria. A study based on renal function test and aspiration biopsy of the kidney. S. 215 III. Munksgaard, Copenhagen 1954.
(96) Brunner, H. E., A. Labhart: Das Koma bei Hypophyseninsuffizienz. Internist *9:* 406 (1965).
(97) Bube, F. W., M. Sehrbundt: Transfusionsmedizin. Schattauer, Stuttgart 1972.
(98) Buchborn, E., H. Edel: Akutes Nierenversagen. In: Handbuch der inneren Medizin 8/2: Nierenkrankheiten. S. 942. Springer, Berlin–Heidelberg–New York 1968.
(99) Buchborn, E., E. Schulz, J. Zach: Indikationen und Kontraindikationen zur Bluttransfusion in der inneren Medizin. Internist *10:* 60 (1969).
(100) Büchner, M., S. Effert: Auslösung tachykarder Arrhythmien durch Extrasystolen. Dtsch. med. Wschr. *92:* 2097 (1967).
(101) Bünger, P.: Peritonealdialyse und Vergiftungen. In: Wiederbelebung – Organersatz – Intensivmedizin. Suppl. I. (1971).
(102) Bürgi, H., J. Regli: Mukolytische Behandlung mit N-Acetylcystein bei chronischer Bronchitis Dtsch. med. Wschr. *93:* 1355 (1968).
(103) Burget, D. E.: Ann. Surg. *165:* 437 (1967).
(104) Burmeister, H.: Die akute Schlafmittel- und Kohlenmonoxydvergiftung. Klinik und neuzeitliche therapeutische Möglichkeiten. Medizin heute *17:* 236 (1968).
(105) Burmeister, H., G. A. Neuhaus: Die Behandlung der schweren subakuten Leuchtgasvergiftung beim Menschen. Arch. Toxikol. *26:* 277 (1970).
(106) Burnell, J. M., M. F. Villamil, B. T. Uyeno, B. H. Scribner: J. clin. Invest. *35:* 935 (1959).
(107) Burnell, J. M., J. V. Dawkors, R. B. Epstein, R. A. Gutmann, G. E. Leinbach, E. D. Thomas, W. Volwiler: Acute hepatic coma treated by cross circulation or exchange transfusion. New Engl. J. Med. *276:* 935 (1967).
(108) Burri, C.: Die einfachen Kreislaufgrößen beim chirurgischen Patienten. Springer, Berlin–Heidelberg–New York 1971.
(109) Buschmann, H. J.: Bedrohliche Herzrhythmusstörungen. In: Die interne Wachstation. S. 174. Urban & Schwarzenberg, München–Berlin–Wien 1969.
(110) Buschmann, H. J., W. Dissmann, G. Siemon, H. Sonderkamp, R. Schröder: Die arterielle Hypoxämie bei akutem Myokardinfarkt. Klin. Wschr. *45:* 113 (1967).
(111) Bussmann, W. D., W. Bleifeld, W. Irnich, J. Meyer, K. Meyer-Hartwich:

Vergleichende hämodynamische Untersuchungen mit geradem und gebogenem Ballon. Biomed. Technik *16:* 90 (1971).
(112) Bywaters, E. G. L., D. Beall: Crush injuries with impairment of renal function. Brit. med. Journ. *1:* 247 (1941).
(113) Cahalane, S. F., S. A. Johnson, R. W. Monto, M. J. Caldwell: Acquired thrombocytopathy. Observations on the coagulation defect in uremia. Am. J. clin. Path. *30:* 507 (1958).
(114) Calne, R. J., R. Williams: Liver transplantation in man. Observations on technique and organisation in five cases. Brit. med. J. *4:* 535 (1968).
(115) Cannon, P. J., H. O. Heinemann, M. S. Albert, J. H. Laragh, R. W. Winters: Contraction alkalosis after diuresis of edematous patients with ethacrynic acid. Am. J. intern. Med. *62:* 979 (1965).
(116) Castellanos, A. J., H. Crilmore, L. Lemberg, D. Johnson: Countershock exposed quinidine syncope. Am. J. Cardiol. *15:* 127 (1965).
(117) Castellanos, A., L. Lemberg, J. R. Jude, K. Mobin-Uddin, B. V. Berkovitts: Implantable demand pacemaker. Brit. Heart. J. *30:* 29 (1968).
(118) Castro, L., G. Gahl, M. Kessel: Zur Anwendung hoher Furosemid-Dosen bei akutem Nierenversagen. Verh. dtsch. Ges. inn. Med. *75:* 130 (1969).
(119) Cazal, P.: La masse sanguine et sa pathologie. Masson, Paris 1965.
(120) Center, S., D. Nathan, C. J. Wu, D. Duque: Two years of clinical experience with the synchronous pacer. J. thorac. cardiovasc. Surg. *48:* 513 (1964).
(121) Chandler, G. N.: Medical aspects of gastro-intestinal hemorrhage. Postgrad. med. J. *80:* 544 (1966).
(122) Chardack, W., A. A. Gage, D. C. Dean: Paired and coupled electrical stimulation of the heart. Bull. N. Y. Acad. Med. *41:* 462 (1965).
(123) Chardack, W. M., A. A. Gage, W. Greatbatch: A transistorized, self-contained implantable pacemaker for the long term correction of complete heart block. Surgery *48:* 643 (1960).
(124) Chesterman, C. N., J. C. Biggs, J. Morgan, J. B. Hickie: Streptokinase therapy in acute major pulmonary embolism. Med. J. Austr. *2:* 1096 (1969).
(125) Chopra, M. R., R. W. Portal, C. P. Aber: Lignocaine therapy after acute myocardial infarction. Brit. med. J. *1:* 213 (1969).
(126) Christophersen, E. B.: A pilot study of intra-aortic balloon counterpulsation. Scand. J. clin. Lab. Invest. *29*, Suppl. *120:* 1 (1972).
(127) Clarmann, M. v.: Akute Vergiftungen. In: Lehrbuch der inneren Medizin (Hrsg. R. Gross, D. Jahn, P. Schölmerich). S. 985. Schattauer, Stuttgart–New York 1970.
(128) Clarmann, M. v.: Soforttherapie akuter Vergiftungen beim Kind und beim Erwachsenen. Mkurse ärztl. Fortbild. *15:* 17 (1965).
(129) Claus, R. H., W. C. Bistwell, G. Albertal, S. Luncer, W. J. Taylor, A. M. Fosberg: Assisted circulation. J. thorac. cardiovasc. Surg. *41:* 447 (1961).

(130) Cohen, L. S., R. A. Buccino, A. G. Morrow, E. Braunwald: Recurrent ventricular tachycardia and fibrillation treated with a combination of beta-adrenergic blockade and electrical pacing. Ann. intern. Med. *66:* 945 (1967).

(131) Cohen, J. R., R. Schwartz, W. M. Wallace: Lesions of epiphyseal cartilage and skeletal muscle in rats on a diet deficient in potassium. Arch. Path. *54:* 119 (1952).

(132) Cohn, J. N., F. E. Tristani: Cardiac and peripheral vascular effects of digitalis in cardiogenic shock. Circulation, Suppl. *35/36:* 88 (1967).

(133) Cohn, J. N.: Myocardial infarction shock revisited. Am. Heart J. *74:* 1 (1967).

(134) Cole, W. R., M. H. Witte, S. L. Kush, M. Rodge, V. R. Bleisch, G. W. Huelsheim: Thoracic duct – to – pulmonary vein shunt in the treatment of experimental right heart failure. Circulation *36:* 539 (1967).

(135) Colombi, A., H. Thölen, G. Engelhart, F. Duckert, J. Hecht, F. Koller: Blutgerinnungsfaktoren als Index für den Schweregrad einer akuten Hepatitis. Schweiz. med. Wschr. *97:* 1716 (1967).

(136) Comroe, J. H., R. E. Forster, A. B. Dubois, W. A. Briscoe, E. Carlsen: Die Lunge. Schattauer, Stuttgart–New York 1968.

(137) Comroe, J. H., R. E. Forster, A. B. Dubois, W. A. Briscoe, E. Carlsen: Die Lunge. Schattauer, Stuttgart 1968.

(138) Conn, J. W., R. D. Johnson: Kaliopenic nephropathy. Amer. J. clin. Nutrit. *4:* 523 (1956).

(139) Conn, J. W.: Primary aldosteronism. J. Lab. clin. Med. *45:* 661 (1955).

(140) Conn, H. F. (Ed.): Current Therapy. S. 71. Chicago 1972.

(141) Conway, J.: Hemodynamic consequences of induced changes in blood volume. Circulat. Res. *18:* 190 (1966).

(142) Cooperman, L. H., H. L. Price: Pulmonary edema in the operative and postoperative period. Ann. Surg. *172:* 883 (1970).

(143) Corlin, R.: Regulation of intravascular volume in chronic congestive failure. Brit. med. J. *I:* 1128 (1961).

(144) Corrigan, J. J., Jordan, C. M.: Heparin Therapy in septicaemia with disseminated intravascular coagulation. New Engl. J. Med. *283:* 778 (1970).

(145) Crane, C.: Venous ligation in pulmonary embolic disease. In: Procudings from the symposium on pulmonary embolic disease (A. A. Susahara, M. Stein, eds.). p. 277. Grune & Stratton, New York 1965.

(146) Crawford, F., J. Barnett: Die Verwendung von Xylocain zur Behandlung von Herzarrhythmien. Delaware Med. J. *38:* 313 (1966).

(147) Creutzfeldt, W., H. Frerichs: Hypoglycaemia factitia. Dtsch. med. Wschr. *94:* 813 (1969).

(148) Creutzfeld, W., F. Scheler, E. Quellhorst, H. Schmidt: Akutes Nierenversagen bei Pankreatitis. Dtsch. Arch. klin. Med. *213:* 197 (1967).

(149) Creutzfeld, W.: Kininfreisetzung bei Pankreatitis. In: Neue Aspekte der Trasylol-Therapie 3. S. 89. Schattauer, Stuttgart 1969.
(150) Cronberg, S., B. Robertson, J. M. Wilson, J.-E. Wilhelm: Suppressive effect of dextran on platelet adhesiveness. Thromb. Diath. haemorrh. (Stuttg.) *16:* 384 (1966).
(151) Cronin, R. F. P., T. Isoter: Hemodynamic effects of rapid digitalisation in experimental cardiogenic shock. Amer. Heart J. *69:* 233 (1965).
(152) Cronin, R. F. P.: Effect of isoproterenol and norepinephrin on myocardial function in experimentel cardiogenic shock. Am. Heart J. *74:* 387 (1967).
(153) Cronin, R. F. P.: Shock after acute myocardial infarction. Am. Heart J. *72:* 282 (1966).
(154) Curtius, F.: Moderne Asthmabehandlung. Springer, Berlin–Heidelberg–New York 1965.
(155) Dack, S., S. R. Robin: Treatment of heart block and Adams-Stokes syndrome with sustained action isoproterenol. J. Amer. Med. Ass. *176:* 505 (1961).
(156) Dagradi, A. E.: Management of gastrointestinal bleeding. Am. J. Gastroent. *46:* 309 (1966).
(157) Dalle, X.: Methods of pacing after acute myocardial infarction. In: Acute Myocardial Infarction (D. G. Julian, M. F. Oliver, eds.). Livingstone, 1968.
(158) Dam, R. T. v., D. Durrer: The T-wave and ventricular repolarization. Am. J. Cardiol. *14:* 294 (1964).
(159) Daric, J. C., J. O. Langley, E. G. Eddleman: Clinical and kinetocardiographic studies of paradoxical precordial motions. Am. Heart J. *63:* 775 (1962).
(160) Darrow, D. C.: The retention of electrolyte during recovery from severe dehydration due to diarrhoea. J. Pediat. *28:* 515 (1946).
(161) Das, Cr., K. Krieger: Ann. Int. Med. *70:* 985 (1969).
(162) Daweke, H.: Klinik der Insulinresistenz. Dtsch. med.s Wschr. *91:* 973 (1966).
(163) Deimer, E.: Der Wert der portalen Kreislaufuntersuchung für die Blutungsprognose bei Lebercirrhose. Wien. Z. inn. Med. *51:* 162 (1970).
(164) Demling, L.: Die internistische Therapie der akuten und chronischen Pankreatitis. Dtsch. med. J. *14*, Heft 19 (1963).
(165) Demling, L.: Diagnostik der akuten Gastrointestinalblutung. Med. Klin. *60:* 716 (1965).
(166) Derra, E., H. Ritter: Klinische und therapeutische Probleme beim sog. Spontanpneumothorax. Dtsch. med. Wschr. *88:* 737 (1963).
(167) Deutsch, E.: Die Antikoagulantien in der Therapie der peripheren arteriellen Durchblutungsstörung. Wien. klin. Wschr. *76:* 151(1964).
(168) Deutsch, E.: Haemorrhagische Diathesen. In: Lehrbuch d. Inneren

Medizin (Hrsg. R. Gross, P. Schölmerich). S. 185. Schattauer, Stuttgart 1972.

(169) Devitt, I. E., F. N. Brown, W. G. Beattie: Fatal Bleeding Ulcer. Ann. Surg. *164:* 840 (1966).

(170) Dexter, L.: Cardiovascular responses to experimental pulmonary embolism. In: Pulmonary Embolic Disease. Grune & Stratton, New York 1965.

(171) Dextran-Symposion Krems/Österreich, Okt. 1969. Rundtischgespräch. S. 152. Hrsg. Knoll AG, Ludwigshafen.

(172) Deykin, D.: The clinical challenge of disseminated intravascular coagulation. New Engl. J. Med. *283:* 636 (1970).

(173) Dick, W.: Akutes Mendelson-Syndrom. Anaesthesist *18:* 196 (1969).

(174) Dick, W.: Über den wahren Wert der Antikoagulantienprophylaxe. Chirurg *33:* 337 (1962).

(175) Dines, D. E., J. L. Titus, A. D. Sessler: Aspiration pneumonitis. Majo Clin. Proc. *45:* 347 (1970).

(176) Dissmann, W., W. Thimme: Die Milchsäureazidose. Internist *10:* 408 (1969).

(177) Dittmar, A., G. Friese, E. Nusser: Über die Behandlung des Kammerstillstands beim Morgagni-Adams-Stokes'schen Symptomenkomplex mit einem elektrischen Schrittmacher. Z. Kreisl.-Forsch. *45:* 416 (1956).

(178) Dittmar, H. A.: Die physikalischen Grundlagen der Elektrokardiotherapie. Herzrhythmusstörungen. S. 95. Schattauer Verlag, Stuttgart–New York 1968.

(179) Dittmar, H. A., G. Friese, E. Holder: Erfahrungen über langfristige elektrische Reizung des menschlichen Herzens. Z. Kreisl.-Forsch. *51:* 66 (1962).

(180) Ditschuneit, H.: Stoffwechselbedingte Komata, Diagnostik und Therapie. Dtsch. med. J. *19:* 805 (1968).

(181) Dittrich, H., M. Schaldach: Die assistierte Zirkulation. Therapiewoche *20:* 2181 (1970).

(182) Dölle, W.: Das exogene und endogene Leberkoma einschließlich der portocavalen Encephalopathie. Therapiewoche *20:* 845 (1968).

(183) Dölle, W.: In: Aktuelle Probleme der Hepatologie (Hrsg. G. A. Martini, S. Sherlock). S. 128. Thieme, Stuttgart 1962.

(184) Dönhardt, A., W. Braun: Vergiftungen. In: Klinische Pathophysiologie (Hrsg. W. Siegenthaler). Thieme, Stuttgart 1970.

(185) Doll, E., J. Kent: Die Lungenfunktion bei der Linksinsuffizienz des Herzens. In: Kreislaufmessungen. 5. Freiburger Kolloquium 1965.

(186) Domanig, E., F. Kaindl, P. Kühn, M. Wimmer: Gekoppelte elektrische Stimulation bei tachykarden Herzrhythmusstörungen. Verh. dtsch. Ges. Kreisl.-Forsch. *35:* 294 (1969).

(187) Domanig, E., S. Effert, H. Heeger, F. Helmer, W. Lorbeck: Behandlung des Kammerflimmerns mit sympathomimetischen Aminen. Wien. klin. Wschr. *76:* 259 (1964).

(188) Donat, K.: Das anfallsweise Herzjagen. Internist *9:* 297 (1968).
(189) Siehe bei (188).
(190) Doolan, P. D., G. B. Theil, E. C. Alpen: Non-protein nitrogen disturbance in renal failure. In: Acute Renal Failure. S. 55. Blackwell, Oxford 1964.
(191) Dornhorst, A. C.: Respiratory insufficiency. Lancet *1955:* 1185.
(192) Dortmann, C., F. Fischer, M. Halmágyi, H. Issany, N. Lustenberger: Erfahrungen bei der Behandlung von 300 Alkoholvergifteten. In: Vergiftungen (Hrsg. R. Frey, M. Halmágyi, K. Lang, P. Oettel). Springer, Berlin–Heidelberg–New York 1970.
(193) Drapanus, Th.: Treatment of hepatic failure by parabiotic crosscirculation. Int. Symp. über die Möglichkeit des Leberersatzes, Salzburg 1968.
(194) Dreisbach, R. H.: Handbook of Poisoning. 6. Auflage. Blackwell, Oxford 1969.
(195) Dressler, W.: The post-myocardial infarction syndrome. Arch. int. Med. *103:* 28 (1959).
(196) Dürr, F.: Therapie akuter Stoffwechselentgleisung des Diabetes mellitus. Materia med. Nordmark *20:* 220 (1968).
(197) Dudel, J.: Elektrophysiologische Grundlagen der Defibrillation. Med. Klinik *63:* 2090 (1968).
(198) Duesberg, R., W. Schröder: Pathophysiologie und Klinik der Kollapszustände. Hirzel, Leipzig 1944.
(199) Eberlein u. Dobberstein: Kreislaufuntersuchungen an Blutspendern nach rascher Infusion eines neuen Plasmaexpanders. Arzneimittel-Forsch. *12:* 494 (1962).
(200) Edelmann, J. S., A. H. James, L. Brooks, F. B. Moore: Body sodium and potassium. IV. The normal exchangeable sodium, its measurement and magnitude. Metabolism *3:* 530 (1954).
(201) Editorial: Peritoneal dialysis for acute pancreatitis. Brit. med. J. *2:* 1448 (1965).
(202) Edwards, G.: Orciprenalins in treatment of airway obstruction in chronic bronchitis. Brit. med. J. *1:* 1015 (1964).
(203) Effert, S.: Der elektrische Defibrillator. Verh. dtsch. Ges. Kreisl.-Forsch. *30:* 140 (1964).
(204) Effert, S.: Apparative Kreislaufüberwachung. In: Die interne Wachstation. S. 19. Urban u. Schwarzenberg, München–Berlin–Wien 1969.
(205) Effert, S.: Herzstillstand. Internist *6:* 483 (1965).
(206) Effert, S., F. Grosse-Brockhoff: Elektrotherapie der Herzrhythmusstörungen. Dtsch. med. Wschr. *88:* 2165 (1963).
(207) Effert, S., J. Meyer, H. Petersen, M. Reifferscheid: Elektrische Stimulation bei bedrohlichen tachykarden Arrhythmieformen. Verh. dtsch. Ges. Kreisl.-Forsch. *34:* 424 (1968).
(208) Effert, S., J. Sykosch: Implantierbare elektrische Schrittmacher. Dtsch. med. J. *18:* 209 (1967).

(209) Effert, S., F. Schmidt: Isopropylnoradrenalin bei anfallsweisem Kammerflimmern. Dtsch. med. Wschr. *87:* 880 (1962).
(210) Effert, S., J. Meyer, H. Petersen, M. Reifferscheid: Elektrische Stimulation bei bedrohlichen tachykarden Rhythmusstörungen. Verh. dtsch. Ges. Kreisl.-Forsch. *34:* 424 (1968).
(211) Eichna, L. W.: The treatment of cardiogenic shock. Amer. Heart J. *74:* 848 (1967).
(212) Eisemann, B.: Hepatic support using an extracorporeal liver. Int. Symp. über die Möglichkeiten des Leberersatzes. Salzburg, Oktober 1968.
(213) Eisemann, B., D. S. Liem, F. Raffucci: Heterogen liver perfusion in treatment of hepatic failure. Amer. Surg. *162:* 329 (1965).
(214) Elliot, D. W.: Treatment of acute pancreatitis with albumin and whole blood. A. M. A. Arch. Surg. *75:* 573 (1957).
(215) Elmquist, R. J. Lundgreen, S. O. Peterson, A. Senning: Arteficial pacemaker for treatment of slow heart rate and Adams-Stokes syndrome. Amer. Heart J. *65:* 751 (1963).
(216) Engelhardt, A., B. Haertwig, M. Th. Brauns, K. Hinssen, M. Besuch, G. Stockmeyer, F. H. Franken: Methoden der Blutammoniakbestimmung und ihre Bedeutung für die Diagnostik und Verlaufskontrolle von Leberkrankheiten. Dtsch. med. Wschr. *95:* 1601 (1970).
(217) Engström, C. G.: The clinical application of prolonged controlled ventilation. Acta anaesth. scand. Suppl. *13:* 1 (1963).
(218) Enzenbach, R.: Probleme der intravenösen Kurznarkose. Med. Klinik *63:* 2101 (1968).
(219) Erbslöh, R., in: Insulin und Insulintherapie (Hrsg. W. Stich, H. Maske). Urban u. Schwarzenberg, München 1956.
(220) Erbslöh, F.: Dringliche Diagnostik, Überwachung und Therapie auf einer neurologischen Intensivstation. Verh. dtsch. Ges. inn. Med. *74:* 341 (1968).
(221) Erdmann, W. P.: Antidotbehandlung bei Alkylphosphatvergiftungen. Arch. Toxikol. *24:* 30 (1968).
(222) Erdmann, W. D., L. Lendle: Vergiftungen mit esteraseblockierenden Insektiziden aus der Gruppe der organischen Phosphorsäureester (E 605 und Verwandte). Ergebn. inn. Med. Kinderheilk. *10:* 104 (1958).
(223) Escher, D. J. W., S. Furman, N. Salomon: Transvenous emergency cardiac pacing. Ann. N. Y. Acad. Sci. *167:* 582 (1969).
(224) Eßer, G., A. Gütgemann: Die akute Ösophagusvarizenblutung. Dtsch. med. Wschr. *94:* 1476 (1969).
(225) Ettinger, E., J. Hayes, T. Forck, F. Wanat, T. Killip: Xylocain bei Kammerarrhythmien. Bull. N. Y. Acad. Med. *43:* 1209 (1967).
(226) Ettinger, E., J. Hayes, T. Forche, F. Wanat, T. Killip: Lidocaine in ventricular arrhythmias. Clin. Research *15:* 201 (1967).
(227) Euler, U. S. v., K. D. Bock: Schock, Pathogenese und Therapie. Ein internationales Symposion. Springer, Berlin–Heidelberg–New York 1962.

(228) Euler, U. S. v., G. Liljestrand: Observations on the pulmonary arterial blood pressure in cat. Acta physiol. scand. *12:* 301 (1946).
(229) European Working Party: Streptokinase in recent myocardial infarction. Brit. med. J. *3:* 325 (1971).
(230) Ewy, A. G., R. C. Pubico, J. F. Maher, D. H. Mink: Lactic acidosis associated with phenformin therapy and localised tissue hypoxia. Ann. intern. Med. *59:* 878 (1963).
(231) Eyrich, K.: Die Klinik des Wundstarrkrampfes im Lichte neuzeitlicher Behandlungsmethoden. Springer, Berlin–Heidelberg–New York 1969.
(232) Fabel, H., H. O. Klein: Die Wirksamkeit von verschiedenen O_2-Applikationsarten auf die Oxygenierung des arteriellen Blutes. Verh. dtsch. Ges. inn. Med. *74:* 578 (1968).
(233) Fabel, H., R. Wettengel: Einfluß von Aminophyllin auf das Ventilations-Perfusionsverhältnis bei obstruktiven Ventilationsstörungen. In: Ulmer, W. T.: Lungenkreislauf. Verh. Ges. Lungen- u. Atmungs-Forsch. *2:* 164 (1969).
(234) Fallis, R. H., E. Orent-Keiles, E. V. McCollum: The production of cardiac and renal lesions in rats by a diet extremely deficient in potassium. Amer. J. Path. *18:* 24 (1941).
(235) Forthmann, E.: Das Problem der großen Magenblutung. Materia med. Nordmark *21:* 188 (1969).
(236) Feldmann, S. A.: Tracheostomy and Artificial Ventilation. Arnold, London 1967.
(237) Fillastre, J. P., F. Mignon, J. D. Staer, L. Morel-Morger, G. Richet: Insuffisance rénale aigue reversible après traitement prolongé par le dextran. Presse méd. *75:* 2535 (1967).
(238) Finberg, L., J. Kiley, C. N. Lutterell: Mas accidental salt poisoning in infancy. J. Amer. Med. Ass. *184:* 187 (1963).
(239) Finke, J.: Derzeitiger Stand der Differentialdiagnose apoplektischer Insulte. Dtsch. med. Wschr. *89:* 1983 (1964).
(240) Fischer, H.: Vergiftungen (Literaturübersicht). Therapiewoche *21:* 2177 (1971).
(241) Fisher, C. M., P. J. Mohr, R. D. Adams: Cerebrovascular diseases, In: Principles of Internal medicine (Hrsg. Harrison). S. 1727. McGraw-Hill Book Company, New York 1971.
(242) Fodor, C.: Klinische Erfahrungen mit einem neuen Mukolytikum in der Intensivtherapie. Therapiewoche *20:* 1447 (1970).
(243) Fogarty, zit. nach H. Kristen: Neuere klinische Erfahrungen mit der Spätembolektomie. Verh. dtsch. Ges. Kreisl.-Forsch. *35:* 453 (1969).
(244) Forell, M. M., H. Stahlheber: Gallenwege und exokrines Pankreas. In: Klinische Pathophysiologie (Hrsg. W. Siegenthaler). S. 706. Thieme, Stuttgart 1970.
(245) Fowler, N. O., R. Shabetai, J. C. Holmes: Adrenal medullary secretion

during hypoxia, bleeding and rapid intravenous infusion. Circulat. Res. *9:* 427 (1961).
(246) Franco, J., M. Coppler, B. Kovaleski: J. Nucl. Med. *11:* 219 (1970).
(247) Franke, H.: Herzrhythmusstörungen beim hyperaktiven Carotissinus-Reflex. Internist *9:* 289 (1968).
(248) François, G.: Symposium sull'ossicarbonismo. Turin, April 1963 (Kurzreferat). Zbl. Arbeitsmed. *10* (1963).
(249) Frid, H. L.: New Engl. J. Med. *275:* 1025 (1966).
(250) Freiberg, J., D. Urbanitz, H. v. Baeyer, H. G. Sieberth: Polyurisches akutes Nierenversagen unter Furosemid. Verh. Dtsch. Ges. inn. Med. *77:* 228 (1971).
(251) Frey, R., J. R. Jude, P. Safar: Die äußere Herzwiederbelebung. Dtsch. med. Wschr. *87:* 857 (1962).
(252) Frey, R.: Mechanische Maßnahmen zur Wiederbelebung des Herzens Verh. dtsch. Ges. Kreisl.-Forsch. *30:* 95 (1964).
(253) Friedberg, C. K.: Diseases of the Heart. Saunders, Philadelphia–London 1969.
(254) Friedberg, C. K.: Diseases of the Heart. Saunders, Philadelphia–London 1971.
(255) Friedberg, C. K.: Erkrankungen des Herzens. Thieme, Stuttgart 1959.
(256) Friedberg, C. K.: Diseases of the Heart. Saunders, Philadelphia–London 1966.
(257) Friedemann, M.: Die Kardioversion. Huber, Bern–Stuttgart 1968.
(258) Friedemann, M.: Indikation und Kontraindikation der Kardioversion von Herzrhythmusstörungen. Dtsch. med. Wschr. *91:* 1889 (1966).
(259) Frieden, J.: Anti-Arrhythmic Drugs – Part VII. Lidocain as an Antiarrhythmic Agent. Amer. Heart J. *70:* 713 (1965).
(260) Friedmann, G., H. G. Sieberth, W. Gerhard, H. E. Renschler: Kardiale und pulmonale Befunde bei Patienten im chronischen Dialyseprogramm. Verh. Ges. inn. Med. *74:* 1193 (1968).
(261) Friese, G.: Der elektrische Schrittmacher. Verh. dtsch. Ges. Kreisl.-Forsch. *70:* 129 (1964).
(262) Friesen, W. G.: A hemodynamic comparison of atrial and ventricular pacing in postoperativ cardiac surgical patients. J. thorac cardiovasc. Surg. *55:* 271 (1968).
(263) Fritz, K. W.: Hämodialyse. Thieme, Stuttgart 1966.
(264) Fritz, K. W.: Zur Therapie der Schlafmittelvergiftung mit forcierter Diurese. Z. prakt. Anästh. *2:* 155 (1967).
(265) Fritz, E.: Intensivierte Infusions-Diurese-Therapie der akuten Schlafmittelvergiftung. Münch. med. Wschr. *107:* 2124 (1965).
(266) Froesch, E. R., P. H. Rossier: Das Coma diabeticum. Internist *6:* 400 (1965).
(267) Fry, J.: Acute myocardial infarction. Schweiz. med. Wschr. *98:* 1210 (1968).

(268) Fuchs, E.: Therapie des Bronchialasthmas. Dtsch. med. Wschr. *91:* 1382 (1961).
(269) Fülgraff, G.: Xanthinderivate als Diuretica. In: Handbuch der experimentellen Pharmakologie. Heft 169, S. 609. Springer, Berlin–Heidelberg–New York.
(270) Furman, S., G. Robinson: The use of an intracardiac pacemaker in the correction of total heart block. Surg. Forum *2:* 245 (1958).
(271) Furman, S., J. G. Schwedel, G. Robinson, E. S. Hurwitt: Use of intracardiac pacemaker in the control of heart block. Surgery *49:* 98 (1961).
(272) Gärtner, Ch.: Ernährung in der Intensivpflege. Dtsch. med. Wschr. *95:* 1327 (1970).
(273) Geigy – Wissenschaftliche Tabellen, 7. Aufl. J. E. Geigy S. A., Basel 1968.
(274) Geißendörfer, R., K. Ruh: Die akuten massiven Oesophagus-Magen- und Duodenalblutungen. Langenbeck's Arch. klin. Chir. *320:* 81 (1968).
(275) Geokas, M. C., D. R. Murphy, R. D. McKemra: Arch. Path. *86:* 117 (1968).
(276) Gheorghiu, Th., R. Phlippen, H. Frotz: Zur Therapie des Coma hepaticum. Therapiewoche *20:* 2104 (1970).
(277) Gerber, K., H. Seewald: Pathologie und Therapie der akuten Kohlenmonoxydvergiftung. Z. ärztl. Fortbild. *60:* 1085 (1966).
(278) Gerlach, K.: Therapiewoche *16:* 479 (1966).
(279) Gerok, W.: Notfallsituationen bei Stoffwechselkrankheiten. Therapiewoche *19:* 898 (1969).
(280) Gerok, W.: Biochemische Vorgänge bei der Entstehung einer Hyperammoniaemie. In: Infusionstherapie (Hrsg. K. Lang, R. Frey, M. Halmágyi). S. 94. Springer, Berlin–Heidelberg–New York 1966.
(281) Gersmeyer E. F., E. C. Yarsagil: Schock- und Kollapsfibel. Thieme, Stuttgart 1970.
(282) Gersmeyer, E. F., E. C. Yarsagil: Schock- und Kollapsfibel. Thieme, Stuttgart 1970.
(283) Gersmeyer, E. F., E. C. Yarsagil: Schock- und Kollapsfibel. S. 158. Thieme, Stuttgart 1970.
(284) Gerstein, A. R., C. R. Kleemann, E. M. Gold, S. S. Franklin, M. H. Maxwell A. C. Cronick. M. L. Feffer, T. J. Steinmann: Aldosterone deficiency in chronic renal failure. Nephron *5:* 90 (1968).
(285) Gessler, U., B. Anders, M. Hüllmann: Experimentelle Untersuchungen zur Entstehung der akuten Anurie beim hämorrhagischen Kollaps. Klin. Wschr. *43:* 765 (1965).
(286) Geyer, G.: Die Nebennierenrindenkrise und Krisenzustände bei Hypophyseninsuffizienz. Wien. klin. Wschr. *78:* 454 (1966).
(287) Giebel, O., H. Harms, P. Kalmar, G. Rodewald, K. D. Scheppokat: Klinische Anwendung eines ORS-gesteuerten Schrittmachers. Z. Kreisl.-Forsch. *56:* 234 (1967).

(288) Gilchrist, A. R.: Clinical aspects of high-grade heart block. Scot. med. J. *3:* 53 (1958).
(289) Giromini, M., P. Jungers, H. Ducrot: Anurie provoquée par la perfusion de dextran de faible poids moleculaire. Presse méd. *75:* 2561 (1967).
(290) Goebell, H., A. Martini: Die internistische Behandlung der Blutung aus Oesophagusvarizen einschließlich der Indikation zur portocavalen Anastomose. Therapiewoche *18:* 839 (1968).
(291) Goebell, H.: Diagnostische Möglichkeiten von Amylase und Lipase in Körperflüssigkeiten. Internist *11:* 117 (1970).
(292) Goldman, M. J.: The management of atrial fibrillation. Indications for and methods of conversion to sinus rhythm. Progr. cardiovasc. Dis. *2:* 465 (1960).
(293) Goldman, D. E.: Potential, impedance and rectification in membranes. J. gen. Physiol. *27:* 37 (1943).
(294) Goldwasser, E., W. Fried, L. O. Jacobson: Studies in erythropoiesis VIII. The effect of nephrectomy on the response to hypoxic anoxia. J. Lab. and clin. Med. *52:* 357 (1958).
(295) Gompertz, M. L., R. D. Hourley: Follow-up observations on patients with upper gastrointestinal hemorrhage of undetermined origin. Gastroenterology *32*: 528 (1957).
(296) Goodman, L. S., A. Gilman: The Pharmacological Basis of Therapeutics. Macmillan, New York 1971.
(297) Goodpasture, E. W.: The significance of certain pulmonary lesions in relation to the etiology of influenza. Amer. J. med. Sci. *158:* 863 (1919).
(298) Gottstein, K. U.: Cerebrales Ischämiesyndrom. Sofortbehandlung und Rehabilitation. Mkurse ärztl. Fortbild. *2:* 144 (1969).
(299) Granelly, R., J. O. von der Groeben, A. P. Spivade, D. C. Harrison: Wirkung von Xylocain auf Kammerarrhythmien bei Patienten mit Koronarerkrankungen. New Engl. J. of Med. *277:* 1215 (1967).
(300) Gray, S. H., L. D. Rosenman: Acute pancreatitis. The significance of hemoconcentration at the admission to the hospital. Arch. Surg. *91:* 485 (1965).
(301) Grewe, H. E., A. J. Delfino: Zur Diagnostik und Therapie der großen Magenblutung. Zbl. Chir. *91:* 517 (1966).
(302) Grösinger, K.-H.: Die Inhibitorentherapie der akuten Pankreatitis. In: Neue Aspekte der Trasylol-Therapie 2. S. 56. Schattauer, Stuttgart–New York 1968.
(303) Gross, R.: Haemostase oder Thrombose I (Hrsg. H. E. Bock). S. 498. Pathophysiologie. Thieme, Stuttgart 1972.
(304) Gross, R., H. Nieth, E. Mammen: Blutungsbereitschaft und Gerinnungsstörungen bei Uraemie. Klin. Wschr. *36:* 107 (1958).
(305) Gross, R.: Thromboembolische Erkrankungen der Lunge. In: Die Thromboembolischen Erkrankungen (Hrsg. Th. Naegeli, P. Matis, R. Gross, H. Runge, H. W. Sachs). Schattauer, Stuttgart 1960.

(306) Gross, R.: Beurteilung und Behandlung von Blutungen. Internist *2:* 1 (1961).
(307) Gross, R., K.-D. Grosser, P. Bierstedt, K. Deck, W. Gerhard, W. Habicht, G. Steinbrück: Erfahrungen mit einer internistischen Intensivpflegestation in der Großstadt. Dtsch. med. Wschr. *93:* 784 (1968).
(308) Grosse-Brockhoff, F.: Medikamentöse Maßnahmen bei Herzflimmern. Verh. dtsch. Ges. f. Kreisl.-Forsch. *30:* 113 (1964).
(309) Grosser, K. D.: Zur Erfassung der Linksinsuffizienz des Herzens mit Hilfe der Oesophagoatriographie. Arch. Kreisl.-Forsch. *46:* 167 (1966).
(310) Grosser, K.-D.: Erfolgreiche Behandlung mit der aortalen Ballonpulsation. I. Symposion für intraaortale Ballonpulsation, Erlangen 1972.
(311) Grosser, K.-D.: Kardiogener Schock bei Herzinfarkt. Therapiewoche *22:* 1226 (1972).
(312) Grosser, K.-D.: Eigene Beobachtung.
(313a) Grosser, K.-D.: Elektrophysiologische Untersuchungen an Schrittmacher-stimulierten Patienten mit atrioventrikulären und sinuatrialen Leitungsstörungen. Habilitationsschrift 1969.
(313) Grosser, K.-D., G. Friedmann: Klinische und röntgenologische Befunde bei intrakardialem Schrittmacher. Med. Welt *19:* 856 (1968).
(314) Grosser, K.-D., U. Humpert: Zur Behandlung der Kombinationsform des Adams-Stokes-Syndroms mit Orciprenalin. Z. Kreisl.-Forsch. *55:* 1045 (1966).
(315) Siehe bei (320).
(316) Grosser, K.-D., P. Bierstedt: Untersuchungen an Patienten mit schrittmacherstimulierten Herzen wegen Adams-Stokes'scher Anfälle. I. Mitteilung: Die Abhängigkeit der präautomatischen Pause von der vorgegebenen Schrittmacherfrequenz. Klin. Wschr. *45:* 452 (1967).
(317) Grosser, K.-D., P. Bierstedt, G. Steinbrück: Untersuchungen an Patienten mit schrittmacherstimulierten Herzen wegen Adams-Stokes'scher Anfälle. II. Mitteilung: Zur Verkürzung der präautomatischen Pause durch Pharmaka. Klin. Wschr. *46:* 1221 (1968).
(318) Grosser, K.-D.: Die Bedeutung der präautomatischen Pause bei Schrittmacherbehandlung. Intensivmedizin *9:* 234 (1972).
(319) Grosser, K.-D., H. K. Schulten, G. Steinbrück, P. v. Smekal, H. Etzrodt: Therapie tachykarder Rhythmusstörungen mit gekoppelter und gepaarter Stimulation. Intensivmedizin *9:* 239 (1972).
(320) Grosser, K.-D., W. Hübner, J. Hermann, G. Steinbrück: Die Behandlung der thyreotoxischen Krise. Therapiewoche *22:* 1248 (1972).
(330) Grotz, J., M. A. Schmid: Subphrenische und retroperitoneale Abszesse nach akuter Pankreatitis. Langenbeck's Arch. klin. Chir. *324:* 98 (1969).
(331) Gruber, U. F.: Blutersatz. Springer Berlin–Heidelberg–New York 1968.
(332) Gruber, U. F.: Blutersatz. S. 109. Springer, Berlin–Heidelberg–New York 1968.

(334) Gruska, H., D. Barkow, H. Heidrich, U. Humpert, J. Hüsten, K. Ibe, D. Weiss: Die Therapie akuter Vergiftungen. Med. Klinik *65:* 701 (1970).
(335) Gützow, M.: Akute Pankreatitis in der Gravidität und post partum. Dtsch. med. Wschr. *89:* 743 (1964).
(336) Günthner, W., H. Illig: Vergleichsuntersuchungen mit einem neuen Alupent-Dosier-Aerosol-Gerät. Fortschr. Med. *86:* 141 (1968).
(337) Gunnar, R. M., A. Cruz, J. Boswell, B. S. Co, R. J. Pickas, J. R. Tobin: Myocardial infarction with shock. Circulation *33:* 753 (1966).
(338) Gunnar, R. M., H. S. Loeb, R. J. Pickas, J. R. Tobin: Ineffectiveness of isoproterenol in shock due to acute myocardial infarction. J. Amer. med. Ass. *202:* 1124 (1967).
(339) Gusewich, V., M. L. Cohen, D. P. Thomas: Humoral factor in massive pulmonary embolism. Amer. Heart J. *76:* 784 (1968).
(340) Guyton, A. C., A. W. Lindsey, B. N. Kaufmann, J. B. Abernathy: Effect of blood transfusion and hemorrhage on cardiac ouput and on the venous return curve. Amer. J. Physiol. *194:* 263 (1958).
(341) Haas, R., R. Thomsen, H. Roth: Aktive Schnellimmunisierung gegen Tetanus. Dtsch. med. Wschr. *86:* 2241 (1961).
(342) Habermann, E.: Probleme der Pathophysiologie des Kininsystems. In: Neue Aspekte der Trasylol-Therapie 3. S. 35. Schattauer, Stuttgart–New York 1969.
(343) Habicht, W., K. D. Grosser, H. G. Sieberth: Hinweise zur Behandlung exogener Vergiftungen. Therapiewoche 1972 (im Druck).
(344) Haberland, G. L., P. Matis: Neue Aspekte der Trasylol-Therapie 3. Schattauer, Stuttgart–New York 1969.
(355) Hadorn, W.: Magen-Darmblutungen. Schweiz. med. Wschr. *89:* 1958 (1959).
(356) Härtel, G., A. Louhija, P. J. Halonen: Untersuchungen über den Wert der Chinidinbehandlung nach elektrischer Rhythmisierung von Vorhofflimmern. Verh. dtsch. Ges. Kreisl.-Forsch. *35:* 240 (1969).
(357) Hager, W.: Elektrokardiographische Beobachtungen beim vorhofgesteuerten Schrittmacher. Z. Kreisl.-Forsch. *58:* 17 (1969).
(358) Halhuber, M. J., H. Kirchmair: Notfälle in der Inneren Medizin. S. 146. Urban & Schwarzenberg. München–Berlin–Wien 1970.
(359) Halmágyi, D. F. J., G. J. Horner, B. Starzecki: Med. J. Austr. *52:* 141 (1965).
(360) Halmágyi, M., R. Frey, H. Issang: Intensivtherapie der akuten respiratorischen Insuffizienz. Internist *10:* 209 (1969).
(361) Halmes, P. B.: Direct current conversion of atrial fibrillation. Brit. Heart J. *28:* 302 (1966).
(362) Halmer, P. B., G. C. Patterson: The Effect of atrial fibrillation on cardiac output. Brit. Heart J. *27:* 719 (1965).
(363) Halpern, B. N.: Allergic shock. In: Shock, Pathogenesis and therapy (Hrsg. K. D. Bock). Springer, Berlin–Heidelberg–New York 1962.

(364) Hamus J.: Grundlagen und Praxis der Sauerstoffbehandlung und Inhalationstherapie. In: Supplement 1 zur Zeitschrift Wiederbelebung – Organersatz – Intensivmedizin. Dr. Steinkopff, Darmstadt 1971.
(365) Hansson, K.: Acta chir. scand. Suppl. 375 (1967); zit. nach H. Schmidt: Neuere Vorstellungen zur Pathogenese der akuten Pankreatitis. Internist *11:* 105 (1970).
(366) Harris, A., R. Bluestone: Treatment of slow heart rates following acute myocardial infarction. Brit. Heart J. *28:* 631 (1966).
(367) Harrison, D. C., J. Sprouse, A. G. Morrow: Die antiarrhythmischen Eigenschaften von Xylocain und Procainamid. Circulation *28:* 486 (1963).
(368) Hasse, H. M.: Die Bedeutung der Angiographie für die ätiologische Diagnostik arterieller und venöser Verschlußkrankheiten. Verh. dtsch. Ges. Kreisl.-Forsch. *29:* 106 (1963).
(369) Haun, G., W. Müller, F. Scheler: Die Flüssigkeitslunge bei Niereninsuffizienz, ihre Erkennung und Behandlung. Med. Klinik *60:* 1933 (1965).
(370) Heberer, G., G. Rau, H. H. Löhr: Aorta und große Gefäße. Springer, Berlin–Heidelberg–New York 1966.
(371) Heberer, G.: Resektion von Ventrikelaneurysmen. Verh. dtsch. Ges. Kreisl.-Forsch. 1970 (im Druck).
(372) Hefti, M. L.: Die Magen-Darmblutung. Schweiz. med. Wschr. *98:* 1035 (1968).
(373) Hegglin, R.: Differentialdiagnose innerer Krankheiten. S. 255. Thieme, Stuttgart 1969.
(374) Heidland, A., A. Klütsch, A. Moormann, H. Hennemann: Möglichkeit und Grenzen hochdosierter Diuretikatherapie bei hydropischer Niereninsuffizienz. Dtsch. Med. Wschr. *94:* 1568 (1969).
(375) Heimbecker, O., G. Lenire, Ch. Chen: Surgery for massive myocardial infarction. Circulation *37:* 3 (1968).
(376) Heimpel, H., H. Erdmann: Immunothrombocytopenien. Med. Klin. *65:* 767 (1970).
(377) Heinecker, R.: Therapiewoche *15:* 479 (1967).
(378) Heinecker, R.: EKG-Fibel. Thieme, Stuttgart 1968.
(379) Heinkel, U.: Die akute Pankreatitis aus der Sicht der inneren Medizin. In: Neue Aspekte der Trasylol-Therapie. S. 73. Schattauer, Stuttgart–New York 1968.
(380) Heinrich, F.: Die Lungenembolie. Dtsch. med. J. *21:* 430 (1970).
(381) Heintz, R.: Nierenfibel; 2. Auflage. Thieme, Stuttgart 1968.
(382) Heinze, V.: Extrakorporale und peritoneale Dialyse. In: Nierenkrankheiten, 3. Auflage (Hrsg. H. Sarre). Thieme, Stuttgart 1967.
(383) Helfant, R. H., S. H. Lau, S. J. Cohen, A. N. Damato: Effects of Diphenylhydantoin on Atrioventricular Conduction in Man. Circulation *36:* 686 (1967).

(384) Henschler, D.: Vergiftungen durch Kohlenoxyd, Blausäure und Reizgase. Therapiewoche *13:* 382 (1963).
(385) Heptinstall, R. H.: Pathology of the Kidney. S. 646. Little, Brown and Company, Boston 1966.
(386) Herberg, D.: Indikation und Kontraindikationen der Sauerstoffatmung. Dtsch. med. Wschr. *91:* 1606 (1966).
(387) Herberg, D.: Alveoläre Hypoventilation bei chronisch-obstruktiven Atemwegserkrankungen. In: Chronische Bronchitis (Hrsg. K. Ph. Bopp, H. Harth). Schattauer, Stuttgart–New York 1968.
(388) Herberg, D.: Der Wert der Sauerstofftherapie. In: Die Ateminsuffizienz und ihre klinische Behandlung (Hrsg. H. Just, H. Stoeckel). Thieme, Stuttgart 1967.
(389) Herberg, D.: Behandlung des Status asthmaticus. Therapiewoche *20:* 632 (1970).
(390) Herberg, D., G. Utz: Untersuchungen über ein neues Bronchospasmolytikum aus der Reihe der Antihistamine. Dtsch. med. Wschr. *94:* 153 (1969).
(391) Herden, H. N.: Infusionstherapie und parenterale Ernährung. Praxis der Intensivbehandlung (Hrsg. P. Lawin). S. 119. Thieme, Stuttgart 1971.
(392) Herden, H. N., P. Lawin: Beatmung. In: Praxis der Intensivbehandlung (Hrsg. P. Lawin). Thieme, Stuttgart 1971.
(393) Herden, H. N.: Schock. In: Praxis der Intensivbehandlung (Hrsg. P. Lawin). Thieme, Stuttgart 1971.
(394) Herden, H. N.: Akute Vergiftung. In: Praxis der Intensivpflege (Hrsg. P. Lawin). Thieme, Stuttgart 1970.
(395) Herkel, L., P. Oettel, J. Knolle, A. v. Ungern-Sternberg, H. P. Schuster, P. Baum: Beitrag zu Verlauf und Behandlung schwerer Alkylphosphatvergiftungen. Verh. dtsch. Ges. inn. Med. *74:* 873 (1968).
(396) Herman, M. V., R. Gorlin: Implications of left ventricular asynergy. Amer. J. Cardiol. *23:* 538 (1969).
(397) Herrmann, J., H. L. Krüskemper, K.-D. Grosser, W. Hübner, W. Böhm: Peritonealdialyse in der Behandlung der thyreotoxischen Krise. Dtsch. med. Wschr. *96:* 742 (1971).
(398) Herschlein, H. J., D. F. Steichele: Unterschiedliche Formen der Verbrauchs-Koagulopathie und ihre Behandlung. Med. Welt (N. F.) *20:* 2389 (1969).
(399) Herk, C. W.: Pathophysiologie und Klinik der chronischen Bronchitis und des Emphysems. Internist *10:* 134 (1969).
(400) Herzog, H.: Störungen der Respirationsorgane als Ursache der pulmonalen Hypertension. Thoraxchirurgie *14:* 500 (1966).
(401) Herzog, H.: Fortschritte in der Behandlung der respiratorischen Insuffizienz. Wiener med. Wschr. *114:* 1 (1964).
(402) Herzog, H., R. Keller, F. Spinelli, H. R. Baumann: Indikation zur

Respiratorbehandlung bei chronisch-obstruktiven Lungenerkrankungen. In: Die Ateminsuffizienz und ihre klinische Behandlung (Hrsg. O. H. Just). S. 124. Thieme, Stuttgart 1967.
(403) Herzog, H.: Die bedrohliche Ateminsuffizienz. Therapiewoche *20:* 623 (1970).
(404) Herzog, H.: Fortschritte in der Behandlung der respiratorischen Insuffizienz. Wiener med. Wschr. *114:* 1 (1964).
(405) Herzog, H., R. Keller, H. R. Baumann, H. Joos: Folgen chronisch-obstruktiver Atemwegserkrankungen in klinischer Sicht. In: Chronische Bronchitis (Hrsg. K. Ph. Bopp, H. Hertle). Schattauer, Stuttgart–New York 1968.
(406) Herzog, H.: Indikationen und praktische Durchführung der Beatmung. In: Die interne Wachstation. Urban & Schwarzenberg, München–Berlin–Wien 1969.
(407) Herzog, H., R. Keller: Druckgesteuerte Respiratoren. In: Die Ateminsuffizienz und ihre klinische Behandlung. Thieme, Stuttgart 1967.
(408) Herzog, H.: Therapie schwerer Pneumonien. Schweiz. med. Wschr. *92:* 1143 (1962).
(409) Hurst, J. W., E. A. Paulck: Complete heart block in acute myocardial infarction. Am. J. Cardiol. *17:* 695 (1966).
(410) Heymans, L., E. Neil: Reflexogenic areas of the cardiovascular system. Little, Brown, Boston 1958.
(411) Hielscher, A.: Bericht über den Kurs der Bird-Cooperation, Palm Springs, Cal. 1967. Z. prakt. Anaesth. *2:* 293 (1967).
(412) Hiemeyer, V., H. Rasche, K. Diehl: Haemorrhagische Diathese. Thieme, Stuttgart 1972.
(413) Hild, R., H. M. Hasse, J. Vollmar: 16. Dtsch. Kongreß für ärztliche Fortbildung, Berlin 1967.
(414) Hildebrand, H. E.: Unerwünschte Folgen der Herzwiederbelebung. Med. Welt *1965:* 2701.
(415) Hinshaw, L. B., S. A. Salomon, P. C. Freeny, D. A. Reins: Endotoxin Shock. Arch. Surg. *94:* 61 (1967).
(416) Hint, H. C.: Farmakologiska undersökingar av kolloidaler substanser. Nord. Med. *78:* 1547 (1967).
(417) Hirsh, J., G. S. Hale, I. G. McDonald: Streptokinase therapy in acute major pulmonary embolism. Brit. Med. J. *14:* 546 (1968).
(418) Hirsh, J., I. G. McDonald, G. S. Hale: Streptokinase in the treatment of major pulmonary embolism. Austr. Ann. Med. *19*, Suppl. *54* (1970).
(419) Hodgson, C. H.: Dis. Chest *47:* 577 (1965).
(420) Höffler, D.: Antibakterielle Therapie bei Niereninsuffizienz. Beecham Pharma GmbH, Mainz 1971.
(421) Hoeltzenbein, J.: Die künstliche Niere. Enke, Stuttgart 1969.
(422) Hollenberg, C. H.: Handbook of Physiology. Section 5. Adipose tissue (Hrsg. A. E. Renold and G. F. Cahill). S. 301. (1965).

(423) Holzmann, M.: Klinische Elektrokardiographie. S. 758. Thieme, Stuttgart 1965.
(424) Hornbostel, H.: Die Therapie der Hypoglykämie. Dtsch. med. Wschr. *93:* 880 (1968).
(425) Horowitz, H. J.: Uremic toxins and platelet function. Arch. Int. Med. *126:* 823 (1970).
(426) Howland, W. S., O. Schweizer: Acid-base lesion of bank blood. Anesthesiology *25:* 102 (1964).
(427) Hort, W., D. Sinapius: Zusammenhänge zwischen Kranzarterienveränderungen und Herzinfarkt. In: Herzinfarkt. Grundlagen und Probleme. S. 74. Heidelberger Taschenbücher. Springer, Berlin–Heidelberg–New York 1969.
(428) Howland, W. S., C. P. Boyan: Massive blood replacement without calcium administration. Anaesthesiology *25:* 102 (1964).
(429) Huber, H., D. Pasteur, F. Gabe: Labordiagnose haematologischer und immunologischer Erkrankungen. Springer, Berlin–Heidelberg–New York 1972.
(430) Huckabee, W. E.: Abnormal Resting Blood. Lactate: II. Lactatic Acidosis. Am. J. Med. *30:* 840 (1961).
(431) Hudsen, J. B., A. K. Chobanian, A. S. Relman: Hypoaldosteronism. A clinical study of a patient with an isolated adrenal mineralocorticoid deficiency, resulting in hyperkalemia and Adams-Stokes-attacks. New Engl. J. Med. *257:* 529 (1957).
(432) Hübner, W., K.-D. Grosser, G. Steinbrück, W. du Mesnil, H.-G. Sieberth: Behandlung mit der Peritonealdialyse bei Kranken mit hyperthyreotischer Krise. Verh. Dtsch. Ges. inn. Med. 1971. (im Druck).
(433) Hübner, W., H. G. Sieberth: Bilaterale Nierenrindennekrose und Spätschaden nach akutem Herzversagen. In: Pathogenese und Klinik des akuten Nierenversagens (Hrsg. U. Gessler, K. Schröder, H. Weidinger). S. 140. Thieme, Stuttgart 1971.
(434) Hunt, D., G. Sloman: Bundle branch block in acute myocardial infarction. Brit. med. J. *85:* 1 (1969).
(435) Hunt, D., G. Sloman: Bundle branch block in acute myocardial infarction. Brit. med. J. *1:* 85 (1969).
(436) Hussein, H.: Das Sheehan-Syndrom. Wien. klin. Wschr. *78:* 204 (1966).
(437) Hyman, A. L., W. D. Myers, A. Meyer: Am. Heart J. *67:* 313 (1964).
(438) Ibe, K.: Vergiftungen. In: Die interne Wachstation. S. 197. Urban & Schwarzenberg, München–Berlin–Wien 1969.
(439) Ibe, K.: Diskussionsbemerkung in: Erkennung und Therapie von Vergiftungen. Wiederbelebung – Organersatz – Intensivmedizin. Suppl. *1:* 93 (1971).
(440) Ibe, K.: Magenspülungen bei akuten Schlafmittelvergiftungen. Med. Klinik *61:* 1832 (1966).

(441) Ingelfinger, F. J., C. G. Sanchez: Indications for surgery of the upper gastrointestinal tract. New Engl. I. Med. *250:* 445 (1954).
(442) Irmer, W., F. Baumgartl, H. E. Grewe, M. Zindler: Dringliche Thoraxchirurgie. Springer, Berlin–Heidelberg–New York 1967.
(443) Irmer, W., F. Baumgartl, H. E. Grewe, M. Zindler: Dringliche Thoraxchirurgie. S. 52. Springer, Berlin–Heidelberg–New York 1967.
(444) Irnich, W., S. Effert: Die Kontrollmöglichkeiten implantierter Schrittmacher. Verh. dtsch. Ges. Kreisl.-Forsch. *35:* 263 (1969).
(445) Siehe bei (444).
(446) Jahrmärker, H.: Die Behandlung der Nebenwirkungen von Herzglykosiden. In: Probleme der klinischen Prüfung herzwirksamer Glykoside. S. 61. Kreislaufbücherei, Band 24. Dr. Dietrich Steinkopff, Darmstadt 1968.
(447) Januscewicz, W., M. Szucyderman, B. Wociac, J. Preibise: Urinary excretion of free norepinephrine and free epinephrine in patients with acute myocardial infarction in relation to its clinical course. Amer. Heart J. *76:* 345 (1968).
(448) Jekat, F., F. Hahn: Ernähr. Umsch. *17:* 451 (1970).
(449) Jewitt, D.-E., J. Kishon, M. Thomas: Lignocaine in the management of arrhythmias after acute myocardial infarction. Lancet *I:* 266 (1968).
(450) Johansson, B. W.: Complete heart block. Acta med. scand. *180:* 451 (1966).
(451) Johnson, Th. A. (ed.): The Circulating Platelet. Academic Press, New York 1971.
(452) Johnson, R. D., J. W. Conn, C. J. Dykman, S. Pek, J. I. Starr: Mechanism and management of hyperosmolar coma without ketoacidosis in the diabetic. Diabetes *18:* 111 (1969).
(453) Jude, J. R., W. B. Kouvenhoven, G. G. Knickerbocker: A new approach to cardiac resuscitation. Amer. Surg. *154:* 311 (1961).
(454) Julian, D. G., P. A. Valentine, G. G. Miller: Disturbance of rate, rhythm and conduction in acute myocardial infarction. Amer. J. Med. *37:* 915 (1964).
(455) Jungers, P., J.-N. Mailland, J. Bienaymé, P. Glaser, J. P. L. Méry: Hemorrhagies digestives par ulcérations gastroduodénales au cours de l'insuffisance rénal aigue. Proc. Europ. Dial. Transp. Ass. *4:* 301 (1967).
(456) Just, H.: Klinische Physiologie. In: Herzinfarkt. Grundlagen und Probleme. S. 87. Springer, Berlin–Heidelberg–New York 1969.
(457) Just, O. H., H. Lutz: Genese und Therapie des haemorrhagischen Schocks. Thieme, Stuttgart 1966.
(458) Kahbar, V. V., E. B. Ratberg: Selection of patients with pulmonary embolism for thrombolytic therapy. Lancet *II:* 237 (1970).
(459) Kantrowitz, A., J. S. Kraukauer, A. Rosenbaum, A. N. Butner, P. S. Freed, D. Jason: Phase-shift balloon pumping in medically refractory cardiogenic shock. Arch. Surg. *99:* 739 (1969).

(460) Kapp, H.: Diagnose und Differentialdiagnose präkomatöser und komatöser Zustände in der inneren Medizin. Schweiz. med. Wschr. *95:* 681 (1965).
(461) Kappert, A.: Diagnostisch-therapeutische Probleme bei Thrombophlebitis und Phlebothrombose. Schweiz. med. Wschr. *97:* 683 (1967).
(462) Katz, D., P. Donores, H. Weisberg: Early endoscopic diagnosis of acute upper gastrointestinal hemorrhage. Demonstration of relatively high incidence of erosions as a source of bleeding. Y. Amer. Med. Ass. *188:* 405 (1968).
(463) Katz, P., N. Siegel: When is an ulcer an ulcer? Gastroenterology *54:* 491 (1968).
(464) Kaufmann, G., K. Hauser: Phenytoin bei Herzrhythmusstörungen. Schweiz. med. Wschr. *98:* 1223 (1968).
(465) Kaufmann, W.: Komatöse Zustände. Therapiewoche *20:* 575 (1970).
(466) Kazmeier, F.: Krisen bei Erkrankungen des Stoffwechsels und der inneren Sekretion. S. 219. Enke, Stuttgart 1962.
(467) Keikhila, J.: Mitral incompetence as a complication of acute myocardial infarction. Acta med. scand. (Suppl.): 475 (1967).
(468) Kehrer, H. E.: Therapie der zerebralen Komplikationen. In: Arterielle Hypertonie (Hrsg. R. Heintz, H. Losse). Thieme, Stuttgart 1969.
(469) Keller, H. M.: Veränderungen des roten Blutbildes bei Nierenkrankheiten. In: Nierenkrankheiten. Handbuch Inn. Med., Bd. 8/II. S. 169. Springer, Berlin–Heidelberg–New York 1968.
(470) Keller, R.: Bedrohliche Erkrankungen des Respirationstraktes. In: Die interne Wachstation. S. 282. Urban & Schwarzenberg, München–Berlin–Wien 1969.
(471) Kennedy, A. C., A. L. Linton, J. C. Earon: Urea levels in cerebrospinal fluid after haemodialysis. Lancet *24:* 411 (1962).
(472) Kerpel-Fronius, E.: Pathologie des Salz- und Wasserhaushaltes. Verl. d. Ungar. Akad. d. Wiss. 1959.
(473) Kerpel-Fronius, E.: Über die Beziehungen zwischen Salz- und Wasserhaushalt bei experimentellen Wasserverlusten. Z. Kinderheilk. *57:* 489 (1935).
(474) Kessel, M., in: Haemodialyse und Peritonealdialyse (Hrsg. E. Wetzel). Springer, Berlin–Heidelberg–New York 1969.
(475) Killian, H., A. Dönhardt: Wiederbelebung. Thieme, Stuttgart 1955.
(476) Killip, T., J. T. Kimball: Treatment of myocardial infarction in a coronary care unit. Amer. J. Cardiol. *20:* 457 (1967).
(477) Killip, T., in: Acute myocardial infarction (Hrsg. D. G. Julian, M. F. Oliver). S. 27. Livingstone, Edinburgh 1968.
(478) Killip, T., R. A. Baer: Hemodynamic effects after revision of atrial fibrillation to sinus rhythm by precordial shock. J. clin. Invest. *45:* 658 (1966).
(479) Killip, T.: The use of lidocaine in the treatment of Arrhythmia. In:

Acute Myocardial Infarction (Hrsg. D. G. Julian, M. F. Oliver). S. 106. Livingstone, Edinburgh–London 1968.
(480) Kimball, J. T., S. W. Klein, T. Killip: Cardiac pacing in acute myocardial infarction. Amer. J. Cardiol. *19:* 136 (1967).
(481) Kimmey, J. R., J. E. Steinhaus: Cardiovascular Effects of procaine and lidocaine (Xylocain) during general anaesthesia. Acta anaesth. scand. *3:* 9 (1959).
(482) Kistin, A. D.: Problems in the differentiation of ventricular arrhythmias from supraventricular arrhythmias with abnormal QRS. Progr. cardiovasc. Dis. *9:* 1 (1966).
(483) Kleinsorg, H.: Zur Pathogenese und Therapie des Coma basedowicum. Internist *4:* 321 (1963).
(484) Klein, E.: Behandlung der hyperthyreotischen Krise. Dtsch. med. Wschr. *93:* 2533 (1968).
(485) Kleiger, R., B. Lown: Cardioversion and digitalis. II. Clinical studies. Circulation *23:* 878 (1966).
(486) Klimmer, O. R.: Pflanzenschutz- und Schädlingsbekämpfungsmittel. Hundt-Verlag, 1971.
(487) Klütsch, K., J. Kult, J. Großwendt: Die Hämodynamik regelmäßig hämodialysierter Patienten. Wiss. Inform. Fresenius *1:* 47 (1972).
(488) Knauff, H. G., D. Seybold, B. Müller: Klin. Wschr. *42:* 326 (1964).
(489) Knick, B.: Klinische Fehldeutungen hypoglykämischer Zustände. Therapiewoche *19:* 2159 (1969).
(490) Knochel, J.-P., L. E. Clayton, W. L. Smith, K. G. Burry: Intraperitoneal Tham-effective method to enhance phenobarbital removal during peritoneal dialysis. Clin. Res. *11:* 246 (1963).
(491) Köhnlein, H. E., S. Weller, W. Vogel, J. Nobel: Erste Hilfe. Thieme, Stuttgart 1967.
(492) Koehler, P. R.: Die Darstellung von massiven akuten Blutungen des Magen-Darm-Kanals durch Arteriographie. Fortschr. Röntgenstr. *110:* 1 (1969).
(493) Köhler, J. A.: Medikamentöse Vor- und Nachbehandlung bei Kardioversion. Med. Klin. *63:* 2096 (1968).
(494) Körner, M.: Der plötzliche Herzstillstand. Springer, Berlin–Heidelberg–New York 1967.
(495) Körtge, P., F. Praetorius, B. Schneider, F. Heckner, J. van de Loo, H. Polliwoda, R. Schmuzler, D. Zekorn: Zur thrombolytischen Therapie des frischen Herzinfarktes. Dtsch. med. Wschr. *92:* 1546 (1967).
(496) Körtge, P.: Coma hepaticum. Internist *10:* 411 (1969).
(497) Koller, F.: Klinische Beurteilung der Antikoagulantien. Internist *10:* 8 (1969).
(498) Koller, F.: Antikoagulantien und Herzinfarkt. In: Herzinfarkt und Schock. Thieme, Stuttgart 1969.

(499) Koller, F., F., Duckel, F. Streuli: Pathogenesis and Treatment of Thromboembolic Diseases. Schattauer, Stuttgart–New York 1966.
(500) Kolodny, H. D., L. Sherman: Hyperglycemic non ketocid Coma in insulin-dependent diabetes mellitus. J. Amer. Med. Ass. *203:* 461 (1968).
(501) Kommerell, B.: Möglichkeiten und Grenzen der modernen Leberkoma-Therapie. *94:* 2253 (1969).
(502) Krämer, W.: Indikationen zur Respiratorbehandlung in der Neurologie. In: Die Atemsuffizienz und ihre klinische Behandlung. Thieme, Stuttgart 1967.
(503) Krecke, H. J.: Niere bei Diabetes mellitus. Dtsch. med. J. *19:* 676 (1968).
(504) Krieger, E.: Klinische Anwendung der Inhalationstherapie. In: Melsunger med. Mitt. *41:* 67 (1967).
(505) Kristen, H.: Neuere klinische Erfahrungen mit der Spätembolektomie. Verh. dtsch. Ges. Kreisl.-Forsch. *35:* 453 (1969).
(506) Krück, F.: Morbus Addison. Internist *5:* 12 (1964).
(507) Krüger, G. A.: Zur diuretischen Therapie der akuten Schlafmittelvergiftung. Anaesthesist *16:* 40 (1967).
(508) Kucher, R., K. Steinbereithner: Die lebensrettenden Sofortmaßnahmen bei akut lebensbedrohlichen Vergiftungen. In: Vergiftungen. Erkennung, Verhütung, Behandlung. Springer, Berlin–Heidelberg–New York 1970.
(509) Kuhlbäck, B.: The bleeding tendency in chronic renal failure. Acta med. scand. *157:* 173 (1957).
(510) Kunin, C. M., N. Atuk: Excretion of cephaloridine and cephalotin in patients with renal impairment. New Engl. J. Med. *274:* 654 (1966).
(511) Kunst, H., R. Heitmann: Tödliche Komplikationen bei Selbstmordversuchen. Med. Welt *20:* 2619 (1969).
(512) Kutter, D.: Schnelltests für den praktischen Arzt und das klinische Laboratorium. Urban & Schwarzenberg, München–Berlin–Wien 1969.
(513) Lachnit, K. S.: Zur Pathogenese der hyperthyreotischen Krise. Wien. klin. Wschr. *74:* 48 (1962).
(514) Lagergren, H. L., L. Johansson: Intracardiac stimulation for complete heart block. Acta chir. scand. *125:* 562 (1963).
(515) Lagergren, H., L. Johansson: Intracardiac stimulation for complete heart block. Acta chir. scand. *125:* 562 (1963).
(516) Lal, S., R. S. Savidge, G. P. Chuabra: Cardiovascular and respiratory effects of morphine and pentazocine in patients with myocardial infarction. Lancet *I:* 379 (1969).
(517) Landbeck, G., A. Kurme: Regeln und Richtlinien zur Therapie der Haemophilie. Fortschr. Med. *90:* 542 (1972).
(518) Landbeck, G., A. Kurme: Aktuelle Probleme der ärztlichen Versorgung Haemophiler. Fortschr. Med. *20:* 525 (1972).
(519) Lande, A. J., R. F. Edlich, U. P. Ritschie et al.: Gavity gastric cooling device for massive upper gastrointestinal hemorrhage employing water ice and an impelter pump. Surgery *64:* 706 (1968).

(520) Langendorf, R., A. Pick: Atrioventricular block, type II (Mobitz). Its nature and clinical significance. Circulation *38:* 819 (1968).
(521) Langendorf, R., A. Pick: Causes and mechanisms of ventricular asystole in advanced A.V. block. In: Sudden Cardiac Death. Grune and Stratton, New York 1966.
(522) Lasch, H. G.: Zur konservativen Therapie der Lungenembolie. Langenbeck's Arch. klin. Chir. *325:* 1052 (1969).
(523) Lasch, H. G., G. Riecker: Intensivtherapie beim Schock. Internist *10:* 234 (1969).
(524) Siehe bei (523).
(525) Lasch, H. G.: Endotoxinschock. Verh. dtsch. Ges. inn. Med. *74:* 352 (1968).
(526) Lasch, H. G.: Schock, Hämostase und Mikrozirkulation. In: Neue Aspekte der Trasylol-Therapie 3. Schattauer, Stuttgart–New York 1969.
(527) Lasch, H. G., D. L. Heene, Ch. Müller-Eckhardt: Pathophysiologie und Klinik der haemorrhagischen Diathese. Klinische Hämatologie (Hrsg. H. Begemann). Thieme, Stuttgart 1970.
(528) Lasch, H. G., K. Huth, D. L. Heene, G. Müller-Berghaus, M. H. Hörde, H. Janzarik, L. Mittermayer, L. Sandritter: Die Klinik der Verbrauchskoagulopathie. Dtsch. Med. Wschr. *96:* 715 (1971).
(529) Lassen, N. A.: Treatment of severe acute barbiturate poisoning by forced diuresis and alkalinisation of the urine. Lancet *II:* 338 (1960).
(530) Lassers, B. W., D. G. Julian: Artificial pacing in management of complete heart block complicating acute myocardial infarction. Brit. med. J. *2:* 142 (1968).
(531) Lassers, B. W.: Artificial pacing in the management of complete heart block complicating acute myocardial infarction. In: Acute Myocardial Infarction (Hrsg. D. G. Julian, M. F. Oliver). S. 138. Livingstone, Edinburgh–London 1968.
(532) Lassers, B. W., J. L. Anderson, M. George, A. Muir, D. G. Julian: Hemodynamic effects of artificial pacing in complete heart block complicating acute myocardial infarction. Circulation *38:* 308 (1968).
(533) Lawin P.: Praxis der Intensivpflege. S. 169. Thieme, Stuttgart 1968.
(534) Lawin, P.: Diskussionsbemerkung in: Die interne Wachstation. S. 306. Urban & Schwarzenberg, München–Berlin–Wien 1969.
(535) Lawin, P., G. Strohmeyer: Abdominale Blutung. In: Praxis der Intensivbehandlung (Hrsg. P. Lawin). Thieme, Stuttgart 1971.
(536) Lawric, D.: Ventricular fibrillation. In: Acute Myocardial Infarction (Hrsg. D. G. Julian, M. F. Oliver). S. 97. Livingstone, Edinburgh–London 1968.
(537) Lechler, E.: siehe bei (303).
(538) Lemmerz, H., R. Schmidt, J. Kranemann: Die Deutung des Ekg. Braun, Karlsruhe 1964.

(539) Lepper, M. H.: Metabolic effects of Tetracycline. Ann. int. Med. *58:* 553 (1963).
(540) Lew, H. T., H. W. March: Control of recurrent ventricular fibrillation by transvenous pacing in the absence of heart block. Amer. Heart J. *73:* 794 (1967).
(541) Liebermann, N. A., R. S. Harris, L. Katz, H. M. Lipschuk, M. Dolgin, V. J. Fisher: Untersuchungen über die Wirkung von Xylocain auf die elektrische und mechanische Aktivität des Herzens. Bull. N. Y. Acad. Med. *43:* 1216 (1967).
(542) Licht, H., E. Richter, K. Schultis: Therapie des Coma hepaticum. Ther. Praxis *20:* 1181 (1969).
(543) Lillehei, R. C., J. K. Longerbeam, J. H. Bloch, W. G. Manax: The nature of irreversible shock. Amer. Surg. *160:* 682 (1964).
(544) Lillehei, R. C., J. K. Longerbeam, J. H. Bloch, W. G. Manax: The nature of irreversible shock: Experimental and clinical observations. Ann. Surg. *160:* 682 (1964).
(545) Lindholm, D. D., J. S. Murray: Persistence of vancomycin in the blood during renal failure and its treatment by hemodialysis. New Engl. J. Med. *247:* 1047 (1966).
(546) Loehning, R., A. S. Milai, P. Safar: Intermittent positive pressure breathing therapy. In: Respiratory Therapy (Hrsg. P. Safar). Davis, Philadelphia 1968.
(547) Logothetis, J., J. Warner: Acute thyreotoxic „encephalo-myopathy" associated with low serum potassium. Amer. J. Med. *32:* 631 (1962).
(548) van de Loo, J.: Persönliche Mitteilung (Publikation in Vorbereitung).
(549) van de Loo, J., R. Gross: Blutgerinnung und Fibrinolyse. Pharmaz.-wiss. Mitt. Bayer, Leverkusen 1969.
(550) Lopez, J. F., A. Edelist, L. N. Kerk: Reducing heart rate of the dog by electrical stimulation. Circulat. Res. *15:* 414 (1964).
(551) Lowe, W. C., E. D. Palmer: Fatal gastrointestinal hemorrhage clinically unrecognised. Amer. J. Gastroent. *49:* 405 (1968).
(552) Lown, B.: Cardioversion of atrial fibrillation. New. Engl. J. Med. *269:* 325 (1963).
(553) Lown, B., J. Neumann, R. Amarasingham, B. Berkovits: Comparison of alterning current with direct current electroshock across the closed chest. Amer. J. Cardiol. *10:* 223 (1962).
(554) Lown, B., R. Amarasingham, J. Neumann: New method for terminating cardiac arrhythmias. J. Amer. med. Ass. *182:* 548 (1962).
(555) Lown, B.: „Cardioversion" of arrhythmias. Med. Conc. cardiovasc. Dis. *33:* 869 (1964).
(556) Lown, B.: Electrical reversion of cardiac arrhythmias. Brit. Heart J. *29:* 467 (1967).
(557) Lown, B., A. M. Fakhro, W. B. Hood, G. W. Thorn: The coronary

care unit; new perspectives and directions. J. Amer. med. Ass. *199:* 188 (1967).
(558) Lown, B.: The philosophy of coronary Care. Arch. klin. Med. (im Druck).
(559) Lown, B., C. Vassaux, W. B. Hood, A. M. Fakhro, E. Kaplinsky, G. Roberge: Unresolved problems in coronary care. Amer. J. Cardiol. *20:* 494 (1967).
(560) Lown, B.: Diskussionsbemerkung in: Acute Myocardial Infarction (Hrsg. D. G. Julian, M. F. Oliver). S. 295. Livingstone, Edinburgh–London 1968.
(561) Lown, B., C. Vassaux: Lidocaine in acute myocardial infarction. Amer. Heart J. *76:* 586 (1968).
(562) Lown, B., C. Vassaux, W. B. Hood, A. M. Fakhro, E. Kaplinsky, E. Roberge: Unresolved problems in coronary care. Amer. J. Cardiol. *20:* 493 (1967).
(563) Lown, B.: Cardiac glycosids in acute myocardial infarction. In: Acute myocardial infarction (Hrsg. D. C. Julian, M. F. Oliver). Livingstone, Edinburgh–London 1968.
(564) Lucki, B.: Lower nephron nephrosis renal lesions of the crush syndrome of burns, transfusions and other conditions affecting the lower segments of the nephrons. Milit. Surg. *99:* 371 (1946).
(565) Ludewig, R., K. H. Lohs: Akute Vergiftungen. Gustav Fischer, Stuttgart 1971.
(566) Ludington, L. G.: A Study of 158 cases of esophagal varices. Surg. Gynec. Obstet. *111:* 12 (1960).
(567) Lüthy, E., P. Wirz, W. Rutishauser, H. P. Krayenbühl, H. Schur: Herz (Herzinsuffizienz, S. 489). In: Klinische Pathophysiologie (Hrsg. W. Siegenthalter). Thieme, Stuttgart 1970.
(568) Luisada, A. A.: Paroxysmal pulmonary edema and the acute cardiac lung. Amer. J. Cardiol. *20:* 69 (1967).
(569) Lutz, H., W. Schumacher: Die Behandlung des Lungenödems nach schweren Vergiftungen. Z. prakt. Anästh. *1:* 49 (1966).
(570) MacKenzie, G. J., D. C. Flusby, S. H. Tailor, A. H. McDonald, N. P. Stannton, K. W. Donald: Circulatory and respiratory studies in myocardial infarction and cardiogenic shock. Lancet *II:* 825 (1964).
(571) Maher, J. F., G. E. Schreiner: The dialysis of poisons and drugs. Trans. Amer. Soc. artif. int. Org. *13:* 369 (1967).
(572) Mammen, E. F., M. Anderson, M. I. Barnhart (Hrsg.): Disseminated Intravascular Coagulation. Thromb. Diathes. haemorrh. (Stuttg.) Suppl. *36* (1969).
(573) Mammen, E. F.: Gerinnungsstörungen bei Lebererkrankungen. Dtsch. med. Wschr. *95:* 2241 (1970).
(574) Mappes, G.: Intestinale Blutung. Therapiewoche *19:* 924 (1969).
(575) Marchand, P., H. van Hassel: Last resort treatment of Status asthmaticus. Lancet *I:* 227 (1966).

(576) Markoff, N.: Die Therapie der Ulcusblutung. Dtsch. med. Wschr. *91:* 1732 (1966).
(577) Markoff, N.: Therapie des Coma hepaticums. Dtsch. med. Wschr. *94:* 1829 (1969).
(578) Martin, R. H., L. A. Cobo, S. H. Lau, W. E. Samson: Reduction in cardiac output caused asynchronous ventricular pacing in man. Circulation *30,* Suppl. *3:* 122 (1964).
(579) Martini, G. A.: Die Behandlung des Leberkomas. Dtsch. med. Wschr. *91:* 221 (1966).
(580) Marx, H. H.: Die Behandlung der bakteriellen Pneumonie. Dtsch. med. Wschr. *94:* 552 (1969).
(581) Marx, H. H.: Dtsch. med. Wschr. *90:* 2355 (1965).
(582) Marx, H. H.: Was ist gesichert in der Therapie unspezifischer Lungenkrankheiten? Internist *10:* 463 (1969).
(583) Marx, R. (Hrsg.): Der Thrombozyt. Zehmann, München 1969.
(584) Marx, R., H. Imdahl, G. L. Haberland: Neue Aspekte der Trasylol-Therapie 2. Schattauer, Stuttgart–New York 1968.
(585) Makander, P.: Probleme bei der Behandlung der akuten Blutung aus Ösophagusvarizen infolge Leberzirrhose. Thoraxchirurgie *16:* 338 (1968).
(586) Massaro, D. J., S. Katz, P. C. Luchsinger: Effect of various modes of oxygen administration on the arterial gas values in patients with respiratory acidosis. Brit. med. J. *1962:* 627.
(587) Mayer, W.: Thromboembolie-Prophylaxe in der Chirurgie. Schattauer, Stuttgart–New York 1967.
(588) McCane, R. A.: Medical problems in mineral metabolism. Lancet *I:* 823 (1936).
(589) McKay, D. G.: Disseminated Intravascular Coagulation. Harper and Row, New York 1965.
(590) Meesen, H.: Die Pathomorphologie der Diffusion und Perfusion. Dtsch. Ges. Path. *44:* 98 (1960).
(591) Mehnert, H.: Therapie des hyperosmolaren Koma. Dtsch. med. Wschr. *95:* 1733 (1970).
(592) Meltzer, L. E., J. R. Kitchell: The incidence of arrhythmias associated with acute myocardial infarction. Progr. cardiovasc. Dis. *9:* 50 (1966).
(593) Meltzer, L. E.: Early detection of pump failure. In: Acute Myocardial Infarction (Hrsg. D. G. Julian, M. F. Oliver). S. 208. Livingstone, Edinburgh–London 1968.
(594) Mendelson, C. L.: The Aspiration of stomach contents into the lungs during obstetric anesthesia. Amer. J. Obstet. Gynec. *52:* 191 (1946).
(595) Mériel, P., F. Galinier, J. M. Suc: Le débit sanguin rénal dans les états de ches. Proc. of the First Int. Congr. Nephrol. S. 224. Karger, Basel 1961.
(596) Merrill, J. P.: The treatment of renal failure. Therapeutic principles in the management of acute and chronic uraemia. Grune and Stratton, New York–London 1965.

(597) Merrill, J. P.: The treatment of renal failure. Grune and Stratton, New York–London 1955.
(598) Merrill, J. P., in: Disease of the kidney (Hrsg. Strauss u. Welt). S. 445. Little, Brown, Boston 1963.
(599) Merrill, J. P.: Clinical application of an artificial kidney. Bull. New Engl. med. Cent. *11:* 111 (1949).
(601) Merskey, E.: Diagnosis and treatment of intravascular coagulation. Brit. J. Haemat. *15:* 523 (1968).
(602) Mertz, B. P.: Osmotherapie bei Vergiftungen. Dtsch. med. Wschr. *94:* 1896 (1969).
(603) Mertz, B. P.: Die extracellulare Flüssigkeit (Biochemie u. Klinik). Thieme, Stuttgart 1962.
(604) Messmer, K.: Die Grundlagen der modernen Schocktherapie. Münch. med. Wschr. *112:* 357 (1970).
(605) Messmer, K., L. Sunder-Plaßmann: Möglichkeiten und Grenzen therapeutischer Hämodilution. Dextran-Symposion Krems/Österr. 1964. S. 86. Knoll AG, Ludwigshafen.
(606) Meuret, G., K. Beck, J. Keul, H. H. Gruenagel: Zur Therapie des Leberkomes mit Metaboliten des Harnstoffzyklus Glutamat und α-Ketoglutasat. Dtsch. med. Wschr. *93:* 1195 (1968).
(607) Meyer-Sydow, J., R. Pontani: Über die klinische Bedeutung des Atemzeitquotienten. Arch. klin. Med. *213:* 14 (1966).
(608) Meythaler, F.: Erkennung, Gefahren und Behandlung der Hypoglykämie. Internist *6:* 426 (1965).
(609) Michel, D.: Indikationen, Kontraindikationen und Ergebnisse der Kardioversion. Med. Klinik *63:* 2092 (1968).
(610) Mierzwiak, D. S., W. Shapiro, M. C. McNalley, J. H. Mitchell: Cardiac effects of diphenylhydantoin (Dilantin) in man. Am. J. Cardiol. *21:* 20 (1968).
(611) Miller, G. A., R. V. Gibson, M. Honey, G. C. Sutton: Treatment of pulmonary embolism with streptokinase. Brit. Med. J. *1:* 812 (1969).
(612) Mills, L. C., J. H. Moyer: Shock and Hypotension. Pathogenesis and Treatment. Grune and Stratton, New York 1965.
(613) Milne, M. D., B. H. Scribner, M. A. Grawford: Non ionic diffusion and the excretion of weak acids and bases. Am. J. Med. *24:* 709 (1958).
(614) Milstein, B. B.: Cardiac Arrest and Resuscitation. Lloyd-Luke, London 1963.
(615) Mirsky, J. A.: Influence of insulin on protein metabolism of nephrectomized dogs. Am. J. Physiol. *124:* 569 (1938).
(616) Mitkoefer, J. C., W. F. Porter, M. S. Karekky: Indications for the use of sodium bicarbonate in the treatment of intractable asthma. Respiration *25:* 201 (1968).
(617) Mlczoch, F.: Asthma und Kortikosteroide. Therapiewoche *18:* 2275 (1968).

(618) Mörl, F. K.: Die postoperative Pankreatitis. In: Neue Aspekte der Trasylol-Therapie 2. S. 82. Schattauer, Stuttgart–New York 1968.
(619) Moeschlin, S.: Therapiefibel. S. 204. Thieme, Stuttgart 1970.
(620) Moeschlin, S.: Klinik und Therapie der Vergiftungen. 4. Aufl. Thieme, Stuttgart 1969.
(621) Moeschlin, S.: Klinik und Therapie der Vergiftungen. 5. Aufl. Thieme, Stuttgart 1971.
(622) Mollaret, P., M. Rapin, J. J. Pocidato, J. F. Monsallier: Le traitement de l'intoxication barbiturique aigue. Presse méd. *67:* 2 (1959).
(623) Mollison, P. L.: Blood transfusion in clinical medicine. 4. Aufl. Blackwell, Oxford 1967.
(624) Moore, F. B.: The low sodium syndrome of surgery. J. Amer. Med. Ass. *154:* 379 (1954).
(625) Morris, J. J., Jr., M. Entman, W. C. North, Y. Kony, W. McIntosh: The changes in cardiac output with reversion of atrial fibrillation to sinus rhythm. Circulation *31:* 670 (1965).
(626) Morse, B. W., R. Danzig, H. J. C. Swan: Effect of isoproterenol in shock associated with acute myocardial infarction. Circulation *36*, Suppl. *II:* 192 (1967).
(627) Moser, K. M.: Am. J. Cardiol. *18:* 810 (1966).
(628) Monnsey, P.: The management of atrial arrhythmias. In: Acute Myocardial Infarction (Hrsg. D. G. Julian, M. F. Oliver). S. 73. Livingstone, Edinburgh–London 1968.
(629) Mudge, G. H.: Disorders of renal tubular function. Amer. J. Med. *24:* 783 (1953).
(630) Müller, G., J. Spaich, G. E. Schubert: Plötzlicher Kindstod und akutes Nierenversagen. Dtsch. Med. Wschr. *92:* 2483 (1969).
(631) Mueller-Eckhardt, Ch.: Die Therapie der idiopathischen thrombocytopenischen Purpura. Dtsch. Med. Wschr. *95:* 2342 (1970).
(632) Müller-Plathe, O.: Zur Pathophysiologie und Therapie der akuten Kohlenmonoxydvergiftung. Med. Klinik *58:* 857 (1963).
(633) Mürtz, R.: Therapie des Cor pulmonale. Z. Ges. inn. Med. *20:* 28 (1965).
(634) Mürtz, R.: O_2-Therapie bei respiratorischer Insuffizienz. In: Chronische Bronchitis (Hrsg. K. Ph. Bopp, H. Hertle). Schattauer, Stuttgart–New York 1968.
(635) Müting, D.: Therapie des Leberausfallkomas. In: Aktuelle Hepatologie. S. 111. Thieme, Stuttgart 1969.
(636) Müting, D., H. Reikowski, W. Eschrich, G. A. Jukler: Zur Pathogenese und Klinik des Coma hepaticum. Dtsch. med. Wschr. *91:* 1449 (1966).
(637) Müting, D.: Diagnostik und Therapie des Coma hepaticum. In: Infusionstherapie (Hrsg. K. Lang, R. Frey, M. Halmágyi). S. 115. Springer, Berlin–Heidelberg–New York 1966.
(638) Müting, D.: Eiweißstoffwechsel und Entgiftung bei Leberinsuffizienz. Verh. dtsch. Ges. inn. Med. (1969).

(639) Muir, A.: The circulatory effects of analgesis in myocardial infarction. In: Acute Myocardial Infarction (Hrsg. D. G. Julian, M. F. Oliver). Livingstone, Edinburgh–London 1968.
(640) Munck, O.: Renal Circulation in Acute Renal Failure. Blackwell, Oxford 1958.
(641) Muschaweck, R., W. Benoit: Zur Pharmakologie eines neuen colloidalen Plasmaersatzmittels. Arzneimittel-Forsch. *12:* 380 (1962).
(642) Myschekby, A., N. A. Lassen: Osmotic diuresis and alkalinization. Dan. med. Bull. *10:* 104 (1963).
(643) Nachtwey, W.: Indikationsstellung und praktische Durchführung der apparativen Beatmung. In: Wiederbelebung – Organersatz – Intensivmedizin, Suppl. I. Steinkopff, Darmstadt 1971.
(644) Nachtwey, W.: Prinzipien der Konstruktion von Respiratoren. In: Wiederbelebung – Organersatz – Intensivmedizin, Suppl. I. Steinkopff, Darmstadt 1971.
(645) Nachtwey, W., K. Schilling: Obstruktive Atemwegserkrankungen. In: Praxis der Intensivbehandlung (Hrsg. P. Lawin). Thieme, Stuttgart 1971.
(646) Naegeli, Th., P. Matis: Thrombose und Embolie im Bereich der Extremitäten. In: Die thromboembolischen Erkrankungen (Hrsg. Th. Naegeli, P. Matis, R. Gross, H. Runge, H. W. Sachs). Schattauer, Stuttgart–New York 1960.
(647) Nadel, J. A., N. J. H. Colebotch, G. R. Olsen: Location and mechanism of airway constriction after barium sulfate microembolism. J. appl. Physiol. *19:* 387 (1964).
(648) Nagel, M., F. Kümmerle: Operative Behandlung der postakuten und chronischen Pankreatitis. Therapiewoche *36:* 561 (1969).
(649) Nager, F., P. Lichtlen, R. Rösli, W. Steinbrunn, A. Gutschmidt, F. Reuther, R. Blankart, J. Reichmut, H. Burger, H. Affolter, F. Debrunner, R. Ritz, A. Ueklinger, H. A. Meyer: Kardiogener Schock und Herzinfarkt. Dtsch. med. Wschr. *94:* 1640 (1969).
(650) Nager, F.: Der akute Myokardinfarkt. Huber, Bern–Stuttgart–Wien 1970.
(651) Nealon, T. F., S. C. Sandler, J. Prosok, B. Lane: Treatment of bronchospasm in respiratory failure by sustaining the positive phase of the intermittent positive pressure. Amer. Rev. resp. Dis. *97:* 211 (1968).
(652a) Norris, W., D. Campbell: Anesthetics, Resuscitation, and Intensive Care. Livingstone, Edinburgh–London 1968.
(652b) Nelson, N. C., W. F. Becker: Thyroid crisis. Ann. Surg. *170:* 263 (1969).
(653) Neuhaus, G. A.: Intensivbehandlung akuter Intoxikation. Verh. dtsch. Ges. inn. Med. *74:* 385 (1968).
(654) Neuhaus, G. A.: Pathophysiologie und Klinik von Erkrankungen bei Patienten unter den Bedingungen der Vita reducta. Verh. dtsch. Ges. inn. Med. *69:* 16 (1963).

(655) Neuhaus, G. A.: Therapieschema der akuten Schlafmittelvergiftung. Dtsch. med. Wschr. *90:* 1587 (1965).
(656) Neuhof, H., H. G. Lasch: Schock, Mikrozirkulation and Haemostase. Dtsch. Med. Wschr. *95:* 1937 (1970).
(657) Neumayr, A.: Die Pankreatitis. Almanach ärztl. Fortbild. *51* (1969).
(658) Newman, B. J., E. Donosco, C. K. Friedberg: Arrhythmias in the WPW-Syndrom. Progr. cardiovasc. Dis. *65:* 216 (1966).
(659) Nieth, H.: Akutes Nierenversagen. In: Lehrbuch der Inneren Medizin (Hrsg. R. Gross, D. Jahn). Schattauer, Stuttgart–New York 1966.
(660) Nilsson, J. M., O. Eibens: Further studies on the effect of dextran of various molecular weight on the coagulation mechanism. Thromb. Diathes. haemorrh. (Stuttg.) *11:* 38 (1964).
(661) Nixon, P. C. F., H. Ibram, S. Morton: Infusion of dextrose solution in cardiogenic shock. Lancet *I:* 1077 (1966).
(662) Nordmann, R.: Zur Therapie der Hyperammoniaemie. In: Infusions-Therapie (Hrsg. K. Lang, R. Frey, M. Halmágyi). S. 106. Springer, Berlin–Heidelberg–New York 1966.
(663) Norman, J. C., F. O. Franco, M. E. Brown, C. A. Saravis, F. W. Ackroyd, M. V. McDermott: Technique of obtaining and preparing the porcine liver for experimental and clinical temporary ex-vivo perfusion. J. Surg. Res. *6:* 117 (1966).
(664) Norman, J. N., T. A. Douglas, G. Smith: Respiratory and metabolic changes during carbon-monoxide poisoning. J. appl. Physiol. *21:* 848 (1966).
(665) Nusbaum, M., S. Baum, W. Blakemore: Clinical experience with the diagnosis and management of gastrointestinal hemorrhage by selective mesenteric catheterisation. Amer. Surg. *170:* 506 (1969).
(666) Nusbaum, M., S. Baum: Radiographic demonstration of unknown sites of gastrointestinal bleeding. Surg. Forum *14:* 374 (1963).
(667) Ohlsson, W.: Washing of the blood in barbiturate poisoning. Nord. Med. *42:* 1471 (1949).
(668) Olbing, H., M. Dücktrug: Akzidentelle Barbitursäureintoxikation bei Kindern und ihre Verhütung. Internist. Prax. *9:* 692 (1969).
(669) Oldershausen, H. E. v.: Diabetes mellitus. In: Lehrbuch der inneren Medizin (Hrsg. R. Gross, D. Jahn, P. Schölmerich). S. 689. Schattauer, Stuttgart–New York 1970.
(670) Olesch, G., G. Belz, J. Schmidt-Voigt: Idiomuskulärer Wulst und Elektrokardiogramm in der Diagnostik von Kaliummangelzuständen. Med. Klin. *67:* 120 (1972).
(671) Oliver, M. F., D. C. Julian, K. W. Donald: Problems in evaluating coronary care units. Amer. J. Cardiol. *20:* 465 (1967).
(672) Ossenberg, F.-W.: Coma hepaticum. In: Praxis der Intensivbehandlung (Hrsg. P. Lawin). S. 362. Thieme, Stuttgart 1970.

(673) Ottenjann, R.: Endoskopie bei akuter gastrointestinaler Blutung. In: Wiederbelebung – Organersatz – Intensivmedizin. Suppl. I, S. 215. Steinkopff, Darmstadt 1971.
(674) Ottenjann, R., G. Sobolla: Akute intestinale Blutungen. In: Die interne Wachstation. S. 252. Urban & Schwarzenberg, München–Berlin–Wien 1969.
(675) Otto, H.: Spontanpneumothorax. Abgrenzung der internen von der chirurgischen Behandlung. Münch. med. Wschr. *49:* 2546 (1969).
(676) Oberdisse, K., E. Klein: Die Krankheiten der Schilddrüse. Thieme, Stuttgart 1967.
(677) Overzier, C.: Endokrine Notfallsituationen. Therapiewoche *19:* 886 (1969).
(678) Owen, S. G., I. B. Stretton, J. Vallance-Owen: Essentials of Cardiology. S. 99. Lloyd-Luke, London 1968.
(679) Pabst, K.: Probleme des kardiogenen Schocks. Klin. Wschr. *47:* 677 (1969).
(680) Paine, R., H. R. Buicher, I. R. Smith, F. A. Howard: Observations on the role of pulmonary congestion in the production of edema of the lungs. J. Lab. clin. Med. *36:* 288 (1950).
(681) Palmer, E. D.: Upper gastrointestinal hemorrhage. Thomas, Springfield, Ill. 1970.
(682) Palmer, E. D.: The vigorous diagnostic approach to upper gastrointestinal tract hemorrhage. J. Amer. Med. Ass. *207:* 1477 (1969).
(683) Pantridge, J. F., P. B. Halinos: Conversion of atrial fibrillation by direct current countershock. Brit. Heart J. *9:* 241 (1965).
(684) Paquet, K. J., E. Ruschke, H. Figge: Konservative Behandlung der akuten massiven Blutung aus Ösophagusvarizen. Dtsch. med. Wschr. *96:* 509 (1971).
(685) Parsons, F. M.: Water and electrolyte metabolism. 2. Aufl. (Hrsg. J. de Graeff, B. Leijnse). S. 204. Amsterdam–London–New York 1964.
(686) Parsons, F. M., F. J. N. Powell, L. N. Pyrak: Chemical imbalance following ureterocolic anastomosis. Lancet *II*: 599 (1952).
(687) Parsons, V., D. Jewitt: Postgrad. Med. J. *43:* 756 (1967).
(688) Patton, T. B.: Surgical treatment of portal hypertension: a fifteen year follow-up. Ann. Surg. *157:* 859 (1963).
(689) Paul, F., E. Seifert, K. Bör, P. Otto: Notfall-Endoskopie bei der akuten Blutung aus dem oberen Gastrointestinaltrakt. Dtsch. med. Wschr. *96:* 1624 (1971).
(690) Paxton, J. R., H. Payne: Acute pancreatitis. A statistical review of 307 established cases of acute pancreatitis. Surg. Gynec. Obstet. *86:* 69 (1948).
(691) Perlmutter, M., S. L. Grossman, S. Rattenberg, G. Dabkin: Urine-serum urea nitrogen ratio. J. Amer. med. Ass. *170:* 1533 (1959).
(692) Pimpstone, B., B. Joffe, N. Pimpstone: S. Afr. med. J. *2:* 1203 (1969).

(693) Polec, R.: Effect of intravenous administration of glucose and amino acids on production of urea in dogs after bilateral nephrectomy. Pol. Med. J. *8:* 89 (1969).

(694) Poliwoda, H., K. W. Diederich, B. Schneider, R. Rodenburg, F. Heckner, P. Körtge, J. van de Loo, F. A. Pezold, F. Praetorius, R. Schmutzler, D. Zekorn: Zur thrombolytischen Therapie des frischen Herzinfarktes. II. Mitteilung. Dtsch. med. Wschr. *91:* 978 (1966).

(695) Popper, L., F. K. Feiks: Herzinfarkt und Koronarthrombose. Wien. klin. Wschr. *73·* 421 (1961).

(696) Popper, H., F. Schaffner: Die Leber. Thieme, Stuttgart 1961.

(697) Poulsen, H., J. Scall-Jensen, J. Staffeld, M. Lange: Pulmonary ventilation and respiratory gas-exchange during manuell respiration and expired air-resuscitation on apnoic normal adults. Acta anaesth. scand. *3:* 129 (1959).

(698) Prinz, H. J.: Vergiftungen mit Äthylphosphaten. In: Wiederbelebung – Organersatz – Intensivmedizin. Suppl. I, S. 100. Steinkopff, Darmstadt 1971.

(699) Pueck, P., R. Grollean, E. Fijac, J. Posner: The diagnosis of supraventricular arrhythmias and the differentiation between supraventricular tachycardias with aberrant conduction and ventricular tachycardias. In: Symposion on Cardiac Arrhythmias, Elsinore/Dänemark 1970. (Hrsg. E. Sandoc, E. Fenstedt-Jensen, K. N. Olesen.) Astra, Södertalje/Schweden.

(700) Rapoport, S. M.: Medizinische Biochemie. 4. Aufl., S. 866. Verlag Volk und Gesundheit, Berlin 1970.

(701) Ratcliff, R. K.: The significance of blood urea in anuric states. Univ. Mich. med. Bull. *6:* 19 (1940).

(702) Raturff, O. D.: Treatment of hemorrhagic disorders. Harper and Row, New York 1968.

(703) Rauch, R.: Vasopressin und Oxytocin. Dtsch. med. Wschr. *94:* 2611 (1969).

(704) Reichel, G.: Die Kortikosteroidtherapie der chronischen Emphysembronchitis. Therapiewoche *18:* 57 (1968).

(705) Reichel, G.: Chronische Bronchitis. Therapiewoche *20:* 610 (1970).

(706) Reifferscheid, M., A. Konters: Die akute gastrointestinale Blutung. Chirurg *40:* 105 (1969).

(707) Reinhardt, H. W., E. Hartung, M. Wieloch, K. D. Simoneit: Zur Pathogenese des Nierenversagens. Wiederbelebung – Organersatz – Intensivmedizin. Suppl. II. S. 63. Steinkopff, Darmstadt 1971.

(708) Reisman, R. E., J. Friedman, G. E. Arbesman: Severe status asthmaticus: Prolonged treatment with assisted ventilation. J. Allergy *41:* 37 (1968).

(709) Reissigl, H.: Praxis der Flüssigkeitstherapie. S. 252. Urban & Schwarzenberg, München–Berlin–Wien 1968.

(710) Reissigl, H.: Praxis der Flüssigkeitstherapie. Urban & Schwarzenberg, München–Berlin–Wien 1968.
(711) Rettenmaier, G.: Therapie des Leberkomas. Therapiewoche *20:* 732 (1970).
(712) Rettenmaier, G., L. Demling: Therapie und Prävention des Leberkoma. Fortschr. Med. *10:* 423 (1969).
(713) Resnekov, L., L. McDonald: Haemodynamic studies, before and after electrical conversion of atrial fibrillation and flutter to sinus rhythm. Brit. Heart J. *29:* 700 (1967).
(714) Resnekov, L.: Prevalence, diagnosis and treatment of digitalis-induced dysrhythmias. In: Symposion on Cardiac Arrhythmias, Elsinore/Dänemark 1970. S. 573. Astra, Södertalje/Schweden.
(715) Reuth, L., D. Locher, D. Engelhard, H. J. Karl: Thyreotoxische Krise bei Schilddrüsenmalignom. Internist *11:* 146 (1970).
(716) Richet, G., D. Alagille, E. Fournier: L'érythroblastopénie aigue de l'anurie. Presse méd. *62:* 50 (1954).
(717) Riecker, G., H. J. Gurland, H. Edel, H. P. Bolte, J. Eigler, E. Renner, E. Buchborn: Neue Methoden zur Erkennung von Störungen der intraextrazellulären Wasser-Elektrolytverteilung bei Niereninsuffizienz. Verh. dtsch. Ges. inn. Med. *69:* 707 (1963).
(719) Robson, A. M., B. A. Clarkson, R. W. Elliot, D. B. Horn, D. N. S. Kerr: The effect of on anabolic steroid (decadurabolin) on urea production. Proc. Europ. Dial. Transp. Ass. *I:* 159 (1964).
(720) Rodewald, G., O. Giebel, H. Harms, P. Kalmar, K.-D. Scheppokat, V. Tilsner: Elektrotherapie kardialer Rhythmusstörungen. Internist *9:* 314 (1968).
(721) Rodewald, G.: Klinische Physiologie der Atmung. Melsung. med. Mitt. *41:* 13 (1967).
(722) Rosenbaum, J., D. K. Hansen: Simple cardiac pacemaker and defibrillator. J. Amer. Med. Ass. *155:* 1161 (1954).
(723) Rosenbaum, M. B., M. Elizari, J. O. Lazzari, G. J. Nau, R. J. Levi, M. S. Halpern: Intraventricular trifascicular blocks. The syndrome of right bundle branch block with intermittent left anterior and posterior hemiblock. Amer. Heart J. *73:* 306 (1969).
(724) Rosenbaum, M. B., M. V. Elizari, J. O. Lazzari, G. J. Nau, R. J. Levi, M. S. Halpern: Intraventricular trifascicular blocks. Amer. Heart J. *78:* 450 (1969).
(725) Rosenkranz, K. A.: Medikamentöse Vor- und Nachbehandlung bei der Elektrotherapie von Herzrhythmusstörungen. In: Herzrhythmusstörungen (Hrsg. M. Holzmann). S. 167. Schattauer, Stuttgart–New York 1968.
(726) Ross, J., J. W. Covell, E. H. Sonnenblick: The mechanics of left ventricular contraction in acute experimental cardiac failure. J. clin. Invest. *46:* 299 (1967).

(727) Rügheimer, E.: Physikalische Voraussetzungen der Inhalationstherapie. Melsung. med. Mitt. *41:* 51 (1967).
(728) Rügheimer, E.: Tetanus. In: Praxis der Intensivbehandlung (Hrsg. P. Lawin). Thieme, Stuttgart 1970.
(729) Ryan, J. W., J. G. Moffat, A. G. Thompson: Role of bradykinin in the development of acute pancreatitis. Nature (Lond.) *209:* 1212 (1964).
(730) Saadi, E., A. Riberi, E. Massato: Bilateral spontaneous pneumothorax. Dis. Chest *44:* 104 (1963).
(731) Safar, E.: Respiratory Therapy. F. A. Davis, Philadelphia, Pa. 1968.
(732) Siehe bei (731).
(733) Sarre, H., H. G. Sieberth, H. Noltenies: Das Goodpasture-Syndrom. Glomerulonephritis mit Lungenbluten. Dtsch. Med. Wschr. *89:* 2405 (1964).
(734) Sarre, H.: Nierenkrankheiten. 3. Auflage. Thieme, Stuttgart 1967.
(735) Sartorius, H.: Klinik und Therapie des Wasser- und Elektrolythaushaltes für die Praxis. S. 87. Enke, Stuttgart 1964.
(736) Sartorius, Hermann: Klinik und Therapie des Wasser- und Elektrolythaushaltes für die Praxis. Enke, Stuttgart 1964.
(737) Sartorius, H., H. Sarre, B. Ulding, R. Castringios, A. Diehr: Erfahrungen mit der extrakorporalen Dialyse. Klin. Wschr. *36:* 898 (1958).
(738) Susahara, A. A., M. Stein: Proceedings from the Symposium on Pulmonary Embolic Disease, Boston, May 1969. Grune and Stratton, New York.
(739) Sauer, H.: Notfallsituationen beim Diabetes mellitus. Therapiewoche *18:* 39 (1968).
(740) Sauerbruch, F.: Chirurgie der Brustorgane. S. 277. Springer, Berlin–Göttingen–Heidelberg 1925.
(741) Saunders, S. J., S. C. W. Bosman, C. N. Barnard, J. Terreblanche: Austauschtransfusion mit Pavianen bei der Behandlung des akuten Leberversagens. Internist *11:* 77 (1970).
(742) Scuzziga, B., R. T. Lemarchond-Berend: Die Pathophysiologie der Schilddrüse. In: Acta clinica Nr. 5, Documenta Geigy 1966.
(743) Schaldach, M., H. Dittrich: Regelungsprobleme bei Kreislaufentlastungspumpen. Thoraxchirurgie *18:* 370 (1970).
(744) Schaudig, A.: System und Ergebnisse bei Dauertherapie mit künstlichen Schrittmachern. Med. Klinik *63:* 2109 (1968).
(745) Scheid, W.: Lehrbuch der Neurologie. Thieme, Stuttgart 1966.
(746) Scheid, W.: Lehrbuch der Neurologie. S. 450. Thieme, Stuttgart 1966.
(747) Scheitlin, W , A. Hunzinger: Beeinflussung des Liquorchemismus beim urämischen Patienten durch Hämodialyse. Schweiz. med. Wschr. *92:* 673 (1962).
(748) Scheler, F.: Glykosidtherapie. In: Medikamentöse Therapie bei Niereninsuffizienz (Hrsg. R. Kluthe). S. 153. Thieme, Stuttgart 1971.
(749) Scheler, F., J. Grindt, E. Quellhorst, E. Fernandez: Zur Problematik der

Anwendung von Furosemid in hohen Dosen bei Niereninsuffizienz. 78. Tag. Nordwestdtsch. Ges. inn. Med., Hamburg 1972 (im Druck).
(750) Scheppokat, K. D., O. Giebel, H. Harms, P. Kolmar, G. Rodewald: Prolongierte Anwendung gepaarter und gekoppelter Herzstimulation beim Menschen. Verh. dtsch. Ges. Kreisl.-Forsch. *32:* 188 (1966).
(751) Scheppokat, K. D., G. Rodewald, F. Saborowski, K. W. Westermann: Die schweren bradykarden Rhythmusstörungen. Internist *9:* 280 (1968).
(752) Scheppokat, K. D., U. Kirsch: Störungen und Gefahren der künstlichen Herzstimulation. Verh. dtsch. Ges. Kreisl.-Forsch. *35:* 151 (1969).
(753) Scherf, D., L. J. Boyd: Herzkrankheiten und Gefäßerkrankungen. Springer, Wien 1955.
(754) Schermuly, W., H. Nieth, K. Briskamp: Das Lungenödem bei Nierenkranken. Röntgenbild und Pathogenese. Z. klin. Med. *158:* 461 (1965).
(755) Scherrer, M.: Sauerstoffbehandlung. Praxis *32:* 938 (1965).
(756) Schettler, G.: Innere Medizin. Band I, S. 304. Thieme, Stuttgart 1969.
(757) Scheurlen, P. G., M. Baake, N. Frey, P. Moers, H. G. Sieberth: Über Immuninsuffizienz bei chronisch-urämischen Nierenerkrankungen. Dtsch. Med. Wschr. *44:* 17 (1969).
(758) Schiff, L.: Haematemesis and melena. In: Signs and Symptoms (Hrsg. McBryde). 3. Auflage, S. 414. Lippincott, Philadelphia–Montreal 1970.
(759) Schilling, K.: Erfahrungen kontrollierter Beatmung bei Patienten im Status asthmaticus. Münch. med. Wschr. *22:* 1118 (1965).
(760) K. Schilling: Status asthmaticus. In: Praxis der Intensivbehandlung (Hrsg. P. Lawin). S. 227. Thieme, Stuttgart 1968.
(761) Schilling, H., P. Nitzsche: Beitrag zur Klinik des Mendelson-Syndroms. Zbl. Gynäkol. *91:* 1025 (1969).
(762) Schimpf, K.: Thrombolysetherapie. Dtsch. med. Wschr. *94:* 2292 (1969).
(763) Schimpf, K.: Differenzierung und Behandlung hämorrhagischer Diathesen bei Lebererkrankungen. Therapiewoche *20:* 78 (1970).
(764) Schinz, H. R., W. E. Baensch, W. Frommhold, R. Glauner, E. Uehlinger, J. Wellauer: Lehrbuch der Röntgendiagnostik. Band IV, Teil 1: Herz und große Gefäße (Hrsg. J. Lissner, N. Schad, P. Thurn, J. Wellauer). S. 428. Thieme, Stuttgart 1968.
(765) Schmid, M.: Leber. In: Klinische Pathophysiologie (Hrsg. W. Siegenthaler). S. 677. Thieme, Stuttgart 1970.
(766) Schmidt, E., F. W. Schmidt: Enzymfibel. C. F. Boehringer Söhne, Mannheim 1966.
(767) Schmidt, F. W.: Funktionsdiagnostik von Lebererkrankungen. Internist *8:* 431 (1967).
(768) Schmidt, F. W., E. Schmidt: Zit. nach E. Wildhirt in: Das Terminalstadium der Leberkrankheiten und das Coma hepaticum. Internist *6:* 439 (1965).
(769) Schmidt, H.: Neuere Vorstellungen zur Pathogenese der akuten Pankreatitis. Internist *11:* 105 (1970).

(770) Schmidt, H., W. Creutzfeld: The possible role of phospholipase A in the pathogenesis of acute pancreatitis. Scand. J. Gastroent. *4:* 39 (1969).
(771) Schmidt, H., W. Creutzfeld, E. Habermann: Phospholipase A – ein möglicherweise entscheidender Faktor in der Pathogenese der akuten Pankreatitis. Klin. Wschr. *45:* 163 (1967).
(772) Schmidt, H.: Schock bei Pankreatitis. In: Herzinfarkt und Schock (Hrsg. L. Heilmeyer, H. J. Holtmeier). S. 223. Thieme, Stuttgart 1969.
(773) Schmidt, H.: Die Therapie der akuten Pankreatitis. Dtsch. med. Wschr. *95:* 280 (1970).
(774) Schmidt-Voigt, J.: Der Herzanfall. J. F. Lehmann, München 1971.
(775) Schmitz, W., M. Treck: Chirurgische Behandlung der portalen Hypertension. Therapiewoche *20:* 30 (1970).
(776) Schmutzler, R., H. Neuhof, H. G. Lasch: Die Fibrinolysebehandlung im Schock. Med. Welt (N. F.) *22:* 1200 (1971).
(777) Schmutzler, R., F. Heckner, P. Köstge, J. van de Loo, F. A. Pezold, H. Poliwoda, F. Praetorius, D. Zekorn: Zur thrombolytischen Therapie des frischen Herzinfarktes. I. Mitteilung. Dtsch. med. Wschr. *91:* 581 (1966).
(778) Schmutzler, R.: Klinik der thrombolytischen Behandlung. Internist *10:* 21 (1969).
(779) Schneider, W., K. Schumacher, R. Gross: The influence of urea on energy metabolism of human blood platelets. Thrombos. Diathes. haemorrh. (Stuttg.) *22:* 208 (1969).
(780) Schneider, W., H. Fischer: Die chronisch-venöse Insuffizienz. Enke, Stuttgart 1969.
(781) Schnermann, J., W. Nagel, K. Thurau: Die frühdistale Natriumkonzentration in Rattennieren nach renaler Ischämie und hämorrhagischer Hypertension. Pflügers Arch. ges. Physiol. *287:* 296 (1966).
(782) Schölmerich, P.: Pathophysiologie, Klinik und Differentialdiagnose des Cor pulmonale. In: Chronische Bronchitis (Hrsg. K. Ph. Bopp, H. Hertle). Schattauer, Stuttgart–New York 1968.
(783) Schölmerich, P.: Klinik der akuten und chronischen Herzinsuffizienz. Verh. dtsch. Ges. Kreisl.-Forsch. *34:* 64 (1968).
(784) Schölmerich, P., H. P. Schuster, H. G. Just: Notfälle in der Kardiologie. Internist *10:* 216 (1969).
(785) Schönbach, G.: Pankreaserkrankungen. Schattauer, Stuttgart–New York 1969.
(786) Schönbach, G.: Änderungen der Mikrozirkulation bei der akuten Pankreatitis. In: Neue Aspekte zur Trasylol-Therapie 3, S. 104. Schattauer, Stuttgart–New York 1969.
(787) Schreiber, H. W., K. H. Schriefers, G. A. Esser et. al.: Spätergebnisse nach 150 direkten porto-cavalen Anastomosen. Dtsch. Med. Wschr. *89:* 2185 (1964).
(788) Schreiner, G. E., J. F. Maher: Uremia. Biochemistry, Pathogenesis, Treatment. Thomas, Springfield, Ill. 1961.

(789) Schröder, R.: Sofortmaßnahmen beim Herzinfarkt. In: Herzinfarkt und Schock (Hrsg. L. Heilmeyer, H. J. Holtmeier). S. 50. Thieme, Stuttgart 1969.
(790) Schröder, R., W. Dissmann, H. J. Buschmann, K. P. Schüren: Arterielle Hypotension nach akutem Myokardinfarkt. Dtsch. med. Wschr. *46:* 2211 (1968).
(791) Schröder, R., H. J. Buschmann, W. Dissmann, V. Meyer, K. P. Schüren, W. Timme: Erfahrungen an 357 Patienten mit frischem Herzinfarkt auf einer speziellen Wachstation. Med. Welt *45:* 2473 (1968).
(792) Siehe bei (790).
(793) Schröder, R., W. Dissmann, H. J. Buschmann, J. Schneider: Zur Behandlung der Rhythmusstörungen bei frischem Myokardinfarkt. Dtsch. med. Wschr. *91:* 2022 (1966).
(794) Schubert, G. E., H. Köberle: Über die Häufigkeit des pathologisch-anatomischen Bildes der Schockniere und anderer Nierenerkrankungen in unausgewähltem Obduktionsgut. Dtsch. med. Wschr. *91:* 147 (1966).
(795) Schubert, G.: Morphologie des akuten Nierenversagens. In: 2. Tagung der Arbeitsgemeinschaft für internistische Intensivmedizin, Nürnberg, Oktober 1970.
(796) Schüren, K. P.: Hämodynamik und Therapie des akuten Herzinfarktes. In: Die interne Wachstation. Urban & Schwarzenberg, München–Berlin–Wien 1969.
(797) Schulten, H. K., H. G. Sieberth, K. A. Deck, H. v. Baeyer: Das akute Hyperkalzämiesyndrom als Dialysezwischenfall. Dtsch. med. Wschr. *93:* 387 (1968).
(798) Schultis, K.: Die Behandlung der Hypoglykämie. Med. Welt *20:* 2418 (1969).
(799) Schwab, M.: Methodik und Indikation moderner Nierenfunktionsprüfungen. Verh. dtsch. Ges. inn. Med. *69:* 299 (1963).
(800) Schwab, M.: Coma diabeticum – Pathophysiologie und Therapie. Internist *10:* 405 (1969).
(801) Schwartz, K.: Therapie der Hypothyreose. Internist *4:* 312 (1963).
(802) Schwartz, L. S., S. P. Schwartz: The effects of digitalis bodies on patients with heartblock and congestive heart failure. Progr. cardiovasc. Dis. *6:* 366 (1964).
(803) Scobie, B. A.: Diagnosis in acute gastrointestinal haemorrhage. New Zeal. Med. J. *61:* 355 (1962).
(804) Scott, D. B., P. J. Jebson, C. B. Vellani, D. G. Julian: Plasma-levels of lignocaine after intramuscular injection. Lancet *II:* 1209 (1968).
(805) Sedsiwy, L., M. Thomas, J. Shillingford: Some observations on haematocrit changes in patients with acute myocardial infarction. Brit. Heart J. *30:* 344 (1968).
(806) Seidl, S.: Thrombozytentransfusion. Fischer, Stuttgart 1968.
(807) Seifert, G.: Das Pankreas als Schockorgan. In: Leber- und Pankreas-

schäden durch Schock und Narkose (Hrsg. Karl Horatz). S. 17. Thieme, Stuttgart 1970.
(809) Selzer, A., J. J. Kelly, Yr., R. B. Johnson, W. J. Kuth: Immediate and long-term results of electrical conversion of arrhythmias. Proc. cardiovasc. Dis. *9:* 149 (1966).
(810) Senning, A.: Treatment of total AV-block with internal pacemaker. Malattie cardiovascolari *IV:* 503 (1963).
(811) Serif, G. S., S. Hishwood: The mechanism of the antithyreoid action of iodide ion. Endocrinology *58:* 23 (1956).
(812) Setter, J. G., R. B. Freemann, J. F. Maher, G. E. Schreiner: Factors influencing the dialysis of barbiturates. Trans. Amer. Soc. Artif. Int. Org. *10:* 340 (1964).
(813) Shaldon, St., Sh. Sherlock: Lancet *II:* 222 (1960).
(814) Sherlock, Sh.: Die Pathophysiologie des Leberkomas. Gastroenterologia *90:* 235 (1958).
(815) Shillingford, J., M. Thomas: Hemodynamic effects of acute myocardial infarction in man. Progr. cardiovasc. Dis. *9:* 571 (1967).
(816) Shillingford, J. P., M. Thomas: Acute myocardial infarction, hypotension and shock; their pathological physiology and therapy. Mod. Conc. cardiovasc. Dis. *36:* 13 (1967).
(817) Shillingford, J.: Circulatory failure following myocardial infarction. In: Acute Myocardial Infarction (Hrsg. D. G. Julian, M. F. Oliver). S. 201. Livingstone, Edinburgh–London 1968.
(818) Shillingford, J., M. Thomas: Cardiovascular and pulmonary changes in patients with myocardial infarction treated in an Intensive Care and Research unit. Am. J. Cardiol. *20:* 484 (1967).
(819) Shires, G. T., J. Holman: Dilution acidosis. Ann. intern. Med. *28:* 557 (1948).
(820) Shubin, H., M. H. Weil: The treatment of shock complicating acute myocardial infarction. Progr. cardiovasc. Dis. *10:* 30 (1967).
(821) Sick, W.: Therapie der Bronchitis und des Emphysems. Internist *10:* 164 (1969).
(822) Siddons, H., E. Sowton: Cardiac pacemakers. Thomas, Springfield, Ill. 1967.
(823) Sieberth, H. G.: Hämodialysebehandlung bei Vergiftungen. In: Wiederbelebung – Organersatz – Intensivmedizin, Suppl. I. Steinkopff, Darmstadt 1971.
(824) Sieberth, H. G., A. Heller, D. Zimmermann: The influence of haemodialysis and of ion exchange renin on the potassium disturbance in chronic renal failure. Proc. Europ. Dial. Transpl. Ass., Vol. *III:* 381 (1966).
(825) Sieberth, H. G., H. v. Baeyer, W. P. Müller, I. Stockmann, U. Wellner: Kaliumbilanzstadien unter der chronischen Dialysebehandlung bei unterschiedlicher Kaliumkonzentration im Waschwasser. Verh. dtsch. Ges. inn. Med. *77:* 243 (1971).

(826) Sieberth, H. G.: Acid-base disturbance during intermitted haemodialysis. Proc. Europ. Dial. Transp. Ass., Vol. *IV:* 211 (1967).
(827) Sieberth, H. G.: Der Einfluß des Trapped-Plasmas auf die Bestimmung der intraerythrocytären Elektrolytwerte. Med. Welt *22:* 134 (1971).
(828) Sieberth, H. G., H. Sarre: Bilanzuntersuchungen bei Rest-N, Kreatinin und Harnsäure unter der extrakorporalen Dialyse. In: Normale und pathologische Funktionen des Nierentubulus. S. 427. Huber, Bern 1965.
(829) Sieberth, H. G., M. Bulla, W. Hübner, M. Mennicken, G. Siemon: Dialysebehandlung bei akutem Nierenversagen im Kindesalter. Dtsch. med. Wschr. *98:* 1033 (1971).
(830) Siehe bei (829).
(831) Sieberth, H. G., A. Heller: Ein neues Gerät zur Peritonealdialyse. Med. Welt *18:* 863 (1967).
(832) Siebner, H., H. P. Missmahl: Behandlung der hepatoportalen Encephalopathie mit Lactulose. Dtsch. med. Wschr. *95:* 1309 (1970).
(833) Siegenthaler, W., M. Schönbeck, C. Werning: Nebenniere. In: Klinische Pathophysiologie (Hrsg. W. Siegenthaler). S. 306. Thieme, Stuttgart 1970.
(834) Siegenthaler, W.: Klinische Pathophysiologie. S. 625. Thieme, Stuttgart 1970.
(835) Siemon, G., G. Sitt, H. G. Sieberth: Zur Atemregulation bei akuter und chronischer Niereninsuffizienz. Med. Welt *23:* 490 (1972).
(836) Siemon, G., K. A. Deck, H. G. Sieberth: Verh. dtsch. Ges. inn. Med. *74:* 1171 (1968).
(837) Sill, V.: Gegenwärtiger Stand der Therapie des Lungenödems. In: Wiederbelebung – Organersatz – Intensivmedizin, Suppl. I. Steinkopff, Darmstadt 1971.
(838) Silove, E. D., F. R. Grover: J. clin. Invest. *47:* 174 (1968).
(839) Silver, D., L. R. Helfrich, W. T. Woodard: Management of pulmonary embolism. Med. Clin. N. Amer. *54:* 361 (1970).
(840) Simmstad, J. O., C. F. Galway, L. McLean: The treatment of aspiration and atelectasis by tracheobronchial lavage. Anesth. Analg. Curr. Res. *42:* 616 (1963).
(841) Simon, C., W. Stille, H. R. Wiedemann, W. Siede: Antibiotika-Therapie. Schattauer, Stuttgart–New York 1970.
(842) Simon, M., A. A. Susahara: Observations on the angiographic changes in pulmonary thromboembolism. In: Proceedings from the Symposium on pulmonary Embolic Disease. Grune and Stratton, New York 1965.
(843) Sinapius, D.: Die Häufigkeit und Morphologie der Koronarthrombose und ihre Beziehungen zur antithrombotischen und antifibrinolytischen Behandlung. Klin. Wschr. *43:* 37 (1965).
(844) Skjoldborg, H.: Phenoxybenzamine in the treatment of septic shock. Acta chir. scand. *134:* 85 (1968).
(845) Sloman, G.: Phenytoin sodium (Dilantin) and Propranolol. In: Acute

Myocardial Infarction (Hrsg. D. G. Julian, M. F. Oliver). S. 115. Livingstone, Edinburgh–London 1968.

(846) Sloman, G. M., M. Stannard, J. A. Goble: Coronary Care Unit: A review of 300 patients monitored since 1963. Amer. Heart J. *75:* 140 (1968).

(847) v. Slyke, D. D.: The effects of shock on the kidney. Ann. intern. Med. *28:* 701 (1948).

(848) Smirk, F. H., D. G. Palmer: A myocardial syndrome. With particular reference to the occurrence of sudden death and of premature systoles interrupting antecedent T-waves. Amer. J. Cardiol. *6:* 620 (1960).

(849) Smith, H. J. A. Oriol., J., Mords, M. McGregor: Hemodynamic studies in cardiogenic shock. Treatment with isoproterenol and metaraminol. Circulation *35:* 1084 (1967).

(850) Smith, W. G., P. G. Rothwell: Treatment of spontaneous pneumothorax. Thorax *17:* 342 (1962).

(851) Smith, H. W.: The Kidney. Oxford Univ. Press, New York 1951.

(852) Smull, K., R. Wegria, J. Seland: The effect of sodium bicarbonate on the serum salicylate level during salicylate therapy of patients with acute rheumatic fever. J. Amer. med. Ass. *125:* 1173 (1944).

(853) Soballa, G.: Erfahrungen mit Xylocain bei Rhythmusstörungen des Herzens auf einer internen Wachstation. Herz/Kreisl. *1:* 363 (1969).

(854) Spang, K.: Rhythmusstörungen des Herzens. S. 225. Thieme, Stuttgart 1957.

(855) Spang, K.: Formen, Ursachen und klinische Auswirkungen des akuten Herzstillstandes. Verh. dtsch. Ges. Kreisl.-Forsch. *30:* 56 (1964).

(856) Spenney, J. G., C. A. Eure, R. A. Kreisberg: Hyperglycemic, hyperosmolar nonketonic diabetes. Diabetes *18:* 107 (1969).

(857) Spracklen, F. H., J. J. Kimerling, E. M. M. Besterman, J. W. Lischfield: Xylocain in der Behandlung von Herzarrhythmien. Brit. med. J. *1:* 89 (1968).

(858) Stadelmann, O., S. E. Miescher: Diagnostische Maßnahmen bei der akuten gastrointestinalen Blutung. Dtsch. med. Wschr. *96:* 873 (1971).

(859) Stannard, L.: Hämodynamische Wirkungen von Xylocain beim akuten Herzinfarkt. Brit. med. J. *2:* 468 (1958).

(860) Starzl, Th. E., Th. L. Masduoris, K. A. Porter, L. Bretschneider: Homotransplantation of the liver. Transplantation *5:* 790 (1967).

(861) Starzl, Th. E., C. G. Groth, L. Bretschneider, J. Penn, V. A. Fulginiti, J. B. Moon, H. Blandrasch, A. J. Martin, K. A. Porter: Orthotopic homotransplantation of the human liver. Ann. Surg. *168:* 392 (1968).

(862) Stauch, M.: Kreislaufstillstand und Wiederbelebung. Thieme, Stuttgart 1967.

(863) Stauch, M.: Kreislaufstillstand und Wiederbelebung. S. 36. Thieme, Stuttgart 1967.

(864) Steim, H., M. Friedemann: Kardioversion bei Vorhofflimmern und Vorhofflattern. Dtsch. med. J. *18:* 197 (1967).

(865) Stein, P. D.: Amer. Heart J. *73:* 730 (1967).
(866) Steinbereithner, K., R. Kucher: Schock. In: Intensivstation, Intensivpflege, Intensivtherapie (Hrsg. R. Kucher, K. Steinbereithner). Thieme, Stuttgart 1972.
(867) Steinbrück, G., W. du Mesnil de Rochemont, K.-D. Grosser, T. Daum, G. Siemon: Respiratorbehandlung auf einer internen Intensivpflege-Abteilung. Therapiewoche 1972 (im Druck).
(868) Steinmann, B.: Epidemiologie der Apoplexie. Schweiz. med. Wschr. *96:* 1733 (1966).
(869) Stelzner, F.: Über die individuelle chirurgische Therapie der Blutung beim portalen Hochdruck unter Berücksichtigung der Ösophagusvarizenligatur. Bruns' Beitr. klin. Chir. *214:* 86 (1967).
(870) Stewart, J. S. S.: Management of cardiac arrest with special reference to metabolic acidosis. Brit med. J. *I:* 476 (1964).
(871) Stock, J. P. P.: Diagnosis and Teatment of Cardiac Arrhythmias. Butterworth, London 1970.
(872) Stock, J. R., D. L. Macken: Observation on heart block during continous electrocardiograph monitoring in myocardial infarction. Circulation *38:* 993 (1968).
(873) Straub, P. W., A. A. Bühlmann, P. H. Rossier: Hypovolemia in status asthmaticus. Lancet *II:* 923, 7627 (1969).
(874) Streicher, E.: Die Behandlung von Vergiftungen durch Osmodiurese. Med. Mschr. *24:* 145 (1970).
(875) Streicher, E.: Akutes Nierenversagen nach Arzneimitteln und Vergiftungen. In: Aktuelle Probleme der Dialyseverfahren und der Niereninsuffizienz (Hrsg. P. U. Dittrich, F. Kopp). Bindernagel, Friedberg 1968.
(876) Streicher, E., H. Würz, M. Euchenhofer, K. H. Deininger, P. Trapp: Desobliteration einer doppelseitigen Nierenarterienthrombose durch Streptokinase-Behandlung. Dtsch. med. Wschr. *96:* 1086 (1971).
(877) Strohmeyer, G.: Akute Störungen des Kohlenhydratstoffwechsels. In: Praxis der Intensivbehandlung (Hrsg. P. Lawin). S. 200. Thieme, Stuttgart 1970.
(878) Summerskill, W. H. J.: Ammonia production and transport in the colon of intact man. Symposion on Lactulose, Baden/Österr. 1969.
(879) Sutton, R., M. Davies: The conduction system in acute myocardial infarction complicated by heart block. Circulation *38:* 987 (1968).
(880) Sutton, R., K. Chatterjee, A. Leatham: Heart block following myocardial infarction. Lancet *II:* 645 (1968).
(881) Sykes, M. K., M. W. McNicol, E. J. M. Campbell: Respiratory failure S. 97. Blackwell, Oxford–Edinburgh 1970.
(882) Sykosch, J., M. Büchner, S. Effert: Sechs Jahre Schrittmachertherapie. Dtsch. med. Wschr. *93:* 777 (1968).
(883) Swan, R. C., J. P. Murill: The clinical course of acute renal failure. Medicine (Baltimore) *32:* 215 (1953).

(884) Swift, J. E., H. R. Ghent, J. T. Beck: Direct transhepatic cross-circulation in hepatic coma. Canad. med. Ass. J. *97:* 1435 (1967).
(885) Tamm, J.: Die Diagnostik der primären und sekundären Nebennierenrindeninsuffizienz. Dtsch. med. Wschr. *91:* 957 (1966).
(886) Taylor, R. A. R.: The aetiology, pathology, diagnosis, and treatment of acute pancreatitis. Ann. roy. Coll. Surg. Engl. *5:* 213 (1949).
(887) Teschan, P. E., T. F. O'Brien, J. N. Freyhof, W. H. Hall: Prophylactic hemodialysis in the treatment of acute renal failure. Amer. intern. Med. *53:* 992 (1960).
(887a) Tenckhoff, H.: Persönliche Mitteilung.
(888) Thal, A. P., J. M. Clinney: On the definition and classification of shock. Progr. cardiovasc. Dis. *9:* 527 (1967).
(889) Thaler, H.: Die Shuntoperation bei portaler Hypertension aus internistischer Sicht. Dtsch. med. Wschr. *96:* 1653 (1971).
(890) Thaysen, J. H.: Protein metabolism (Hrsg. F. Gross). S. 450. Berlin 1962.
(891) Theisinger, W.: Zur Behandlung der „großen Magenblutung". Zbl. Chir. *94:* 670 (1969).
(892) Thevenet, A., P. C. Hodges, C. W. Lillehei: The use of a myocardial electrode inserted percutaneously for control of complete AV-block by an artificial pacemaker. Dis. Chest *34:* 1 (1958).
(893) Thölen, H., A. Colombi, F. Duckert, F. Huber, H. R. Müller, F. Bigler: Effects of a treatment with coenzyme A, α-lipoic acid, diphosphopyridine nucleotide and cocarboxylase on endogenous hepatic coma. Helv. med. Acta *33:* 492 (1966).
(894) Thomas, M., D. Woodgate: Effect of atropin on bradycardia and hypotension in acute myocardial infarction. Brit. Heart J. *28:* 409 (1966).
(895) Siehe bei (894).
(896) Thomas, M., R. Malmecrona, J. Shillingford: Hemodynamic effects of oxygen in patients with acute myocardial infarction. Brit. Heart J. *27:* 401(1965).
(897) Thompson, H. T., W. J. Pryor: Bronchial lavage in the treatment of obstructive lung disease. Lancet *II:* 8 (1964).
(898) Thomson, J. M.: A Practical Guide to Blood Coagulation and Haemostasis. Churchill, London 1970.
(899) Thorn, G. W.: Nebennierenrindeninsuffizienz. Diagnose und Bedeutung. Huber, Bern 1953.
(900) Thurau, K.: Intrarenale Störung der Reninaktivität im juxtaglomerulären Apparat. In: Fortschritte der Nephrologie. Niere u. Stoffwechsel, juxtaglomerulärer Apparat. VII. Symp. Ges. Nephrologie (Hrsg. A. Bohle, G. E. Schubert). S. 467. Schattauer, Stuttgart–New York 1971.
(901) Thurau, K., J. Schnermann: Die Natriumkonzentration an den Maculadensa-Zellen als regulierender Faktor für das Glomerulumfiltrat (Mikropunktionsversuche). Klin. Wschr. *43:* 410 (1965).

(902) Tismer, R., H. Kunst, H.-G. Sieberth: Der röntgenologische Nachweis bromhaltiger Sedativa und Hypnotika. Forsch. Röntgenstr. *113:* 657 (1970).
(903) Turkantonis, A., E. Egetmeyer, V. Heinze, G. Mössner: Cephalotinspiegel im Serum und Urin bei chronischer Niereninsuffizienz. In: Medikamentöse Therapie bei Nierenerkrankungen (Hrsg. R. Kluthe). Thieme, Stuttgart 1971.
(904) Towbin, M.: J. Amer. med. Ass. *156:* 209 (1954).
(905) Tracquda, R. E., W. J. Grant, C. P. Peterson: Lactic acidosis. Arch. int. Med. *117:* 191 (1966).
(906) Traylor, F. A., D. H. Walkins: Hypoglycemia-Diagnosis and treatment. Clin. Med. *2:* 65 (1966).
(907) Trey, Ch., P. G. Burns, S. J. Saunders: Treatment of hepatic coma by exchange blood transfusion. New Engl. J. Med. *274:* 473 (1966).
(908) Truniger, B.: Wasser- und Elektrolytfibel. S. 67. Thieme, Stuttgart 1967.
(909) Tsakiris, A., V. P. Haemmecke, A. Bühlmann: Reduction of portal venous pressure in cirrhotic patients with bleeding from oesophageal varices by administration of a vasopressin derivate. Am. J. Med. *36:* 825 (1964).
(910) Ulmer, W. T.: Atmung und Kreislauf im Schock. Therapiewoche *18:* 1918 (1968).
(911) Ulmer, W. T., G. Reichel, D. Nolte: Die Lungenfunktion. Thieme, Stuttgart 1970.
(912) Ulmer, W. T., E. Reif, W. Weller: Die obstruktiven Atemwegserkrankungen. Thieme, Stuttgart 1966.
(913) Ulmer, W. T.: Pathophysiologie der obstruktiven Lungenerkrankungen. Med. Welt *1964:* 2460.
(914) Ulmer, W. T.: Pathophysiologie der respiratorischen Insuffizienz und physiologische Grundlagen der Beatmung. In: Die Ateminsuffizienz und ihre klinische Behandlung (Hrsg. O. H. Just). Thieme, Stuttgart 1967.
(915) Ulmer, W. T., J. Podlesch, Ch. Heede: Objektivierung von Therapieerfolgen bei chronisch obstruktivem Emphysem. Verh. dtsch. Ges. inn. Med. *72:* 318 (1966).
(917) Ulmer, W. T.: Pathophysiologie der respiratorischen Insuffizienz und physiologische Grundlagen der Beatmung. In: Die Ateminsuffizienz und ihre klinische Behandlung (Hrsg. O. H. Just). Thieme, Stuttgart 1967.
(918) Ungeheuer, E., W. Hartel: Der Spontanpneumothorax. Intern. Prax. *6:* 47 (1966).
(919) Urbascek, W.: Aspekte und Indikationen zur elektrischen Doppelstimulation des Herzens. Zschr. inn. Med. *22:* 426 (1968).
(920) Valory, L., M. Thomas, J. Shillingford: Urinary excretion of free noradrenalin and adrenalin following acute myocardial infarction. Lancet *I:* 127 (1967).

(921) le Veen, H. H., H. S. Pasternack, I. Lustrin, R. B. Shapiro, E. Becker, A. E. Helft: Hemorrhage and transfusion as the major causes of cardiac arrest. J. Amer. Med. Ass. *173:* 770 (1960).
(922) Veragut, U., W. Siegenthaler: Schock. In: Klinische Pathophysiologie (Hrsg. W. Siegenthaler). Thieme, Stuttgart 1970.
(923) Vergier, D.: Les coagulopathies de consommation. Presse méd. *79:* 431 (1971).
(924) Vinazzer, H.: Dextran Symposion, Krems/Österr., Okt. 1969. Roundtable-Gespräch, S. 141. Knoll AG, Ludwigshafen.
(925) Vinik, A. J., B. L. Pimpstone, R. Hoffenberg: J. clin. Endocr. *28:* 725 (1968).
(926) Völcker, A.: Thrombolytische Behandlung des Myokardinfarktes. Med. Welt *8:* 290 (1971).
(927) Vossschulte, K.: Dissektionsligatur des Ösophagus bei Varizen der Speiseröhre infolge Pfortaderhypertonie. Chirurg *28:* 186 (1957).
(928) Wacker, W., J. P. Merrill: Uremic pericarditis in acute and chronic renal failure. J. Amer. med. Ass. *156:* 764 (1954).
(929) Waddell, W. J., T. C. Butler: The distribution and excretion of phenobarbital. J. clin. Invest. *36:* 1217 (1957).
(930) Wagner, H. N.: Radioisotope scanning in pulmonary embolic disease. In: Proceedings from the Symposium on Pulmonary Embolic Disease (Hrsg. A. A. Sarakara, M. Stein). Grune and Stratton, New York 1965.
(931) Waldenström, J.: Acute thyrotoxic encephalo- or myopathy, its cause and treatment. Acta med. scand. *121:* 251 (1945).
(932) Walley, R. V.: Assessment of respiratory failure in poliomyelitis. Brit. med. J. *2:* 82 (1959).
(933) Wanke, M., H. Sebening: Ein Beitrag zur Ätiopathogenese und Morphogenese der akuten Pankreatitis. In: Pankreaserkrankungen (Hrsg. G. Schönbach). S. 3. Schattauer, Stuttgart–New York 1969.
(934) Ward, O. C.: The inheritance of paroxysmal tachycardia. In: Symposion on Cardiac Arrhythmias, Elsinore 1970. Astra, Södertälje/Schweden.
(935) Watanabe, J., L. S. Dreyfus: Second-degree atrioventricular block. Cardiovasc. Res. *1:* 150 (1967).
(936) Watanabe, J., L. S. Dreyfus: Newer concepts in the genesis of cardiac arrhythmias. Amer. Heart J. *76:* 114 (1968).
(937) Weber, D. M., J. R. Phillips: Amer. J. med. Sci. *251:* 381 (1966).
(938) Weber, D. M., J. R. Phillips: Vasc. Dis. (N. Y.) *3:* 393 (1966).
(939) Webster, J. R.: New Engl. J. Med. *274:* 931 (1966).
(940) Weil, M. H., H. Shubin: Diagnosis and treatment of shock. Williams and Wilkins, Baltimore 1967.
(941) Weissbecker, L.: Coma diabeticum und Spontanhypoglykämie. Wien. klin. Wschr. *78:* 402 (1966).
(942) Weissbecker, L.: Innere Sekretion. In: Lehrbuch der speziellen Patho-

logischen Physiologie (Hrsg. L. Heilmeyer). S. 764. Gustav Fischer, Stuttgart 1966.
(943) Weissbecker, L.: Endzustände der Nebennierenrindeninsuffizienz. Internist *6:* 420 (1965).
(944) Wellens, H. J. J.: Electrical stimulation of the heart in the study and treatment of tachycardias. Stenfert Kroese, Leiden 1971.
(945) Wenz, W., F. J. Roth, U. Brückner: Die Angiographie bei der akuten Gastrointestinalblutung. Fortschr. Röntgenstr. *110:* 616 (1969).
(946) Wenzl, M.: Richtlinien für die Indikationsstellung zur portocavalen Anastomose bei Leberzirrhose. Med. Ernähr. *9:* 17 (1968).
(947) Wetzels, E.: Hämodialyse und Peritonealdialyse. Springer, Berlin–Heidelberg–New York 1969.
(948) Widmer, L. K., P. Waibel (Hrsg.): Venenkrankheiten in der Praxis. Huber, Bern–Stuttgart 1968.
(949) Wiemers, K.: Diskussionsbemerkung in: Die interne Wachstation. S. 307. Urban & Schwarzenberg, München–Berlin–Wien 1969.
(950) Wiemers, K., E. Kern, M. Günther, H. Buchardi: Postoperative Frühkomplikationen. S. 152. Thieme, Stuttgart 1969.
(951) Wiemers, K.: Indikationen zur Respiratorbehandlung beim Tetanus. In: Die Ateminsuffizienz und ihre klinische Behandlung. Thieme, Stuttgart 1967.
(952) Wieth, J. O., J. Funder: Treatment of bromide poisoning. Comparison of forced halogen turnover and haemodialysis. Lancet *II:* 327 (1963).
(953) Wiggers, C. J., R. Wegria, B. Pinera: The effect of myocardial ischemia on the fibrillation threshold. Amer. J. Physiol. *131:* 309 (1940).
(954) Siehe bei (953).
(955) Wilbradt, R., W. Piehl, G. Neuhaus, M. D. Freyland, H. W. Freund, H. J. Göhring, D. W. Behrenbeck, K. W. Fritz: Die Behandlung hypertoner Krisen mit Natriumnitroprussid. Dtsch. Med. Wschr. *95:* 1822 (1970).
(956) Wildhirt, E.: Coma hepaticum. In: Die interne Wachstation (Hrsg. M. Schwab). Urban & Schwarzenberg, München–Berlin–Wien 1969.
(957) Wildhirt, E.: Das Terminalstadium der Leberkrankheiten und das Coma hepaticum. Internist *6:* 439 (1965).
(958) Winkelmann, W.: Erkennung und Soforttherapie endokriner Krisen. Internist *11:* 58 (1970).
(959) With, W., P. Göbel: Das Mallory-Weiss-Syndrom. Dtsch. med. Wschr. *96:* 1214 (1971).
(960) Wodak, E.: Die konservative Behandlung der Oesophagusvarizen. HNO-Wegweiser (Berl.) *13:* 131 (1965).
(961) Wollheim, E.: Über die tubulären Funktionsstörungen der Niere. Verh. dtsch. Ges. inn. Med. *58:* 211 (1952).
(962) Wolner, E., W. Enenkel, H. Thoma, M. Deutsch, W. Fasching, G. Raberger, J. Navratil: Assistierte Zrikulation mit Hilfe einer intraaortalen Ballonpumpe. Langenbeck's Arch. klin. Chir. *72:* 326 (1969).

(963) Wolter, H. H.: Elektroschockbehandlung des Herzens. Indikationen und Erfahrungen. Verh. dtsch. Ges. Kreisl.-Forsch. *35:* 116 (1969).
(964) Wolter, H. H., K. J. Paquet, H. Walther: Elektrotherapie von Herzrhythmusstörungen mit drohendem Kreislaufversagen. Dtsch. med. J. *18:* 214 (1967).
(965) Wolter, H. H., H. Walther: Indikationen und Ergebnisse der Elektrokardiotherapie. Internist *6:* 501 (1965).
(966) Wolter, H. H., H. Walther: Das Ekg der Übergangsphase nach Wechselstrom-Reduktion von Herzrhythmusstörungen. Réanim. Org. artif. *1:* 51 (1964).
(967) Wolter, H. H.: Herzstimulation und ihre Überwachung. Verh. dtsch. Ges. inn. Med. *74:* 276 (1968).
(968) Wolter, H. H., R. Thorspecken, K. J. Paquet: Schrittmacher-Ekg. Studienreihe Boehringer, Mannheim 1965.
(969) Wortmann, W. B.: Report on the survey of heart infarction in the USA. Path. Microbiol. *30:* 546 (1967).
(970) Wright, I. S., C. D. Marple, D. F. Beck: J. Amer. med. Ass. *138:* 1074 (1948).
(971) D. Wülfing: Der Pneumothorax. Act. chir. *3:* 151 (1968).
(972) Wyss, S., M. Holzmann, F. Schaub: Der Atrioventrikular-Block. Arch. Kreisl.-Forsch. *36:* 1 (1961).
(973) Zacouto, F.: Sofortige Kreislaufveränderungen nach elektrischer Reduktion schwerer Rhythmusstörungen. Verh. dtsch. Ges. Kreisl.-Forsch. *29:* 255 (1963).
(974) Zander, J. (Hrsg.): Septischer Abort und bakterieller Schock. Springer, Berlin–Heidelberg–New York.
(975) Zarati, A., R. B. Greenblatt, R. F. Connij, W. E. Gregory, G. T. Jassard: Management and diagnosis of endocrine emergencies Clin. Med. *1966:* 19.
(976) Zeilhofer, R., L. G. Barker: Atmungserregung und zentrale Erregbarkeit bei Ventilationsstörungen der Lunge und bei respiratorischer Azidose. Klin. Wschr. *37:* 172 (1959).
(977) Zeilhofer, R.: Atemmechanik bei chronischer Bronchitis. In: Chronische Bronchitis (Hrsg. K. Ph. Bopp, H. Hertle). Schattauer, Stuttgart–New York 1968.
(978) Zollinger, H.: Niere und ableitende Harnwege. In: Spezielle path. Anatomie (Hrsg. W. Doerr, E. Uehlinger). Bd. 3, S. 33. Springer, Berlin–Heidelberg–New York 1966.
(979) Zimmermann, W. E., J. Staib: Schock. Stoffwechselveränderungen und Therapie. Schattauer, Stuttgart–New York 1971.
(980) Zingg, W.: Experimentelle Untersuchungen über die Verfahren der O_2-Behandlung. Helv. med. Acta *27:* 367 (1960).
(981) Zissler, J.: Klinik der arteriellen Verschlußkrankheiten. Verh. dtsch. Ges. Kreisl.-Forsch. *29:* 67 (1963).

(982) Zittel, R. X., W. E. Zimmermann: Akute chirurgische Erkrankungen. Thieme, Stuttgart 1970.
(983) Siehe bei (982).
(984) Zoll, P. M., H. A. Frank, R. N. Zarsky, A. J. Linenthal, A. H. Belgard: Long-term electrical stimulation of the heart for Stokes-Adams disease. Ann. Surg. *159:* 330 (1961).
(985) Zoll, P. M., A. J. Linenthal, L. R. N. Zarsky: Ventricular fibrillation: Treatment and prevention by external electric currents. New Engl. J. Med. *262:* 105 (1960).
(986) Zoll, P. M., A. J. Linenthal, L. R. Norman: Treatment of Stokes-Adams disease by extern electric stimulation of heart. Circulation *9:* 482 (1954).
(987) Zorn, H.: Diagnostik und Therapie der CO-Vergiftung in der Praxis. Münch. med. Wschr. *106:* 235 (1964).
(988) Zuckschwerdt, L., H. A. Thies: Die akute Blutung im Abdomen. Internist *8:* 63 (1967).

Nachtrag

(990) Gleichmann, U., L. Seipel, B. Grabensee, F. Loogen: Intraventrikuläre Erregungsausbreitungsstörungen. Dtsch. med. Wschr. *97:* 569 (1972).
(991) Rosenbaum, M. B., M. V. Elizari, A. Kretz, A. L. Tarututo: Anatomical basis of a–v conduction disturbance. In: Cardiac Arrhythmias. S. 147. Astra, Södertälje 1970.
(992) Rosenbaum, M. B., M. V. Elizari, J. O. Lazzari, M. S. Halpern, D. Ryba: QRS patterns heralding the development of complete heart block with particular emphasis on right bundle block with left posterior hemiblock. In: Cardiac Arrhythmias. S. 249. Astra, Södertälje 1970.
(993) Medrano, G. A., C. P. Breuer, A. de Micheli, D. Sodi-Pallares: Block of posterior subdivision of the left bundle branch of His. J. Electrocardiol. *3:* 309 (1970).
(994) Rosenbaum, M. B.: The hemiblocks: diagnostic criteria and clinical significance. Mod. Conc. cardiovasc. Dis. *39:* 141 (1970).
(995) Rosenbaum, M. B., G. Corrado, R. Olivieri, A. Castellanos jr., M. V. Elizari: Right bundle branch block with left anterior hemiblock surgically induced in tetralogy of Fallot. Am. J. Cardiol. *26:* 12 (1970).

Sachverzeichnis*

Abort, septischer 227
Adams-Stokes-Anfall 40, 44 46, **53**
Addison-Krise **417**
–, Hypovolämie 419
–, Intensivtherapie 421
–, Pigmentierung der Haut 419
–, Sofortmaßnahmen 420
–, Störungen des Elektrolyt-, Wasser- und Säure-Basen-Haushalts 419
–, – – Kohlenhydrat-, Fett- und Eiweißstoffwechsels 419
–, Warnsymptome 420
Additions-Alkalose 454
Additions-Azidose 454
Aderlaß, unblutiger 162
Aerosole 262
Äthanolvergiftung, akute 361
–, Intensivtherapie 362
–, Sofortmaßnahmen 362
Airtrapping 254, 286
Alkalose 472
–, hypochlorämische 451
–, metabolische 453
–, –, Kompensation 453
–, –, Ursachen 456
–, respiratorische 453
–, –, Kompensation 453
–, –, Ursachen 456
Alkoholvergiftung s. Äthanolvergiftung
Amylase 428
Anabolika 505
Anastomose, portocavale 574
Anastomosenulkus 546

Aneurysma, arteriovenöses 576
–, rupturiertes 577
Angina pectoris, Symptome 115
Angiographie 551, 552, 560
Antidote 320, **338**
Antigen-Antikörper-Reaktionen 524
Antihämophiles Globulin 537
Antikoagulantien 131, 542
–, Cumarine 543
–, Indandione 543
–, Quick-Wert 543
–, Rebound-Phänomen 542
–, Thrombotest 543
–, Überdosierung 542
Antithrombotische Behandlung 131
Aortale Ballonpulsation 140
Arrhythmie 1
Arterieller Verschluß, akuter **195**
–, Antikoagulantientherapie 201, 202
–, Differentialdiagnose 198
–, Embolektomie 201
–, Fibrinolyse 200, 201
–, Intensivtherapie 200
–, Sofortmaßnahmen 199
–, Symptome 198
Arteriographie, selektive 552, 568
Aspiration, Fremdkörper 240
–, Lungenödem 310
–, Magensaft 309
–, solide Partikel 308
Assistierte Beatmung 265, **285**
– Zirkulation 140
Asthma bronchiale **272**
– –, Anfall 272, 273
– –, Antibiotika 276, 279

*) Zahl halbfett: Stichwort ausführlich behandelt

Asthma bronchiale, Cor pulmonale 274
– –, Differentialdiagnose 274
– –, Digitalisierung 279
– –, Globalinsuffizienz 273
– –, Intensivtherapie 277
– –, Partialinsuffizienz 273
– –, Sekretolytika 278
– –, Sofortmaßnahmen 275
– –, Symptome 275
Asthma cardiale 153, 275
Atemstörungen **283**
–, Diffusionsstörungen 284
–, Hypoventilation 284
–, Ursachen 283
–, Verteilungsstörungen 284
Aszites 567
Atemwege, Erkrankungen **240**
Augenverätzungen 319
Autoimmunerkrankungen 483
AV-Block III. Grades **51**
– – –, Adams-Stokes-Anfall 53
– – –, Azidose 60
– – –, Ekg 55
– – –, Hämodynamik 51
– – –, Herzinsuffizienz 61
– – –, Herzstillstand 60
– – –, Intensivtherapie 58
– – –, Myokardinfarkt 52
– – –, präautomatische Pause 52
– – –, Reanimation 60
– – –, Sofortmaßnahmen 57
– – –, Volumenhochdruck 51
–, totaler s. AV-Block III. Grades
AV-Knotentachykardie 18
Azidose **464**
–, Behandlung 464, 500
–, diabetische 365
–, hyperchlorämische 451
–, metabolische 226, 352, 365, 453
–, –, Kompensation 453
–, –, Ursachen 454
–, respiratorische 453, 472
–, –, Kompensation 453

Azidose, respiratorische, Ursachen 455
Azotämie 480

Barbituratvergiftungen 345
Beatmung 88; s. a. Respiratorbehandlung
–, assistierte 265, **285**
–, Atembeutel 89
–, endotrachealer Tubus 89
–, kontrollierte 268, **285**
–, –, Überdruck 286
–, –, Wechseldruck 286
–, Maske und Atembeutel 89
–, Mund zu Mund 88
–, Mund zu Nase 88
–, Safar-Tubus 88
Beatmungsgeräte **287**
–, Bird-Respirator 266, 268, 288
–, Engström-Respirator 289
–, Spiromat 269, 289
Belastungsdyspnoe 153
Bikarbonat-Puffer 452
Biot'sche Atmung 455
Bird-Respirator 266, 268, **288**
Blasenmole 524
Blasenstörungen 484
Block, intrahepatischer 565
–, kardialer s. AV-Block
–, posthepatischer 565
–, prähepatischer 565
Bluterbrechen 547; s. a. Hämatemesis
Blutersatz 465, 532
–, Plasma, lyophilisiertes 532
–, Proteinlösung, pasteurisierte 532
–, Serumkonserven 532
Blutgerinnung 521; s. a. Hämostase
Blutstillung **533**
–, Antifibrinolytika 534
–, Antihämophiles Plasma 534
–, Frischplasma 534
–, künstliche 520
–, spontane 520

Blutungen 444, **517**
–, akute 444, 517
– nach außen 517
–, Häufigkeit, relative 519
– in Hohlräume 517
–, Intensivtherapie 535
–, Lungenblutung 576
–, Magen-Darm-Blutung 545
–, massive 568
–, Ösophagusvarizenblutung 565
–, perakute 527
Blutungsquelle 529
Blutungsrezidiv 554, 561
Blutungsschock 525
Blutungstypen, wichtige 518
Blutungsübel 522
Blutverlust, Folgen 526, 529
–, kritische Grenzen 525
–, Schätzung 527
–, sympathico-adrenerge Reaktion 526
–, vago-vasale Reaktion 526
–, Zentralisation 527
Blutvolumenbestimmung 529
Blutzellseparatoren 539
Bradyarrhythmie **39**
Bradykinin 428
Bronchiektasen 576
Bronchopneumonie, Symptome 180
Budd-Chiari-Syndrom 565

Cheyne-Stokes'sche Atmung 455
Chlor, Konzentration im Blut 451
Chlormangel, Intensivtherapie 470
Chlorthion 357
Chylothorax 244
Cohn's Fraktion I 535, 537, 539
Colitis ulcerosa 550
Coma diabeticum **364**
– –, Azidose 365, 366
– –, Ernährung 374
– –, Flüssigkeitszufuhr 371
– –, Hyperkaliämie 367
– –, Hyperosmolarität 366

Coma diabeticum, Hypokaliämie 459
– –, Hypovolämie 367
– –, Intensivtherapie 369
– –, Kaliumsubstitution 372
– –, Kussmaul'sche Atmung 366, 368
– –, Natriumsubstitution 372
– –, Nierenversagen 375
– –, Pathogenese 365
– –, Schock 374
– –, Sofortmaßnahmen 368
– –, Steroidtherapie 374
– –, Symptome 384
– hepaticum **387**; s.a. Leberkoma
– –, Hypokaliämie 459
Coma hypoglycaemicum **381**
CO_2-Narkose 256
Cor pulmonale 172, 255, 274
Crush-Niere 479
Crush-Syndrom 524
Cumarin 202, 543

Darmblutung, rote 547
Dauerstimulation des Herzens 72; s.a. Schrittmacherbehandlung
–, Elektrodenapplikation, transvenöse intrakardiale 72
–, Elektrodenimplantation, epikardiale 72
–, –, myokardiale 72
–, Frühdislokation 74
–, „on demand" Stimulation 75
–, „stand by"-Stimulation 75
–, Vorhof-Kammer-Koordination 75
DDVP 357
Defibrillation 84, **93**; s.a. Elektroschock, Kardioversion
–, Depolarisation 93
–, Repolarisation 93
Dehydratation **445**
–, Auswirkungen 446
–, hypertone 446, 448
–, hypotone 447, 448
– –, Intensivtherapie 470

Dehydratation, isotone 446, 448
–, Ursachen 446
Dehydration, intrazelluläre 365, 378
Demand-Stimulation 71, **75**
Déviation conjugée 211
Dextran 466
Dialysable Substanzen 336
Dialysance 506
Dialyse 333; s. a. Hämodialyse, Peritonealdialyse
–, Differentialindikationen 506
–, Pharmakokinetik 512
–, prophylaktische 334
Dialysedysäquilibrium-Syndrom 492
Diazinon 357
Dickdarmkarzinom 551
Dieulafoy-Ulkus 549
Differentialdiagnosen (Tabellen):
– Asthma bronchiale – Asthma cardiale 275
– Coma diabeticum – Coma hypoglycaemicum 384
– Herzinfarkt – Perikarditis 191
– Hirnblutung – Hirninfarkt 210
– Leberkoma: endogenes – exogenes 388
– Lungenembolie – Herzinfarkt 176, 178
– Lungeninfarkt – Bronchopneumonie 180
– Myokardinfarkt – Angina pectoris 115
– Rechtsherzinsuffizienz – Linksherzinsuffizienz 169
– Respiratorische Insuffizienz: Dyspnoisch pulmonaler Typ – Zyanotisch-bronchialer Typ 253
– – –: Hypoxie – Hyperkapnie 282
– Thrombophlebitis – Arterieller Verschluß 198
Digitalisintoxikation 24
Dipterex 357
Diurese, forcierte 324, **328**
–, –, Alkalisierung 331

Diurese, forcierte, Bilanzierung 330
–, –, Kontraindikationen 328
Divertikulitis des Dickdarms 550
Doppelballonsonde 567
Doppelstimulation des Herzens 80
–, gekoppelte 80
–, gepaarte 80
–, Indikationen 81
Dünndarmtumoren 550
Dysäquilibrium-Syndrom 492

E 605 357
Eklampsie 483
Elektrolyte, Umrechnung 441
Elektrolyt-Haushalt **438**
Elektrolyt-Konzentrationen 440, 442
Elektrolytmangel 365
Elektroschock 93, **102**; s. a. Defibrillation, Kardioversion
–, Flimmerprophylaxe 105
–, Serienschocks 103
Elektrostimulation des Herzens, permanente, s. Dauerstimulation des Herzens, Schrittmacherbehandlung
Elektrosystolen 68
Embolie, arterielle 195
–, Mesenterialembolie 197
–, paradoxe 195
Embolektomie 125, 201
Emphysembronchitis, obstruktive **252**
–, –, Aerosole 262
–, –, Atemstimulation 260
–, –, bakteriologische Untersuchung 261
–, –, Beatmung, assistierte 265
–, –, –, kontrollierte 266
–, –, CO_2-Narkose 256
–, –, Cor pulmonale 255
–, –, dyspnoisch-pulmonaler Typ 252
–, –, Globalinsuffizienz 254

Emphysembronchitis, obstruktive, Hypertension 255
–, –, Intensivtherapie 258
–, –, Intubation 267
–, –, O$_2$-Zufuhr 263
–, –, Respiratorbehandlung 265
–, –, Sekretdrainage 259
–, –, Sofortmaßnahmen 257
–, –, Tracheotomie 267
–, –, zyanotisch-bronchialer Typ 252
Endophlebitis hepatica obliterans 565
Endoskopie 551, 552, 560
Engström-Respirator 289
Entwässerung 475
Enzephalomalazie 208
Erbrechen, urämisches 490
Ernährung, parenterale 473, 504
–, –, Aminosäuren 473
–, –, Fett 473
–, –, Kohlenhydrate 473
Evans-Syndrom 524
Exsikkose, Behandlung 498
Extrasystolie, ventrikuläre 33
Exulceratio simplex Dieulafoy 549

Fettembolie 524
Fibrinolytische Therapie 132, 541; s.a. Thrombolysebehandlung
Flapping Tremor 391
Flüssigkeitsverlust 444
Flüssigkeitsverschiebung 444
Fluid Lung 159, 445
Fremdkörperaspiration 240
Fruchtwasserembolie 524

Gastritis, erosive 546, 549
Gastroskopie 571
Gasser-Syndrom 483
Gelatine 467
Gerinnungsfaktoren 521, 523
Gerinnungsstörungen, erworbene 390, 522, 550
–, hereditäre 522, 550
–, Hyperfibrinolyse 523, 525

Gerinnungsstörungen, Leberzirrhose 522
–, Malabsorption 523
–, Mikrothromben 523
–, Myelose 522
–, Polyzythämie 522
–, Urämie 522
–, Verbrauchskoagulopathie 522
Giftelimination 325
Globalinsuffizienz, respiratorische 254, 273
Glomerulonephritis 483
Goldman'sche Gleichung 457
Granulopoiese 492

Hämatemesis 547, 549
Hämodialyse 333, 510
Hämoglobinurie, paroxysmale 524
Hämolyse 460, 492
–, intravaskuläre 524
Hämolytisch-urämisches Syndrom 483
Hämophilie A 536
– B 538
Hämoptoe 576
–, Aneurysma 576, 577
–, Bronchiektasen 576
–, Intensivtherapie 578
–, Lungenabszesse 576
–, Lungenblutungen 576
–, Lungenembolie 576
–, Lungentuberkulose 576, 579
–, Sofortmaßnahmen 578
–, Ulzerationen 576
Hämoptyse 576
Hämorrhagische Diathese 226, 522, 535
Hämostase 521; s.a. Blutgerinnung
–, Defekte 520, 521, 530, 535
–, –, Prothrombinverbrauch 530
–, –, Suchmethoden 530
–, –, Thromboplastinzeit 530
–, –, Thrombozytenzahl 530
–, Gerinnungsfaktoren 521

Hämostase, Hemmkörper 521
–, Immunreaktionen 521
–, Plättchenfaktoren 521
–, Störungen 492, 521
Hämostyptika 520
Hämothorax 244
Harnröhrenveränderungen 484
Harnstoffkonzentration im Serum 486
Hemmkörperhämophilie 538
Henderson-Hasselbach'sche Gleichung 439, 452
Heparin 202, 205
Herzanfälle, funktionelle 3
Herzbeuteltamponade 107
Herzglykoside 130
Herzinfarkt s. Myokardinfarkt
Herzinsuffizienz 112, **151**
Herz-Kreislauf-System, Störungen 1
Herzmassage, externe 86
–, –, Effektivität 87
–, –, Komplikationen 87
Herzrhythmusstörungen, bradykarde 38
–, hormonell bedingte 3
–, tachykarde **1**
Herzschmerz 107
Herzstillstand **81**; s.a. Reanimation
–, Asystolie 85
–, Beatmung 88
–, diagnostische Hinweise 83
–, Fehler bei Reanimation 91
–, Intensivtherapie 84
–, Kammerflimmern 85
–, Sofortmaßnahmen 83
–, Ursachen 82
–, „weak action" 83
Herzsyndrom, hyperkinetisches 3
Herzwandaneurysma 106
Herzwandruptur 107
Hiatushernie 550
Hirnembolie 208
Hirninfarkt 208, 210
Hirnödem 209, 379, 491

Homöostase 438
Hydrothorax 244
Hyperaldosteronismus, primärer 451
Hyperfibrinolyse 523, 525, 530
Hyperglykämie 365
Hyperhydratation, Auswirkungen 450
–, hypertone 450
–, hypotone 450
–, isotone 450
–, Ursachen 450, 451
Hyperkaliämie 460, 473, 500
–, Auswirkungen 460
–, Behandlung 500
–, Ursachen 460
Hyperkalzämie 462
–, klinische Zeichen 463
–, Ursachen 462, 463
Hyperkapnie 282
Hyperkinetisches Herzsyndrom 3
Hyperkoagulabilität 225
Hypermagnesiämie 463
Hypernatriämie 449
Hyperthyreotische Krise **403**
– –, Antibiotikatherapie 410
– –, Hibernisation 411
– –, Intensivtherapie 407
– –, Peritonealdialyse 411
– –, Prophylaxe 412
– –, Sofortmaßnahmen 407
– –, Thyreomyokardiopathie 406
– –, thyreotoxische Enzephalopathie 406
Hypertone Krise, Behandlung 163, 501
Hyperventilation, kompensatorische 455
Hypervolämie 443
–, Lungenödem 464
Hypoaldosteronismus 461
–, primärer 461
–, sekundärer 461
Hypoglykämie **381**
Hypoglykämischer Schock **381**
–, Differentialdiagnose 384

Hypokaliämie 24, 459
–, Auswirkungen 461
–, Coma diabeticum 459
–, – hepaticum 459
–, Gewebsnekrosen 459
–, Ursachen 461
Hypokalzämie 428, 462
–, Pankreasapoplexie 462
–, Parathyreoidektomie 462
–, Ursachen 463
Hyponatriämie 448
Hyponatrie 448
Hypophyseninsuffizienz s. Koma bei Hypophyseninsuffizienz
Hypotension 480
Hypothyreotisches Koma s. Koma
Hypoventilation, alveoläre 284
Hypovolämie 443, 464, 480
–, Auswirkungen 444
–, Ursachen 444
Hypoxie 282

Ikterus, Differentialdiagnose 540
Ileus 451
Immunothrombozytopenien 539
Inanition 460
Indandion 543
Inhalationsvergiftungen 319
Insulinmangel 365
Intubation, endotracheale 89, 92, 267, **290**, 291
Ionen, H^+ 452
–, HCO_3^- 452
Isohydrie 451

Kaliumdefizit, Berechnung 473
Kaliumgehalt, mittlerer 473
Kalium-Haushalt, Störungen 456
Kaliumsubstitution 472
Kaliumverlust 473
Kallidin 428
Kallikrein 428
Kalzium-Haushalt, Störungen 461
Kammerarrhythmie, absolute 4, 39

Kammerflattern **35**
–, Ekg 35
–, Intensivtherapie s. Herzstillstand
Kammerflimmern **36**
– bei Azidose 28
–, Bewußtlosigkeit 37
–, Ekg 38
–, Flimmerschwelle 36
– bei Hypokaliämie 28
– – Hypoxie 28
–, ventrikuläre Extrasystolie 28
–, Vorzeitigkeitsindex 37
–, zerebrale Funktionsstörungen 37
Karboxyhämoglobin 350
Kardioversion 93, **94**; s.a. Defibrillation, Elektroschock
–, Antikoagulantientherapie 99
–, Ausführung 101
–, Digitalisierung 98
–, Indikationen 94
–, Kontraindikationen 98
–, Notkardioversion 96
– bei supraventrikulärer Tachykardie 94
– – Vorhofflattern 95
– – Vorhofflimmern 95
– zum Zeitpunkt der Wahl 96
Karzinome 524
Kasabach-Merritt-Syndrom 524
Kerley lines 160
Körperflüssigkeit **439**, 440, 443
–, Bilanzierung 478
–, extrazelluläre 439, 440, 445
–, interstitielle 439
–, inravasale 439, 443
–, intrazelluläre 439, 440, 445
Kohlendioxydnarkose 256
Kohlenmonoxydvergiftung 350
–, Alkalisierung 356
–, Intensivtherapie 354
–, Karboxyhämoglobin 350
–, metabolische Azidose 352
–, Nachweis 353
–, Schweregrad 351

Kohlenmonoxydvergiftung, Sofortmaßnahmen 354
–, subakute 351
Koma s. a. Coma
–, hyperglykämisches 378
–, hyperosmolares 365, **378**
–, –, Hirnödem 379
–, –, intrazelluläre Exsikkose 378
–, –, Liquor 379
–, hypoglykämisches 381
– bei Hypophyseninsuffizienz **424**
– – –, Intensivtherapie 425
– – –, Sofortmaßnahmen 425
–, hypothyreotisches 413
–, –, Bradykardie 414
–, –, Bradypnoe 414
–, –, Hypothermie 414
–, –, Hypotonie 414
–, –, Warnsymptome 414
Kreislaufkollaps bei Hypovolämie 464; s. a. Vasomotorenkollaps
Krise, hyperthyreotische 403
–, hypertone **163**, 501
Kryopräzipitat 537
Kunstharz-Ionenaustauscher 500
Kussmaul'sche Atmung 366, 368, 455

Larynx, Erkrankungen 240
–, Fremdkörperaspiration 240
–, mechanische Einengung 240
–, Ödem, entzündliches 240
Leberausfallskoma 388, 389
Leberfunktionsstörungen 540
Leberkoma **387**, 566; s. a. Coma hepaticum
–, Differentialdiagnose 388
–, endogenes **389**
–, –, Aminosäuren 390
–, –, Ammoniakvermehrung 390
–, –, Austauschtransfusion 395
–, –, Darmsterilisation 394
–, –, Dialyseverfahren 395
–, –, Elektrolythaushalt, Korrektur 394

Leberkoma, endogenes, Ernährung 393
–, –, Flapping Tremor 391
–, –, Gerinnungsfaktoren 390
–, –, Intersivtherapie 392
–, –, Kortikosteroide 394
–, –, Laktatazidose 391
–, –, Quickwert 390
–, –, Säure-Basen-Haushalt, Korrektur 394
–, –, Schriftproben 391
–, –, Serumalbumin 390
–, –, Serumenzyme 390
–, –, Sofortmaßnahmen 392
–, –, Thromboplastinzeit 390
–, –, Warnsymptome 391
–, exogenes 389, **398**
–, –, Darmreinigung u. -sterilisation 401
–, –, Differentialdiagnoser 400
–, –, Intensivtherapie 401
–, –, Sofortmaßnahmen 401
–, primäres 389
–, sekundäres 389
Leberzerfallskoma 388, 389
Leitungsstörungen, atrioventrikuläre 45
–, –, Mobitz Typ I 46
–, –, –, Typ II 46
–, –, partielle 46
–, –, –, Adams-Stokes-Anfall 46
–, –, –, Alupent-Test 49
–, –, –, Atropin-Test 47
–, –, –, digitalisbedingte 49
–, –, –, Digitalisierung 50
–, –, –, Ekg 47
–, –, –, Intensivbehandlung 48
–, –, –, Schrittmacherbehandlung 49, 50
–, –, –, Sofortmaßnahmen 48
–, –, Wenckebach'sche Periodik 46
– sinuatriale **44**
–, –, Adams-Stokes-Syndrom 44
–, –, Ekg 44

Leitungsstörungen, sinuatriale, Intensivtherapie 45
–, –, SA-Leitungsblockierung, totale 44
–, –, Sofortmaßnahmen 45
–, –, Vorhofflimmern 45
Leukosen, unreifzellige 524
Linksinsuffizienz, akute **151**
–, –, Intensivtherapie 155
–, –, Sofortmaßnahmen 154
–, –, Symptome 169
Lipase 428
Lower-Nephron-Nephrosis 479
Lunge, Erkrankungen **240**
Lungenabszesse 576
Lungenblutungen 576
Lungenembolie **171**, 576
–, Angiographie 177
–, Antikoagulantienbehandlung 182
–, Cor pulmonale, akutes 172
–, Ekg-Veränderungen 175
–, Embolektomie 185
–, hämodynamische Auswirkungen 172
–, Heparin 182
–, Herzglykoside 183
–, Intensivtherapie 180
–, klinische Befunde 174
–, Lungeninfarkt 173
–, –, Zeichen 178
–, prämonitorische Embolien 173
–, Prophylaxe 185
–, respiratorische Funktionsstörungen 172
–, Röntgenbefunde 175
–, Sofortmaßnahmen 180
–, Symptome 176
–, Szintigraphie 177
–, Thrombose 171
–, vago-vasale Reflexe 173
–, Venenligatur 186
Lungeninfarkt, Symptome 180
Lungenödem **157**, **310**
–, Aderlaß, unblutiger 162

Lungenödem, Intensivtherapie 161
–, interstitielles 159
–, intraalveoläres 159
–, Mitralstenose 159
–, Respiratorbehandlung 310
–, Sofortmaßnahmen 161
–, Störung der Kapillarpermeabilität 158
–, Störung des Lymphabflusses 158
–, Überdruckbeatmung 164, 310
–, bei Vorhofflimmern 6
Lungentuberkulose 576
Lupus erythematodes 483

Magen-Darmblutung, akute **545**
–, mittelschwere 561
–, –, Intensivtherapie 562
–, –, Sofortmaßnahmen 561
–, schwere 555
–, –, Blutkoagula 558
–, –, Eiswasser 559
–, –, Intensivtherapie 555
–, –, Kost 558
–, –, Magensonde 558
–, –, Notoperation 560
–, –, Perforation 561
–, –, Rezidivblutung 561
–, –, Sofortmaßnahmen 554
–, –, Zitrattoxizität 558
Magenkarzinom 546, 549
Magenspülung 326, 327, 559
Magnesium-Haushalt, Störungen 463
Malaria 524
Malathion 357
Mallory-Weiss-Syndrom 546, 549
Marchiafava-Anämie 524
Meckel's Divertikel 551
Mediastinalflattern 247
Melaena 547
Meningokokken-Sepsis 417
Mesenterialembolie 197
Mikroelektrodenkatheter 66
Mikrozirkulationsstörungen 225
Milchsäure-Azidose 379, 391

Myasthenia gravis 304
Myelomnieren 483
Myokardinfarkt 105
–, antiarrhythmische Behandlung 121, 125
–, antithrombotische Behandlung 131
–, Arrhrythmien 107
–, Asynergie 106
–, Asystolie 112
–, AV-Leitungsstörungen 110
–, Bradyarrhythmien 109
–, Differentialdiagnosen 115, 118
–, Ekg-Veränderungen 116
–, elektrische Instabilität 109
–, elektrisches Versagen 112
–, Elektrodeneinführung, prophylaktische 127
–, Elektrostimulation 127
–, Embolie, arterielle 107
–, Enzyme im Serum 117
–, Erbrechen 122
–, Hemiblock 110
–, Herzbeuteltamponade 107
–, Herzglykoside 130
–, Herzinsuffizienz 112
–, Herzschmerz 107
–, 3. Herzton 113
–, Herzwandaneurysma 106
–, Herzwandruptur 107
–, hypertone Krisen 122
–, Hypotension 121
–, Intensivtherapie 123
–, Kammerflimmern 112
–, Lagerung 124
–, Lungenstauung und Lungenödem 122
–, Perikarditis 114
–, perikarditisches Reiben 116
–, Pleuroperikarditis 114
–, Pleuropneumonie 119
–, präsystolischer Galopp 113
–, pulmonale Stauung 113
–, Schmerzbekämpfung 120
–, Schmerzcharakter 114

Myokardinfarkt, Schmerzlokalisation 114
–, Schocksyndrom 133
–, Schrittmacherapplikation 128
–, Sedierung 120
–, Septumruptur 107
–, Sofortmaßnahmen 119
–, Symptome 115, 176, 191
–, Thrombolysebehandlung 132
Myolyse 460

Natriumdefizit, Berechnung 469
Natriumhaushalt 443
Natriumintoxikation 451
Natriummangel 448
Natriumsubstitution 468
Nebennierenapoplexie 417
Nebennierenrinden-Insuffizienz 418
Nernst'sche Gleichung 457
Niereninsuffizienz, chronische 496
–, tubuläre 479
Nierentumoren 484
Nierenversagen, akutes **479**
–, –, Differentialdiagnose 495
–, –, Flüssigkeitsbilanz 503
–, –, gastrointestinale Veränderungen 490
–, –, hämatolog. Veränderungen 490
–, –, Hypovolämie 488
–, –, Intensivtherapie 502
–, –, kardiale Veränderungen 489
–, –, klinische Befunde 494
–, –, Kreislauf 488
–, –, Laborbefunde 494
–, –, Oligurie, funktionelle 495
–, –, Organkomplikationen Tab. 78 (bei S. 492)
–, –, parenterale Ernährung 504
–, –, Pathogenese 487
–, –, Pharmakokinetik 511, 512
–, – polyurisches 486
–, – postrenales 480, 496
–, – –, Stadien 485, 510
–, – –, Ursachen 484

Nierenversagen, akutes, prärenal ausgelöstes 480, 495
–, –, Prognose 493
–, –, pulmonale Veränderungen 487
–, – renales 480, 496
–, – –, Ursachen 483
–, –, Reparationsphase 510
–, –, Sofortmaßnahmen 497
–, –, Sondennahrung 505
–, –, urämische Perikarditis 489
–, –, urämische Peritonitis 490
–, –, urämische Pleuritis 487
–, –, urämisches Erbrechen 490
–, –, Ursachen 479, 480
–, –, zentralnervöse und neuromuskuläre Veränderungen 491
Nottracheotomie 241

Oedem, alveoläres 159, 310
–, interstitielles 159, 310
–, Larynx 240
–, Lunge 157
Ösophagoskopie 571
Ösophagusvarizen 546, 549
Ösophagusvarizenblutung 546, 549, **565**
–, Aszites 567
–, Block, intrahepatischer 565
–, –, posthepatischer 565
–, –, prähepatischer 565
–, Budd-Chiara-Syndrom 565
–, Darmentkeimung 573
–, Endophlebitis hepatica obliterans 565
–, Endoskopie 567, 571
–, Ernährung 574
–, Fundusvarizen 568
–, Intensivtherapie 568
–, Leberkoma 566
–, Leberverhärtung oder -vergrößerung 567
–, Magenspülung 573
–, Notfallbesteck 571
–, operative Behandlung 574

Ösophagusvarizenblutung, Palliativmaßnahmen 575
–, Röntgen 567
–, Sofortmaßnahmen 568
–, Spider naevi 567
Ohnmacht, banale 232
Oligurie 480
OMPA 357
Orthopnoe 153
Overdriving 70
O_2-Zufuhr 263, **293**

Panarteriitis 483
Pankreasapoplexie 427, 462
Pankreasnekrose 427
Pankreatitis, akute **427**
–, –, Differentialdiagnosen 431
–, –, Ernährung 435
–, –, Fermenterhöhungen 428
–, –, Hypokalzämie 428
–, –, Hypovolämie 430
–, –, Intensivtherapie 431
–, –, Komplikationen 430
–, –, Leitsymptom 431
–, –, nekrotisierende 427
–, –, Pathogenese 428
–, –, Phospholipase 428
–, –, Proteinasen-Inhibitoren 434
–, –, Schock 430
–, –, Sofortmaßnahmen 431
–, –, Tetanie 428
–, –, Verbrauchskoagulopathie 430
Parallelventilation 254
Parasystolie, elektrisch induzierte 78
Parathion 357
Parathyreoidektomie 462
Perikardektomie 193, 490
Perikardfensterung 490
Perikarditis 114, **187**
–, Ekg 190
–, Fensterung 193
–, Herzbeutelpunktion 192, 193
–, Herzform, schlaffe 189
– –, pralle 189

Perikarditis, Intensivtherapie 192
–, Perikardektomie 193
–, Perikarderguß 189
–, Pulsus paradoxus 189
–, Sofortmaßnahmen 192
–, Symptome 191
–, urämische 489
Peritonealdialyse 335, **506**; s. a. Dialyse
–, Geräte 508
–, Prinzipien 507
Peritonitis, urämische 490
Phäochromozytom 3
Phlebothrombose 203; s. a. Thrombophlebitis
Phlegmasia coerulea dolens 205
Phosphatpuffer 451
Phospholipase A 428
Phosphorsäureester 357
pH-Wert und Gesamtkörperkalium 458, 473
Plättchendefekte 539
Plättchenkonzentrate 539
Plättchenstörung **522**
Plasmaersatzmittel 466
Plasmaexpander 467
Pleura, Erkrankungen 242
–, –, Chylothorax 244
–, –, Hämothorax 244
–, –, Hydrothorax 244
–, Punktion 245
Pleuritis exsudativa 242
– –, Intensivtherapie 244
– –, Sofortmaßnahmen 244
– sicca 243
–, urämische 488
Pneumothorax 245
–, Entlastung 249
–, geschlossener 249
–, Intensivtherapie 249
–, Mediastinalflattern 247
–, offener 250
–, Sofortmaßnahmen 249
–, Spannungspneumothorax 246, 251

Pneumothorax, Spontanpneumothorax 246
–, Tiegelventil 249
–, traumatischer 246
Poliomyelitis 302
Polycythaemia vera 524
Polyneuritis, akute 303
Polyurie 510
Prostatavergrößerungen 484
Proteinpuffer 451
Puffermangel, Berechnung 471
Puffer-Substanzen 451, 471
–, Natriumazetat 471
–, Natriumbikarbonat 451, 471
–, Natriumlaktat 471
–, Natriummalat 471
–, Phosphat 451
–, Protein 451
–, THAM 471
–, Tris-Puffer 471
Pulsus alternans 153
– paradoxus 189
Punktion, intrakardiale 84
Pyelonephritis, akute 483
Pylorusstenose 451

Quick-Test 530

Reanimation 89; s. a. Herzstillstand
–, automatische 90
–, Drei-Mann-Methode 89
–, Ein-Mann-Methode 89
–, Nachbehandlung 90
–, Zwei-Mann-Methode 89
Rebound-Phänomen 542
Rechtsinsuffizienz, akute **166**
–, Antikoagulantienbehandlung 170
–, Emphysembronchitis 166
–, Intensivtherapie 168
–, Lungenembolie 166
–, Pericarditis constrictiva 166
–, Sofortmaßnahmen 168
–, Symptome 169
Rechts-Links-Shunt 311

Rektoskopie 552
Respiratorbehandlung 265, 280, **281**;
s. a. Beatmung
–, Entwöhnung 299
–, Formen 285
–, Indikationen 292
–, Überwachung 294
Respiratorische Insuffizienz bei obstruktiver Emphysembronchitis **252**
– –, Hyperkapnie 282
– –, Hypoxie 282
Retentions-Alkalose 454
Retentions-Azidose 454
Rhythmusstörungen 1
Röntgen-Kontrastuntersuchung 553
R- auf T-Phänomen 28
Rückwärtsfehler 445
Ruhedyspnoe 153

Säure-Basen-Haushalt **438**
–, metabolische Azidose 453
–, Störungen 451
SA-Leitungsstörung 33
Salzmangelexsikkose 447, 448
Sanarelli-Shwartzman-Phänomen 417, 524
Sauerstoffzufuhr 263, **293**
Schlafmittelvergiftungen **345**
–, Adalin 346
–, Differentialdiagnosen 346
–, Gluthemid 346
–, Intensivtherapie 348
–, Metaqualon 346
–, Noludar 346
–, Sofortmaßnahmen 347
–, Vesparax 346
Schlaganfall **208**
–, Aneurysmen 209
–, Durchbruch in das Ventrikelsystem 211
–, Einbruch in die Liquorräume 209
–, Hemiplegie 209
–, Hirnblutung 210, 214, 219

Schlaganfall, Hirnembolie 214
–, Hirninfarkt 210, 214, 218
–, Hirnödem 209
–, hypertonische Massenblutung 209
–, Intensivtherapie 213
–, Nackensteifigkeit 211
–, Sofortmaßnahmen 211
Schock 133, **222**, 524
–, anaphylaktischer 224, 230, 236
–, –, Therapie 237
–, Dehydrationsschock 223
–, hämorrhagische Diathese 226
–, hämorrhagischer 223
–, Hyperkoagulabilität 225
–, hypoglykämischer 381
–, hypovolämischer 223, 227, 233
–, kardiogener 133, 224, 232
–, –, Antiarrhythmika 146
–, –, aortale Ballonpulsation 140
–, –, Pathogenese 136
–, –, Therapieschema 140
–, –, Volumensubstitution 145
–, metabolische Azidose 226
–, Mikrozirkulationsstörungen 225
–, neurogener 224, 231, 238
–, –, Therapie 238
–, pankreatitischer 430
–, septischer 224, 228, 233
–, –, Intensivtherapie 233
–, Serumkrankheit 232
–, Sofortmaßnahmen 232
–, Vasomotorenkollaps 224, 232
–, Volumenzufuhr 235
–, Zentralisation 225
Schockniere 479
Schönlein-Henoch'sche Purpura 483
Schrittmacherbehandlung 42, 49, **64**
–, ambulante 79
–, Antibiotikatherapie, prophylaktische 70
–, Asystolie 69
–, Demandeinstellung 71
–, Doppelstimulation 71, 80
–, Elektrostimulation, temporäre 64

Schrittmacherbehandlung, Elektrostimulation, transthorakale 64
–, Extrasystolen 68
– bei Herzinfarkt 128
–, Indikationen 70
–, Kammerflimmern 69
–, Penetration 69
–, Perforation 69
–, präautomatische Pause 68
–, Reizschwellenkontrollen 69
–, Sondeneinführung 66
–, Stimulation, gekoppelte 80
–, –, gepaarte 80
–, –, intrakardiale 65
–, –, myokardiale 65
–, – mit Perikardelektroden 65
–, –, permanente s. Dauerstimulation
–, –, temporäre 64
–, –, transthorakale 64
–, Störungen 76
–, –, batteriebedingte 76
–, –, elektrodenbedingte 76
–, –, Parasystolie 78
–, –, Schrittmacherrasen 78
–, Überwachung 71
Schrittmacherimplantation 45
Sekretdrainage 259
Sengstaken-Blakemore-Sonde 567, 569, **571**
–, Anwendung 572
–, Komplikationen 573
Serumkrankheit 231
Sheehan-Syndrom 424
Shwartzman-Sanarelli-Phänomen 417, 524
Sigmoidoskopie 552
Sinusbradykardie 33, **38**
–, Ekg 39
–, Herzinfarkt 39
Sinusknoten, Automatie 1
Sinustachykardie **1**
–, Ekg 3
–, Intensivtherapie 3
–, Karotissinusdruck 3

Sinustachykardie, Sofortmaßnahmen 3
–, Ursachen 2
–, –, extrakardiale 2
–, –, kardiale 2
Sklerodermie 483
Sludge-Phänomen 43, 467
Sondennahrung 505
Spannungspneumothorax 246
–, Notmaßnahmen 251
Spider naevi 567
Spiromat 269, **289**
Standard-Bikarbonat 439
Stauungspapille 491
Stoffwechselkrisen 364
Streptokinase 132, 205, 541
Subtraktions-Alkalose 454
Subtraktions-Azidose 454

Tachykardie, paroxysmale, Ursachen 16
–, supraventrikuläre paroxysmale **15**
–, – –, anamnestische Hinweise 18
–, – –, Antiarrhythmika 22
–, – –, Beta-Rezeptorenblocker 23
–, – – mit Block **24**
–, – – – –, Differentialdiagnose 25
–, – – – –, Intensivtherapie 25
–, – – – –, Sofortmaßnahmen 25
–, – –, Differentialdiagnose 19
–, – –, Digitalis intoxikation 22
–, – –, Intensivtherapie 21
–, – –, Kardioversion 23
–, – –, Karotissinusreizung 20
–, – –, Prophylaxe 23
–, – –, Sedierung 20, 22
–, – –, Sofortmaßnahmen 19
–, – –, Therapieschema 21
–, – –, Vagusreizung 20
–, – –, Valsalva'scher Preßversuch 20
–, ventrikuläre paroxysmale 26
–, – –, antiarrhythmische Therapie 31, 33
–, – –, Digitalisintoxikation 28

–, – –, Ekg 29
–, – –, Glykosidbehandlung 33
–, – –, Intensivtherapie 30
–, – –, Kardioversion 31
–, – –, Lagerung 31
–, – –, SA-Leitungsstörung 33
–, – –, Sedierung 31
–, – –, Sofortmaßnahmen 29
–, – –, Warnsymptome 29
Teerstuhl 547, 548
TEPP 357
Tetanie 428
Tetanus 305
–, Immunisierung 306
–, kausale Therapie 305
–, symptomatische Therapie 306
THAM 471, 472
Thrombolysebehandlung 132, 202, 205
–, Kontraindikationen 133
Thrombophlebitis **203**
–, Intensivtherapie 204
–, Prophylaxe 206
–, Schockbehandlung 206
–, Sofortmaßnahmen 204
–, Symptome 198
Thrombose 171, 208
–, arterielle 196
Thrombozythämie 524
Thrombozytopathien 522
Thrombozytopenie 522
Thrombozytophorese 539
Thyreomyokardiopathie 406
Thyreotoxische Enzephalopathie 406
Toxine, endogene 481
–, exogene 481
Tracheotomie 267, **291**
Transfusionszwischenfälle 483
Tris-Puffer 471, 472
Tubuläre Verstopfung 483
– –, Myelome 483
– –, Sulfonamide 483
– –, Urate 483

Uebertransfusion 445
Überwässerung 445
Ulcus duodeni 546, 568
– ventriculi 546, 568
Ulkusblutung 548
Ulzerationen 576
Umrechnung von pCO_2 in Vol% und mmol/l 441
– – mg% in mval/l und mmol/l 441
Urämie 490, 522, s. a. Nierenversagen, akutes
–, Erbrechen 490
–, Perikarditis 489
–, Peritonitis 490
–, Pleuritis 487
Ureterdurchtrennungen 484
Ureterverschlüsse 484

Vasokonstriktorische Substanzen 234
Vasomotorenkollaps 224, 232
Vasopressin 568, 570
Verbrauchskaogulopathie 430, 522, 523, **524**, 527, 531, **541**
–, bakterielle Endotoxine 524
–, primäre Hyperfibrinolysen 541, 552
–, proteolytische Enzyme 524
–, Schock 524
–, Ursachen 524
Vergiftungen, endogene **364**
–, exogene **314**
–, –, Abführen 327
–, –, Äthanol 361
–, –, akzidentelle 315
–, –, Alkylphosphate 357
–, –, Antidote 320, **338**
–, –, Asservierung 316
–, –, Augenverätzungen 319
–, –, dialysable Substanzen 336
–, –, Diurese, forcierte 328
–, –, gewerbliche 315
–, –, Inhalationsvergiftungen 319
–, –, Intensivtherapie 321
–, –, Kohlenmonoxyd 350
–, –, Magenspülung 326, 327

Vergiftungen, exogene, Maßnahmen in der Wohnung 317
–, –, Phosphorsäureester 357
–, –, –, Atropin-Applikation 359
–, –, –, Intensivtherapie 358
–, –, –, Sofortmaßnahmen 358
–, –, –, Toxogonin-Applikation 359
–, –, röntgenologischer Nachweis 328
–, –, Sofortmaßnahmen 315
–, –, suizidale 315
–, –, telefonische Anweisungen 315
–, –, Transport in die Klinik 316
Vitamin-K-Test 540
Volumensubstitution 468, 531
Vorhofflattern **12**
–, Chinidinbehandlung 14
–, deblockierte Form 12
–, Digitalisierung 14
–, Ekg 13
–, Intensivtherapie 13
–, Kardioversion 14
–, Sofortmaßnahmen 13
Vorhofflimmern, langsame Form **39**
–, – –, Adams-Stokes-Anfälle 40
–, – –, Digitalisierung 42
–, – –, Digitalistest 42
– – –, Ekg 40
–, – –, Intensivtherapie 41
–, – –, Schrittmacherbehandlung 42
–, – –, Sofortmaßnahmen 40
–, – –, Therapieschema 41
–, paroxysmale Form 6

Vorhofflimmern, schnelle Form **4**
–, – –, Beta-Rezeptorenblocker 10
–, – –, Dauerbehandlung 10
–, – –, Digitalisierung 9
–, – –, Ekg 6
–, – –, Intensivtherapie 8
–, – –, Kardioversion 10
–, – –, Lagerung 9
–, – –, Sedierung 9
–, – –, Sofortmaßnahmen 7
–, – –, Stimulation, elektrische 10
–, – –, –, gekoppelte 10
–, – –, Ursachen 4
Vorhoftachykardie 18
Vorwärtsfehler 445
Vorzeitigkeitsindex 27

Wasser-, Elektrolyt- und Säure-Basen-Haushalt, Störungen **438**
–, –, –, –, Bilanzierung 477, 478
–, –, –, –, Intensivtherapie 465
–, –, –, –, Sofortmaßnahmen 463
Wasser-Haushalt **438**
Wassersubstitution 468
Wasserverlust, Schätzung 469
Waterhouse-Friderichsen-Syndrom 417
Weak action 83
WPW-Syndrom, Tachykardie 18

Zentralisation 225, 527
–, sekundäre Veränderungen 527
Zwerchfell-Thoraxwand-Antagonismus 254

Lehrbuch der Inneren Medizin

Herausgegeben von Prof. Dr. R. GROSS, Köln und
Prof. Dr. P. SCHÖLMERICH, Mainz

Mit Beiträgen von G. BETTENDORF, A BÖNI, W. BOLT,
H. BRAUNSTEINER, M. v. CLARMANN, W. CREUTZFELDT, P. DAHR,
E. DEUTSCH, M. EGGSTEIN, H. FREYBERGER, H. A. GERLACH,
W. D. GERMER, W. GEROK, H. GILLMANN, R. GROSS, F. HARTMANN,
K. HEINKEL, F. HENI, J. HIRSCHMANN, F. O. HÖRING,
R. HOHENFELLNER, E. KLEIN, F. KOLLER, F. KUHLENCORDT,
H. LEITHOFF, G. W. LÖHR, H. LUDES, G. A. MARTINI, H. NIETH,
H. NOWAKOWSKI, H.-F. v. OLDERSHAUSEN, C. OVERZIER,
R. A. PFEIFFER, W. PRIBILLA, F. SCHEIFFARTH, C. SCHIRREN,
P. SCHÖLMERICH, M. SCHWAB, E. STEIN, H. VENRATH,
K.-O. VORLAENDER, H. D. WALLER, W. WEISSEL, L. K. WIDMER,
F. J. M. WINZENRIED, N. ZÖLLNER

3., überarbeitete Auflage 1973. XLIII, 1184 Seiten, 424 Abbildungen in 648 Einzeldarstellungen, 208 Tabellen, 69 farbige Abbildungen auf 11 Tafeln, Balacuir DM 100.–

1000 Merksätze Innere Medizin

Herausgegeben von Prof. Dr. R. GROSS, Köln und
Prof. Dr. P. SCHÖLMERICH, Mainz

Mit Beiträgen von 46 Spezialisten

1971. XII, 217 Seiten, lam. kart. DM 19.–

F. K. SCHATTAUER VERLAG STUTTGART – NEW YORK

Schattauer Praxis Bücherei

Neuropsychiatrie in der Praxis
Von Prof. Dr. H. H. WIECK, Erlangen
1972. XIV, 362 Seiten, 49 Abbildungen, 138 Tabellen, DM 29.–

Die Augenarzthelferin
Ein Notizbuch für die Praxis
Von Dr. H. BORCHART, Duisburg
2., durchgesehene Auflage
1974. VIII, 208 Seiten, 26 Abbildungen, DM 19.80

Das Lungenemphysem
Eine Therapiefibel für Patienten
Von Dr. A. BARACH, New York. Deutsche Bearbeitung von Dr. EVA BECK, Wiesbaden
1972. XIV, 113 Seiten, 37 Abbildungen, 3 Tabellen, DM 24.–

Was leistet die Röntgenuntersuchung innerer Organe in der ambulanten Praxis?
Von Dr. J. BOPP, Bielefeld
1972. VI, 78 Seiten, 30 Abbildungen, DM 9.80

Interne Therapie in der ambulanten Praxis
Von Prof. Dr. H. SÜDHOF, Gehrden
1973. VIII, 184 Seiten, 26 Tabellen, DM 17.80

F. K. SCHATTAUER VERLAG STUTTGART – NEW YORK